为您展现全彩的人体器官世界！

# 3D人体解剖图

（日）坂井建雄　桥本尚词◎著　　唐晓艳◎译

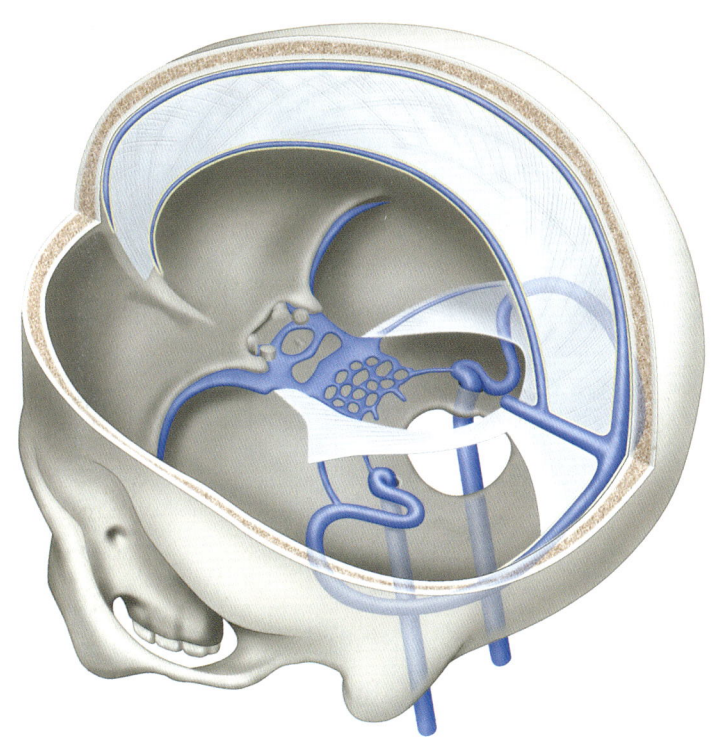

辽宁科学技术出版社
·沈阳·

# 前言

经常会听到"解剖需要记的内容实在是太多了"、"解剖学中有很多陌生的专业术语"之类的评价。如果问医科大学的学生："最不擅长的学科是哪一门？"，大概很多人的回答都会是解剖学吧。在他们看来，解剖学的教科书大多非常厚，而且全都是专业术语，根本就读不下去。难道，解剖学真就这么难懂吗？其实，解剖学并非像人们想象的那样，通常与解剖学相关的书籍，一般都是"这儿是什么部位、这个叫做什么。"或者"这个东西叫什么？"或者"这个是怎样工作的。"文章内容非常简单，大多不是难以理解的文章。大学之所以觉得解剖学难以理解，大概是因为其中所用的语言都是离我们生活太远、过于陌生的词汇。

说到陌生，可以试想一下，我们刚刚搬到一个完全陌生的地方居住。最初完全不清楚家周围的情况，但至少首先要记住满足生活需求的商店、车站所在的位置以及各主干道。然后，等到周末或假期等空闲时，到四周转一转，是不是就能渐渐熟悉这块原本陌生的地方了呢？

解剖学也一样，大家并不是不熟悉解剖学。不管怎么说，解剖学的研究对象是人体的各个部位。应该没有人不知道自己身体哪个部位是头、胸、腹部、手腕、手、脚吧？既然清楚了身体的每个部位，那么,再到"家"四周散步转一转吧。例如:"知道头部的位置,再进一步分析头部是怎样工作的""头部有各种凹凸,这些凹凸下面是什么模样"等,这样先提起学习解剖学的兴趣,接着学习的热情就会不断涌出。

读到这里,想必您已经明确我们写这本书的初衷了吧!熟不熟悉解剖学,关键要看你是否能迈出下一步。本书的序论中,简单介绍了解剖学的历史。古人们迈出了下一步,但是并没有掌握解剖方法。但是,对于现在学习解剖学的各位来说,如今参考书琳琅满目,具备了迈出下一步的基础。本书第1章中介绍了人体构造,也就是满足日常生活的商店和车站。第2章以后介绍了附近的道路。希望各位读者通过学习本书能够初步了解解剖学。

桥本尚词

# 人体解剖图

人体具有消化与吸收、呼吸、信息收集与处理、运动、生殖等多项功能,能够执行这些功能的器官必定有着非常精密的结构。把人体各项功能分成消化系统、呼吸系统、循环系统以及神经系统等并进行研究的学问就叫"系统解剖学"。

另外,人体主要分头部、胸部、腹部、上肢、下肢等部分。以腹部为例,腹部有消化系统的重要器官——胃、泌尿系统的肾脏,以及其他神经、血管、骨骼、肌肉等,本书将详细地为您介绍人体各系统和器官的结构以及功能,这种专门研究身体某一部位的学问叫做"局部解剖学"。

本书利用精美的3D图画全面介绍了有关人体解剖的知识,第1章详细介绍了人体各个系统,第2章到第5章介绍了身体各部位,而且每一个对页介绍同一个主题。

# 目录

前言 ································································································ 2
本书的使用方法 ·················································································· 10

## 序

人体解剖的历史——写给学习解剖学的各位朋友················· 14

## 第1章 总论

身体的分区 ·························································· 26
表示人体剖面和方位的术语 ········································ 28
全身的骨骼❶ ······················································· 30
全身的骨骼❷ ······················································· 32
骨结构 ······························································ 34
关节的形态与奥秘 ·················································· 36
全身的肌肉❶ ······················································· 38
全身的肌肉❷ ······················································· 40
肌肉的构造 ·························································· 42
肌肉辅助装置与肌肉的类型 ········································ 44
循环系统概述 ······················································· 46
全身的血管(动脉) ··············································· 48
全身的血管(静脉) ··············································· 50
血管的构造 ·························································· 52
血液的成分与功能 ·················································· 54
免疫的奥秘 ·························································· 56
人体的淋巴系统 ····················································· 58
淋巴组织的奥秘 ····················································· 60

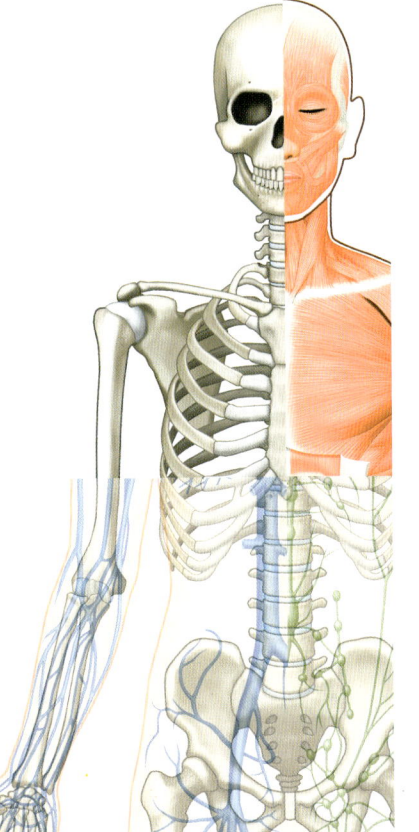

消化系统概述…………………………62
消化与吸收的奥秘……………………64
消化管的运动…………………………66
呼吸系统概述…………………………68
泌尿生殖系统概述……………………70
内分泌系统概述❶……………………72
内分泌系统概述❷……………………74
中枢神经系统与末梢神经系统………76
神经的奥秘……………………………78
神经传导的奥秘………………………80
脑神经的奥秘…………………………82
脊髓神经的奥秘………………………84
运动神经与感觉神经…………………86
自主神经系统…………………………88
皮肤的构造……………………………90
皮肤附属器官…………………………92
皮肤的机能……………………………94

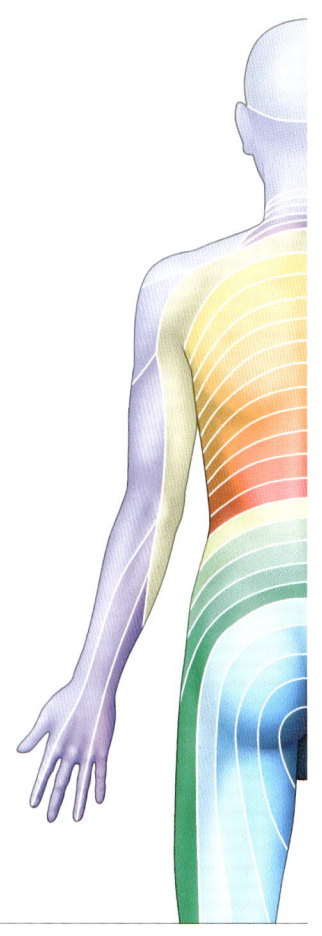
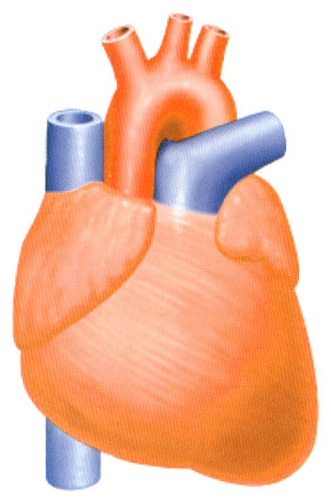
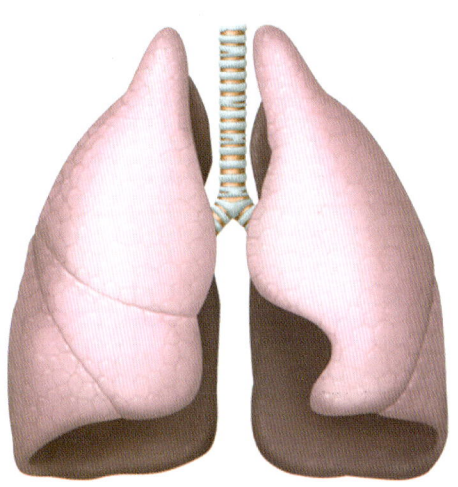

# 第2章 头部和颈部

| | |
|---|---|
| 头部和颈部 | 98 |
| 颅骨的奥秘 | 100 |
| 头部的肌肉 | 102 |
| 颈部的肌肉 | 104 |
| 头部的血管（动脉） | 106 |
| 头部的血管（静脉） | 108 |
| 头部神经 | 110 |
| 颈部神经与淋巴系统 | 112 |
| 保护脑部的奥秘 | 114 |
| 脑部的奥秘 | 116 |
| 脑部的内部构造 | 118 |
| 小脑与脑干的构造 | 120 |
| 眼睛的构造 | 122 |
| 视觉的奥秘❶ | 124 |
| 视觉的奥秘❷ | 126 |
| 耳朵的构造 | 128 |
| 声音传播的奥秘 | 130 |
| 平衡感 | 132 |
| 鼻子的构造 | 134 |
| 嗅觉的奥秘 | 136 |
| 嘴巴的构造 | 138 |
| 味觉的奥秘 | 140 |
| 牙齿的奥秘 | 142 |
| 嗓子的结构 | 144 |
| 嗓子的功能 | 146 |

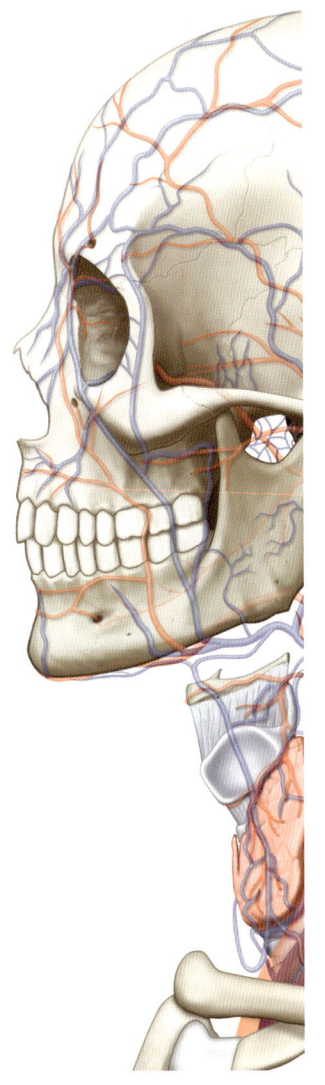

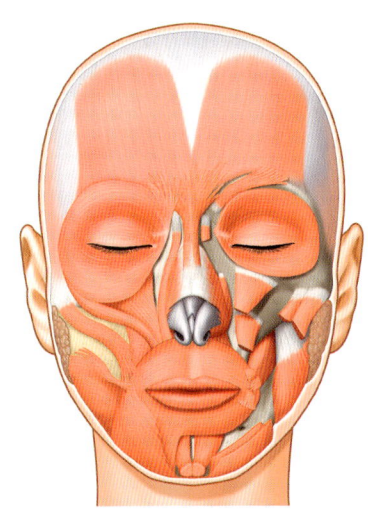

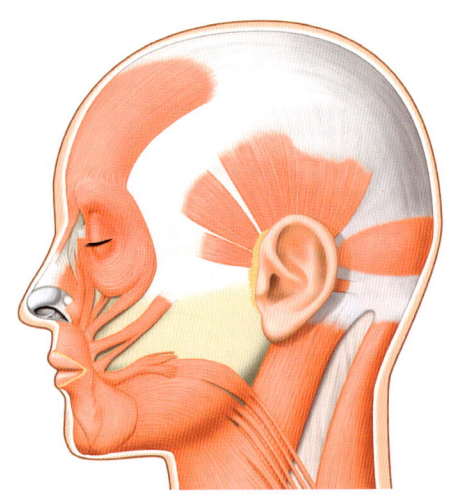

# 第3章 胸部

胸部的外壁 …………………………………… 150
胸腔的内脏 …………………………………… 152
肺部的构造 …………………………………… 154
呼吸的奥秘 …………………………………… 156
气体交换的奥秘 ……………………………… 158
心脏的构造 …………………………………… 160
瓣膜的构造与刺激传导系统 ………………… 162
搏动的奥秘 …………………………………… 164
供给心脏养分的血管 ………………………… 166
乳房的构造 …………………………………… 168

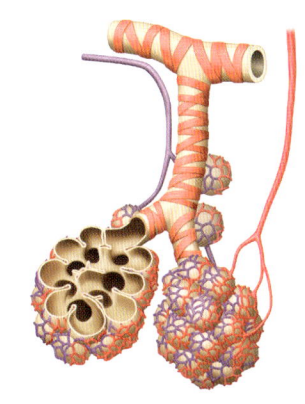

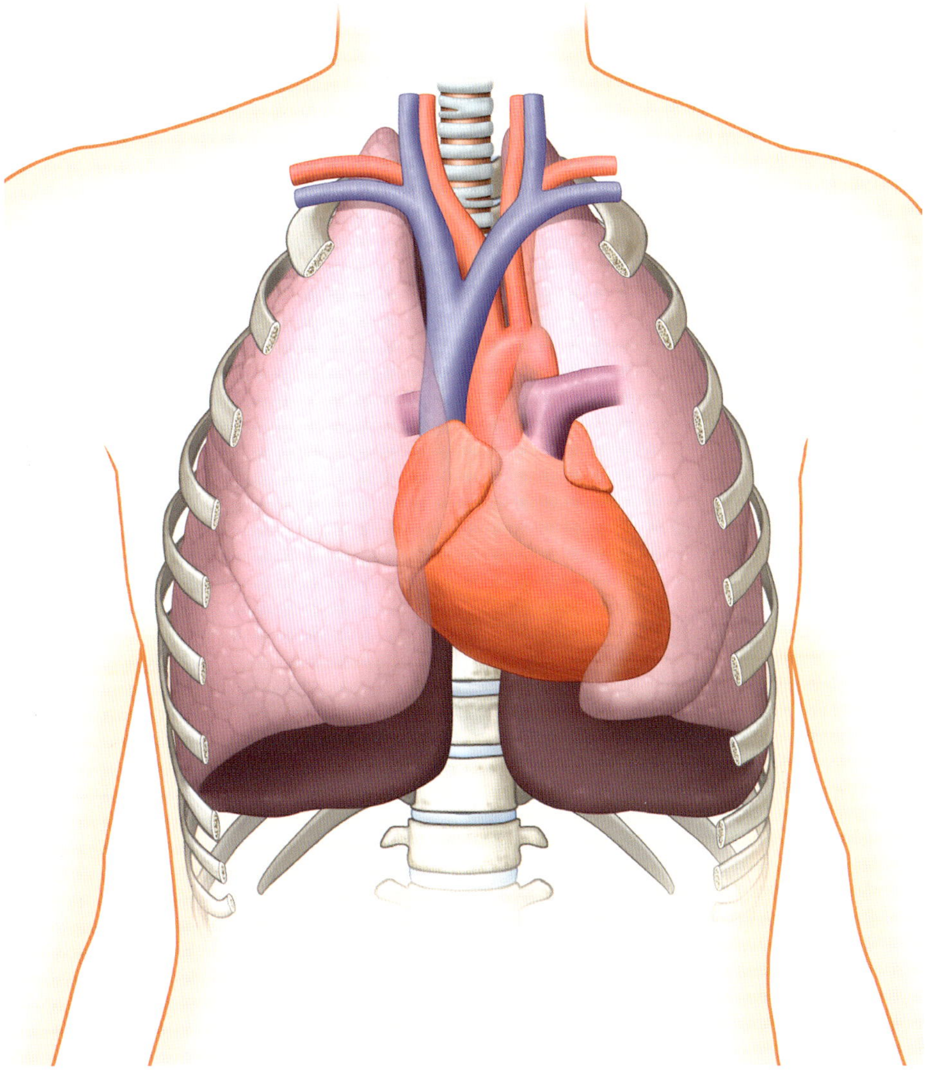

# 第4章 腹部和背部

| | |
|---|---|
| 腹腔的外壁 | 172 |
| 脊柱 | 174 |
| 骨盆 | 176 |
| 腹腔的内脏❶ | 178 |
| 腹腔的内脏❷ | 180 |
| 消化管的位置关系与功能 | 182 |
| 胃部和十二指肠 | 184 |
| 胃黏膜 | 186 |
| 小肠的构造 | 188 |
| 大肠、肛门的构造与功能 | 190 |
| 肝脏的构造 | 192 |
| 肝脏的功能 | 194 |
| 胆囊的构造 | 196 |
| 胰脏的构造与功能 | 198 |
| 肾脏的构造 | 200 |
| 尿液形成的奥秘 | 202 |
| 膀胱与排尿反射 | 204 |
| 男性生殖器❶ | 206 |
| 男性生殖器❷ | 208 |
| 女性生殖器❶ | 210 |
| 女性生殖器❷ | 212 |
| 受精的奥秘 | 214 |
| 胎儿的血液循环 | 216 |

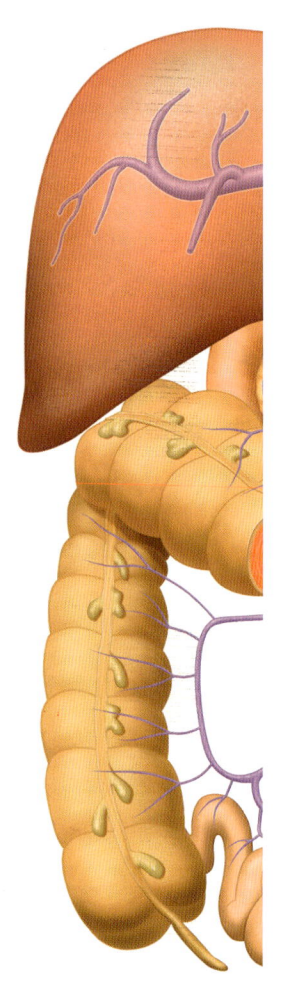

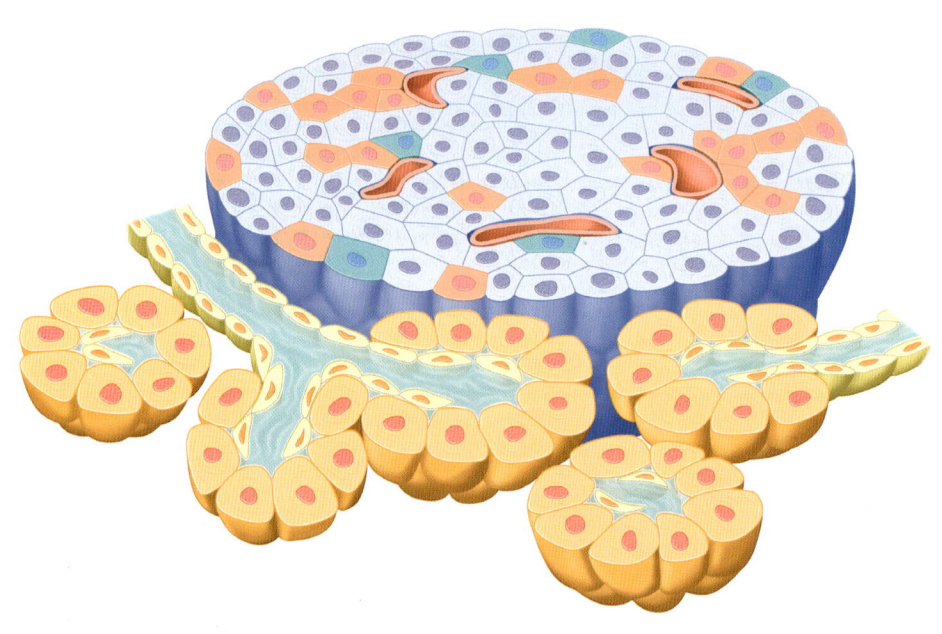

# 第5章 上肢和下肢

上肢的骨骼与肌肉（正面）……………………………… 220
上肢的骨骼与肌肉（背面）……………………………… 222
上肢的血管与神经………………………………………… 224
手臂的骨骼与肌肉………………………………………… 226
下肢的骨骼与肌肉（正面）……………………………… 228
下肢的骨骼与肌肉（背面）……………………………… 230
下肢的血管与神经………………………………………… 232
足部的骨骼与肌肉………………………………………… 234

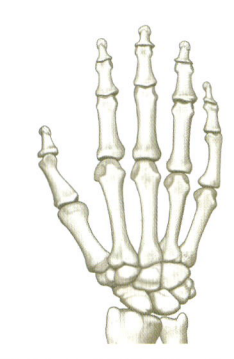

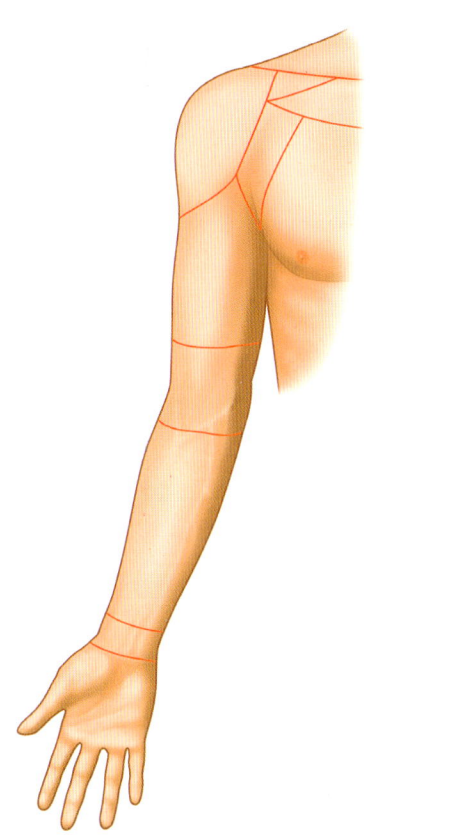
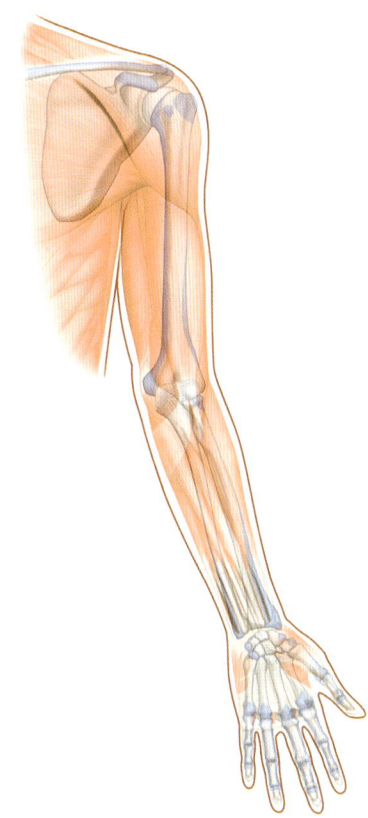
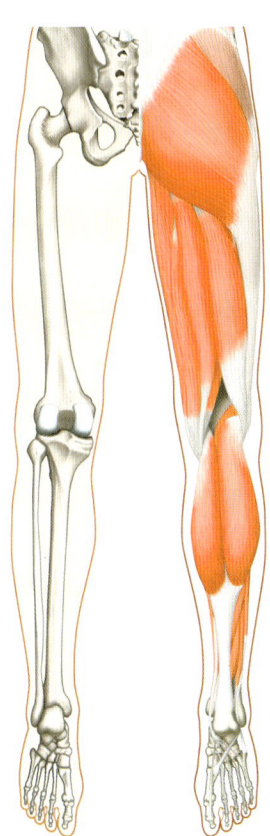

# 本书的使用方法

解剖学是研究人体形态和结构的学问。
本书内容以解剖学为主,其中还穿插了研究人体机能的生理学,解说力求简明易懂,适合初学者学习掌握。

### 章节基调色
用不同的颜色将各章区别开来。

### 摘要
通过阅读摘要就可了解对页所要讲述的主要内容。

### 参考提示
提示与该对页内容相关章节所在页码,阅读相关章节可以加深对所学知识的理解。

### 详细的解说
关键词语用粗体字表示出来。

### 简明图解
用简单的模型图说明大致的构造或结构,易于读者理解。

---

**3D人体解剖图**

## 胃部和十二指肠

食物通过食管进入胃,在胃内被彻底搅拌,并与胃黏膜分泌的胃液充分混合后,被送至十二指肠。胃的入口叫贲门,出口叫幽门。胃的肌层由3层平滑肌组成。

消化与吸收的奥秘⇨ p64
消化管的运动⇨ p66
消化管的位置和功能⇨ p182
胃黏膜⇨ p186

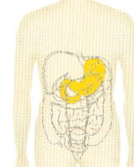
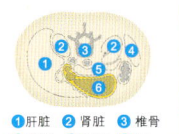

❶肝脏 ❷肾脏 ❸椎骨
❹脾脏 ❺胰脏 ❻胃

### 胃的形状和功能

胃位于上腹部偏左侧。在横膈膜的下部、肝脏左叶的后面。覆盖在胃表面的腹膜,与连接胃及其周围的内脏器官的大网膜、小网膜等相连接。

胃的入口连接食道,称为**贲门**。出口的右下方与十二指肠相连接,称为**幽门**。胃的左侧边缘称为**大弯**,右侧边缘称为**小弯**。在大弯处有宽阔的、向下垂的腹膜褶皱,覆盖在生物体肠的前面。在小弯、肝脏的肝门之间有**小网膜**,其右端是通向肝脏的血管和总胆管的通道。在小网膜和胃的背面被腹膜覆盖的部分称为**网囊**。

胃壁由黏膜层、肌层、浆膜层3层组成。黏膜的表面有**胃腺**。胃腺在贲门的周围、胃体和幽门的周围所表现的性质不同。肌层的平滑肌内部分为斜肌层、环肌层、纵肌层3部分。当胃收缩时,可以看到由平滑肌收缩引起的黏膜上纵向皱纹。副交感神经分布于胃腺中,促进胃酸的分泌。

胃可以暂时储存从食道输送来的食物。食物在胃内被彻底搅拌,并与胃黏膜分泌的胃液混合,然后一点一点被送到十二指肠。胃腺分泌的胃液有防止胃中食物腐坏的功能,同时还有助于蛋白质的消化。

### 十二指肠的构造和功能

**十二指肠**是小肠最前面的部分,紧贴腹后壁,介于胃与空肠之间,连接胃的幽门。十二指肠的长度约为25cm,呈C字形。分为上部、降部、水平部、升部4部分。

在降部的左侧黏膜上,有十二指肠大乳头(乏特乳头)。总胆管和胰管在这里汇合、开口。十二指肠上半部的黏膜下层有分泌强碱性黏液的十二指肠腺。

十二指肠可将从胃中输送来的强酸性的食物与强碱性的分泌液中和,同时还有保护黏膜、注入胆汁和胰液完成营养物最原始的消化的过程。

**简明图解 胃各部位的名称**

左侧大膨胀的边缘部分称为大弯,右侧凹陷的边缘称为小弯。胃的主体是胃体、贲门左侧的呈半圆形的部分,称为胃底部。幽门分为幽门前庭部和幽门管。

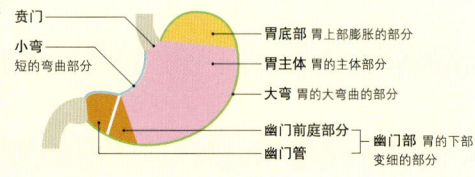

### 脏器图
用特殊颜色标识出每个所要讲解的脏器位于身体的位置。
纵切面:从前面观察的位置。
横切面:从侧面观察的位置。

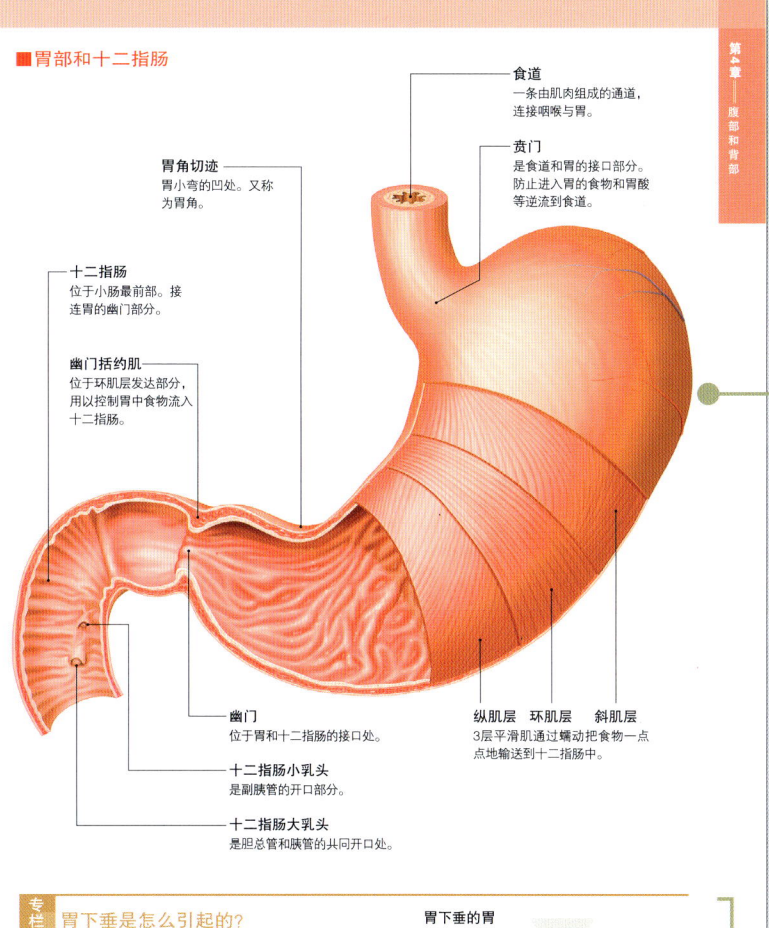

■ 胃部和十二指肠

**食道**
一条由肌肉组成的通道，连接咽喉与胃。

**贲门**
是食道和胃的接口部分。防止进入胃的食物和胃酸等逆流到食道。

**胃角切迹**
胃小弯的凹处。又称为胃角。

**十二指肠**
位于小肠最前部。接连胃的幽门部分。

**幽门括约肌**
位于环肌层发达部分，用以控制胃中食物流入十二指肠。

**幽门**
位于胃和十二指肠的接口处。

**十二指肠小乳头**
是副胰管的开口部分。

**十二指肠大乳头**
是胆总管和胰管的共同开口处。

**纵肌层　环肌层　斜肌层**
3层平滑肌通过蠕动把食物一点点地输送到十二指肠中。

第4章——腹部和胃部

### 用不同颜色表示章节
用不同颜色表示不同章节，便于查找检索。

### 精美的3D图画
为了让读者更好地理解本书内容，本书配上了大量清晰的3D图画。

### 专栏
介绍与当前小节内容相关的各类小知识。

### 卷末复习笔记
本书在最后还附上了空白的、简洁明了的人体骨骼、血管、脏器等人体示意图。可以根据个人需求灵活运用，以便更好地学习本书内容。

**专栏　胃下垂是怎么引起的？**

胃下垂是指站立时，胃的下缘抵达盆腔，胃小弯弧线最低点降至髂嵴连线以下，称为胃下垂。通过照X光线，如果发现胃角切迹进入到骨盆内，则可诊断为胃下垂。
胃下垂形成的原因是由于胃壁的平滑肌的吊力低下引起的。多发生于消瘦的女性身上。由于胃蠕动速度慢，会有胃腹胀以及食欲不振的感觉。但如果没有痛感的话则不用治疗。可以通过腹肌运动或全身运动来调节。

**胃下垂的胃**

胃角切迹
骨盆

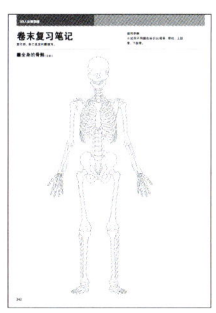

# 序

## 人体解剖的历史

# 人体解剖的历史
## ——写给学习解剖学的各位朋友

人类的身体结构到底是什么样的？为了弄清楚这个问题，人们从公元前就开始尝试客观地观察人体结构，于是渐渐形成了解剖学这门学科。每个历史时期，解剖学都会有新的发现，时至今日，解剖学仍在不断地发展之中。

下面我们一起回顾一下解剖学的发展历程，这有助于更好地认识解剖学。

## 1 认识人体——古代解剖学

### ■解剖学的开山鼻祖——"医学之父"希波克拉底

解剖学的起源可以追溯至古希腊。古希腊医师希波克拉底（前460-前370）被称为"医学之父"，他与相关人士共同创作了《希波克拉底全集》。这本著作中详细记载了人体骨骼结构，一般认为是通过解剖动物后得出的结论，并且粗略记载了内脏和大血管的相关信息。

最早进行人体解剖的是古亚历山大里亚的希罗菲卢斯（Herophilus）（前335-前280），他认为"大脑是神经系统的中枢"，同时记载了大脑和小脑的相关信息，此外，他还区分了运动神经和感觉神经，以及动脉和静脉，并命名了前列腺和十二指肠。希罗菲卢斯的学生埃拉西斯特拉图斯（Erasistratus）（前310-前250）进一步研究了血管生理学，并发现心脏中有瓣膜。

### ■对后世产生深远影响的盖伦

现存最古老的解剖学文献是古罗马医生盖伦（129-216）创作的。盖伦主要致力于动物解剖，留下了多部解剖学著作。主要有论述身体构造及其作用的《身体各部位的作用》（共17卷）、演示人体解剖方法的《解剖技巧》（共15卷），此外还用希腊语写了很多与骨骼、肌肉、血管、神经相关的论文。盖伦的解剖学非常详细，论述详实、明解，非常受欢迎。

古罗马禁止解剖人体，因此盖伦解剖了各种动物，并申请解剖与人体结构相似的猴子，他以丰富的知识和清晰明了的理论阐述了医学文献，在罗马社会声名鹊起，他的著作对后世也产生了深远的影响。

随着罗马帝国的灭亡，盖伦不久也在欧洲被人们所遗忘，但是他的著作被翻译成阿拉伯语传播至东方世界，促进波斯的阿维森纳（980-1037）创作了医学知识百科全书《医典》。

12世纪以后的欧洲，开始复兴古代文化和学术。盖伦的各种医学文献相继被翻译成拉丁文，盖伦也被尊称为"医生之王"。人体解剖始于14世纪以后的欧洲。意大利博洛尼亚大学的蒙迪诺（Mondino）（1275-1326）基于自己实际解剖人体的经验，于1316年创作了《解剖学》。由于16世纪出版行业活字印刷的盛行，盖伦的著作、全集相继出版，并被广泛传播。

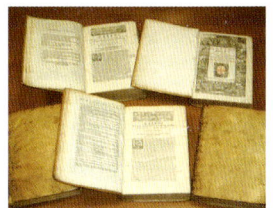

图1 拉丁文的《盖伦全集》（1625）全5卷。

## 2 近代医学的起源——16世纪的解剖学

### ■亲自拿解剖刀解剖，留下集大成之作的维萨里

进入16世纪后，一部引发解剖学革命的著作诞生了，那就是维萨里（Vesalius.A，1514-1564）的《人体的构造》（1543）。维萨里出生于现在的比利时布鲁塞尔，是意大利帕多瓦大学的解剖学教授，他通过人体解剖向人们展示权威书籍中没有的，而人体中真实存在的事物。

之前的解剖学者们并不亲自拿解剖刀进行人体解剖，他们的工作是诠释通读过的相关论著。但是维萨里不仅仅通晓盖伦的著作文献，而且还向人们展示自己进行人体解剖的过程。《人体的构造》扉页上的图片就是这一特点的象征——维萨里站在解剖台一侧，拿着解剖刀进行人体解剖。

《人体的构造》共700多页，是一部鸿篇巨著。整部书分为7卷，涉及到骨骼、肌肉、血管、神经、腹部内脏、胸部内脏、头部器官等方面。精准且具有艺术性的解剖图非常吸引人，产生了很大影响。尤其是第1卷的3张"骨骼人"图、第2卷的14张"肌肉人"图，都给读者很大震撼。维萨里自出版了著作《人体的构造》后，便辞去了大学教授的职务，成为神圣罗马教皇查理五世的宫廷御医，从此再也没有重新回归学术研究世界。

《人体的构造》中的解剖图是在当时高度发达

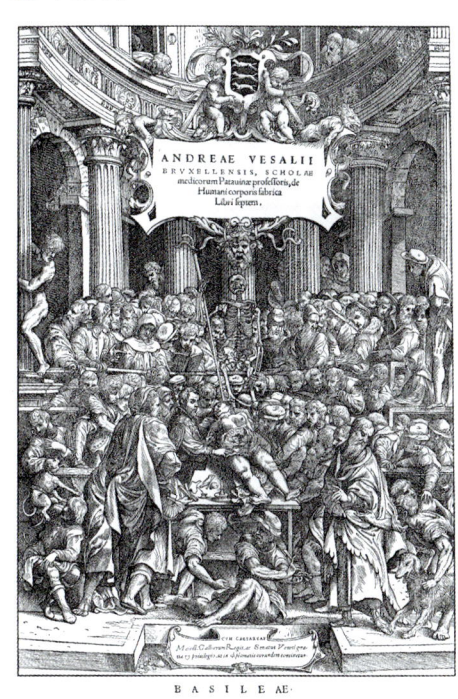

图2 维萨里《人体的构造》的扉页。站在中央解剖台一侧的维萨里正在亲自拿着解剖刀进行解剖。

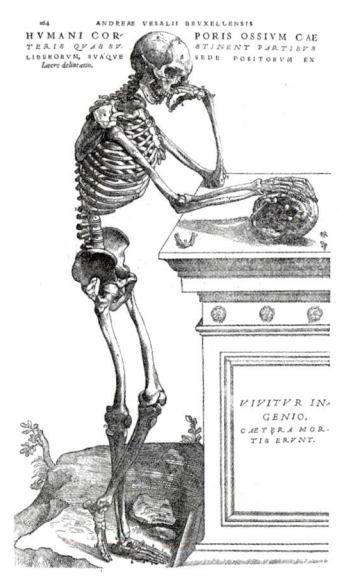

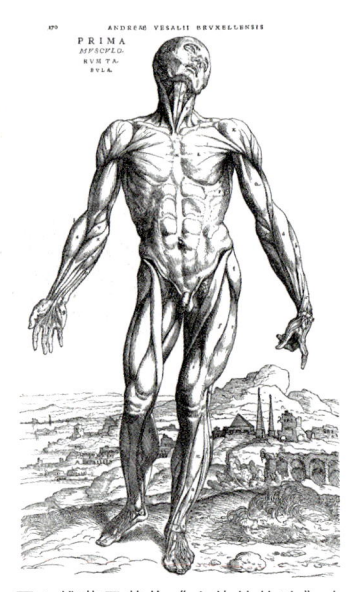

图3 维萨里的著作《人体的构造》中的骨骼人。这个骨骼人一只手放在桌子上的头骨上,摆着沉思的姿势,给人留下深刻的印象。

图4 维萨里著作《人体的构造》中的肌肉人。田园牧歌般背景下站着一个肌肉人,可以很清晰地看到他身上最表层的肌肉。

的木版画技术的驱使下诞生的杰作。这些木版画一直保存至20世纪初期,并运用到了1934年印刷出版的解剖图集《旧约圣经插画》中,但由于第二次世界大战中的慕尼黑空袭,这些木版画都遗憾地被烧毁了。

16世纪已经开始出现铜版画,但技术还尚未成熟。之后,意大利的欧斯泰几(1500-1574)将维萨里的解剖图制作成了大量铜版画,但是这些铜版画在欧斯泰几生前并没有被出版就被掩埋了。直到18世纪才被发掘出土,1714年正式出版。欧斯泰几的解剖图充分利用了铜版画的特征,详细正确地表现了人体的各个部分,但是表现并不清晰,从艺术性上来说,与《人体的构造》中的图相比,这些铜版画解剖图非常粗劣。

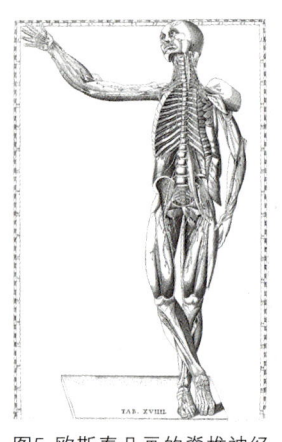

图5 欧斯泰几画的脊椎神经解剖图。这幅铜版解剖图虽然很详细,但制作很粗劣。四周的框架是为了表示位置而设的坐标。

## 3 人体的探究——17-18世纪的解剖学

### ■ 哈维的血液循环学说击败了盖伦的体液学说

继维萨里之后,人体解剖及动物解剖空前活跃,并取得了各种各样的新发现。帕多瓦大学的法布里邱(1533-1619)详细研究了动物的产生、发现静脉瓣,并接收了从欧洲各国前来求学的学生。其中一名英国学生威廉·哈维(1578-1657)发展了法布里邱的研究,推导出了血液循环原理。

在哈维以前,虽说学者们观察了心脏、动脉、静脉,但是并没有像现在这样研究血液循环。虽说维萨里进行了详细的人体解剖,但是同样遵循了盖伦的体液学说,认为静脉、动脉、神经是分布在全身的体液的运输管道。哈维将这一学说巧妙地与解剖组合起来,他认为:"基于肠道吸收营养为基础,肝脏产生了静脉血液,然后通过静脉输送至全身。动脉血液是在静脉血和肺部吸入氧气的基础上,在心脏右侧产生,然后通过动脉输送至全身。神经液是在动脉血和鼻子吸入氧气的基础上,在脑内血管网中产生,然后通过脑室中相关神经输送至全身。"

哈维在观察动物解剖和静脉瓣的基础上,通过细致观察,论证了全身血液循环，否定了盖伦学说中的核心部分，盖伦学说的权威性瞬间崩塌。

### ■ 发现淋巴管及各种分泌腺

17世纪解剖学研究异常活跃，人体构造和机能的研究都有了各种新发现。意大利的阿塞利（1581-1625）在肠隔膜中发现了淋巴管，并于1627年公布于世。英国的格利森（Glisson，1597-1677）详细解剖了肝脏，并发表了《肝脏解剖学》（1654），肝小叶周边的结缔组织就用他的名字命名（格利森鞘）。英国的威利斯（1621-1675）研究脑部构造，创作了《脑部解剖学》，并且脑底部的大脑动脉就用他的名字命名（威利斯动脉环）。意大利的马尔比基（1628-1694）使用显微镜观察各类脏器，发现了毛细血管（1661）和肾脏的肾小球（1666）。

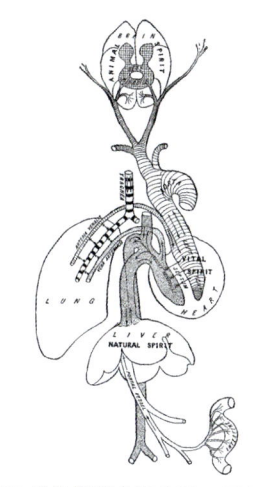

图6 盖伦学说的概念图。图中所示从肝脏开始的静脉、从心脏开始的动脉。

内脏领域的肉质构造称作"腺"，它的作用之前尚不明确。但是从17世纪到18世纪在胰脏和唾液腺中发现了导管，于是明确了腺就是分泌液体的脏器。1642年维尔松发现了胰管，1656年沃顿（Wharton）发现了下颌腺管，1662年斯滕森（Steno）发现了腮腺管。接着各种新的腺体依次被发现。前庭大腺是卡斯帕·巴多林（Caspar Bartholin）二世于1677年发现的；十二指肠腺是布鲁纳（Brunner）于1687年发现的；肠腺是马尔比基于1688年发现的；尿道球腺是考珀（Cowper）于1697年发现的。

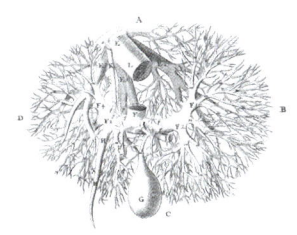

图7 格利森在《肝脏解剖学》的肝脏解剖图中，详细描绘了肝脏内部的胆管以及肝脏静脉。

### ■ 哈夫的人体生理机能论

进入18世纪后，涉及人体构造的解剖学及涉及人体机能的生理学开始分离，成为两门学科。驰名海内外的医学家布尔哈夫（1668-1738）是荷兰莱顿大学的教授，欧洲各国学生慕名前来，跟随他学习医学。布尔哈夫的《医学教程》（1708）是一本非常有影响力的高级医学教科书，其主要部分"生理学"废弃了思辨原理，涉及消化吸收、循环呼吸、脑、内脏、肌肉、感觉、生殖等具体生理机能，个体器官生理学从此正式宣告成立。哈勒（1708-1777）是布尔哈夫的学生，任哥廷根大学教授，著有《生理学入门》（1747）和《人体生理学要论》全8卷（1757-1766），建立了人体生理学基础。温斯洛（1669-1760）是巴黎皇家植物园的解剖学教授，其著作《人体构造解剖学的演示》（1732）基于人体机能的说明，排除了推论，建立了通过解剖观察人体构造的、科学的解剖学。

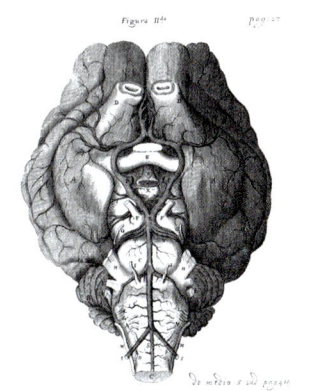

图8 威利斯的《脑部解剖学》中大脑底部的解剖图。描绘了脑底部内颈动脉和椎动脉吻合形成动脉环。

### ■ 《解体新书》的登场

18世纪出现了面向初学者编著的简便解剖学书。其中被广泛关注的是英国切斯德伦（Chesselden）和德国约翰·亚当·库鲁姆斯

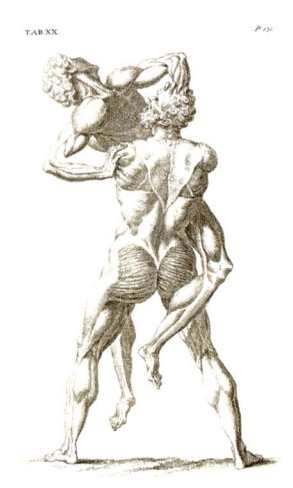

图9 切斯德伦（Chesselden）《人体解剖学》中的肌肉解剖图。出版版次不同，内容有一定修改，第八版内容要比第一版多20%。

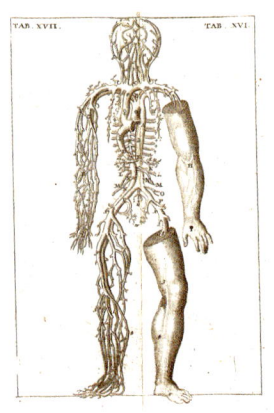

图10 约翰·亚当·库鲁姆斯（Johann Adam Kulmus）《解剖学表》中的心脏解剖图。本书分条撰写摘要和解说部分，概述精炼，易于理解。

（Johann Adam Kulmus）编著的解剖学书，他们的书被多次出版，并被翻译成多国语言。

切斯德伦（Chesselden，1688-1752）是一位医术高明的外科医师，他在伦敦开设教授解剖学的讲座，并出版了英文版的《人体解剖学》（1713）。《人体解剖学》分为4卷，各卷末都附有简单的解剖图，对运动器官的研究较为深入，是一部有助于外科发展的解剖学著作，后来还出版了德语版。

库鲁姆斯（1689-1745）任但泽高级中学老师，出版了德语版的《解剖学表》（1722），后来被多次出版发行，并被翻译成拉丁文、荷兰语、法语。尤其是荷兰语版本于江户时代传入锁国体制下的日本，前野良泽和杉田玄白将其翻译成非常有名的日文版《解体新书》（1774）。

# 4 实验室医学的发展——19世纪的解剖学

## ■改变医学和生物学的"细胞"构想

进入19世纪以后，医学界发生了天翻地覆的变化，随之解剖学也发生了很大变化。显微镜运用到解剖学研究，是引起变化的重要推动力。

直到18世纪，医学技术与以前并没有多大变化，仍然认为生病是由于体液平衡失调造成的，需要通过提高身体自然治愈能力的食疗和运动等方式进行治疗。这个时候的医疗都是将医生叫到患者家里看病，这被称为"病床医学"。

从18世纪末开始，欧洲各国开始建造大型医院，患者要去医院看病，病理解剖从此盛行起来。这时医生开始关注脏器的变化，认为生病是由于脏器异常引起的。这个时代的医疗叫做"医院医学"。

从19世纪中叶起，以德国为中心开始盛行实验室研究，根据研究结果诊断病情、实施治疗。认为生病是由于细胞、化学物质异常引起的，这一时期的医疗叫做"实验室医学"。

## ■细胞学的创始者科立克

17世纪罗伯特·胡克（1635-1703）用早期的显微镜观察到了"细胞"。但是，直到19世纪初期，人们认为用肉眼能看到植物和动物身体里像液泡状的东西就是细胞。施莱登（1804-1881）于1838年提出细胞是植物的基本构成单位、施万（1810-1882）于1839年提出细胞是动物的基本构成单位，二人将细胞提升至生命的构成单位的高度，这就是所谓的"细胞说"。二人还提出细胞是不断增加的、受精卵也是细胞，因此植物和动物的身体是由细胞构成的主张。但是，他们对于细胞繁殖的机理尚不明确，通过之后的研究才最终渐渐明朗。

构成人体器官的结构叫做组织，研究细胞构成组织的学科就是组织学，它是解剖学的研究领域之一。科立克（1817-1905）的《人体组织学提要》（1852）被认为是最早一部系统论述组织学的著作。菲尔绍（1821-1902）主张生病就是因为细胞异常造成的，并且出版了专著《细胞病理学》（1858）。

### ■ 达尔文的进化论改变了胚胎学

对19世纪的医学、生物学产生深远影响的另一个理论，就是进化论。从18世纪末期开始，就有生物是进化而来的构想。真正证明这一构想，并将其赋予科学依据，让世人认可的是英国的达尔文（1809-1882）写的《物种起源》。当时社会就是否接受进化论这一问题，引起了巨大的争议，这也给医学界产生了重大影响。

19世纪初期，研究人体个体发育的胚胎学异常活跃。德国的贝尔（1792-1876）论述了胚叶形成等个体发育的主要过程，他是比较胚胎学的创始人。胚胎学也受到进化论很大影响，人们越来越关注个体的发育与进化的关系。德国的海克尔（1834-1919）提出了影响深远的理论，那就是"个体发育是系统进化的反复"。

最终，在细胞学说和进化论的背景下，医学家们编著了成体系的解剖学书。德国汉勒（1809-1885）在《人体系统解剖学提要》全3卷（1855-1872）中提出将人体器官分开的系统解剖学。后来，在进化论的背景下，重视胚胎学的德国格根包尔（1826-1903）编著了《人体解剖学教科书》（1883）。英国的格雷（1825-1861）编著的重视外科应用的《解剖学、记述和外科》（1858），获得极高评价，直到现在仍被重复修订出版。在法国，视野较广阔、内容较全面的解剖学书是迪斯修理（1849-1925）编写的《人体解剖学概论》全3卷（1889-1892），而且这本书极具人气。

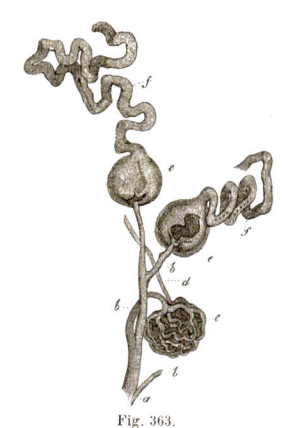

图11 科立克《人体组织学提要》中的肾小球和肾小管的解剖图，木版画插图。

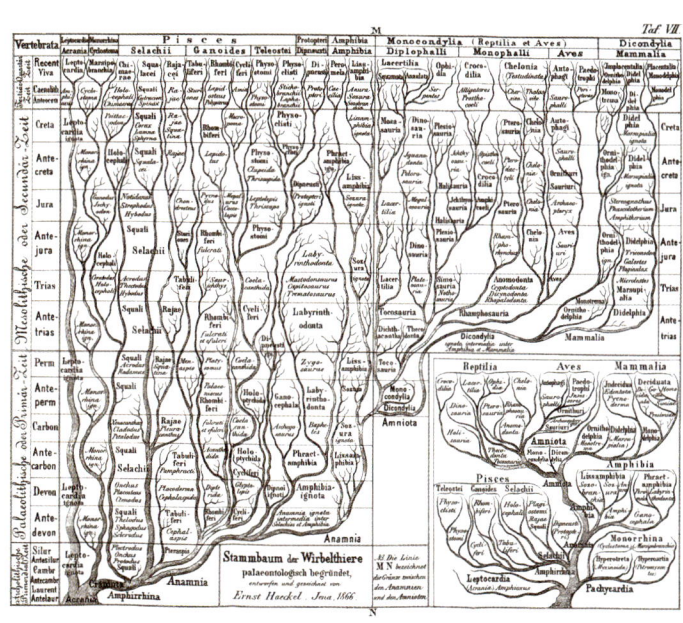

图12 海克尔《生物体的一般形态学》中脊椎动物的进化系统树。基本的表示原理就是一个种子进化成多个种子。

# 5 解剖图的发展

## ■解剖图由粗到细的发展过程

维萨里《人体的构造》（1543）中的解剖图是木版画。当时的解剖书，例如法国史蒂芬（1505-1564）《人体各部分解剖》（1545）等都是木版画解剖图。之后开始使用铜版画制作解剖图，从17世纪到18世纪，解剖学中使用的解剖图主要都是铜版画。

维萨里的《人体的构造》里的解剖图产生了深远影响，直到17世纪初，解剖学书中大多都临摹了《人体的构造》的解剖图。瓦尔沃德（1520-1588）的《人体构造志》（1556）、鲍欣（1560-1624）的《解剖剧场》（1605）等颇受欢迎的解剖学书，都使用了《人体的构造》中的解剖图。到了17世纪，医学家们才渐渐脱离《人体的构造》的影响，开始独自制作解剖图。

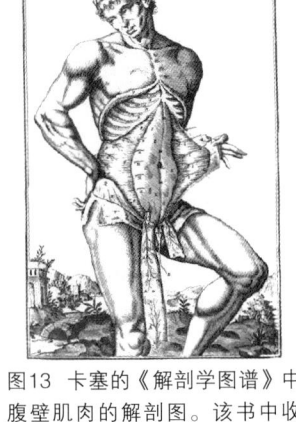

图13 卡塞的《解剖学图谱》中腹壁肌肉的解剖图。该书中收录的解剖图中，男女老少摆出不同的姿势。

卡塞（1552-1616）师从法布里邱，在帕多瓦大学教授解剖学。他生前创作的大量铜版画解剖图收录于逝世后出版的《解剖学图谱》（1627）中。为了让读者看清楚解剖部分，他将裸体人物伫立于风景中，并摆出各种姿势。这种充满创意的解剖图像极了寓言故事中的插图。

彼得罗（1649-1713）取得医学学位后，在阿姆斯特丹独自创业，后因出版了《105张人体解剖学图》（1685）而声名鹊起，随后成为莱顿大学教授。彼得罗的解剖图详细记录了人体解剖的场面，用多种粗线条展现皮肤、肌肉、内脏等不同的质感，极具震撼力。彼得罗的解剖图能让解剖图与观看者置于同一个空间和时间中，每一幅解剖图都是在特定时间、特地定点描绘的特定人物的解剖。

阿尔比努斯（Albinus，1697-1770）是布尔哈夫和彼得罗的弟子，是莱顿大学的解剖学教授，1747年出版了《人体骨骼肌肉图》。这本书从各个侧面展现了"骨骼人"和不同解剖阶段的"肌肉人"。阿尔比努斯的"骨骼人"和"肌肉人"要比彼得罗的更加精美细腻，但是缺乏震撼力和现实感。因为阿尔比努斯展现的并不是解剖现场的现实感，而是超时空的普遍的、理想的人体。

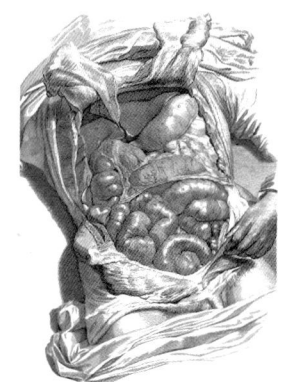

图14 彼得罗的《105张人体解剖学图》中腹部内脏的解剖图。随着铜版画技术的提高，人体解剖图日渐逼真。

## ■实现图文并茂的新技术——木版画

进入19世纪后，一种叫做石版画的版画技术取代了铜版画。铜版画擅长细腻线条的表现，而石版画擅长细腻的多层次表现，适合彩色印刷。其中石版画的代表作品有科罗凯（Croquer，1790-1883）

的《人体解剖学》全5卷（1821-1831）、布尔（Bull，1797-1869）的《人体解剖学全提要》全16卷（1832-1854）、库尔（Kuein）（1796-1865）和威尔逊（1809-1884）共同创作的《解剖学图谱集》（1842）。

18世纪中叶到19世纪前半期，解剖图从以叙述为主的解剖学教科书中消失了，到了1840年左右又重新出现在教科书中。这与一种叫做木版画的印刷技术的出现有着重大联系。在解剖学中被广泛运用的铜版画和石版画无法将文字和解剖图印刷在同一页纸上。木版画虽说表现力不够细腻，但是可以将文字、解剖图印刷在同一页面上，这样就让图文混排变成了现实。之后的解剖学书籍大多都采用了图文混排的形式。

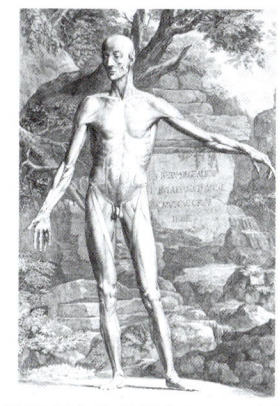

图15 阿尔比努斯（Albinus）的《人体骨骼肌肉图》中"肌肉人"的解剖图。背景石头上雕刻着"阿尔比努斯、人体肌肉图"。

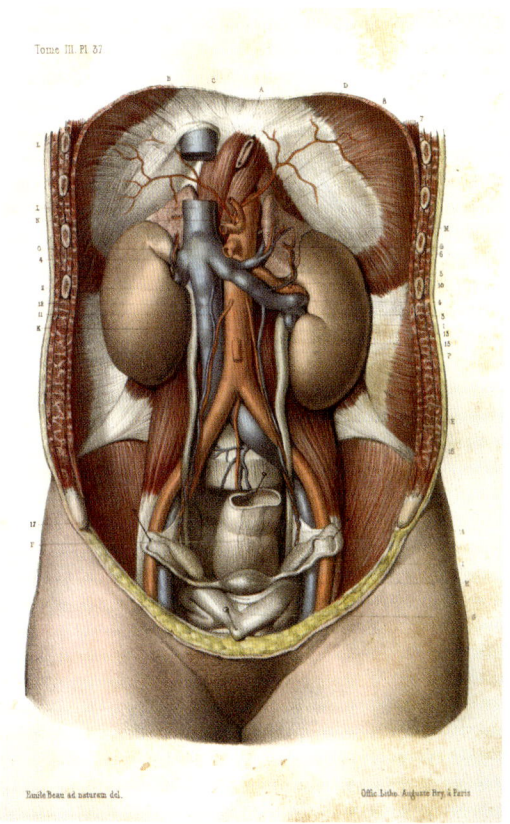

图16 波纳米（Bonami）的《人体记述解剖学图谱》中，胸腹部内脏的解剖图，就是用石版画展现柔和且鲜艳的色调。

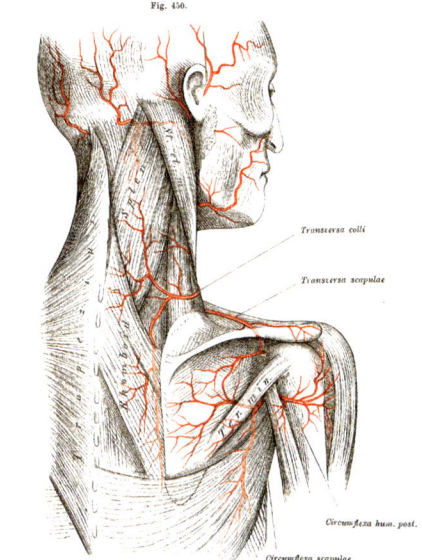

图17 格根包尔的《人体解剖学教科书》中颈部动脉的解剖图和文字解释。

# 6 日本的解剖学

## ■让西洋医学界刮目相看的杉田玄白和前野良泽

直至江户时代,日本国内一直盛行源于中国的中医,因此,对人体内部构造的认识停留在五脏六腑(五脏指心、肝、脾、肺、肾,六腑指的是胃、大肠、小肠、胆、膀胱、三焦。三焦是中医独有的概念,指的是脏器之间的空隙部分,分为上焦、中焦、下焦3个部分)。

日本最早的较为正式的人体解剖是于1754年在京都举行的,山胁东洋(1705-1762)在《藏志》(1759)中描述了所观察的结果。《藏志》中收录了4张解剖图,因为解剖使用的尸体是斩首后的犯人,因此没有描画头部。从此之后,日本涌现出很多解剖死刑犯尸体的人,也为后人留下了许多解剖图。

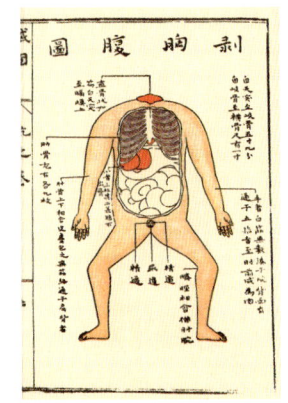

图18 山胁东洋的《藏志》中胸腹部内脏的解剖图。他在著作中阐述了气管是在食管之前的,这一新发现是古代学说中未曾提及过的,但是他并没有区分开大肠和小肠。

对日本医学产生较大影响的是《解体新书》(1774)。《解体新书》是前野良泽(1723-1803)和杉田玄白(1733-1817)共同创作的,内容主要是翻译了约翰·亚当·库鲁姆斯(Johann Adam Kulmus)编写的荷兰语的《解剖学表》。二人于1771年学习解剖时发现荷兰文《解剖学表》与实际的解剖是一致的,非常赞赏这本书,于是决定翻译成日文。杉田玄白曾在《兰学起源》中回忆:"在没有词典的情况下,艰难地完成了这部巨著的翻译。"之后,有关描写西洋医学概要的译著和著作相继问世,从此西洋医学开始在锁国体制下的日本传播。

日本最初系统教授西洋医学的荷兰人庞贝(1829-1908)受江户幕府的邀请,于1857年来到长崎,进行了为期5年的医学指导。为了更好地贯彻医学教育,庞贝结合人体解剖讲解理论。但日本传统观念认为人死后还被解剖是件极其残酷的事情,因此庞贝的医学教育也受到一些阻碍。据史料记载,跟随庞贝学习的弟子只有135人,其中很多人在明治时期从事医学教育和医疗行政工作。

## ■政府主导的人体解剖活动开始兴起

明治政府为了全面引进西洋医学,设立了医学教育机构(现在的东京大学医学部)。这所医学院于1869年解剖了一名因疾病逝世的女人美几,这次解剖是得到美几生前同意的。

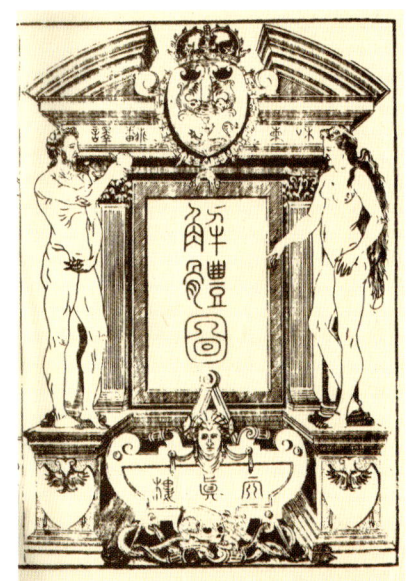

图19 杉田玄白《解体新书》的扉页。这本书除了逐一翻译了约翰·亚当·库鲁姆斯(Johann Adam Kulmus)《解剖学表》中的解剖图,还添加了其他医学书中的解剖图。

以这次解剖为契机,政府开始批准医学教育进行人体解剖。从此之后,日本开始了以医学教育之名的人体解剖活动。

明治政府雇用德国教师在东京大学医学部从事高等医学教育。随着基于德国书籍编著的解剖学教科书的完成，以及留德归来的日本人担任大学教授，日本逐渐确立了德国派医学。1887年毕业于东京大学的医生开始担任全国医学院的教师，从此德国派医学在日本全国范围内得到推广。

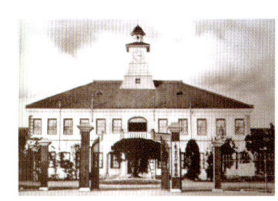

图20 东京医学校主楼与正门。拍摄于1879年（明治12年）。如今，此处在理科部附属植物园（小石川植物园）内，用作东京大学综合研究博物馆小石川分馆。

### ■支持医学教育的遗体捐献制度的发展

从明治时期到第二次世界大战前夕，医学教育解剖所用的尸体主要都是没有亲戚的病死者，战后的1949年（昭和24年）制定了尸体解剖保管法，从此以后，人体解剖有法律可依。大学是收集遗体的主体。自昭和30年代起，出现了自愿死后捐献遗体用作医学教育的慈善家，这样大学就逐渐建立了遗体捐献团体。全国的遗体捐献团体与大学共同合作，1971年（昭和46年）建立了慈善解剖全国联合会，随后推广了遗体捐献运动。其中的重要成果就是，1982年（昭和57年）文部大臣（现文部科学大臣）向遗体捐献者颁赠感谢信。1983年（昭和58年）颁布《遗体捐献法》，使遗体捐献行为受到法律保护。

以此为契机，捐献遗体的注册人员逐渐增加，现在解剖所用人体全部是捐献的遗体。世界其他国家也有遗体捐献制度，但日本从古代起就有对遗体表示敬意的习俗，因此捐献者必须拥有坚强的意志才能让遗体捐献得以发展。

解剖学需要通过实际观察人体才能进行充分的研究，因此，每一位学习解剖的学者，都应该怀揣着对无私捐献遗体的志愿者们表示感谢的心情学习解剖。

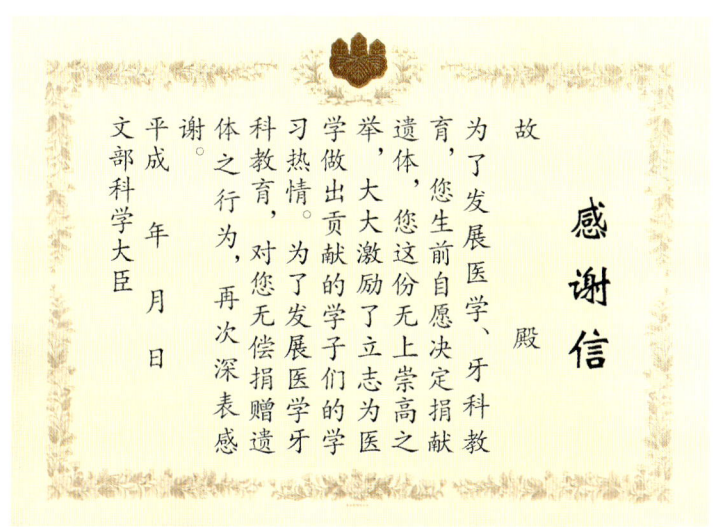

图21 文部科学大臣颁发给捐献遗体者的感谢信

# 第 1 章 总论

# 身体的分区

人体表面按照骨骼、肌肉形成的凹凸进行分区，并分别给每个分区命名。
人体内容纳脏器的空间叫做体腔。

头部与颈部的各部位名称→p98
胸部各部位名称→p150
腹部、背部各部位名称→p172，p173
上肢各部位名称→p220
下肢各部位名称→p228

■ 体表的分区

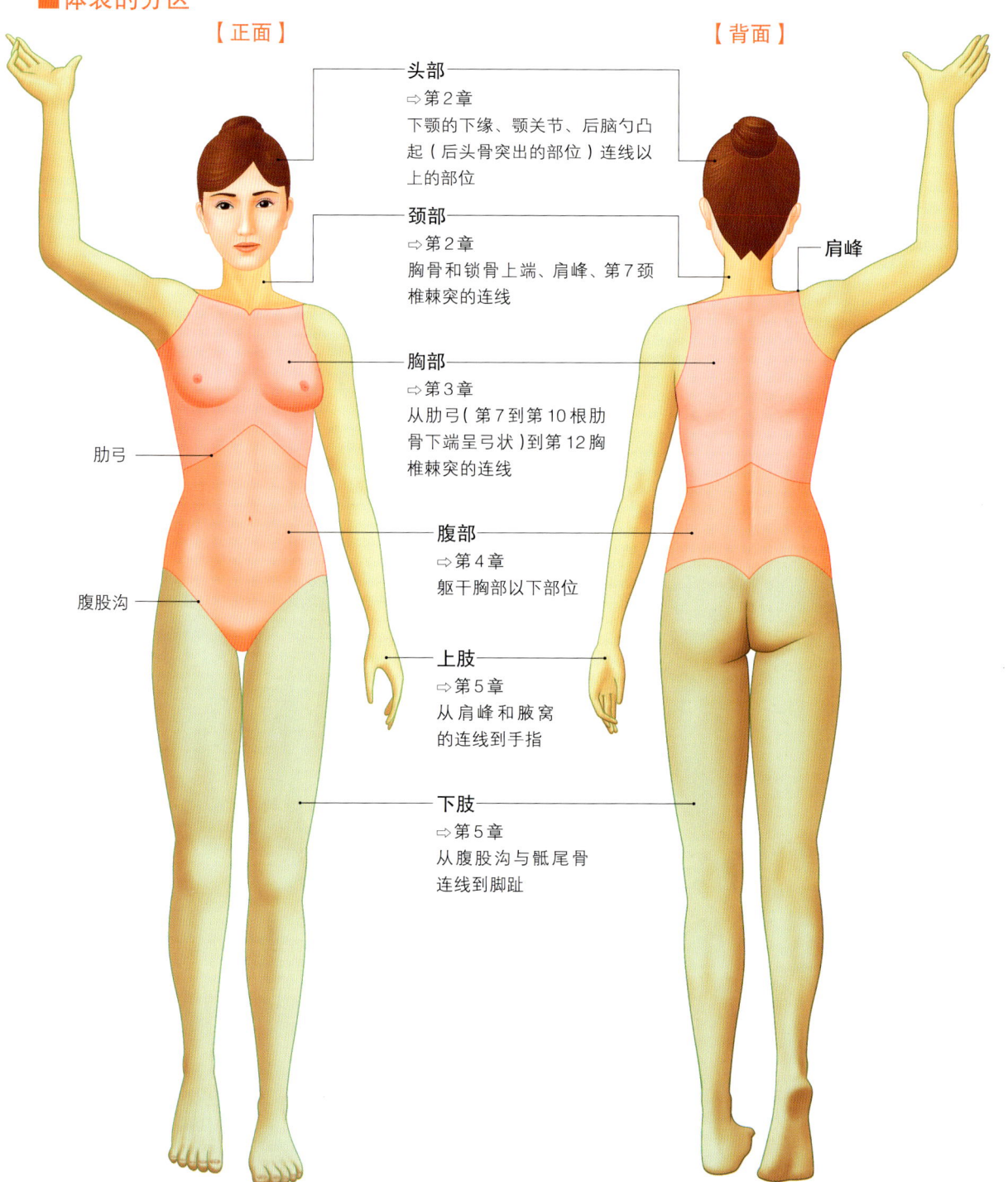

【正面】　　　　　　　　　　　【背面】

头部
⇨第2章
下颚的下缘、颚关节、后脑勺凸起（后头骨突出的部位）连线以上的部位

颈部
⇨第2章
胸骨和锁骨上端、肩峰、第7颈椎棘突的连线

肩峰

胸部
⇨第3章
从肋弓（第7到第10根肋骨下端呈弓状）到第12胸椎棘突的连线

肋弓

腹部
⇨第4章
躯干胸部以下部位

腹股沟

上肢
⇨第5章
从肩峰和腋窝的连线到手指

下肢
⇨第5章
从腹股沟与骶尾骨连线到脚趾

## 体表的分区

正如我们的国土被分成不同地区一样，人体也有自己的分区，并且各个分区还有特定的名称。观察人体你会发现，人体的骨骼和肌肉有很多凹凸，这些凹凸将人体分为不同的区域。

人体大致可分为头颈部、躯干、四肢。头颈部又分为头部和颈部；躯干又分为胸部和腹部；四肢又分为上肢和下肢。

这些部位还可以进一步细分。

## 人体内的体腔

人体内部有各种各样的脏器，把这些脏器摘除，就剩下了体腔。容纳脑部的是颅腔、装满脊髓的是椎管、容纳肺和心脏的是胸腔、容纳肝脏、胃、大肠、小肠的是腹腔。

颅腔和椎管通过枕骨大孔（颅骨底部的一个大孔）相连；胸腔和腹腔由横膈膜相隔。腹腔最下部直至骨盆内，包围小骨盆的部分就是盆腔。

■ 人体内的体腔

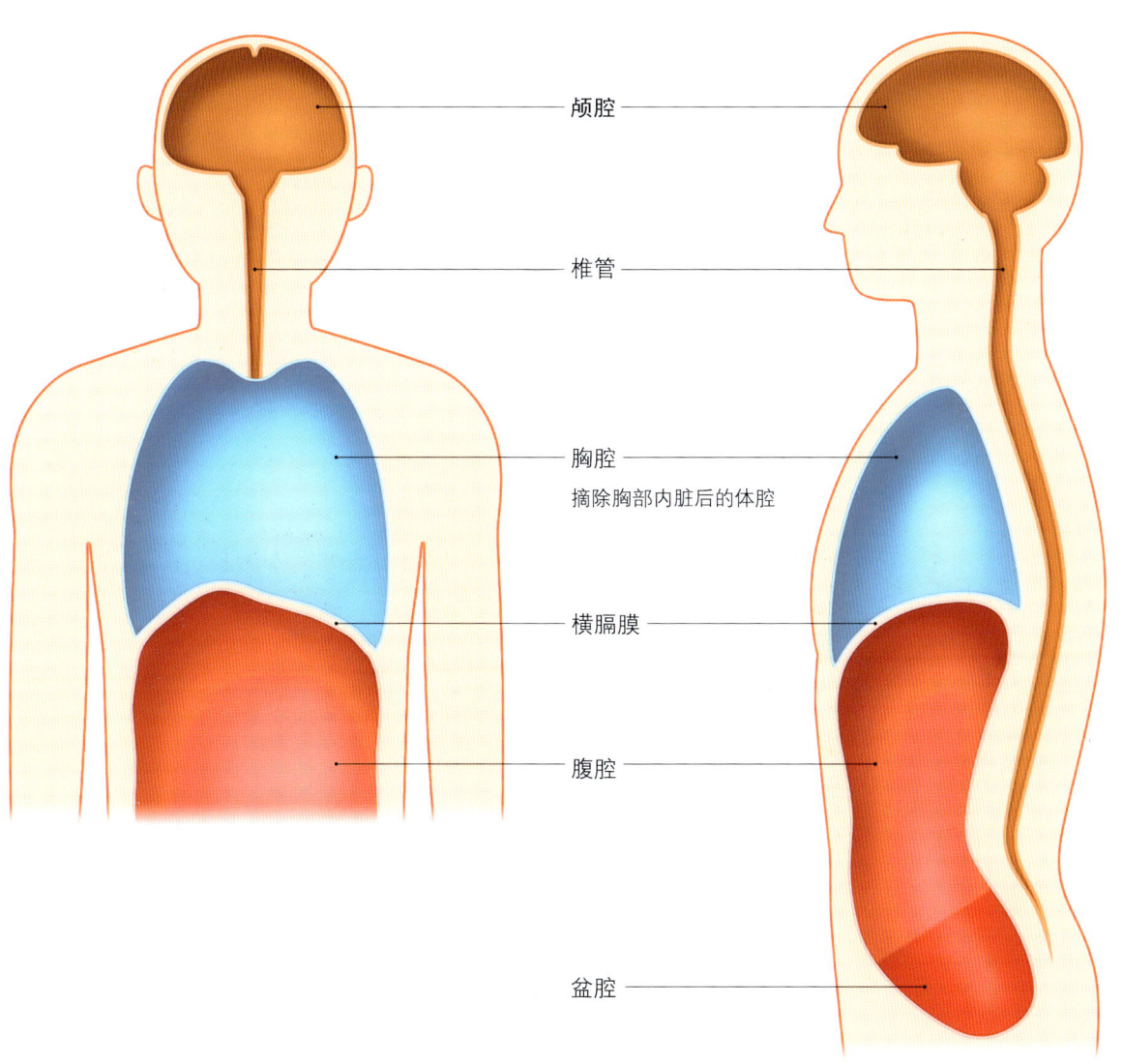

- 颅腔
- 椎管
- 胸腔　摘除胸部内脏后的体腔
- 横膈膜
- 腹腔
- 盆腔

# 表示人体剖面和方位的术语

表示人体内部构造的剖面共有3个基准面。另外还有表示两个部位位置关系的专业术语，这些术语都是解剖学所规定的。

## ■表示身体剖面的用语

【正中矢状面】

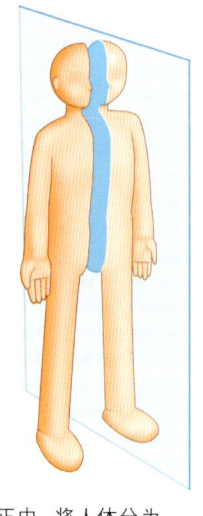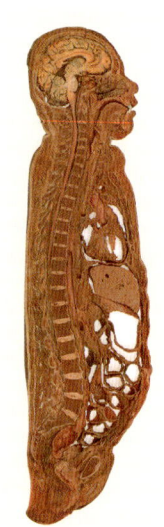

经过人体正中，将人体分为左右相等的两部分的面

【矢状面】

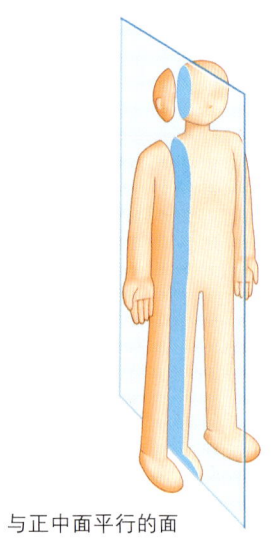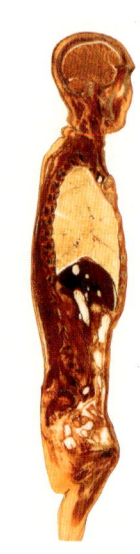

与正中面平行的面

【冠状面】

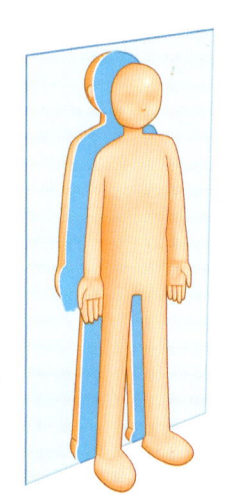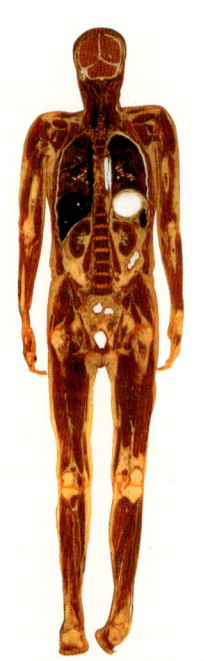

将身体分为前后两部分的纵切面

【横断面】

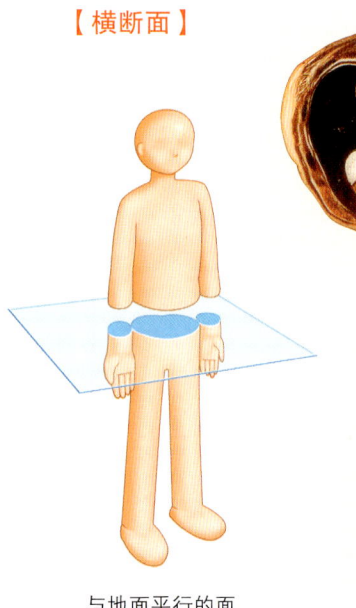

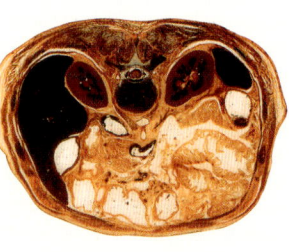

腹部的横断面

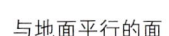

与地面平行的面

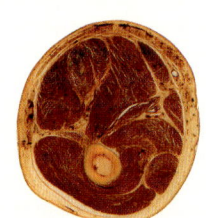

大腿的横断面

## 三维切面

为了表示人体的内部构造，解剖学中需要不同侧面的切面。根据切面方向的不同，可以分为3个切面。与地面平行的是横断面；将身体分为左右两部分的是矢状面；将身体分为前后两部分的是冠状面。这些切面的基准轴分别叫垂直轴、矢状轴、冠状轴。

## 人体方位的专业术语

为了阐述人体中的各个部位的位置关系，有专门表达身体中心线和中心面的关系的专业术语。首先必须确立一个标准姿势，在描述任何体位时，均以此标准姿势为准。这一标准姿势叫做解剖学姿势。即身体直立，上肢垂于躯干两侧，手掌朝向前方；双足并立，足尖朝前。

### ■ 人体解剖学中的方位术语

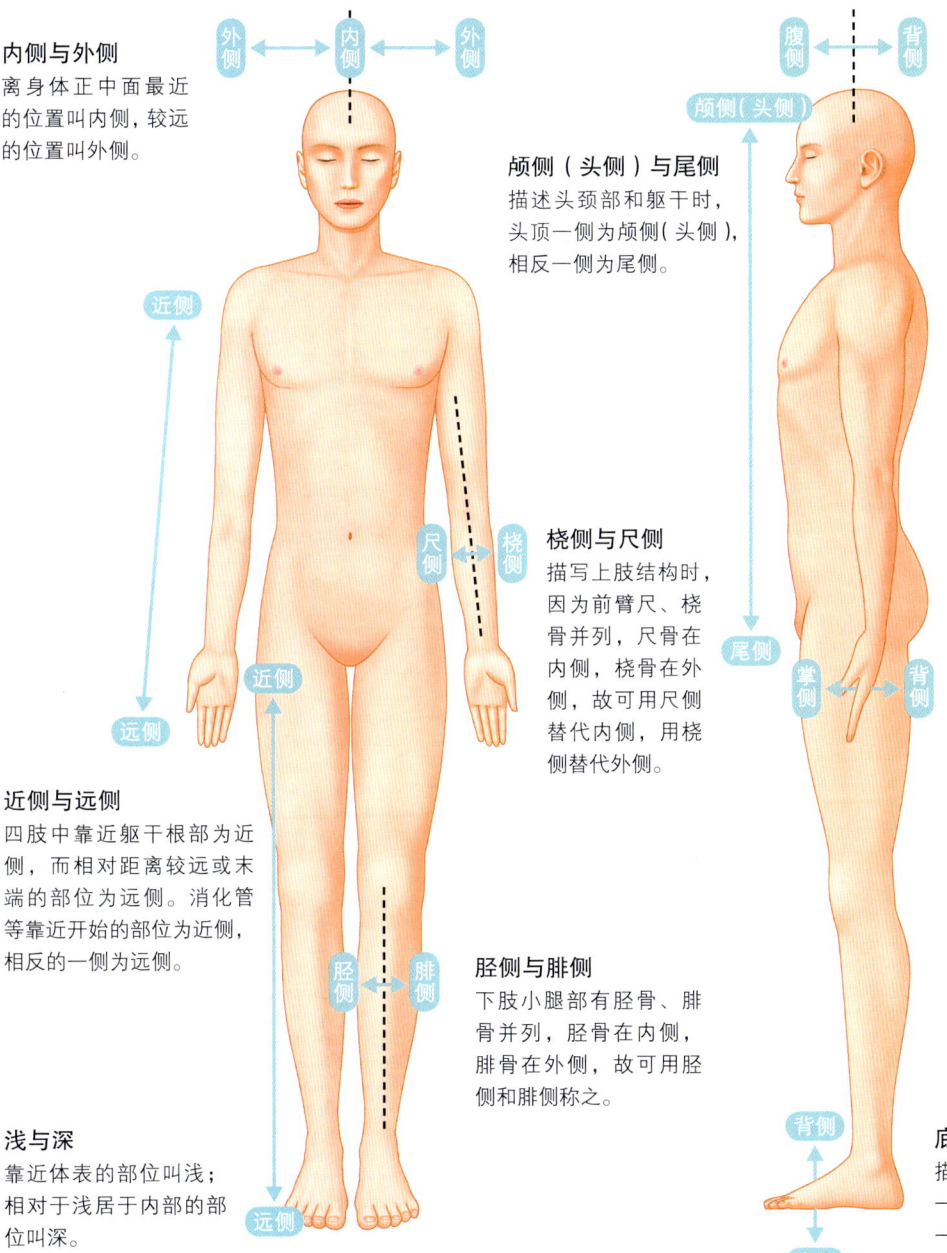

**内侧与外侧**
离身体正中面最近的位置叫内侧，较远的位置叫外侧。

**颅侧（头侧）与尾侧**
描述头颈部和躯干时，头顶一侧为颅侧（头侧），相反一侧为尾侧。

**桡侧与尺侧**
描写上肢结构时，因为前臂尺、桡骨并列，尺骨在内侧，桡骨在外侧，故可用尺侧替代内侧，用桡侧替代外侧。

**近侧与远侧**
四肢中靠近躯干根部为近侧，而相对距离较远或末端的部位为远侧。消化管等靠近开始的部位为近侧，相反的一侧为远侧。

**浅与深**
靠近体表的部位叫浅；相对于浅居于内部的部位叫深。

**腹侧与背侧**
描述身体前后方向时，前侧为腹侧，后侧为背侧。

**掌侧与背侧**
描写手掌时，手掌一侧为掌侧，手背一侧为背侧。

**胫侧与腓侧**
下肢小腿部有胫骨、腓骨并列，胫骨在内侧，腓骨在外侧，故可用胫侧和腓侧称之。

**底侧与背侧**
描述足部时，足底一侧为底侧，脚面一侧为背侧。

# 全身的骨骼 ❶

人体之所以能保持其形状，是因为骨骼贯穿全身。
人体共有200多块各种形状的骨骼。

全身的骨骼②⇨p32　　上肢的骨骼⇨p221
骨结构⇨p34　　　　　下肢的骨骼⇨p229
关节的形态与奥秘⇨p36
颅骨的奥秘⇨p100
胸骨⇨p151
脊柱⇨p174
骨盆⇨p176

## 人体骨骼的形状

构成骨骼的骨头有各种形状，比如长管状的、像石头一样的块状、扁状骨、可以填充空气的含气骨等。这些骨头中，有的骨头是相互牵制不能随意乱动的，有的虽然可以相互活动，但不能分开，这一系列的骨头共同组成了人的骨骼系统。

## 躯干与四肢的骨骼

人体的骨骼可以分为躯干骨和四肢骨。躯干骨中有一根骨骼叫脊柱，它是身体的柱子，但脊柱并不在身体的中心，而是背侧。躯干内有很多内脏，构成躯干的骨头构成了容纳这些脏器的框架，框架之间填充着肌肉，这样便构成了一个完整的容器。

此外，四肢骨分为上肢骨和下肢骨。上肢骨和下肢骨中心有一根像轴一样的骨头，周围附着了肌肉。骨骼与骨骼之间相互连接，肌肉一收缩，骨骼就开始运动，这样上肢和下肢才可以运动。

### ■ 骨骼的形状与区别

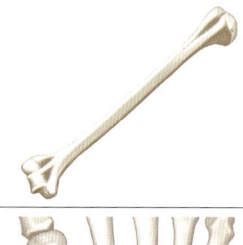

**长骨（管状骨）**
主要存在于四肢，呈细长管状，主要有肱骨和股骨。

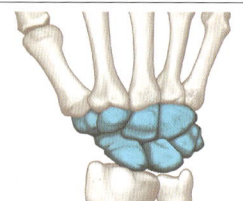

**短骨**
石头样的块状骨头，多分布于手骨。足部骨骼和椎骨也有这种形状复杂的骨骼。

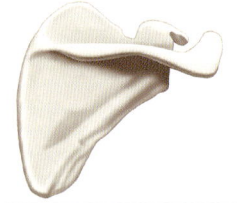

**扁骨**
呈板状的骨头，大多有弯曲。主要有肩胛骨以及构成头盖的顶骨。

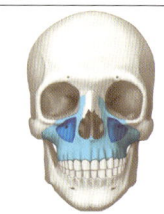

**含气骨**
正如其名，具有能进空气的腔形骨头，例如有上颚洞的上颚骨。

### 简明图解 躯干与四肢

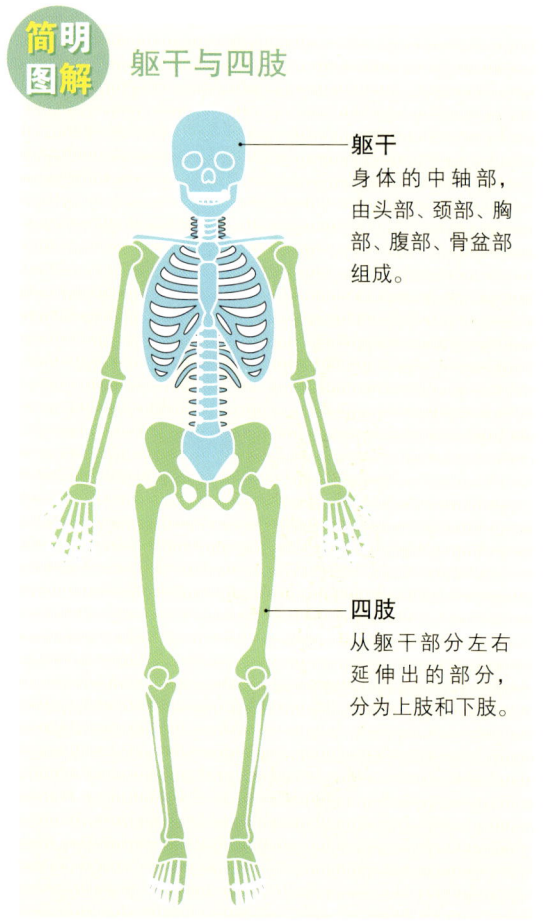

**躯干**
身体的中轴部，由头部、颈部、胸部、腹部、骨盆部组成。

**四肢**
从躯干部分左右延伸出的部分，分为上肢和下肢。

## ■人体的骨骼（正面）

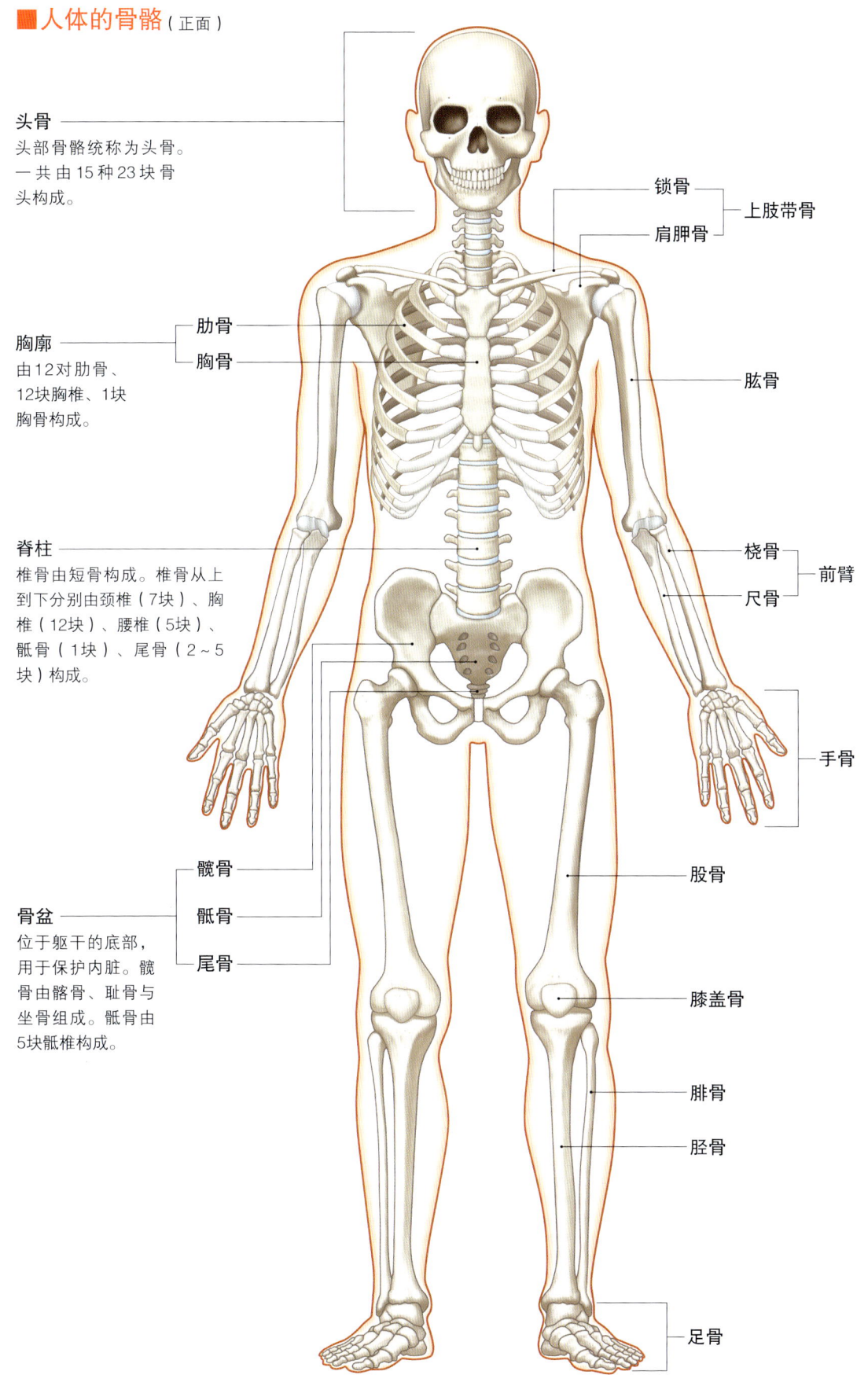

**头骨**
头部骨骼统称为头骨。一共由15种23块骨头构成。

**胸廓**
由12对肋骨、12块胸椎、1块胸骨构成。

**脊柱**
椎骨由短骨构成。椎骨从上到下分别由颈椎（7块）、胸椎（12块）、腰椎（5块）、骶骨（1块）、尾骨（2～5块）构成。

**骨盆**
位于躯干的底部，用于保护内脏。髋骨由髂骨、耻骨与坐骨组成。骶骨由5块骶椎构成。

- 锁骨
- 肩胛骨
- 上肢带骨
- 肋骨
- 胸骨
- 肱骨
- 桡骨
- 尺骨
- 前臂
- 髋骨
- 骶骨
- 尾骨
- 手骨
- 股骨
- 膝盖骨
- 腓骨
- 胫骨
- 足骨

# 全身的骨骼 ❷

不同的部位，其骨骼作用也不相同。
头颈部和躯干的骨骼构成了容纳内脏的容器，
四肢骨构成了运动的轴。

全身的骨骼①⇨p30　　脊柱⇨p174
骨结构⇨p34　　　　骨盆⇨p176
关节的形态与奥秘⇨p36　上肢的骨骼⇨p223
颅骨的奥秘⇨p100　　下肢的骨骼⇨p229
肋骨与胸骨的名称⇨p150

## 人体骨骼的分类

人体骨骼可以分为颅骨、脊柱、上肢骨和下肢骨。脊柱与肋骨共同构成了胸廓，脊柱下端的骶骨和髋骨构成骨盆。

头部的骨骼统称为颅骨。颅骨中容纳了脑，同时构成了集中眼、鼻、口的面部基底。

脊柱是由短骨和椎骨连接构成的，主要包括颈部的颈椎、胸部的胸椎、腰部的腰椎、骶骨和尾骨。12块胸椎、12对肋骨以及前面的一块胸骨构成了胸廓。

躯干的底部有一个像水桶一样的骨盆。骨盆由骶骨、尾骨和髋骨构成。髋骨由髂骨、坐骨与耻骨3块骨头组成。

上肢带骨是上肢与躯干的结合部的骨头，主要是锁骨和肩胛骨。从肱骨到手骨统称为自由上肢骨。

与上肢一样，下肢与躯干的结合部的骨头叫做下肢带骨。下肢带骨即髋骨，它构成了盆骨。从股骨到足骨统称为自由下肢骨，其与髋骨相连接。

### ■人体骨骼的功能

**支持功能**
骨骼构成了身体的骨架和支柱，人体通过肌肉收缩实现运动。

**保护功能**
骨骼能保护柔软的脑和内脏，预防受到外部冲击。

**贮存功能**
成人骨骼内钙的含量约占体重的1.5%（体重60kg的人，其钙含量约0.9kg），其中99%的钙贮存在骨骼中。

**造血功能**
骨骼内的红骨髓可以制造红细胞、白细胞和血小板。

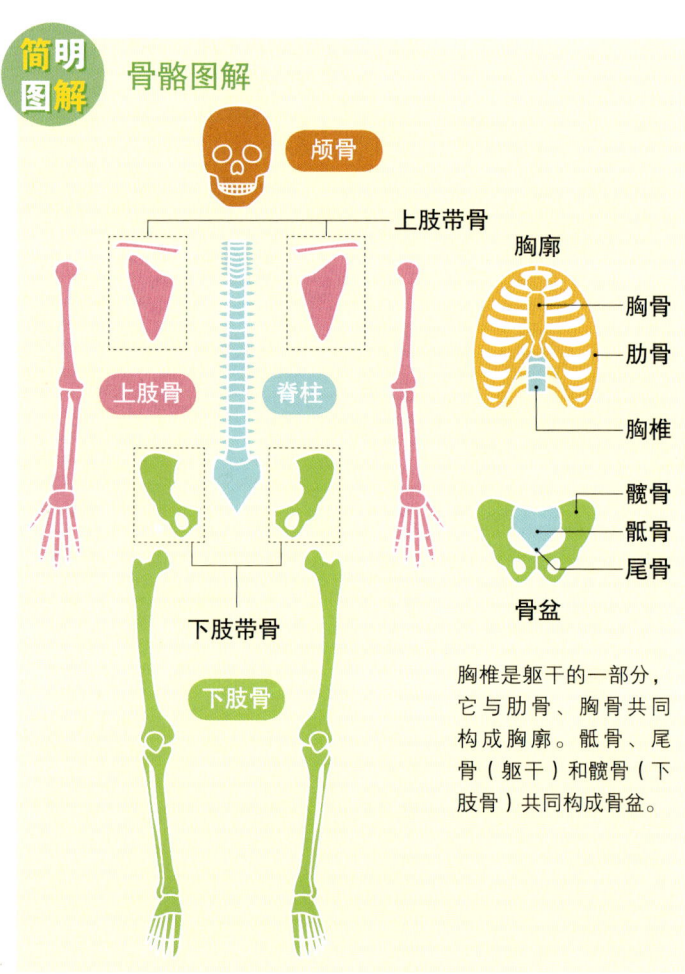

简明图解　骨骼图解

胸椎是躯干的一部分，它与肋骨、胸骨共同构成胸廓。骶骨、尾骨（躯干）和髋骨（下肢骨）共同构成骨盆。

## 人体的骨骼（背面）

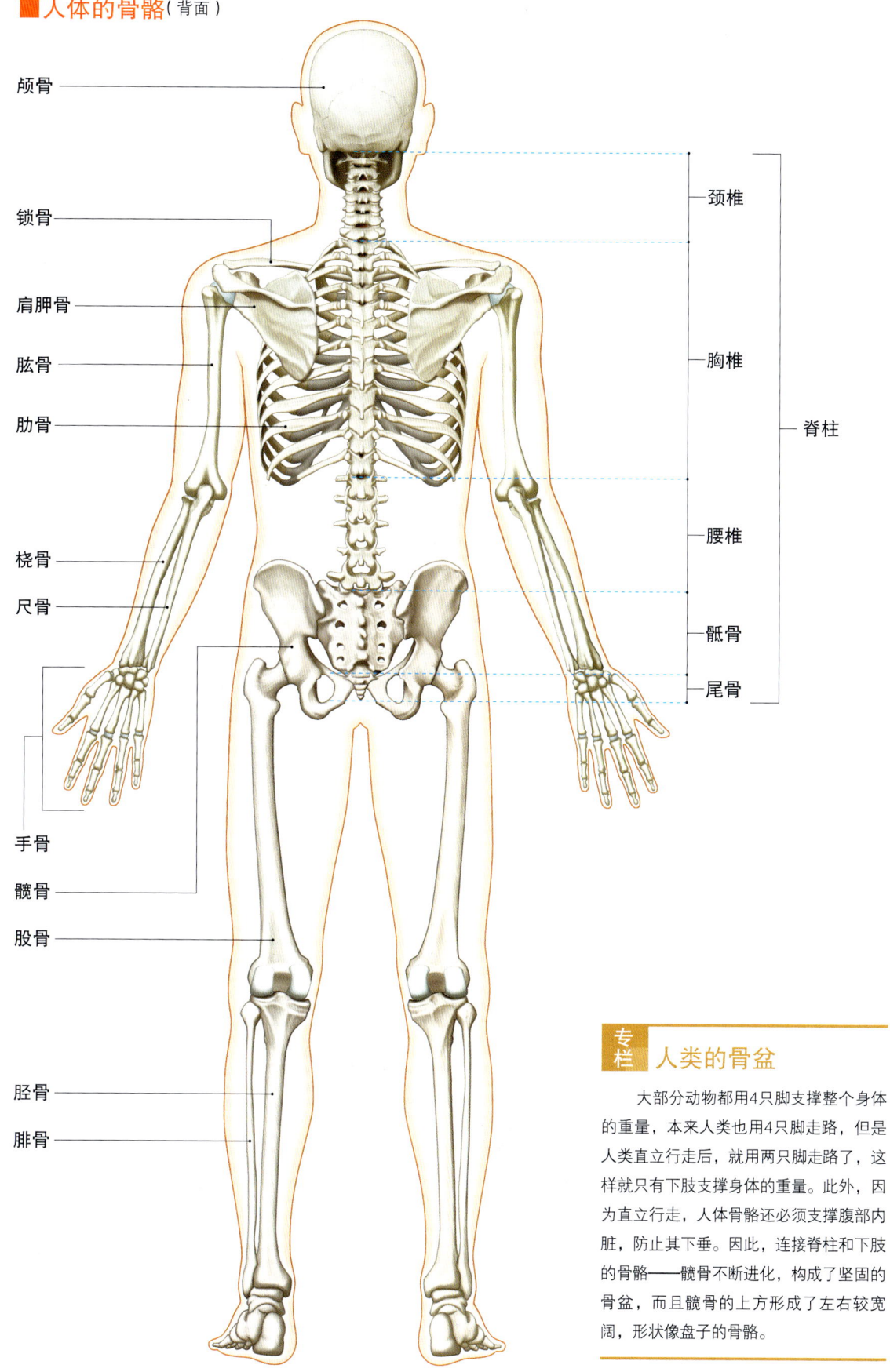

- 颅骨
- 锁骨
- 肩胛骨
- 肱骨
- 肋骨
- 桡骨
- 尺骨
- 手骨
- 髋骨
- 股骨
- 胫骨
- 腓骨

脊柱：
- 颈椎
- 胸椎
- 腰椎
- 骶骨
- 尾骨

### 专栏　人类的骨盆

大部分动物都用4只脚支撑整个身体的重量，本来人类也用4只脚走路，但是人类直立行走后，就用两只脚走路了，这样就只有下肢支撑身体的重量。此外，因为直立行走，人体骨骼还必须支撑腹部内脏，防止其下垂。因此，连接脊柱和下肢的骨骼——髋骨不断进化，构成了坚固的骨盆，而且髋骨的上方形成了左右较宽阔，形状像盘子的骨骼。

# 骨结构

骨的外侧由骨膜包裹，骨的内部骨质分为骨密质和骨松质。
骨的中心是骨髓腔，中间填充着骨髓。

全身的骨骼①⇨p30
全身的骨骼②⇨p32
骨组织、软骨组织⇨p241

## 骨密质与骨松质

骨骼的内部构成可分为骨密质和骨松质。正如其名，骨密质是由骨层板组成的坚硬的组织；骨松质是由类似于海绵状的骨小梁组成。

长骨的中央部位称为骨干、两端称为骨骺。骨干外侧（皮质）由骨密质构成，内部有骨髓腔，骨密质的内腔壁上有少量骨松质。骨骺外侧是薄的一层的骨密质，内部几乎都是骨松质。骨髓腔和骨松质内部含有骨髓。

## 骨干骺线

骨干与骨骺中间有称为骨端线的骨组织。在幼年时期，这部分是由软骨组织构成，因此被称为骺软骨。骨骼通过骺软骨不断增殖而长长。骺软骨变成骨骼后，就成了骨端线，这样骨骼就停止生长了。

## 骨层板

骨密质基本由层状构造的骨板构成，以哈弗氏管为中心周围环绕着像木头年轮状的骨板

### ■ 长骨的内部构造

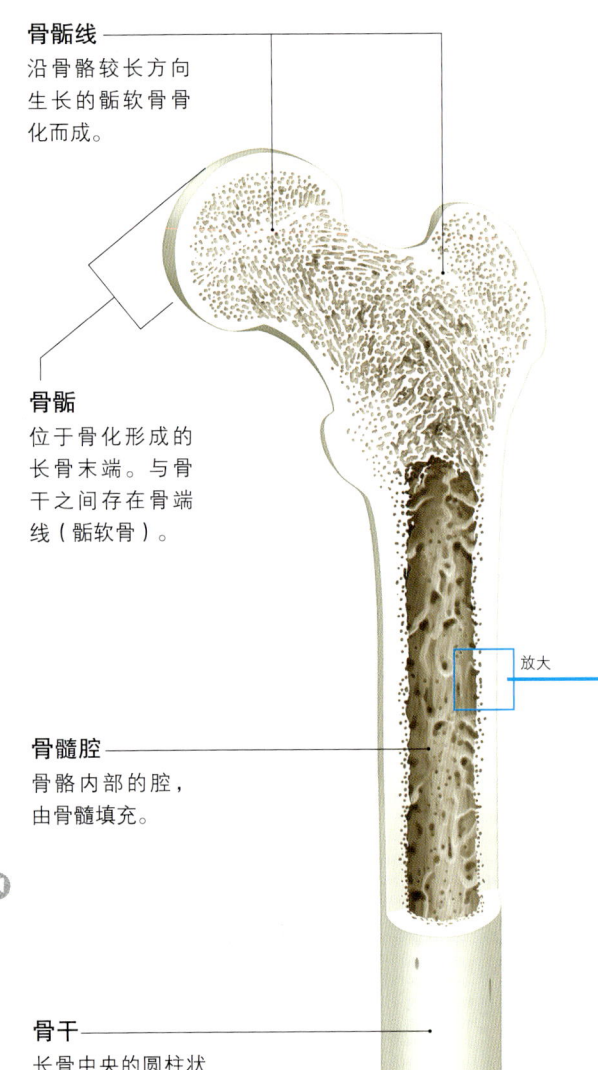

**骨骺线**
沿骨骼较长方向生长的骺软骨骨化而成。

**骨骺**
位于骨化形成的长骨末端。与骨干之间存在骨端线（骺软骨）。

放大

**骨髓腔**
骨骼内部的腔，由骨髓填充。

**骨干**
长骨中央的圆柱状部分。长骨骨壁大部分由厚厚的骨密质构成，内部有少量骨松质。

### 专栏 软骨的结构

软骨跟骨骼很像，也是偏白色的硬块，但是与白色骨骼相比较，它是半透明的。骨骼较硬而且不易变形，软骨虽然硬，但是有弹性，稍加用力就会变形。这是因为所含的成分不同。骨骼是以胶原纤维为基础，磷酸和钙等无机物结晶沉淀而成的。软骨的基础成分同样也是胶原纤维，但它是由特殊碳水化合物——多糖–蛋白质复合物结合形成的蛋白质沉淀而成。软骨内有软骨细胞。与骨骼不同，软骨内没有血管。软骨多分布在耳道、鼻尖、气管内壁、关节骨与骨连接面等处。

叫做哈弗氏系统，这是骨单位（构成骨骼的单位）。哈弗氏管中间穿行着很多微细血管，为骨板内的骨细胞输送养分。贯穿哈弗氏系统，并与周边哈弗氏管相连接的管叫做福尔克曼管。哈弗氏系统是圆柱状构造，在哈弗氏系统中间发现了层状构造，这就是骨间板。骨间板就是分布在哈弗氏系统之间的陈旧哈弗氏系统的残余骨板。

## 环状骨板

环状骨板是指环绕在骨密质的骨板，分别叫做外环骨板和内环骨板，并且福尔克曼管穿行其中。通过福尔克曼管，骨骼内外的血管和神经进入骨密质中，骨密质中还有哈弗氏管穿行。

## 骨髓

骨头内部的骨腔内充满一种叫做骨髓的组织。骨髓是制造血细胞的造血组织，其中红色的、具有造血功能的骨髓叫做红骨髓。

但是，随着年龄的增长，骨髓的造血功能逐渐变弱，同时红骨髓被脂肪组织所代替，这些脂肪组织就是黄骨髓。长骨的骨髓一般在青春期以后就变成了黄骨髓，但成年人的胸骨、椎骨、髋骨等短骨和扁平骨上仍有红骨髓。

### ■ 骨质的构造

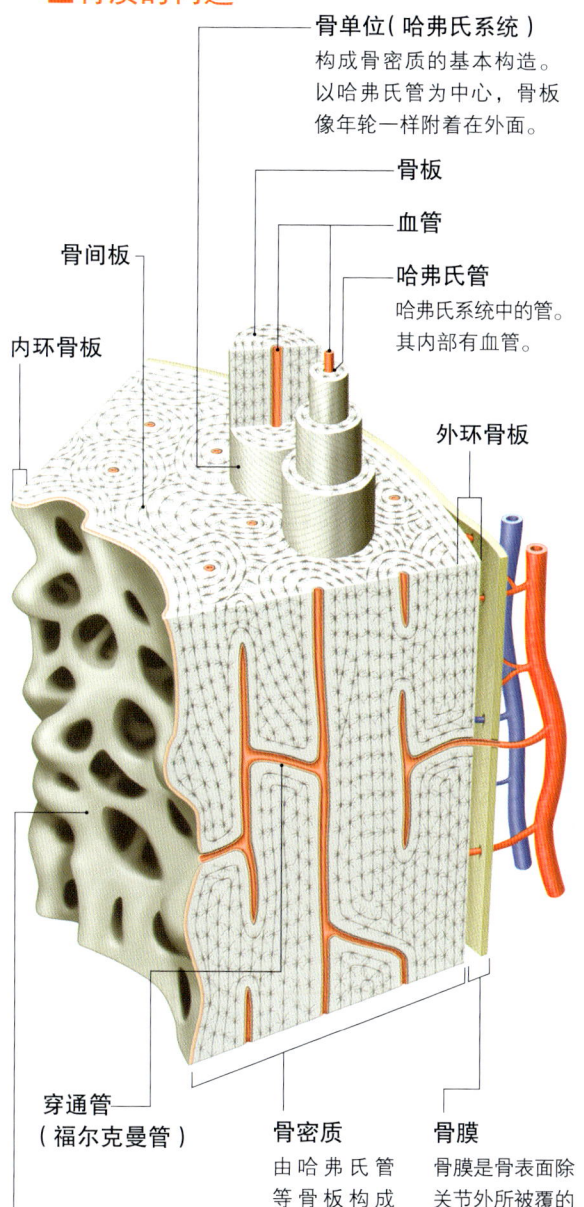

### ■ 成年人的红骨髓

红色部分是具有造血功能的的骨髓。

# 关节的形态与奥秘

关节是骨与骨之间的连接点。
关节决定了骨骼的形状，同时也决定了它们的运动方向。

全身的骨骼① ⇨ p30
全身的骨骼② ⇨ p32
骨结构 ⇨ p34

## 骨骼的连接形式

人体骨骼的连接方式分为可活动的和不可活动的。

不可活动的连接也就是不可动连接，骨骼与骨骼间由组织填充，根据填充组织种类可以分为结缔组织膜的连接（由结缔组织填充）、软骨连接（由软骨填充）、骨结合（由骨组织填充）。

可活动的连接就是骨骼与骨骼之间有关节腔。这是一种填充着滑液的连接方式，也叫滑液连接或关节连接。

## 关节的构造

形成关节的骨骼通常一端是凸出的，另一端是凹进去的。凸出的一端叫关节头，凹进去的一端叫关节窝。各骨相互接触处的光滑面叫关节面。关节面覆盖着一层软骨，称为关节软骨。关节周围被关节囊包围，内层为滑膜层，由薄层疏松结缔组织构成，可分泌滑液，充满整个关节腔。一个关节一般由相接的两骨相对形成，这叫单关节，如有3个以上的骨参加构成的叫做复关节。

## 关节的形状与运动能力

关节头的形状决定关节的运动，关节的种类也是根据其形状分类的：关节头是球形的叫做球窝关节，运动性最强。关节头是椭圆形的叫做椭圆关节，鞍状的叫鞍状关节，运动性次之。关节头横向是圆柱形的屈成关节和车轮状的车轴关节，只能朝一个方向运动。平面关节的两骨的关节面均较平坦光滑，只能稍微有一定弯曲，几乎不可运动。

### ■ 关节构造图

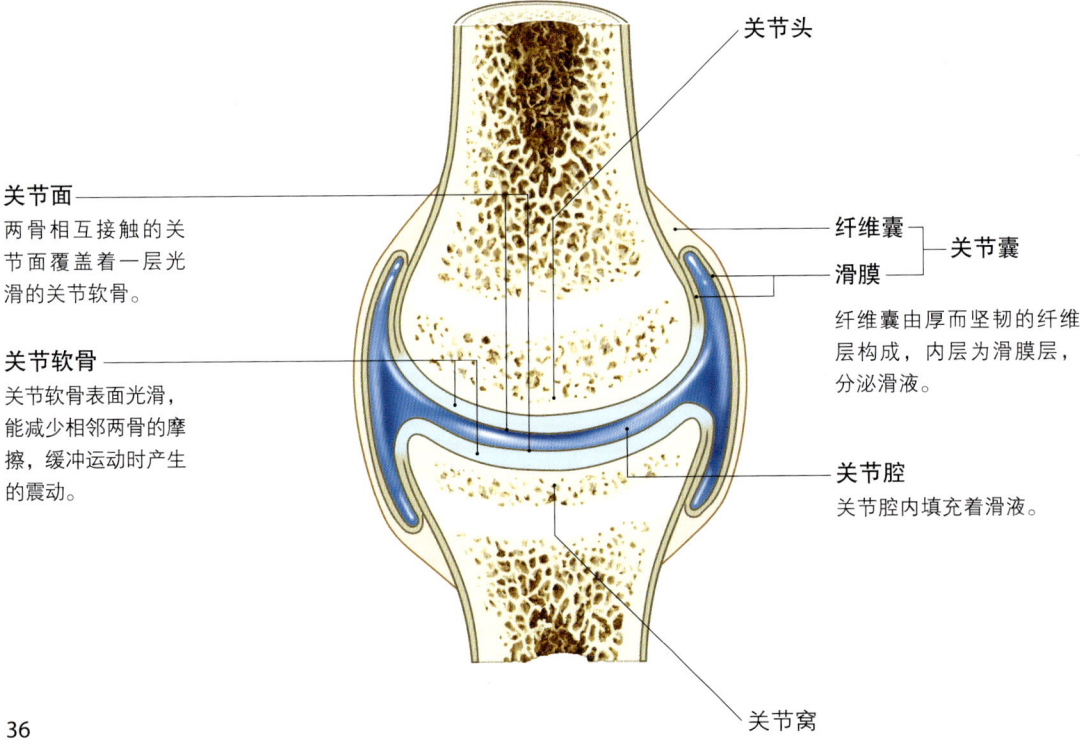

**关节面**
两骨相互接触的关节面覆盖着一层光滑的关节软骨。

**关节软骨**
关节软骨表面光滑，能减少相邻两骨的摩擦，缓冲运动时产生的震动。

**关节头**

**纤维囊**
**滑膜** ─ 关节囊
纤维囊由厚而坚韧的纤维层构成，内层为滑膜层，分泌滑液。

**关节腔**
关节腔内填充着滑液。

**关节窝**

## ■ 关节的主要种类以及运动方向

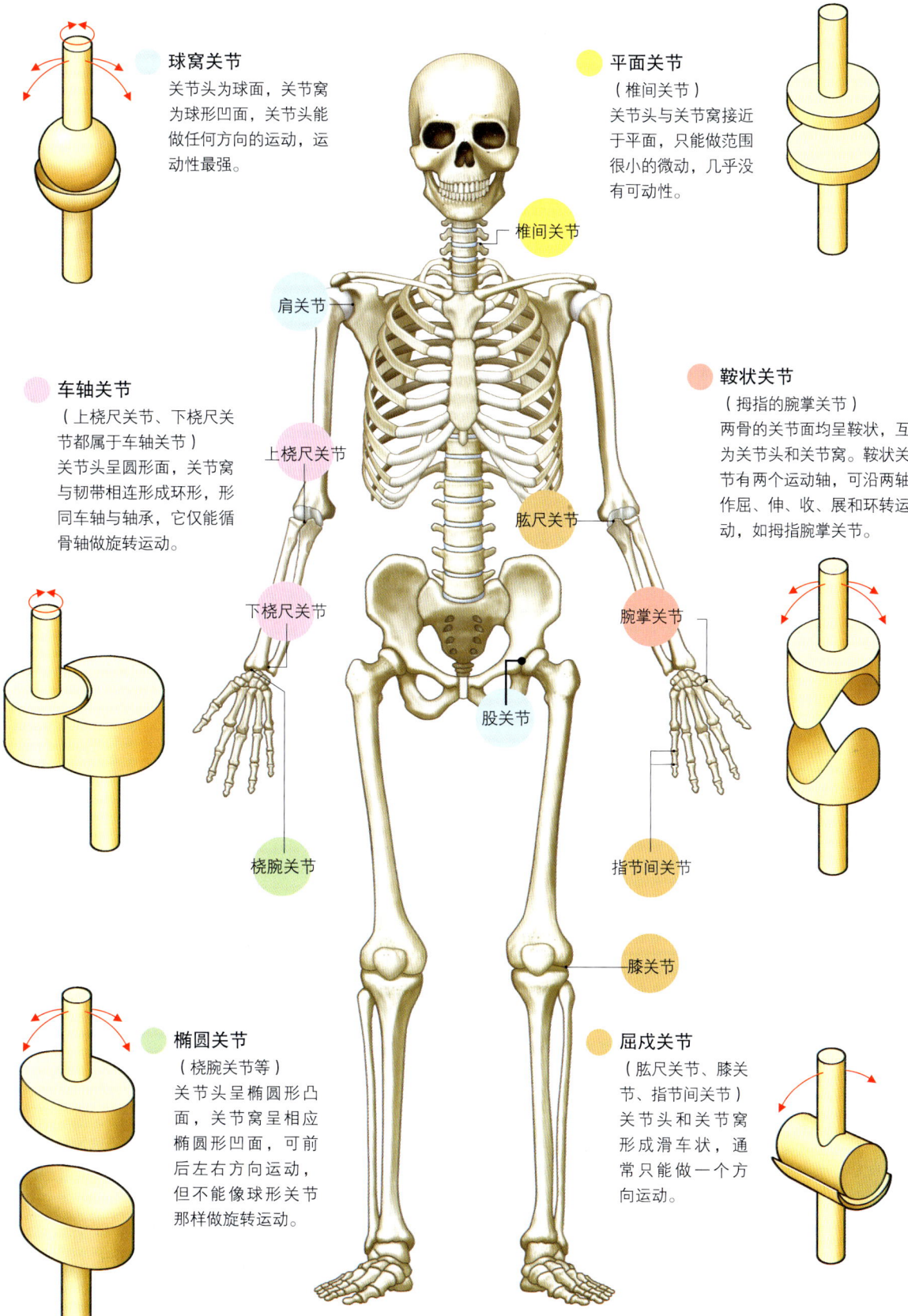

● 球窝关节
关节头为球面，关节窝为球形凹面，关节头能做任何方向的运动，运动性最强。

● 平面关节
（椎间关节）
关节头与关节窝接近于平面，只能做范围很小的微动，几乎没有可动性。

椎间关节

肩关节

● 车轴关节
（上桡尺关节、下桡尺关节都属于车轴关节）
关节头呈圆形面，关节窝与韧带相连形成环形，形同车轴与轴承，它仅能循骨轴做旋转运动。

上桡尺关节

● 鞍状关节
（拇指的腕掌关节）
两骨的关节面均呈鞍状，互为关节头和关节窝。鞍状关节有两个运动轴，可沿两轴作屈、伸、收、展和环转运动，如拇指腕掌关节。

肱尺关节

下桡尺关节

腕掌关节

股关节

桡腕关节

指节间关节

膝关节

● 椭圆关节
（桡腕关节等）
关节头呈椭圆形凸面，关节窝呈相应椭圆形凹面，可前后左右方向运动，但不能像球形关节那样做旋转运动。

● 屈戌关节
（肱尺关节、膝关节、指节间关节）
关节头和关节窝形成滑车状，通常只能做一个方向运动。

# 全身的肌肉 ❶

肌肉的名称按照其所在身体的部位而命名。
肌肉有很多形状，可按照形状不同进行分类。

全身的肌肉②⇨p40　　　胸部主要的肌肉⇨p150
肌肉的构造⇨p42　　　　腹部主要的肌肉⇨p172
肌肉辅助装置与肌肉的类型⇨p44　上肢的肌肉⇨p220
头部的肌肉⇨p102　　　　下肢的肌肉⇨p228
颈部的肌肉⇨p104

## 肌肉的名称

人体有很多肌肉，肌肉是一种通过收缩其长短会发生变化的器官，因此，可以贴近其附着的部位。连接骨骼使其运动的肌肉叫做骨骼肌，骨骼之间至少还有一个能活动的连接，那就是关节（除了面部表情肌等面肌）。

通常把接近身体正中面的附着点看作肌肉的起点，把另一端（较远一端）看作止点，一般都是止点移动。此外，肌肉起点侧叫做肌头，止点侧叫肌尾，中间部分的肌肉叫做肌腹。

## 根据形状区别肌肉

肌肉的形状千姿百态。上肢和下肢有很多纺锤状肌肉，这类肌肉有多个肌头，有两个肌头的肌肉叫做二头肌，有3个肌头的肌肉叫做三头肌，肌纤维的形状类似鸟类羽毛的肌肉叫做羽肌。此外，让手指和脚趾运动的肌肉，一般其抵止腱（从肌尾到达止点的肌腱）较长，占肌肉全长的一半以上。躯干的肌肉比如侧腹壁的肌肉中，起点到止点之间的跨度较大。一块肌肉中间夹着肌腱，这样肌腹就有两个以上。有两个肌腹的肌肉叫二腹肌，有两个以上肌腹的肌肉叫做多腹肌，这类肌肉的代表就是前腹壁上的腹直肌。

肌肉的名称一般按照其形状、位置、作用等命名，比如肱三头肌（位于上臂，有3个肌头的肌肉）、拇长伸肌（伸展拇指的长肌）等。

### 简明图解 各部位肌肉的名称

- **起点**：接近身体正中面的一侧
- **肌头**：接近起点侧的肌肉
- **肌腹**：肌肉中央部分
- **肌尾**：接近止点一侧的肌肉
- **止点**：离身体正中面较远一侧
- **骨**
- **腱**

### ■ 肌肉的形状

**长肌**
肌肉最基本的形状

**二头肌**
长肌有两个头，以后聚集成一个肌腹

**羽肌**
由很多较短肌纤维构成的形状像鸟类羽毛的肌肉。

**多腹肌**
有3个以上肌腹的肌肉。

**锯齿肌**
起始部呈锯齿状的肌肉

肌腱

■ 全身主要的骨骼肌（正面）

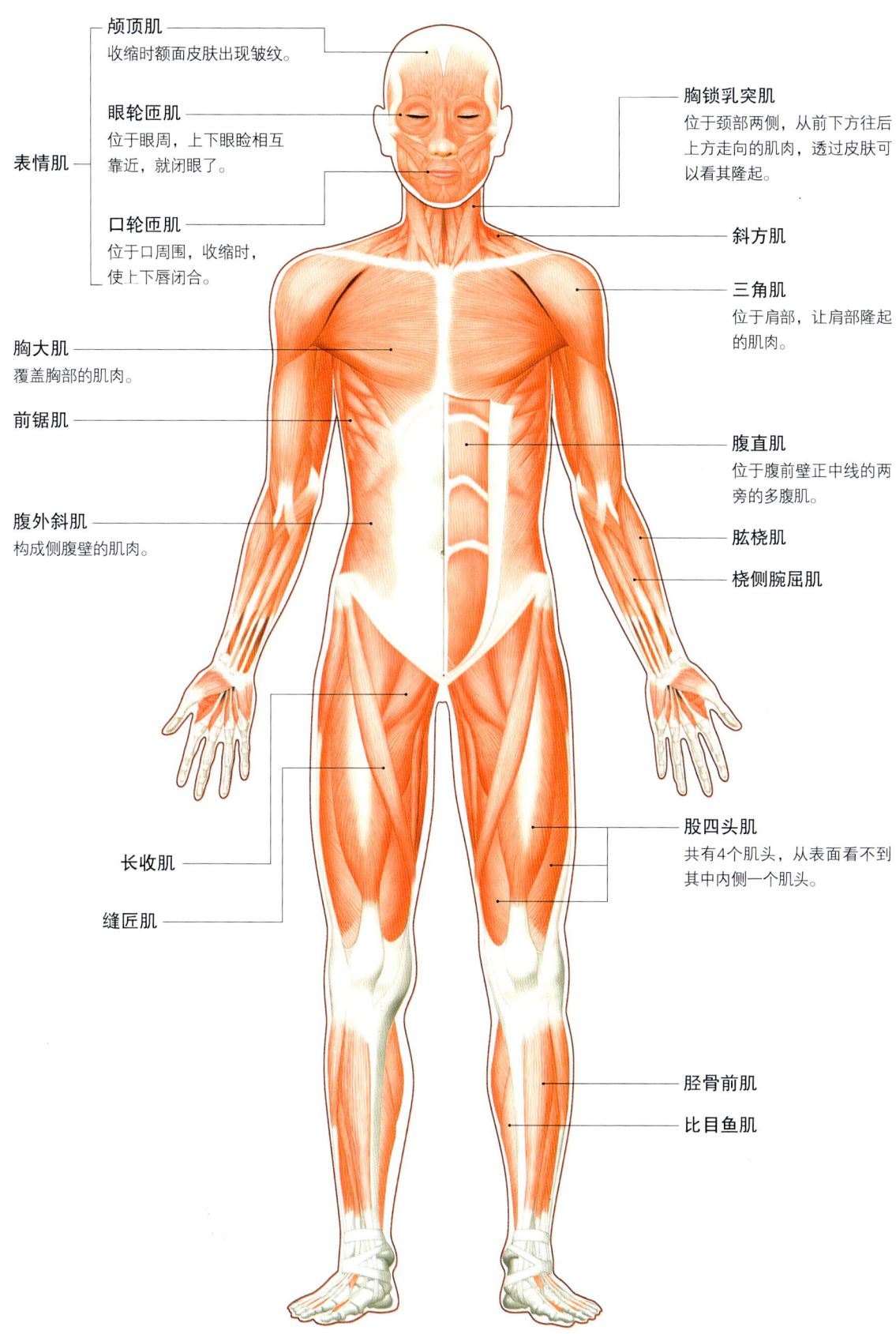

表情肌
- 颅顶肌：收缩时额面皮肤出现皱纹。
- 眼轮匝肌：位于眼周，上下眼睑相互靠近，就闭眼了。
- 口轮匝肌：位于口周围，收缩时，使上下唇闭合。

胸大肌：覆盖胸部的肌肉。

前锯肌

腹外斜肌：构成侧腹壁的肌肉。

长收肌

缝匠肌

胸锁乳突肌：位于颈部两侧，从前下方往后上方走向的肌肉，透过皮肤可以看其隆起。

斜方肌

三角肌：位于肩部，让肩部隆起的肌肉。

腹直肌：位于腹前壁正中线的两旁的多腹肌。

肱桡肌

桡侧腕屈肌

股四头肌：共有4个肌头，从表面看不到其中内侧一个肌头。

胫骨前肌

比目鱼肌

39

# 全身的肌肉 ❷

很多肌肉都夹着关节附着在关节两侧的骨骼上。各部位的运动根据运动方向命名。

关节的形态与奥秘⇨p36　　腹部的主要肌肉⇨p172
全身的肌肉①⇨p38　　　　上肢的肌肉⇨p222
肌肉的构造⇨p42　　　　　下肢的肌肉⇨p230
肌肉辅助装置与肌肉的类型⇨p44
头部的肌肉⇨p102

## 肌肉与关节的运动

肌肉收缩时，止点侧的骨骼通过关节而运动，肌肉只是收缩，而实际上骨骼或者以骨骼为轴心的运动，是依靠关节决定运动方向的。每个关节的运动形态是不一样的（它们可以往哪个方向运动，详细介绍请参照p37）。

通过关节，身体各部位的运动有专门的术语。例如，两根骨骼呈180°（也就是关节伸直时）状态时，以关节为中心，其中一根骨骼旋转，两骨之间角度变小的动作叫做"弯曲"。与此相对，弯曲状态的骨骼向相反方向运动，两骨之间角度接近180°时的运动叫做"伸展"。

此外，面向关节的方向，以骨骼为中心旋转的运动叫做"旋转运动"。根据旋转方向可分为"旋内"、"旋外"。旋转运动中包括比较特殊的运动，即肘关节运动，这一运动可分为"旋后"和"旋前"运动。

### ■ 身体的运动

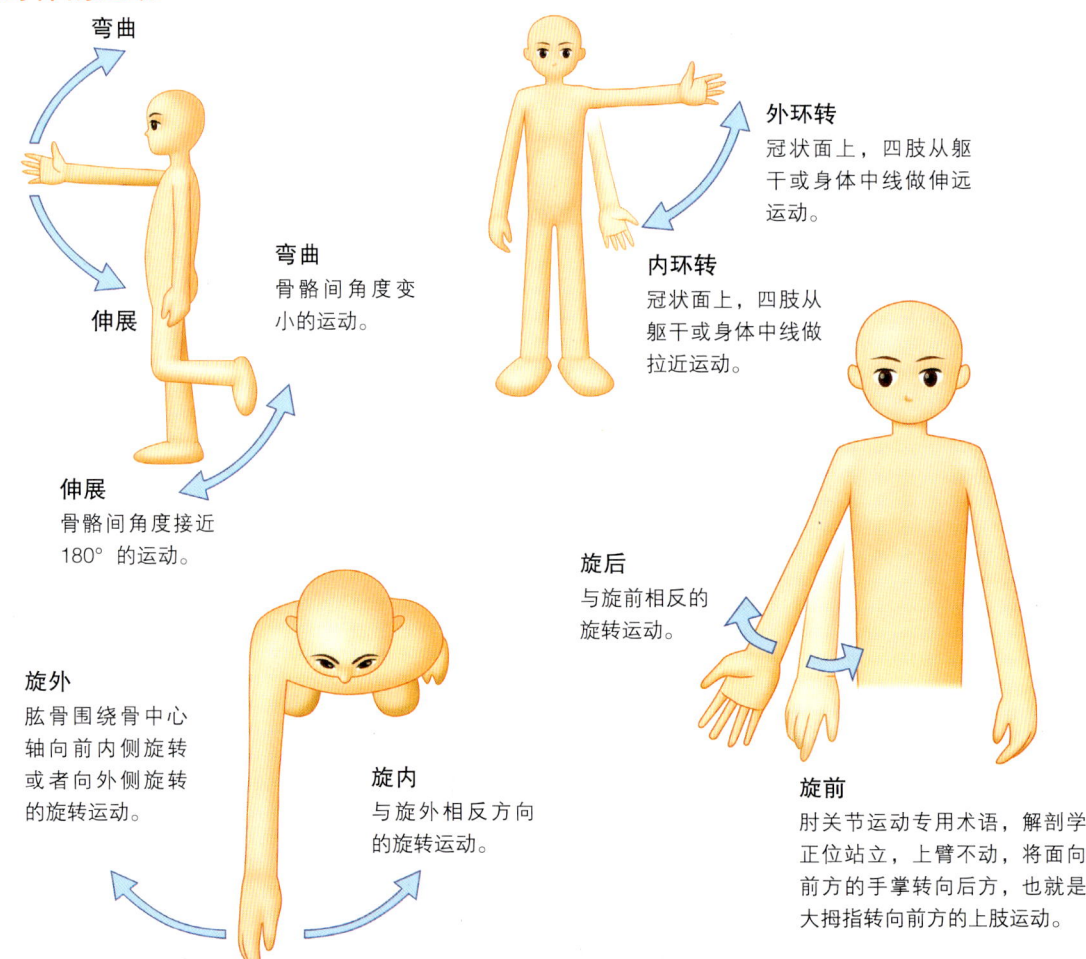

**弯曲**
骨骼间角度变小的运动。

**伸展**
骨骼间角度接近180°的运动。

**外环转**
冠状面上，四肢从躯干或身体中线做伸远运动。

**内环转**
冠状面上，四肢从躯干或身体中线做拉近运动。

**旋外**
肱骨围绕骨中轴向前内侧旋转或者向外侧旋转的旋转运动。

**旋内**
与旋外相反方向的旋转运动。

**旋后**
与旋前相反的旋转运动。

**旋前**
肘关节运动专用术语，解剖学正位站立，上臂不动，将面向前方的手掌转向后方，也就是大拇指转向前方的上肢运动。

### ■全身主要的骨骼肌（背面）

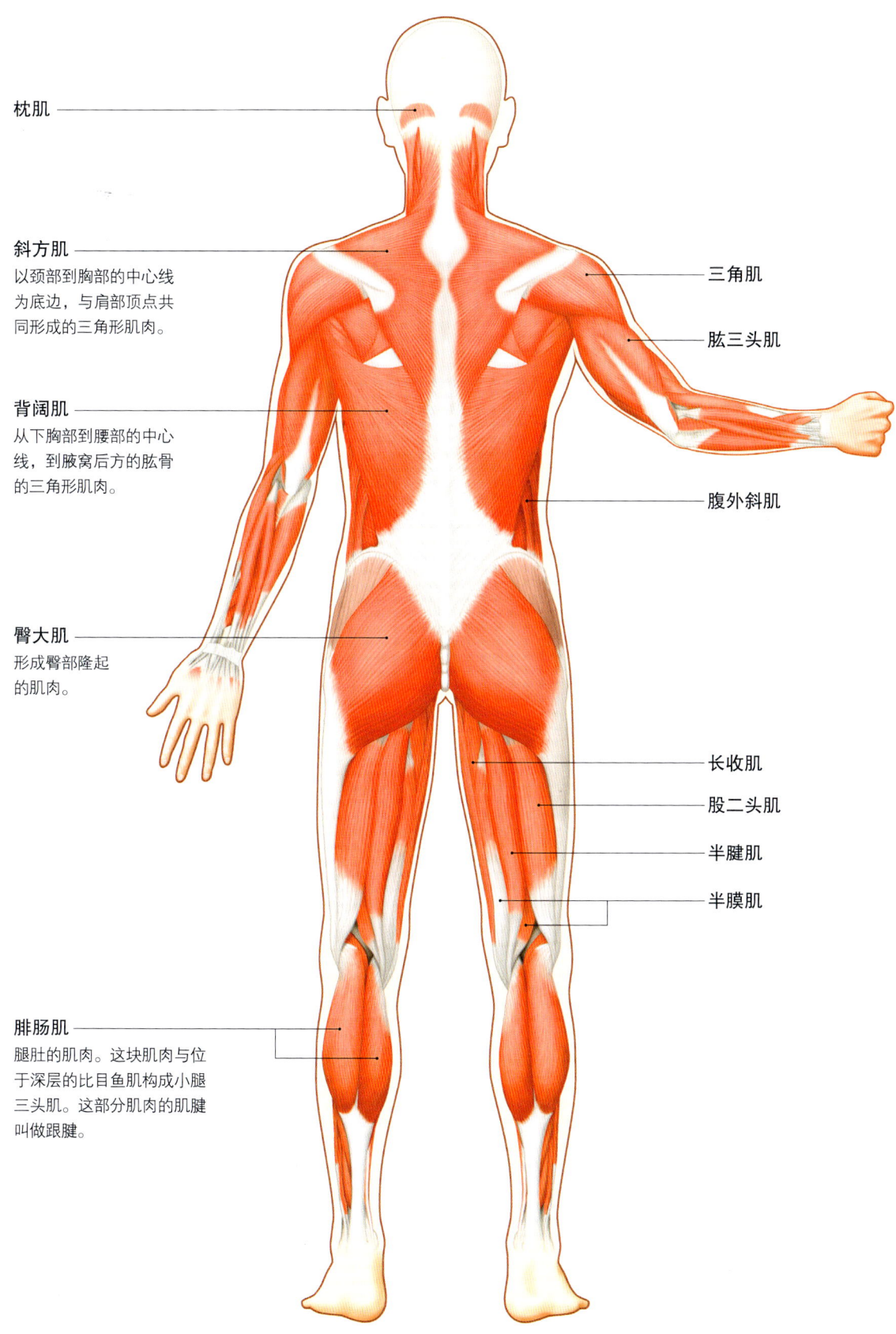

- **枕肌**

- **斜方肌**
  以颈部到胸部的中心线为底边，与肩部顶点共同形成的三角形肌肉。

- **背阔肌**
  从下胸部到腰部的中心线，到腋窝后方的肱骨的三角形肌肉。

- **臀大肌**
  形成臀部隆起的肌肉。

- **腓肠肌**
  腿肚的肌肉。这块肌肉与位于深层的比目鱼肌构成小腿三头肌。这部分肌肉的肌腱叫做跟腱。

- **三角肌**
- **肱三头肌**
- **腹外斜肌**
- **长收肌**
- **股二头肌**
- **半腱肌**
- **半膜肌**

第一章 总论

41

# 肌肉的构造

骨骼肌由大量细小的肌纤维（肌细胞）构成。内部呈梳齿状的肌细胞可以通过改变其长度进行收缩运动。

全身的肌肉⇨p38, p40
肌肉辅助装置与肌肉的类型⇨p44

## 骨骼肌的构造

进一步分析可以发现，骨骼肌是由肌纤维（骨骼肌细胞）构成的。每个肌纤维周围包围着一种叫做深筋膜的结缔组织。肌纤维聚集形成肌束，肌束被肌束膜包围，这样一个肌束就构成了一块肌肉。肌肉整体外围由致密结缔组织包围，这样肌束就不会分离，形成一个整体。

### ■ 骨骼肌的构造

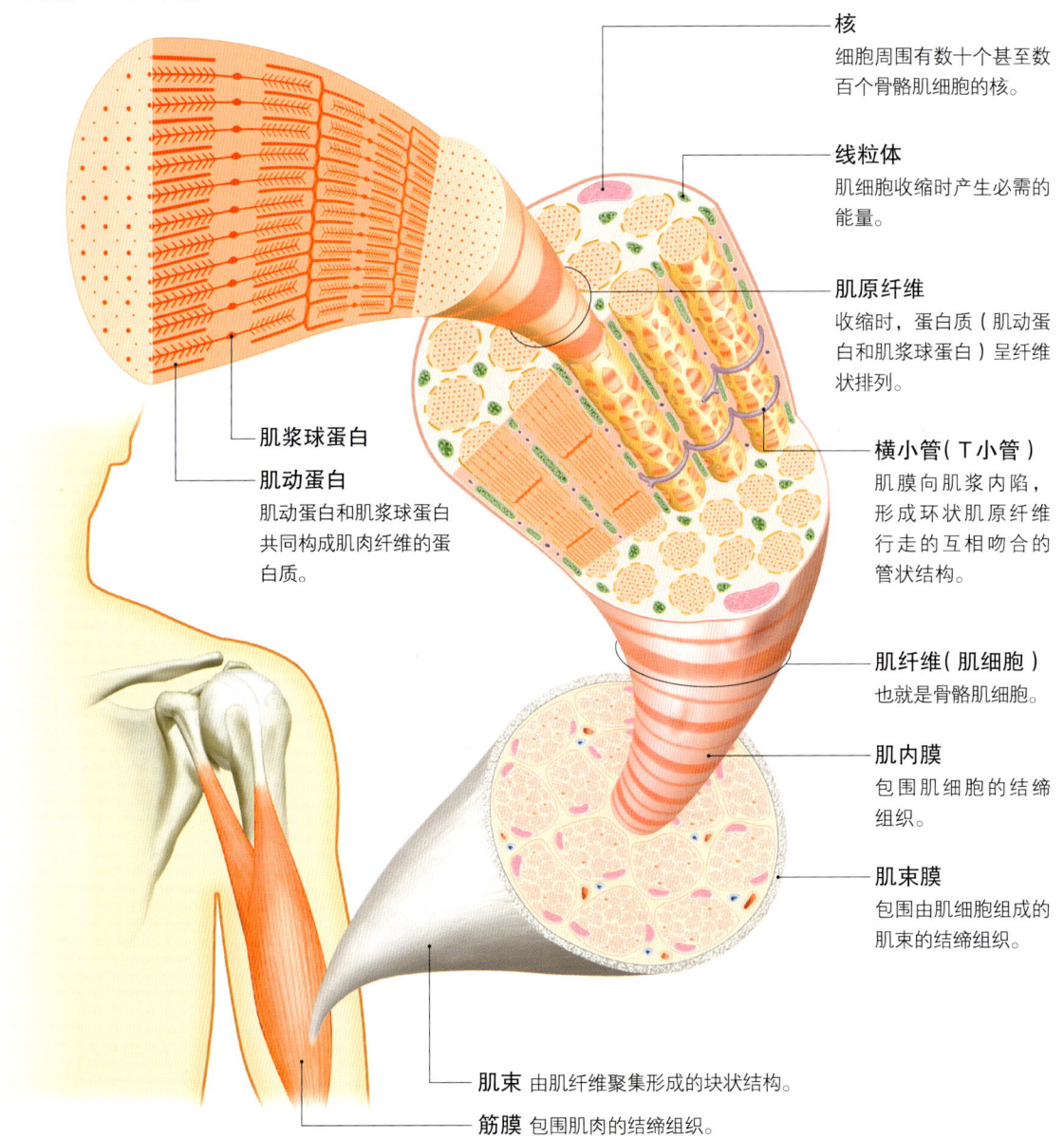

**核** 细胞周围有数十个甚至数百个骨骼肌细胞的核。

**线粒体** 肌细胞收缩时产生必需的能量。

**肌原纤维** 收缩时，蛋白质（肌动蛋白和肌浆球蛋白）呈纤维状排列。

**肌浆球蛋白**

**肌动蛋白** 肌动蛋白和肌浆球蛋白共同构成肌肉纤维的蛋白质。

**横小管（T小管）** 肌膜向肌浆内陷，形成环状肌原纤维行走的互相吻合的管状结构。

**肌纤维（肌细胞）** 也就是骨骼肌细胞。

**肌内膜** 包围肌细胞的结缔组织。

**肌束膜** 包围由肌细胞组成的肌束的结缔组织。

**肌束** 由肌纤维聚集形成的块状结构。

**筋膜** 包围肌肉的结缔组织。

每一个肌细胞收缩时，肌原纤维内蛋白质按一定规律排列，就形成了横纹。横纹就是沿肌细胞长轴平行排列的且明暗相间的条纹。其中，较明亮的部位叫做I带，较暗的部位叫做A带。肌肉收缩时，肌纤维内像梳齿一样的结构——肌动蛋白和肌凝蛋白就像两把梳子一样，梳齿相互咬合。肌动蛋白和肌凝蛋白从一个平面上向两端伸展时，肌凝蛋白两段之间就是A带。向两端伸展的肌动蛋白、肌凝蛋白没有重合的部位就是I带。

简明图解 **什么是拮抗肌？**

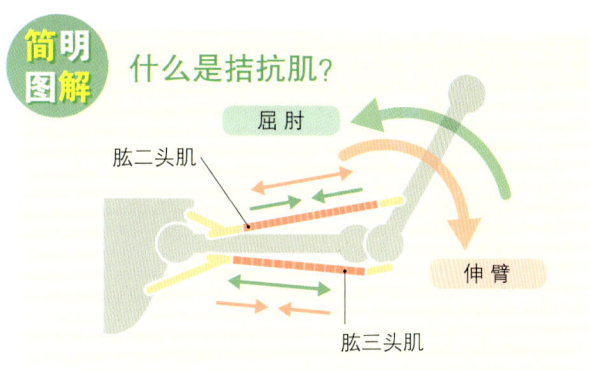

所谓对抗肌就是肌肉让关节完成动作时，向相反方向运动、与直接完成动作相对抗的肌群。例如，肱二头肌收缩时，肘关节处于弯曲状态，这时肱三头肌处于放松状态。这种对抗关系的肌肉就叫对抗肌。

## ■ 肌肉收缩与放松结构图

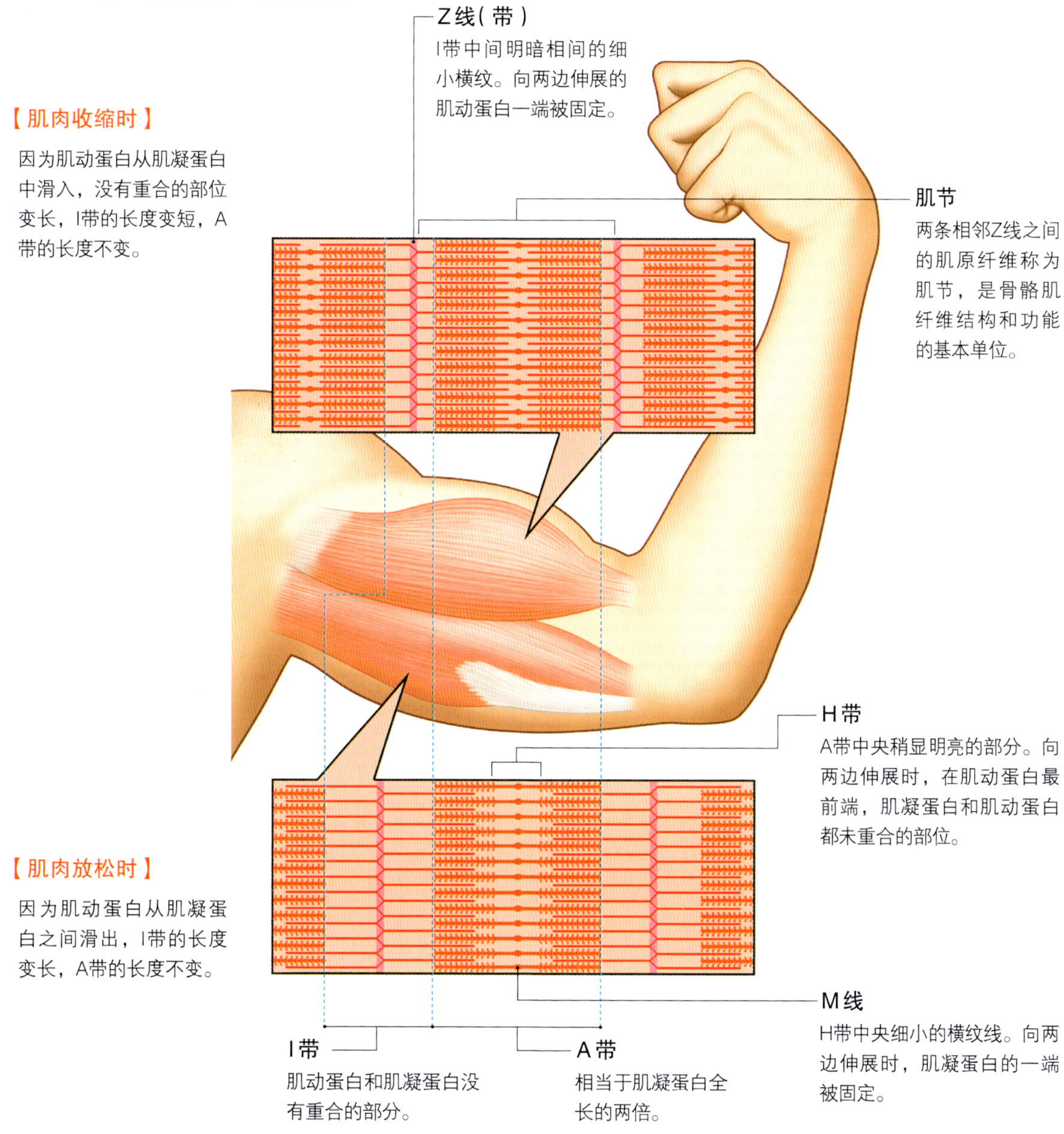

**Z线(带)**
I带中间明暗相间的细小横纹。向两边伸展的肌动蛋白一端被固定。

**【肌肉收缩时】**
因为肌动蛋白从肌凝蛋白中滑入，没有重合的部位变长，I带的长度变短，A带的长度不变。

**肌节**
两条相邻Z线之间的肌原纤维称为肌节，是骨骼肌纤维结构和功能的基本单位。

**H带**
A带中央稍显明亮的部分。向两边伸展时，在肌动蛋白最前端，肌凝蛋白和肌动蛋白都未重合的部位。

**【肌肉放松时】**
因为肌动蛋白从肌凝蛋白之间滑出，I带的长度变长，A带的长度不变。

**M线**
H带中央细小的横纹线。向两边伸展时，肌凝蛋白的一端被固定。

**I带**
肌动蛋白和肌凝蛋白没有重合的部分。

**A带**
相当于肌凝蛋白全长的两倍。

# 肌肉辅助装置与肌肉的类型

肌肉收缩时，改变力量方向、减少运动时摩擦的肌肉辅助装置。
肌肉可以分为骨骼肌、心肌、平滑肌。

全身的肌肉⇨p38，p40
肌肉的构造⇨p42

## 肌肉辅助装置

肌肉的功能就是通过收缩肌纤维，让肌肉变短，这样肌肉以及与其相连的肌腱、附着肌肉的骨骼就能运动起来。但是，根据不同的部位，肌肉收缩还需要改变用力方向。

人体肌肉周围有很多辅助装置：减少肌腱运动时与周围的结缔组织的摩擦，让其自由活动的腱鞘；牵引肌腱，改变肌腱方向，最终改变力的作用方向的肌滑车；肌腱与骨骼强力接触的位置形成的籽骨；此外，关节周围肌肉、肌腱与骨面相接触处，为了减弱相互摩擦力，就形成了装满滑液的滑膜囊。

### ■各类肌肉辅助装置

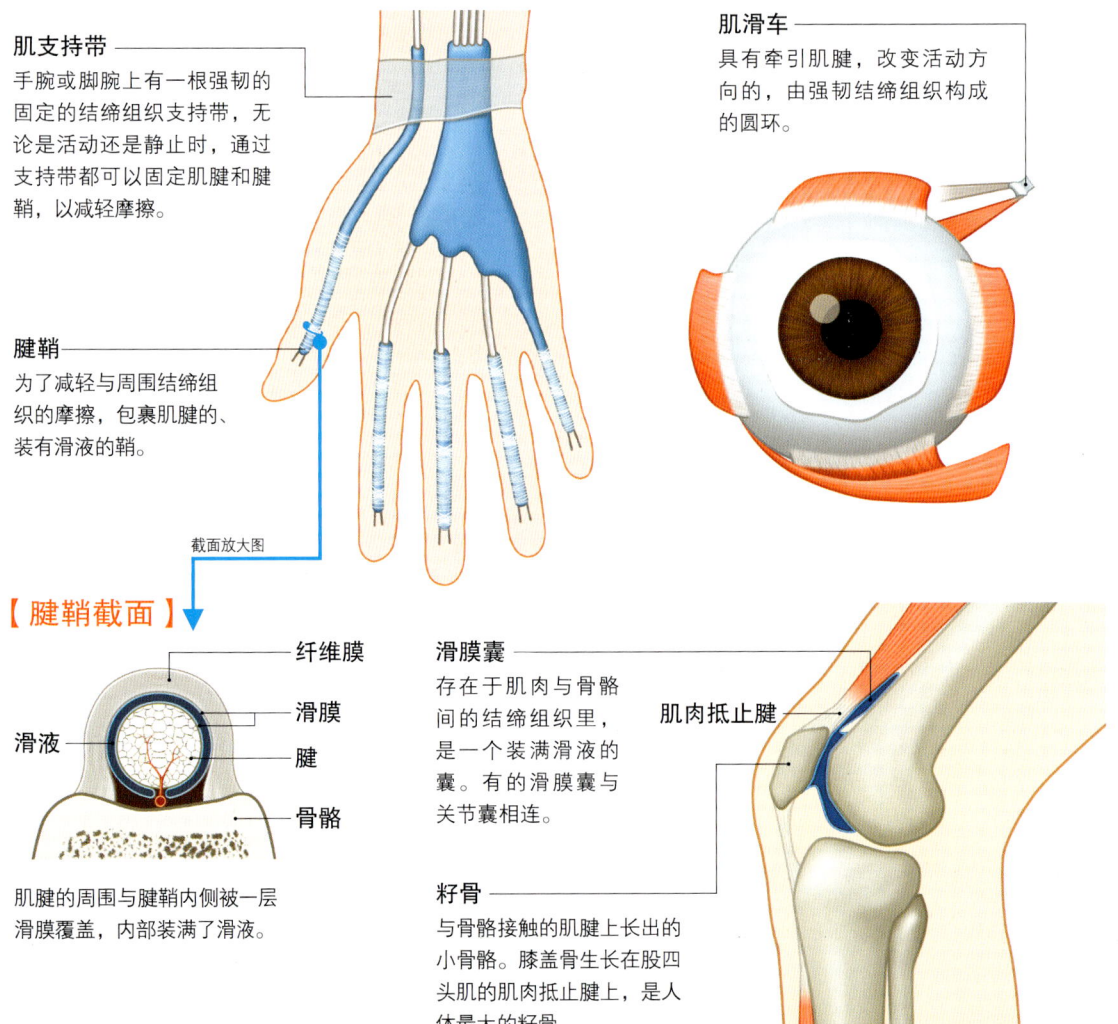

**肌支持带**
手腕或脚腕上有一根强韧的固定的结缔组织支持带，无论是活动还是静止时，通过支持带都可以固定肌腱和腱鞘，以减轻摩擦。

**腱鞘**
为了减轻与周围结缔组织的摩擦，包裹肌腱的、装有滑液的鞘。

**肌滑车**
具有牵引肌腱，改变活动方向的，由强韧结缔组织构成的圆环。

【腱鞘截面】
纤维膜
滑膜
滑液
腱
骨骼

肌腱的周围与腱鞘内侧被一层滑膜覆盖，内部装满了滑液。

**滑膜囊**
存在于肌肉与骨骼间的结缔组织里，是一个装满滑液的囊。有的滑膜囊与关节囊相连。

肌肉抵止腱

**籽骨**
与骨骼接触的肌腱上长出的小骨骼。膝盖骨生长在股四头肌的肌肉抵止腱上，是人体最大的籽骨。

## 肌肉的类型

身体内除骨骼肌之外，还有具有收缩功能的细胞，这种细胞（包括骨骼肌细胞在内）统称为肌细胞。

除了骨骼肌细胞，还有构成心脏肌肉的心肌细胞，以及构成包括血管在内的内脏肌肉的平滑肌细胞。心肌细胞与骨骼肌细胞一样，都有收缩蛋白质呈长轴方向、有规则地排列而成的，长轴上能够看到的垂直横纹，都是横纹肌。但平滑肌是收缩蛋白质倾斜、呈网状排列的，看不出横纹，即无纹肌。骨骼肌可以有意识地活动，因此也叫随意肌；心肌和平滑肌受自主神经支配，无法有意识地调整，因此叫做不随意肌。

骨骼肌细胞由很多细胞融合而成，其边缘排列着很多核。每个骨骼肌细胞都是细长的纤维，这些纤维叫做肌原纤维。

心肌细胞中间分成两股，形成小细胞，沿长轴方向紧紧结合在一起。这个结合部位叫做心肌间质，不仅让细胞间相互结合，而且还传导刺激信号。心肌细胞整体呈网状，被称为心肌纤维。每个心肌细胞中，靠近中央位置都有一到两个细胞核。

平滑肌细胞是细长的纺锤形的细胞，每个细胞中央有一个细胞核。每一个平滑肌细胞就叫平滑肌纤维，细胞间紧密连接，整体共同传导刺激信号。

### ■ 肌肉的类型和构造

| 横切面 | 纵切面 |
|---|---|

【平滑肌】

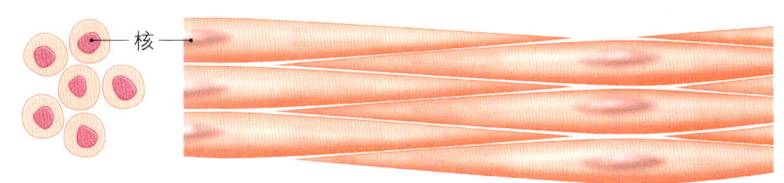

**内脏肌（不随意肌）**
构成内脏肌肉层的肌肉，呈细长纺锤状。中央附近有细胞核，细胞质上看不到横纹结构。整体可以进行缓慢的收缩。

【横纹肌】

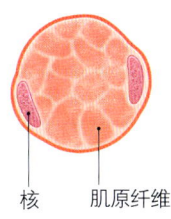 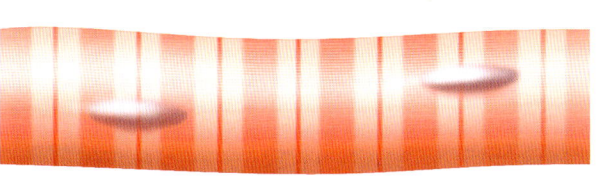

核　肌原纤维

**骨骼肌（随意肌）**
笔直、细长的多核细胞。收缩蛋白质有规则地排列而成，因此可以看到横纹。

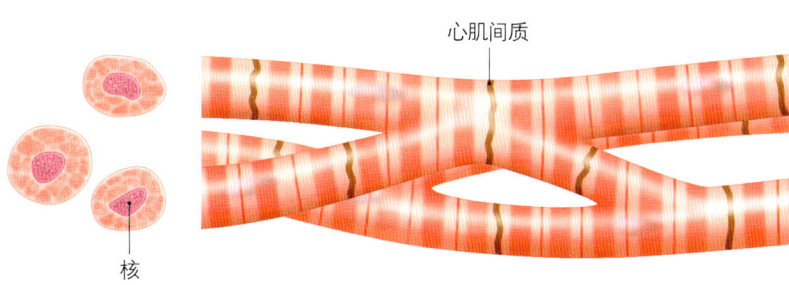

**心肌（不随意肌）**
构成心脏的肌肉层。有横纹，具有一到两个细胞核的细胞经由心肌间质连接，整体呈网状结构。

# 循环系统概述

从心脏流出的血液所流经的血管叫做动脉血管，血液流入心脏的血管叫做静脉血管。氧气含量高的血液叫做动脉血，氧气含量少的血液叫做静脉血。

全身的血管⇨p48, p50
血管的构造⇨p52
血液的成分和功能⇨p54
肺⇨p154, p156, p158
心脏⇨p160, p162, p164, p166

## 心脏与血管

要供养构成人体的细胞，就必须供给细胞生长所需要的氧气和养分，还需要回收二氧化碳和代谢产物。运载物质、维持身体细胞环境就是血液的主要任务，血液通过血管流遍全身。

这种血管系统和促进血液循环的心脏，统称为循环系统。血管是一个闭合的管状结构，它的作用是保证血液不溢出，同时还输送特定的物质穿过血管壁。

## 动脉系统

心脏是输送血液流动的"动力泵"。血液从心脏流出的血管叫做动脉，从心脏延伸出来的有两根动脉，一根是通向肺部的肺动脉，一根是往全身输送血液的主动脉。

主动脉从头颈部、上肢、躯干的内脏的分支出发延展至下肢。这些分支又分成更细小的分支，最终形成遍及全身的毛细血管。

## 静脉系统

血液流向心脏的血管叫做静脉。静脉是由毛细血管合并生成的，各个部位的静脉合并变成较粗的血管，最

### ■ 全身的血液循环

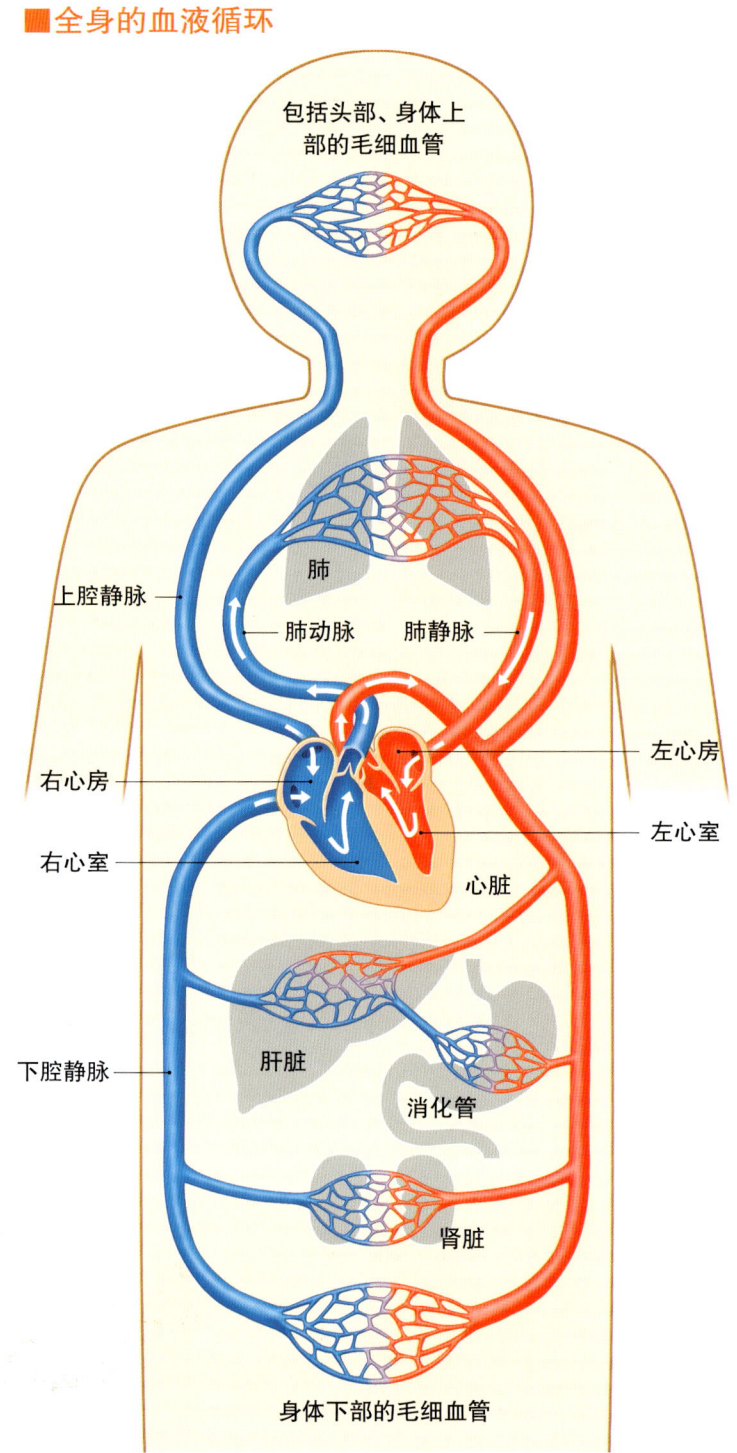

## 简明图解 肺循环与体循环

● 肺循环

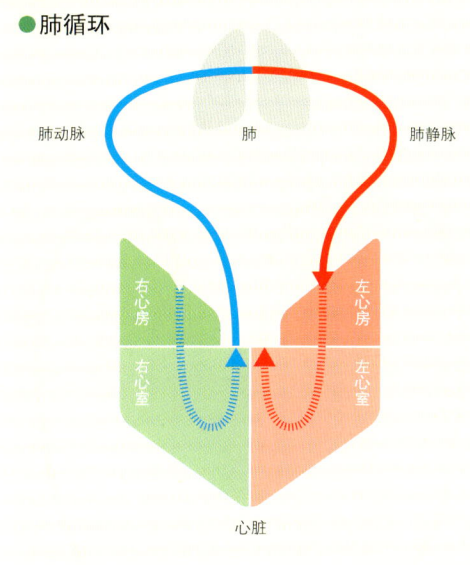

通过肺静脉向肺部输送静脉血，动脉血从肺静脉回到心脏的过程叫做肺循环。

● 体循环

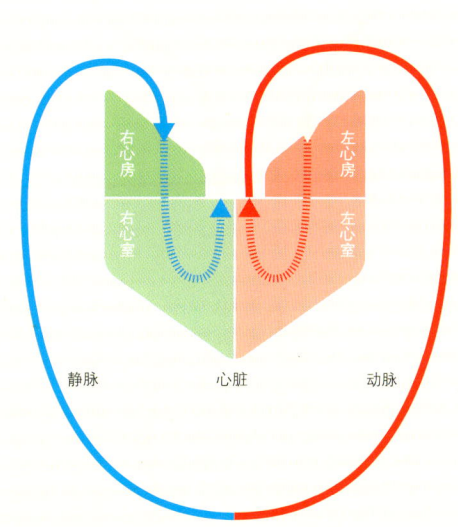

大动脉将动脉血输送至全身，静脉血从大静脉回到心脏，因为整个过程遍及全身，因此叫做体循环。

终形成输送上半身血液至心脏的上腔静脉，以及输送下半身血液至心脏的下腔静脉。另外，肺动脉经过反复分化形成毛细血管，这些毛细血管最终合并成通向心脏的肺静脉。

### 门静脉系统

流淌在胃、消化系统、脾脏的毛细血管的血液最终聚集到一根静脉中，这根静脉进入肝脏后，分化成毛细血管，之后再次聚集至静脉中从肝脏流出，最终注入下腔静脉。在这个循环系统中，始于心脏终于心脏的一次循环路线，有两次分化成毛细血管。这个进入肝脏的静脉就叫做门静脉。毛细血管合并成静脉，将血液聚集后，再次分化毛细血管的循环就叫做门静脉系统。

### 动脉血和静脉血

通过大动脉输送至全身的血液，氧气含量高、二氧化碳含量少，这种血液就叫做动脉血。

反之，通过毛细血管给全身细胞提供氧气，并收集二氧化碳在静脉中流淌的血液，其氧气含量少，二氧化碳含量高，这种血液就叫做静脉血。

从心脏流出的另外一条通道肺动脉中，流淌着静脉血。从肺动脉流入肺部的血液流经肺部毛细血管时，释放二氧化碳，收集氧气，变成了动脉血。最终，通过肺静脉动脉血流入心脏中。

### 血压

血管内的血液对于血管壁的侧压力就叫做血压。血压其实是从心脏流出的血液的力量。与心脏连接的主动脉的血压最高，中动脉、小动脉离心脏较远，随着血管变细，血压变低。心脏收缩时输出血液，因此，心脏收缩时血压较高，进入舒张期时，血液流向末梢，随之血压就变低了。

# 全身的血管（动脉）

从心脏延伸出的动脉形成主动脉弓，分出向头部和上肢方向的分支血管之后，向躯干和下肢方向形成了下行主动脉。接着又经过多次分支，将血液输送至全身。

腹部的血管⇨p63
头部的动脉⇨p106
心脏⇨p160
上肢的血管⇨p224
下肢的血管⇨p232

## 上肢与头部的动脉分布

体循环的动脉始于从心脏延展出的上行主动脉。

起于主动脉根部，从心脏的左心室延伸出的遍布心脏的动脉为冠状动脉。上行主动脉形成主动脉弓，动脉画了一个大弧，方向也改变了180°，然后形成下行主动脉，在这之间最先分支出头臂干。头臂干较短，随之分支出通往右头颈部的右颈总动脉和通往右下肢的右锁骨下动脉。锁骨下动脉进入腋窝后为做腋动脉，然后进入上肢变成肱动脉。肘窝将其分成桡动脉和尺动脉。

主动脉弓分支出左颈总动脉、左锁骨下动脉。左右锁骨下动脉又分支出椎动脉，椎动脉与颈总动脉的分支颈内动脉一起，为脑部提供血液。

## 躯干与下肢的动脉分布

下行主动脉最初的部分是胸主动脉，朝胸壁方向分出很多分支。胸主动脉穿过横膈膜进入腹腔，变成腹主动脉。

腹主动脉面向消化系统分出腹腔干、肠系膜上动脉、肠系膜下动脉，面向肾脏分出肾动脉，面向生殖系统分支出精索动脉或卵索动脉，面向腹壁分出腰动脉。

腹主动脉随后分成左右两根髂总动脉和细长的骶正中动脉。髂总动脉有位于骨盆内脏的髂内动脉和位于下肢的髂外动脉。

髂外动脉进入下肢后称为股动脉。膝盖窝将股动脉分为腘动脉，然后再分成胫前动脉和胫后动脉。

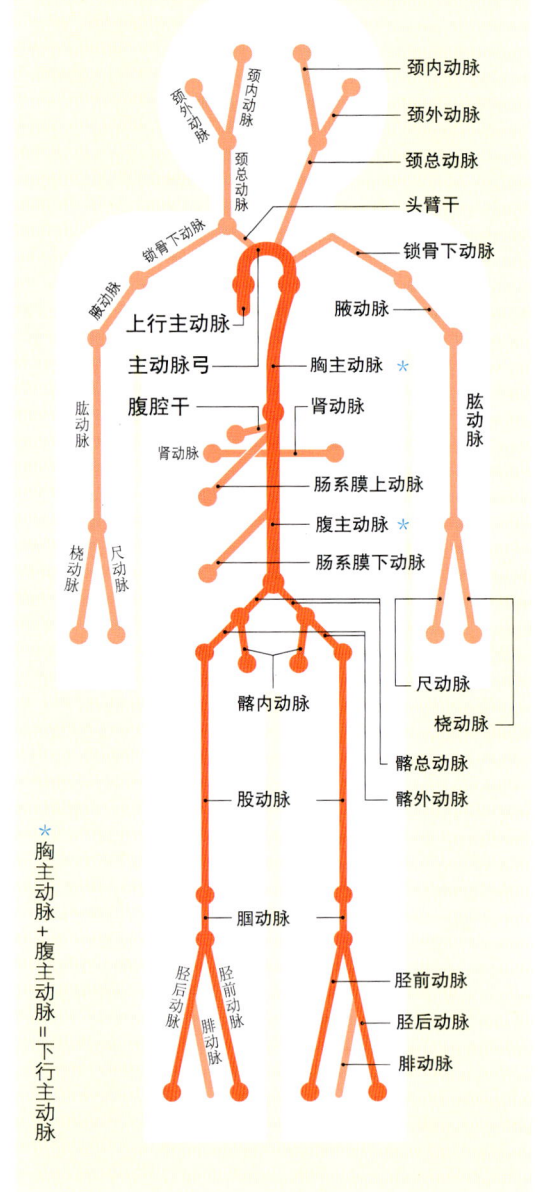

### 人体主要动脉

为了便于理解，用线条表现血管。线条中间的 ● 表示名字发生变化，无标记的分支表示血管分支。

## ■ 全身主要的动脉

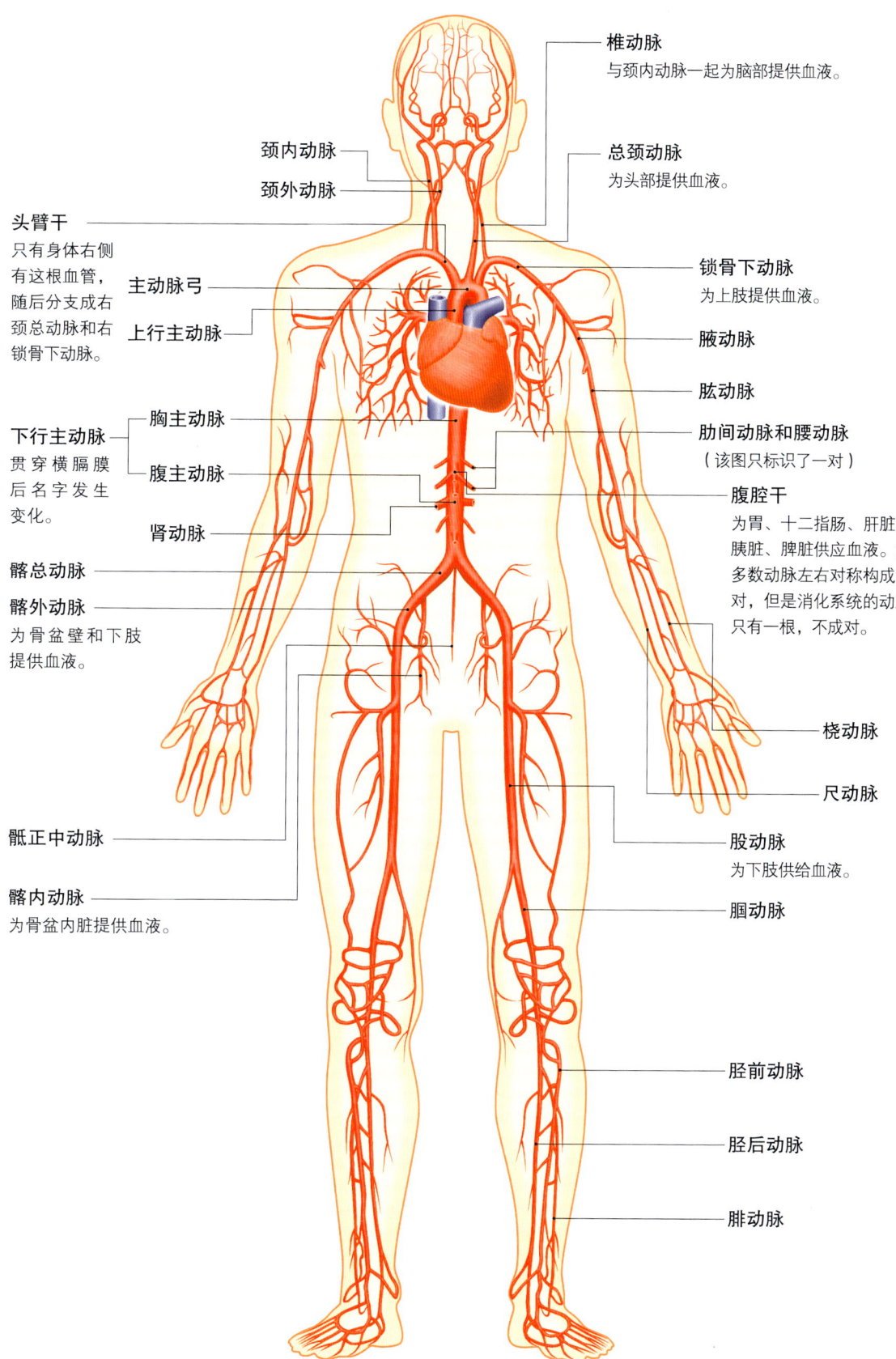

# 全身的血管（静脉）

上半身流淌的血液合流至上腔静脉，下半身流淌的血液合流至下腔静脉，最终流入心脏。与动脉伴行的深静脉和位于皮下的皮下静脉是静脉的两大分支。

腹部的血管⇨p63
头部的静脉⇨p108
心脏⇨p160
上肢的血管⇨p224
下肢的血管⇨p232

## 静脉的分类与特征

静脉分为与动脉伴行的深静脉和位于皮下的皮下静脉。深静脉一般同时有两根以上，围绕动脉分布。皮下静脉反复分支、合并，形成了静脉网。

上肢和下肢的静脉有静脉瓣，它能防止血液倒流，如果没有静脉瓣，血液就会从血压高的地方流向血压低的地方。

## 上半身的静脉分布

头颈部的静脉有颈内静脉和颈外静脉。上肢有与动脉伴行的深静脉。手背和手腕上可以看到皮下静脉，这一位置的静脉有流入腋静脉的贵要静脉和流入肱静脉的头静脉。

上肢血液回流时，在锁骨下，静脉与体壁的静脉合流，然后与颈内静脉合流成头臂静脉。这个合流部位叫做静脉角。头臂静脉有左右两根，左右两根合流成了上腔静脉。

## 下半身的静脉分布

下半身的静脉大致可分为腹部脏器的静脉、骨盆内脏的静脉、体壁和下肢的静脉。

下肢的静脉有深静脉和皮下静脉。较粗的皮下静脉流入腘静脉后形成小隐静脉，流入股静脉形成大隐静脉。

体壁的皮下静脉流入髂外静脉，与流淌着骨盆内脏血液的髂内静脉合并成髂总静脉。左右两根髂总静脉合并成下腔静脉。

肾脏的血液直接与下腔静脉合流，流淌着消化管血液的门静脉在肝脏内形成毛细血管网之后，汇集至肝静脉，最终流入下腔静脉。

上半身和下半身的静脉系统通过躯干后壁的奇静脉系、体壁的皮下静脉、脊髓周围的静脉等连接成一体。

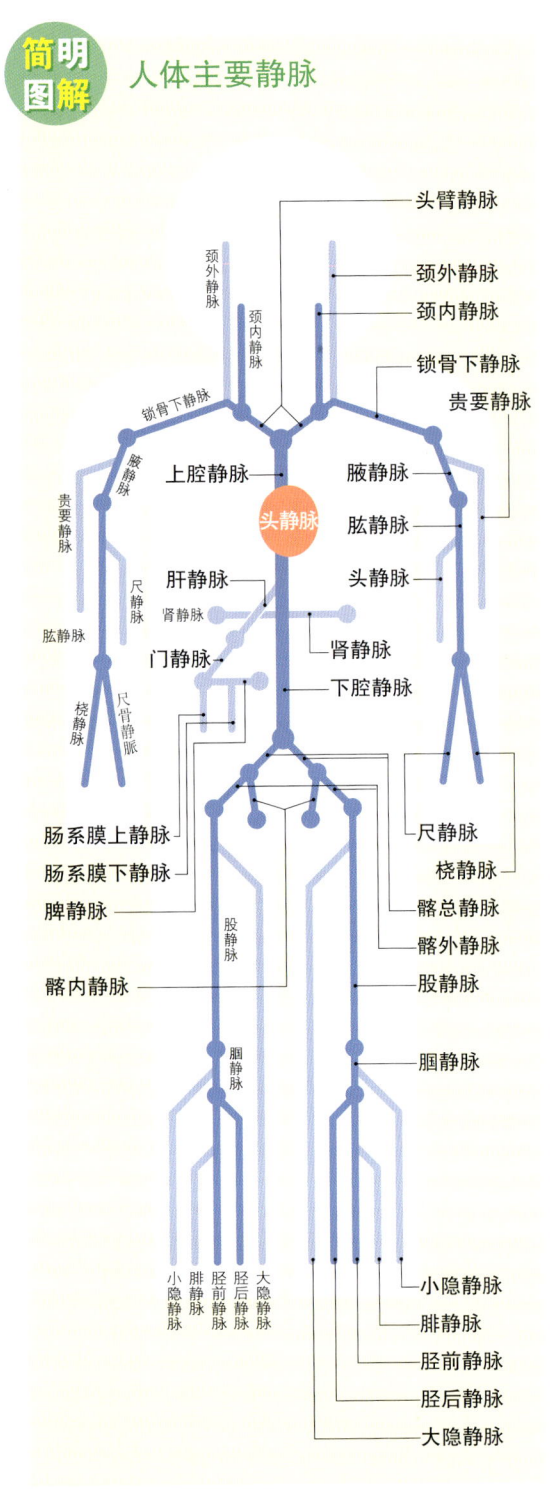

**人体主要静脉**

## ■ 全身主要的静脉

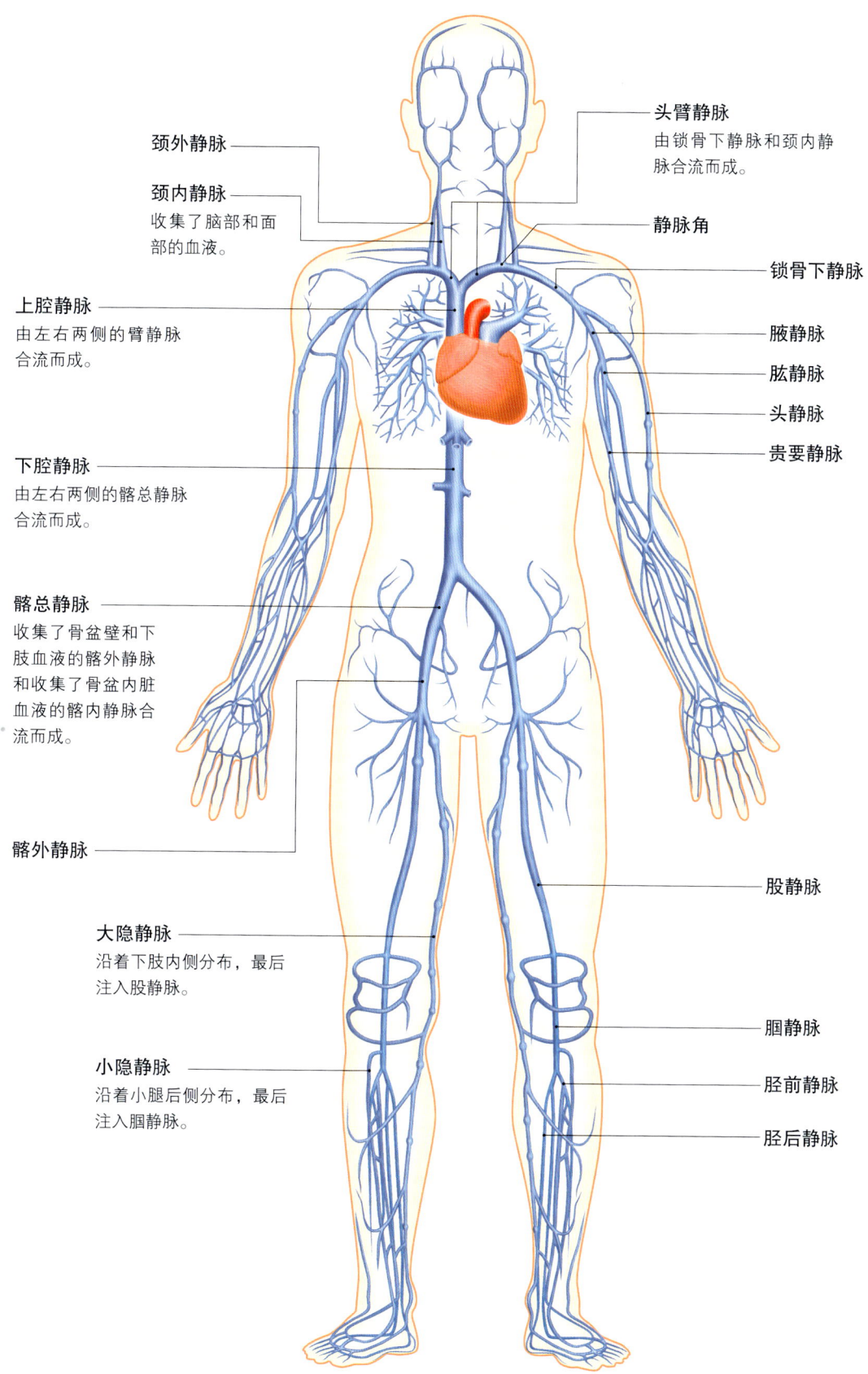

3D人体解剖图

# 血管的构造

血管壁由内膜、中膜、外膜3层构成。
因为动脉和静脉中流淌的血液的压力不同，
所以构成血管壁的组织也有所不同。

全身的血管⇨p48，p50
皮肤的机能⇨p94

## 血管壁

动脉和静脉的血管壁基本上有3层构造，从管腔面向外一般依次分为内膜、中膜和外膜。随着临近末梢，血管逐渐变细，血管壁也逐渐变薄，最先没有了中膜。最细的毛细血管中没有外膜。

内膜表面直接接触血液的面有单薄的内皮细胞，由一层扁平细胞构成。另外，外膜逐渐与周围的结缔组织连为一体。动脉和静脉的不同主要是构成细胞壁的组织不同。

## 动脉的构造

动脉中流淌的血液压力比较大，因此，为了对抗压力，动脉的血管壁较厚。大动脉内的中膜，有具有弹性的弹性纤维层，这种动脉叫做弹性动脉。

### ■动脉的构造

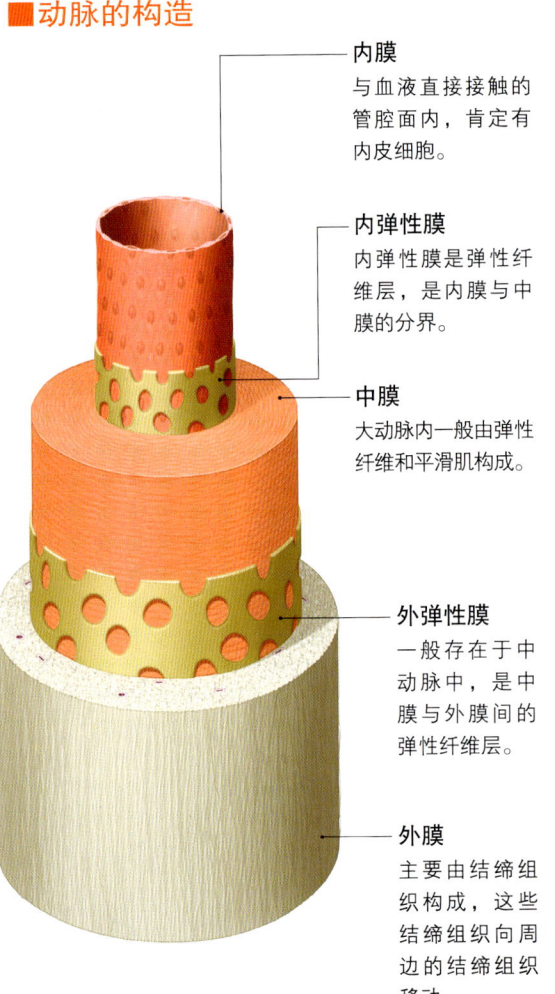

**内膜**
与血液直接接触的管腔面内，肯定有内皮细胞。

**内弹性膜**
内弹性膜是弹性纤维层，是内膜与中膜的分界。

**中膜**
大动脉内一般由弹性纤维和平滑肌构成。

**外弹性膜**
一般存在于中动脉中，是中膜与外膜间的弹性纤维层。

**外膜**
主要由结缔组织构成，这些结缔组织向周边的结缔组织移动。

### ■静脉的构造

静脉由内膜、中膜、外膜构成，缺乏弹性纤维和平滑肌，血管壁较薄。

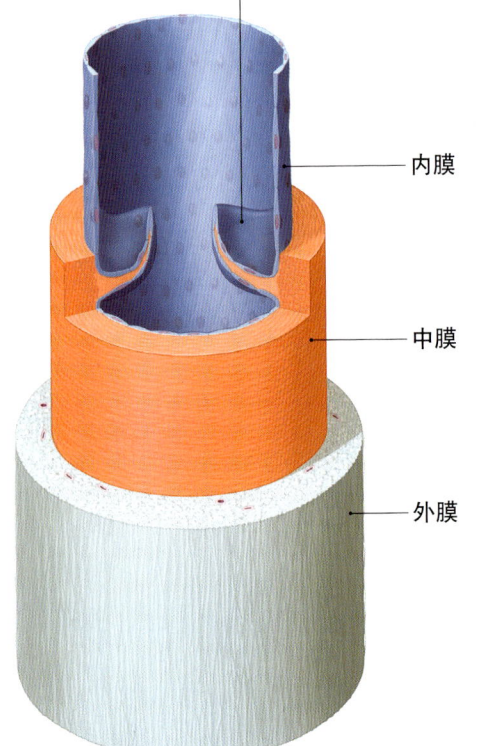

**静脉瓣**
内膜内的两个褶皱状的构造。静脉瓣的作用是帮助血液流向心脏，防止倒流。

**内膜**

**中膜**

**外膜**

与此相对，上肢、下肢和内脏内分布了大动脉的分支中动脉，中动脉几乎不含有弹性纤维，含有大量的平滑肌，因此叫做肌肉型动脉。肌肉型动脉中，弹性纤维在内膜和中膜之间形成了内弹性膜，在中膜和外膜之间形成了外弹性膜。

## 静脉的构造

静脉内血压较低，因为需要调节血液，所以血管壁内缺少弹性纤维和平滑肌。静脉中有构造较为特殊的静脉瓣。

## 毛细血管的作用

越接近末梢位置，动脉就变得越细，逐渐分化成中动脉、小动脉、微动脉，并与毛细血管相连接。毛细血管反复分支、合流，最终形成毛细血管网，为周边组织提供营养和氧气，同时回收二氧化碳和代谢产物。

毛细血管逐渐合流，与静脉相连接，毛细血管的血液最先注入微静脉，然后依次注入小静脉、中静脉、大静脉，最后回到心脏。毛细血管的入口——微动脉的血管壁上有毛细血管前括约肌，这种括约肌一收缩，血管就变细，流入毛细血管的血液就变少。

毛细血管除了交换物质以外，皮肤上的毛细血管还具有散热功能。相反，气温较低的情况下，就需要防止体热散发，这时毛细血管内流淌的血液就变少，还短接微动脉到微静脉间的路径。

### ■ 毛细血管网

从微血管流入毛细血管的血液依靠毛细血管前括约肌调节。

【毛细血管前括约肌松弛时】

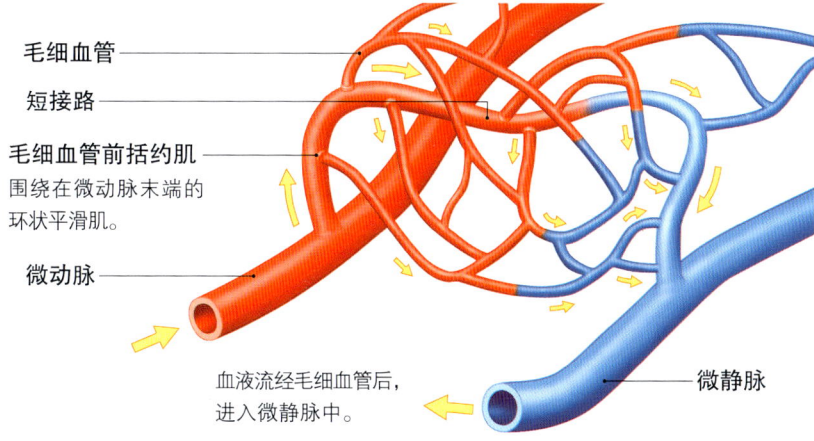

毛细血管
短接路
毛细血管前括约肌
围绕在微动脉末端的环状平滑肌。
微动脉
血液流经毛细血管后，进入微静脉中。
微静脉

【毛细血管前括约肌收缩时】

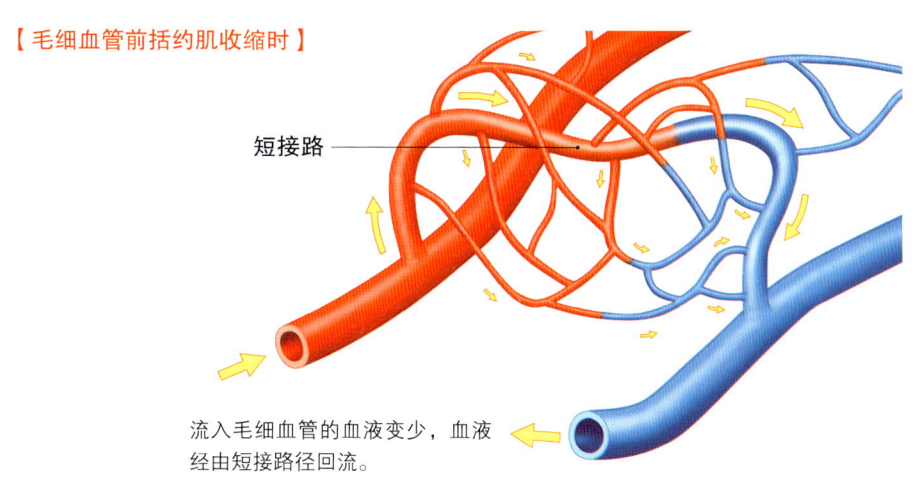

短接路
流入毛细血管的血液变少，血液经由短接路径回流。

# 血液的成分与功能

血液可分为液体成分和细胞成分。
细胞成分包括红细胞、白细胞、血小板，
其中白细胞还可以分成多种类别。

全身的血管⇨p48，p50
皮肤的机能⇨p94

## 液体成分与细胞成分

采集血液样本后，为了防止血液凝固，可以将其放入试管内，然后开启离心分离机，血液便会分成上下两层。上层偏黄白色，透明；下层是红色的块状物。上层的血液成分叫做血浆，血浆由纤维蛋白原、白蛋白、球蛋白等各种蛋白质以及胆固醇等脂质融合而成。下层的细胞成分中，表层偏白，这里聚集了白细胞和血小板，红色块状物是红细胞。表示血液中红细胞所占比例的术语叫做血细胞容积比，因为血液中大部分都是红细胞，所以，这也是表示红细胞数量的单位。将白细胞染色后进行观察，可以发现细胞内颗粒有被特殊色素染色的物质，和没被染色的物质，根据细胞的形状，可以分为中性粒细胞、嗜酸性粒细胞、嗜碱性粒细胞、淋巴细胞和单核细胞。

### ■ 血液成分

液体成分
- 血浆 约55%

细胞成分
- 血小板约 4.9%（直径 2~5µm）
- 白细胞约 0.1%
- 红细胞 约40%（直径 7~8µm）

### ■ 白细胞的种类与比例

颗粒球：
- 中性粒细胞 46%~60%（直径 10~60µm）
- 嗜酸性粒细胞 0%~7%（直径 12~16µm）
- 嗜碱性粒细胞 0~2%（直径 10~16µm）

- 淋巴细胞 16%~45%（直径 6~10µm）
- 单核细胞 4%~10%（直径 15~20µm）

## 血液的凝固

血液在血管中流淌，通常细胞成分和蛋白质成分等是不会流失的，但是如果受伤并伤到血管，血液就会流出来。但是，正常情况下，根据受伤血管的粗细程度，血液外流不会持续很长时间，几分钟内血液就形成了血块，血就止住了，这一过程就叫血液凝固。

血管内的血液正常情况下是不会凝固的，如果血管受伤，位于内皮细胞的基底膜和结缔组织接触到血液，血液就会发生凝固。血液凝固与血浆中的纤维蛋白原和血小板有很大关系。纤维蛋白原分解出纤维蛋白（纤维素）并逐渐沉淀，然后与血小板共同组成网状构造，并且吸附红细胞变成血块，这样就覆盖住了流血的部位，从而达到止血的目的。

### 血液难以凝固的病症

血液凝固需要血浆中的纤维蛋白分解成纤维蛋白并沉淀。因此，这被称作凝固系统，血液凝固需要血液和血管内皮细胞内多种凝血因子发生化学反应。如果凝血因子缺少其中一种成分，这一化学反应就不会发生，即使出血，血液也不会凝固。有的人出生时就患有缺少凝血因子的疾病。其中最具代表性的疾病就是血友病。血友病患者缺少的凝血因子的遗传基因位于X染色体上。女性有两条X染色体，男性有X染色体和Y染色体。如果男性X染色体上凝血因子的遗传基因发生异常，就会患上缺少凝血因子的血友病。而女性其中一条染色体上遗传基因发生异常，可以由另外一条进行补充，因此，难以患上血友病。

### 专栏 血液凝固的奥秘

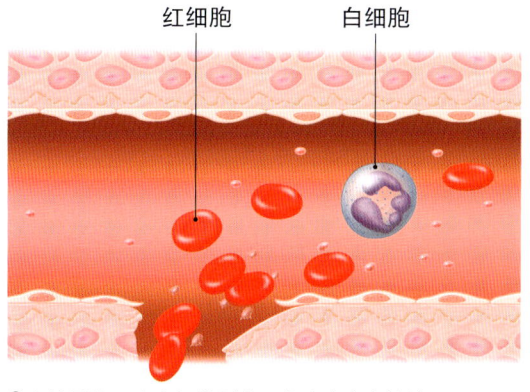

①血管受伤，内皮细胞剥落，血液流出血管外。

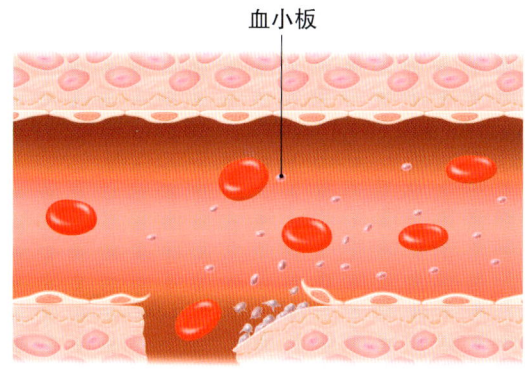

②血小板附着在血管外的胶原质纤维上，可以活化血小板，并吸引其他的血小板。

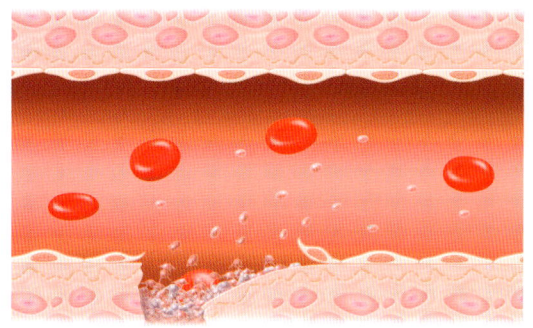

③如果单纯只靠血小板仍无法填满伤口的话，血液中的凝血因子就会被激活，血浆中的纤维蛋白原分解成纤维蛋白（纤维素）。

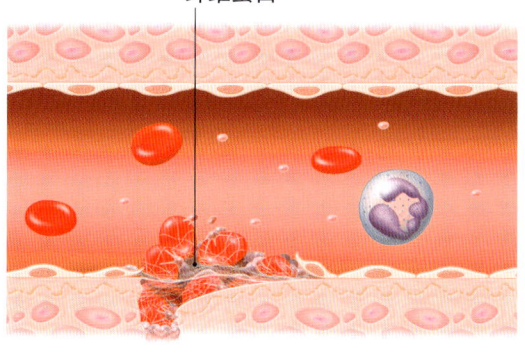

④纤维蛋白将血小板和红细胞卷在一起，形成凝固的血块，血块填满伤口，就可以阻止血液外流了。

# 免疫的奥秘

人体抵抗进入身体的抗原物质的状态分为特异性成分和非特异性成分，其中特异性成分的防御系统就叫做免疫，其中淋巴细胞也起到很大作用。

血液的成分与功能⇨p54
人体的淋巴系统⇨p58
淋巴组织的奥秘⇨p60

## 人体中的免疫细胞

免疫指的是得过某种疾病后，就不会再次患上同类疾病，即使再次患上此病，症状也较轻，很快就会痊愈。身体中负责这一任务的细胞有以下几种：吞噬（将异物包围在细胞内并分解）侵入身体的外界异物的巨噬细胞、分为T细胞和B细胞的淋巴细胞。其中T细胞根据其作用不同，还可以分为辅助性T细胞和自然杀伤T细胞。

## 非特异防御机构

从未进入过身体中的细菌或病毒侵袭身体时，巨噬细胞会第一时间发现这些"不速之客"，然后将其包围并消灭他们。这种不分对象的机构就叫做非特异防御机构。

## 特异防御机构

人体还有一种只针对特定对象展开对抗的特异防御机构，其工作原理为：

吞噬"不速之客"的巨噬细胞会将这些"不速之客"的特征告诉T细胞，然后T细胞激活能够根据特征产生抗体的B细胞，最后产生出抗体。

所谓抗体，是指机体的免疫系统在抗原刺激下，可与相应抗原发生特异性结合的免疫球蛋白。抗原一般是指进入机体内的外来物质，如细菌和病毒等，都是身体内本来没有的物质。

一旦有了这个过程，T细胞就会产生长期记忆，同样的异物再次来袭时，B细胞就会迅速产生抗体。B细胞产生的抗体与入侵身体的异物相结合，这样就彻底分清不速之客的身份，接着巨噬细胞就开始负责吞噬异物。因此，异物并不会像最初入侵身体时数量增加那么多，这样身体的病症就会逐渐减少，直至最终消失。这一过程就叫液体免疫。

这也正是为什么说感染过某种细菌后，即使再次感染，症状也会相对较轻的原因。注射

## ■生物体防御机构的分类

| 非特异防御机构 | 对于第一次进入体内异物或病原菌，毫不犹豫地将其杀灭。 | 存在于皮肤或黏膜（消化器官、呼吸器官、泌尿器官等）中的防御机构。 |
| --- | --- | --- |
| | | 利用巨噬细胞等白细胞的吞噬作用进行防御，也可以攻击身体自身产生的异物，例如癌细胞等。 |

| 特异防御机构 | 记忆某种特定病原体，然后攻击。 | 液体细胞（以B细胞为中心）<br>B细胞产生的抗体，也可以破坏抗原的细胞膜，这样巨噬细胞就可轻松吞噬抗原了。 |
| --- | --- | --- |
| | | 特异性免疫（以T细胞为中心）<br>辅助性T细胞可以激活巨噬细胞和自然杀伤T细胞，使它们共同攻击病原体。 |

疫苗就是通过往身体内注射细菌或病毒，让身体免疫系统依循其原有的记忆，制造更多的保护物质来阻止病原菌的伤害。

## 特异性免疫

通过器官移植等将他人的器官移植到自己的身体中时，感染病毒且发生变异的细胞和原本自身的细胞并不一致，巨噬细胞就会吞噬这类细胞，并将不同部分也就是抗原，提示给辅助性T细胞。被提示的辅助性T细胞功能迅速壮大，并不断增殖分化，释放出一种叫做细胞分裂素的物质。细胞分裂素活化巨噬细胞和自然杀伤T细胞，攻击并破坏携带同一抗原的细胞。

这种T细胞为体中排除异物的能力就叫做特异性免疫。

### ■免疫球蛋白的种类

抗体也叫做免疫球蛋白，是一种蛋白质。根据大小和形状可以分为5类。

**免疫球蛋白G（IgG）**
多存在于血液中。分子量较小，因此母体通过胎盘可以将免疫球蛋白G直接输送给胎儿。

**免疫球蛋白A（IgA）**
多存在于唾液、眼泪、气管和消化器官分泌的黏液和母乳中。

**免疫球蛋白M（IgM）**
分子量最大。多存在于血液中，在抗原入侵初期时产生。

**免疫球蛋白E（IgE）**
它是嗜碱性粒细胞和肥大细胞结合体，可以调节过敏反应。

**免疫球蛋白D（IgD）**
它是免疫球蛋白中含量最少的，主要存在于淋巴细胞的表面。具体功能尚不明确。

### ■特异防御机构的奥秘

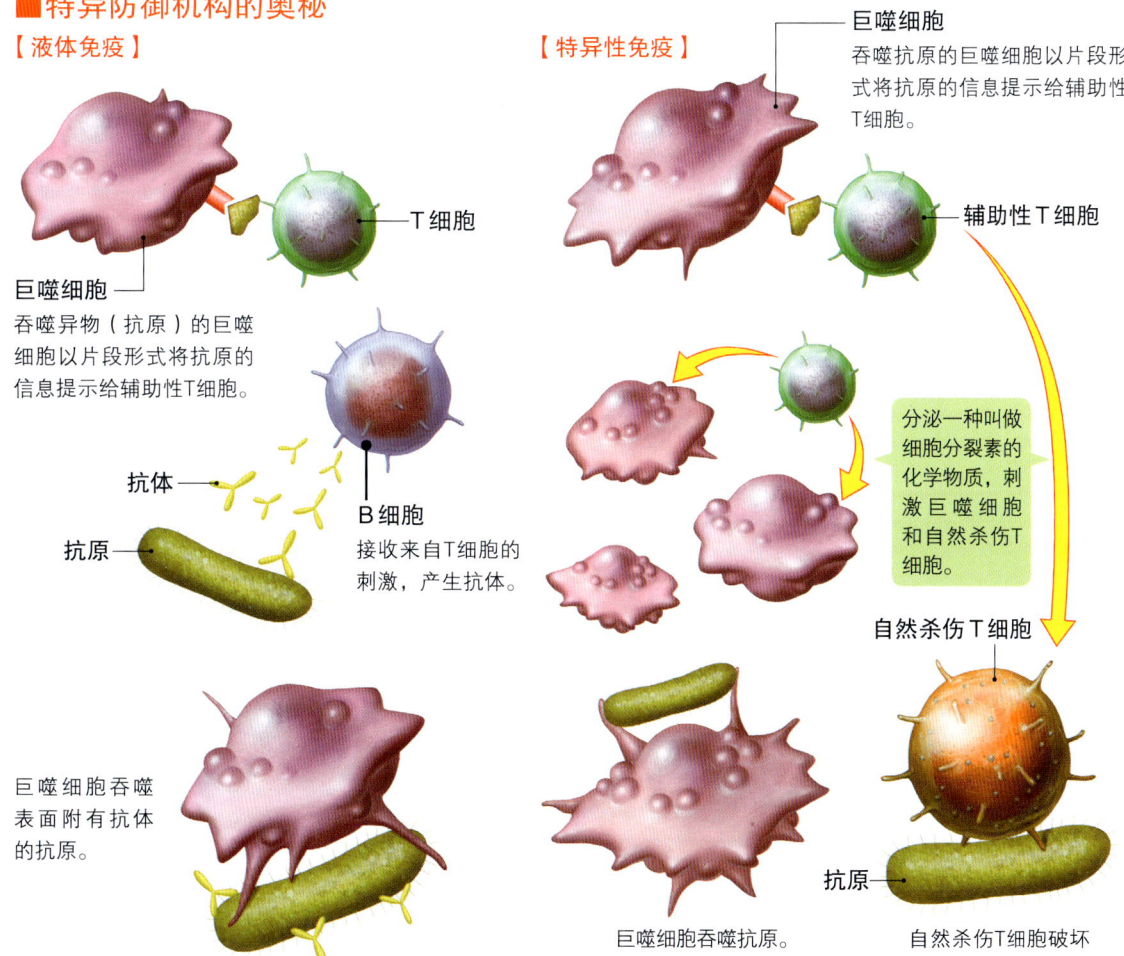

# 人体的淋巴系统

从毛细血管渗出的液体成分填满体内细胞之间，成为细胞间液。
淋巴管将这些细胞间液收集，并注入血管，最终流到左右两侧的静脉角。

淋巴组织的奥秘⇨p60

## 淋巴管的作用和分布

人体内的水分约占体重的60%，其中60%的水分都存在于细胞内，8%存在于血液中。剩下的32%大部分存在于细胞之间，这些液体被称作细胞间液或组织液。细胞间液是从动脉毛细血管流出的水和电解质，静脉的毛细血管又再次将这些液体吸收到血管内，与血液之间产生循环。但是，毛细血管并不能全部将其吸收，剩下的部分就由另外一个属于脉管系统的淋巴管吸收。

淋巴管由毛细淋巴管汇合而成，毛细淋巴管的管壁排列着薄且扁平的细胞，这些细胞构成了单层扁平上皮的内皮。这些细胞间的连接非常脆弱，细胞间液非常容易流入。淋巴管内收集的细胞间液就是淋巴液，主要包括血液成分和淋巴细胞。

毛细淋巴管汇合形成了内部有瓣膜的淋巴管。淋巴管穿过淋巴结。淋巴结由淋巴小结（淋巴细胞的集合）集合而成，呈豆状。多条淋巴管相互连接，中间流淌着淋巴液。淋巴结内有过滤功能，可以过滤淋巴液内的异物、细菌、肿瘤细胞。过滤出的异物由巨噬细胞将其消灭。过滤后的淋巴液流入与蚕豆状凹陷相连接的淋巴管，然后再在身体内循环。

淋巴管穿过若干个淋巴结后逐渐变粗，形成淋巴干。聚集了腹部内脏和下半身淋巴液的肠干与腰干在第二腰椎前汇合形成胸导管。汇合部位鼓起的部位叫做乳糜池。

胸导管上行经横隔膜的右侧主动脉裂孔进入胸腔，然后与收集左上半身淋巴液的左颈干和锁骨下干汇合，左锁骨下静脉与颈内静脉汇合部位的静脉角开着口，淋巴液从这注入静脉内。此外，右上半身的淋巴液收集至右淋巴干，右侧静脉角开着口。

### 专栏 淋巴的重要性

淋巴系统是循环系统中不可忽视的部分。淋巴系统的作用是回收血管渗出的细胞间液，并将其送回血管内。例如，某类寄生虫或手术破坏了淋巴管，淋巴液循环变差，结缔组织内的细胞间液就会不断聚积，最后形成水肿。如果这一现象长期发展，受其影响的结缔组织就会不断增加变硬，这个部位就会出现象皮病。另外，与毛细血管相比，毛细淋巴管的内皮细胞连接较弱，细胞间液较易流进。因此，局部细菌感染容易造成细菌增加，如果是恶性肿瘤，细菌或肿瘤细胞很容易就能进入到淋巴管内。这些细菌或肿瘤细胞经由淋巴管输送，导致淋巴结变肿，淋巴结内的肿瘤细胞就会不断增殖，形成转移病灶。

### 简明图解 右淋巴管及胸导管分布图

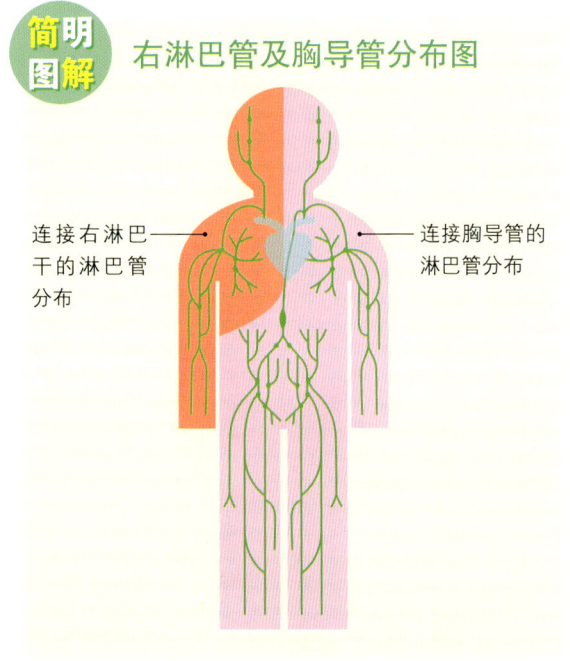

连接右淋巴干的淋巴管分布

连接胸导管的淋巴管分布

## ■全身的淋巴管及分布

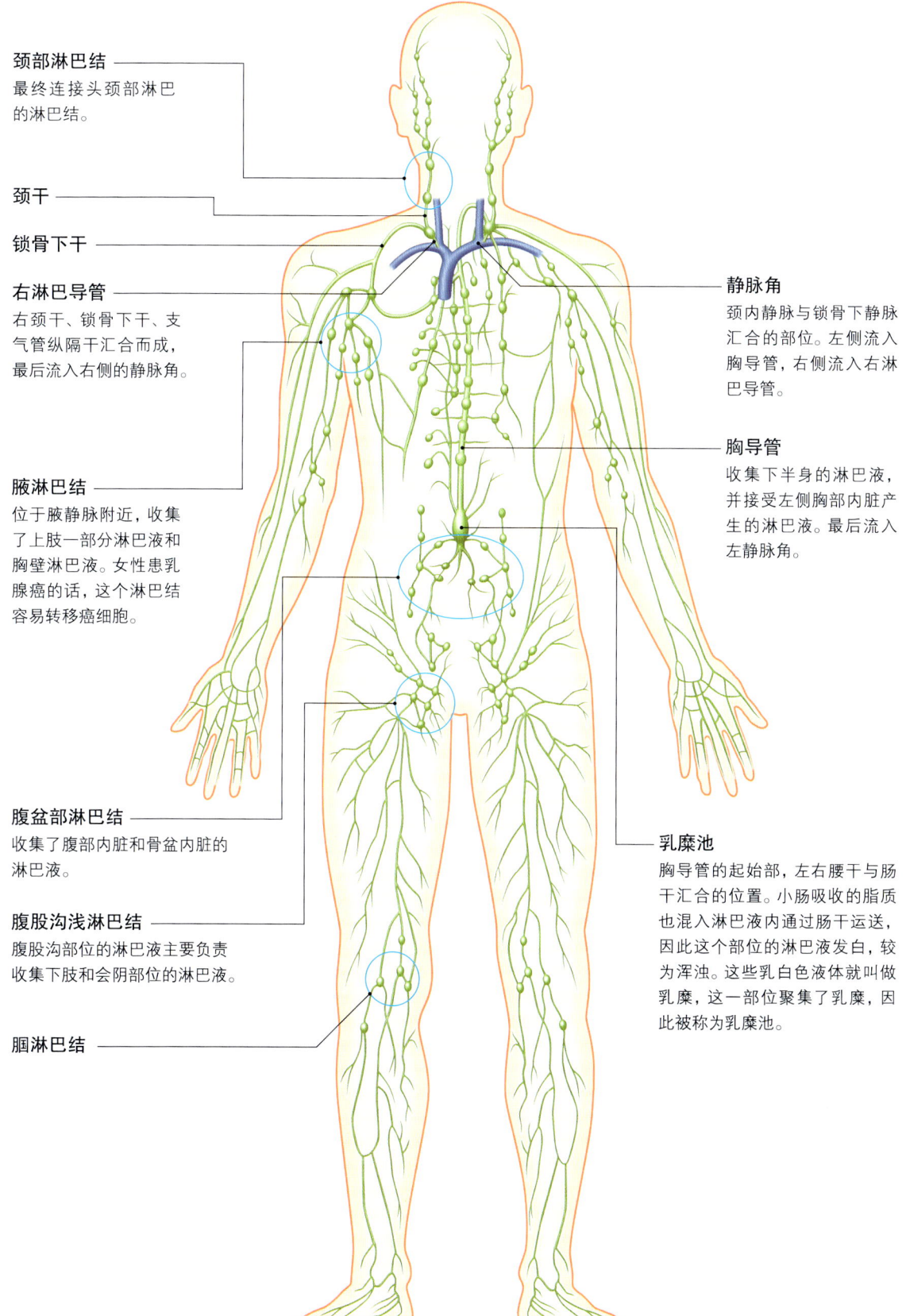

**颈部淋巴结**
最终连接头颈部淋巴的淋巴结。

**颈干**

**锁骨下干**

**右淋巴导管**
右颈干、锁骨下干、支气管纵隔干汇合而成，最后流入右侧的静脉角。

**腋淋巴结**
位于腋静脉附近，收集了上肢一部分淋巴液和胸壁淋巴液。女性患乳腺癌的话，这个淋巴结容易转移癌细胞。

**腹盆部淋巴结**
收集了腹部内脏和骨盆内脏的淋巴液。

**腹股沟浅淋巴结**
腹股沟部位的淋巴液主要负责收集下肢和会阴部位的淋巴液。

**腘淋巴结**

**静脉角**
颈内静脉与锁骨下静脉汇合的部位。左侧流入胸导管，右侧流入右淋巴导管。

**胸导管**
收集下半身的淋巴液，并接受左侧胸部内脏产生的淋巴液。最后流入左静脉角。

**乳糜池**
胸导管的起始部，左右腰干与肠干汇合的位置。小肠吸收的脂质也混入淋巴液内通过肠干运送，因此这个部位的淋巴液发白，较为浑浊。这些乳白色液体就叫做乳糜，这一部位聚集了乳糜，因此被称为乳糜池。

# 淋巴组织的奥秘

聚集了淋巴细胞的组织叫做淋巴组织，它可以清除外界袭入身体的异物，并将这些异物过滤出去，防止其进入血液中。

血液的成分与功能⇨p54
人体的淋巴系统⇨p58
嗓子的结构⇨p144
小肠的构造⇨p188

## 淋巴小结的集合——扁桃体

淋巴组织就是聚集了淋巴细胞的组织。淋巴组织分为由很多淋巴细胞聚集而成的淋巴小结和淋巴细胞聚集不够紧密的弥散淋巴组织。淋巴小结整体除了聚集了微小的淋巴细胞之外，中间部位还有看起来比周边部位稍显明亮的胚中心（也叫明中心）。胚中心中，中型和大型的淋巴细胞不断分裂、增殖。

弥散淋巴组织和淋巴小结多存在于呼吸器官、消化器官的器官壁上，多个淋巴小结组成的部分叫做集合淋巴小结，多分布在回肠中。

淋巴小结在黏膜固有层或黏膜下组织内集合就形成了扁桃体。扁桃体分为咽穹侧壁黏膜处的咽扁桃体、舌根部的舌扁桃体、咽鼓管咽口附近黏膜内的咽鼓管扁桃体、咽喉后壁顶部的腭扁桃体4个。4个扁桃体沿着咽喉附近成环状排列，叫做Waldeyer淋巴环（或咽淋巴环），它位于呼吸器官和消化器官之间，作用是抵挡"外敌"入侵身体。扁桃体只有分泌淋巴液的淋巴管，没有吸收淋巴液的淋巴管。黏膜上皮在淋巴小结处下陷形成陷窝，称扁桃体小窝。

## 发挥过滤功能的淋巴结

淋巴结是淋巴小结构成的独立器官，是夹在淋巴管中间的过滤器，它周围被纤维状的被膜所覆盖，形成蚕豆状。"蚕豆"凸侧有很多相连的淋巴管，因为这个淋巴管都往淋巴结内输送淋巴液，所以叫做输入淋巴管。

流入淋巴结内的淋巴液在被膜下侧和淋巴小结之间流动，与"蚕豆"凹侧相连的淋巴管叫做输出淋巴管。淋巴液在淋巴结内流动的过程中，巨噬细胞会包围淋巴液内的异物、细菌和病毒。有时，根据巨噬细胞的刺激，淋巴小结内的淋巴细胞会大量增殖。一般淋巴结长数毫米，如果大量细菌入侵的话，淋巴细胞不断增殖且非常活跃，这时会肿大至2~3cm，从皮肤外表就可以摸到皮下硬硬的肿块。

淋巴液从毛细淋巴管内进入后，首先通过脏器周边或局部的淋巴结。然后穿过局部淋巴管汇合的部位淋巴结。这样反复，需要穿过多个淋巴结直至注入静脉。

## 淋巴组织之———脾脏

淋巴小结聚集而成的独立器官包括脾脏。脾脏不只是聚集淋巴小结，也是较粗毛细血管聚集的部位。脾脏的主要作用是破坏老化的红细胞。被破坏的红细胞成分经过脾静脉、门静脉到达肝脏，然后被再次利用。

### ■脾脏

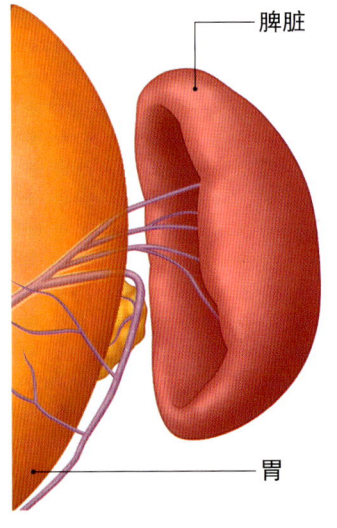

脾脏位于左上腹部的胃的外侧，大小如小孩的拳头。大部分组织是红髓，里面布满红细胞。另外脾脏内还分布着由淋巴小结组成的白髓。出生之前的胎儿的脾脏可以产生红细胞和白细胞，出生后，脾脏就丧失了造血功能。

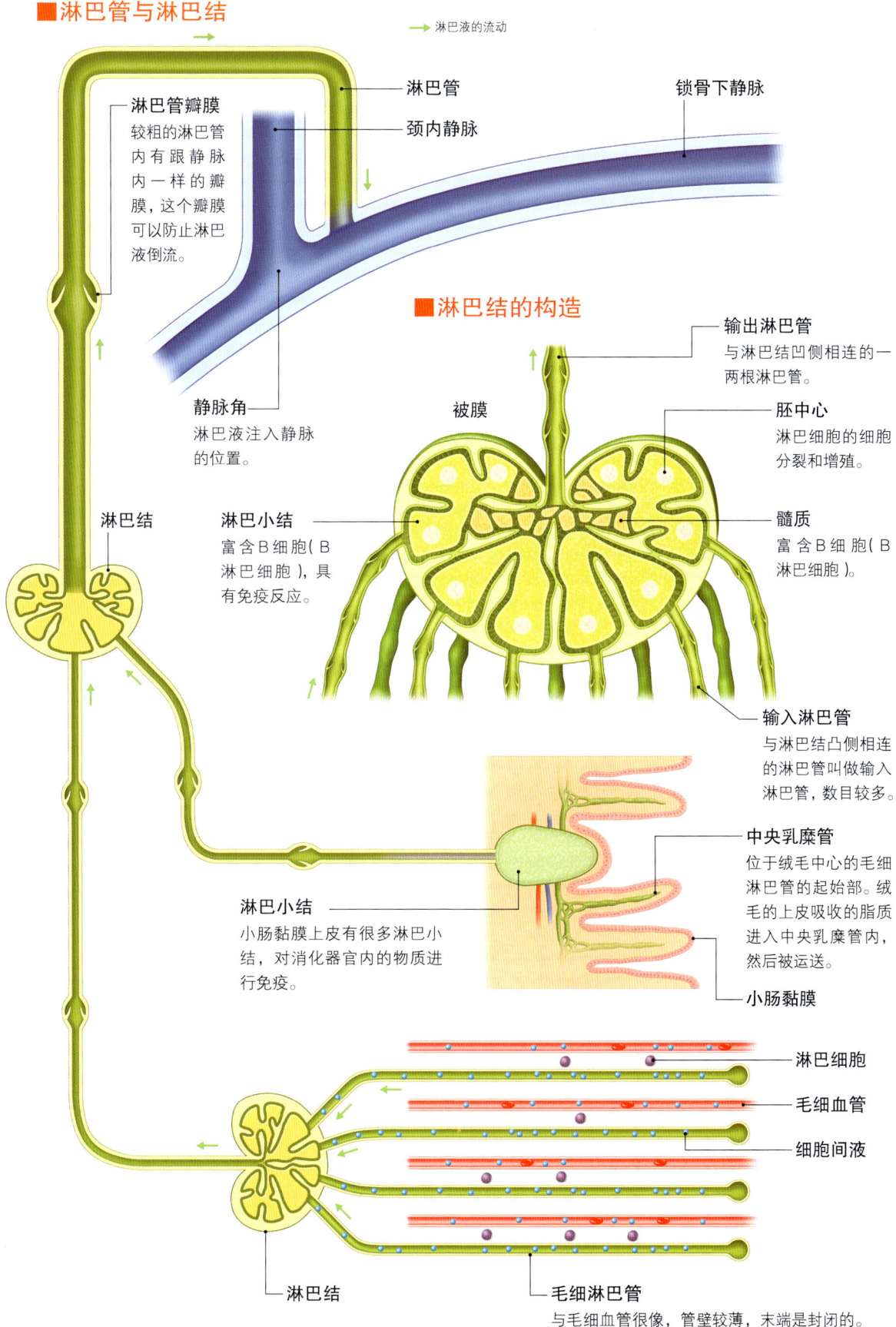

# 消化系统概述

体内具有分解食物功能的器官统称消化系统。从口到肛门是一根完整的消化管。

消化与吸收的奥秘⇨p64
消化管的运动⇨p66
胃部与十二指肠⇨p184
小肠的构造⇨p188
大肠、肛门的构造与功能⇨p190
肝脏的构造⇨p192
胰脏的构造与功能⇨p198

## ■ 消化系统的脏器与器官

消化系统的器官横穿头部、颈部、胸部，大部分存在于腹部，直到腹部下端的开口处。

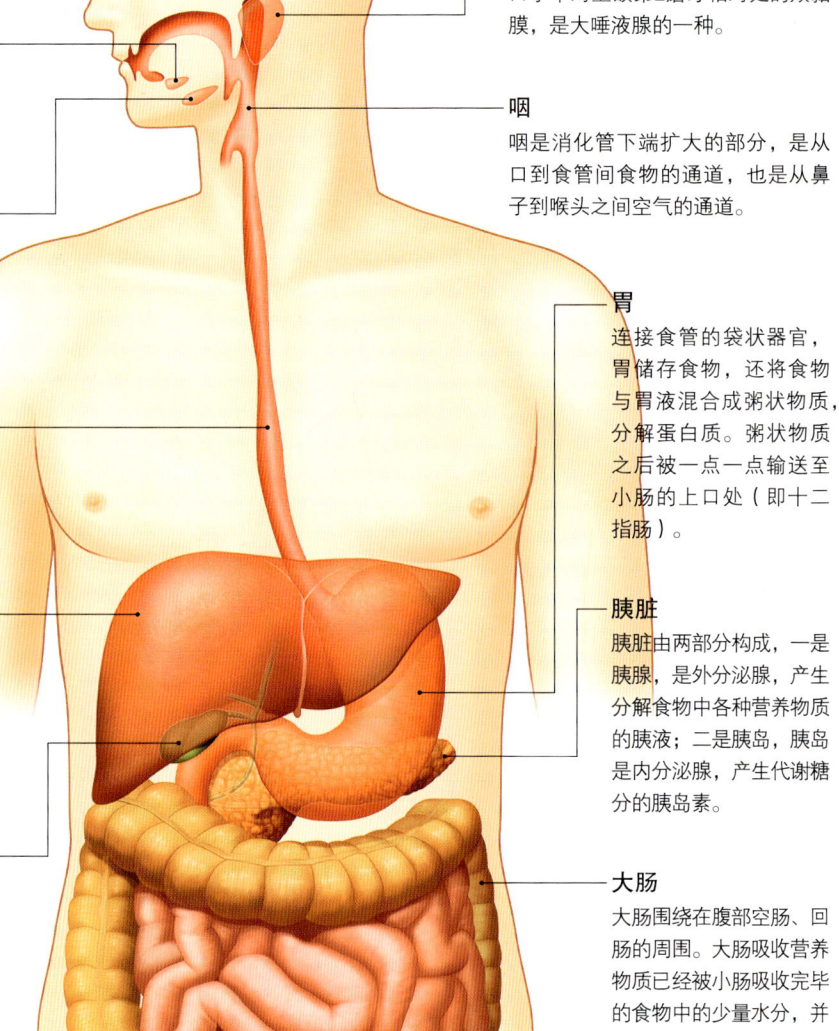

**舌下腺**
舌部下方、口腔底部各有一对舌下腺，它是3种大唾液腺的一种。

**下颌下腺**
位于下颌下三角内，开口于下颌牙齿和舌根之间，是大唾液腺的一种。

**食管**
食管是贯穿上下纵隔的肌性管状器官，它负责将食物运送至胃内。

**肝脏**
肝脏是人体最大的分泌腺。它的作用是分泌胆汁酸等有助于消化脂质食物的胆汁，同时还暂时储存人体吸收的营养物质。

**胆囊**
附着在肝脏下部，是暂时储藏由肝脏分泌出的胆汁的囊状器官。

**小肠**
小肠占了腹部大部分空间，长度约6~7m，盘成漩涡状。大部分营养物质都是被小肠吸收。

**腮腺**
位于外耳道的前下方的唾液腺，开口于平对上颌第2磨牙相对处的颊黏膜，是大唾液腺的一种。

**咽**
咽是消化管下端扩大的部分，是从口到食管间食物的通道，也是从鼻子到喉头之间空气的通道。

**胃**
连接食管的袋状器官，胃储存食物，还将食物与胃液混合成粥状物质，分解蛋白质。粥状物质之后被一点一点输送至小肠的上口处（即十二指肠）。

**胰脏**
胰脏由两部分构成，一是胰腺，是外分泌腺，产生分解食物中各种营养物质的胰液；二是胰岛，胰岛是内分泌腺，产生代谢糖分的胰岛素。

**大肠**
大肠围绕在腹部空肠、回肠的周围。大肠吸收营养物质已经被小肠吸收完毕的食物中的少量水分，并且形成粪便。

**直肠**
位于大肠末端，是协助排泄粪便的部位。

**肛门**
消化器官的出口。

## 消化管的构成

消化系统是从食物中摄取满足身体需求的营养物质的器官。将体内的食物分解成消化管能够吸收的形态，这一过程叫做消化；经消化分解后的营养物质进入身体叫做吸收。

消化器官从头部（口）到腹部下端（肛门）是一条贯穿身体的管道。从口到咽部一带，消化系统与呼吸系统、发声系统并存。消化系统是由一根贯通食管到肛门的消化管以及附属在消化管周围的各种分泌腺构成的。分泌腺除了分泌消化必要的酶之外，还分泌有助于消化的黏液、浆液，以及类似胆汁酸的表面活性物质。

消化系统内从大动脉的腹部开始分布着大量血管。腹部消化系统内循环流动的血液，聚集至门静脉后，注入肝脏。然后再经过毛细血管网，聚集至肝静脉中，最后流入主静脉。

### ■ 腹部消化系统的动脉

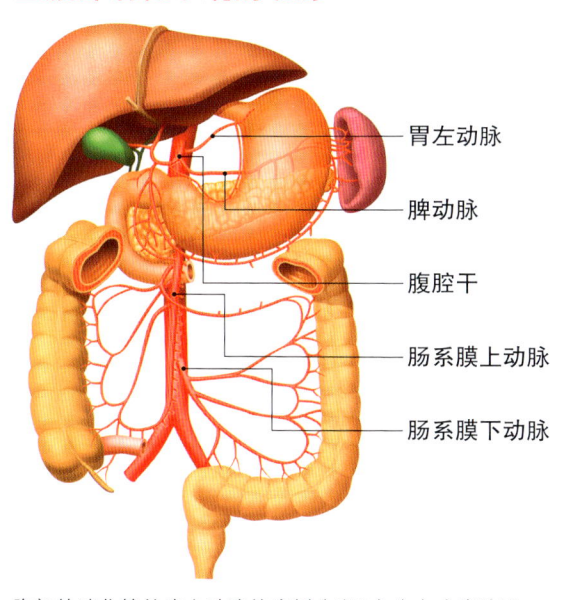

腹部的消化管从腹主动脉的腹侧分出3个分支（腹腔干、肠系膜上动脉、肠系膜下动脉）。

### ■ 注入腹部消化系统的门静脉及其他静脉

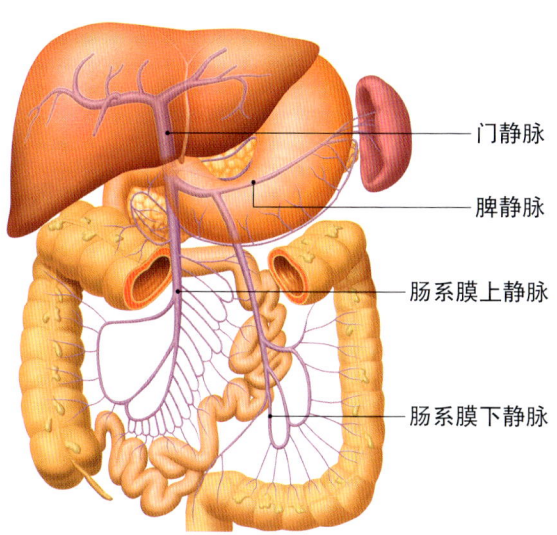

腹部消化器官、胰脏和胃部流淌的血液流经肠系膜上静脉、肠系膜下静脉、脾静脉，然后汇合到门静脉，最后注入到肝脏，然后再形成毛细血管网。

### 简明图解 腹部消化系统内的血管

线条中间的●表示名字发生变化，无标记的分支表示血管分支。

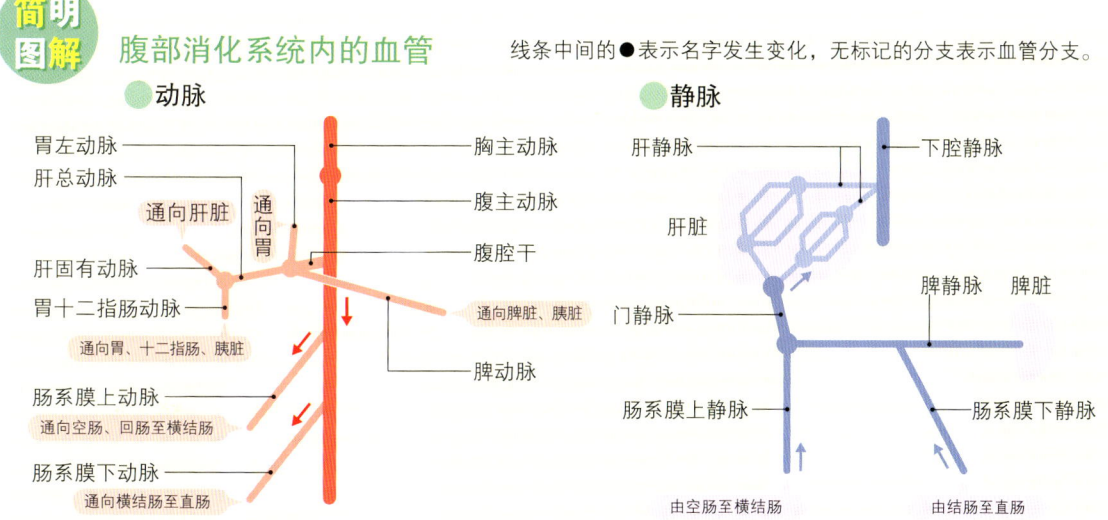

# 消化与吸收的奥秘

消化就是将从口进入身体的食物磨碎，再经由消化酶分解成小分子。吸收就是将这些分解好的营养物质吸收至体内。

消化系统概述⇨p62　　小肠的构造⇨p188
消化管的运动⇨p66　　大肠、肛门的构造与功能⇨p190
消化管的位置关系与功能⇨p182
胃部与十二指肠⇨p184

## 从口到肛门

人类食用肉类、大米、蔬菜等食物，包含着蛋白质、碳水化合物、脂肪等各种营养物质。但是，人体无法直接将这些食物原原本本吸收利用。人体能吸收的是构成蛋白质的氨基酸、构成碳水化合物的单糖类，以及脂肪酸和甘油酯等小分子。将食物中的营养分解成身体能吸收的小分子的过程就叫"消化"。消化过的小分子进入身体的过程就叫做"吸收"。

消化共分为两个阶段：第一个阶段是将食物磨碎成溶液或粥状的机械消化，另一个阶段是通过消化酶分解食物的化学消化。一般来说，食物经牙齿磨碎，混合上唾液，在口腔内就分解成了粥状，这是机械消化。同时，唾液中含有分解碳水化合物的消化酶，一部分食物在这一阶段已经进行了化学消化。

然后，这些粥状食物被咽下，从咽部经食管到达胃。咽部和食管是运送食物的通道，没有消化功能。随着胃的蠕动，食物与胃液充分混合。食物随着机械性被打碎，通过胃液中的盐酸而发生变质，一部分蛋白质在消化酶的作用下被初步消化。

接着，胃内被分解成悬浮液状的食物，被一点一点输送至小肠的上口处——十二指肠。十二指肠内有胰脏分泌的各种消化酶和肝脏分泌的胆汁，这些物质将蛋白质和碳水化合物进行更进一步分解，脂肪不断被分解的同时还被胆汁中的胆汁酸乳化。

肠壁的内表面有大量的环形皱囊，皱囊上有许多绒毛状的突起的细微绒毛，这些绒毛叫小肠绒毛。小肠绒毛的细胞膜中有将蛋白质和碳水化合物分解成氨基酸和单糖的消化酶以及将这些氨基酸、单糖等吸收至细胞内的装置。吸收至细胞内的氨基酸和糖类进入绒毛的毛细血管里，然后通过血液将这些物质运送至全身。脂肪被乳化后直接扩散至上皮细胞内，然后身体内分泌一种脂肪与蛋白质的结合体乳糜微粒，随后进入绒毛中心的细小淋巴管（中心乳糜腔）。

食物纤维等无法消化的物质也无法被吸收，这些物质被运送至大肠内。大肠吸收了大部分剩余的水分，然后剩余的物质变成粪便，被排出体外。

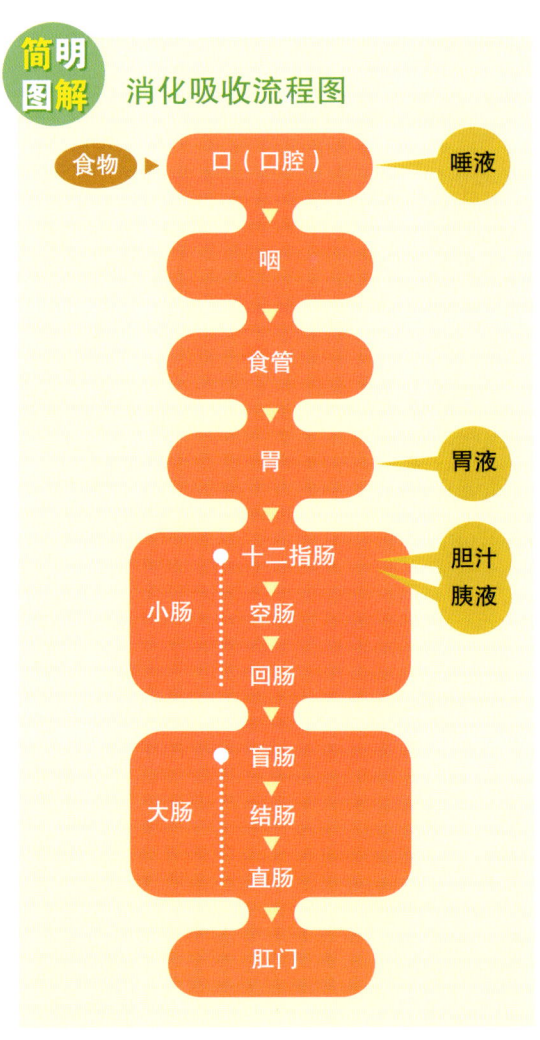

简明图解　消化吸收流程图

## ■ 食物的人体之旅

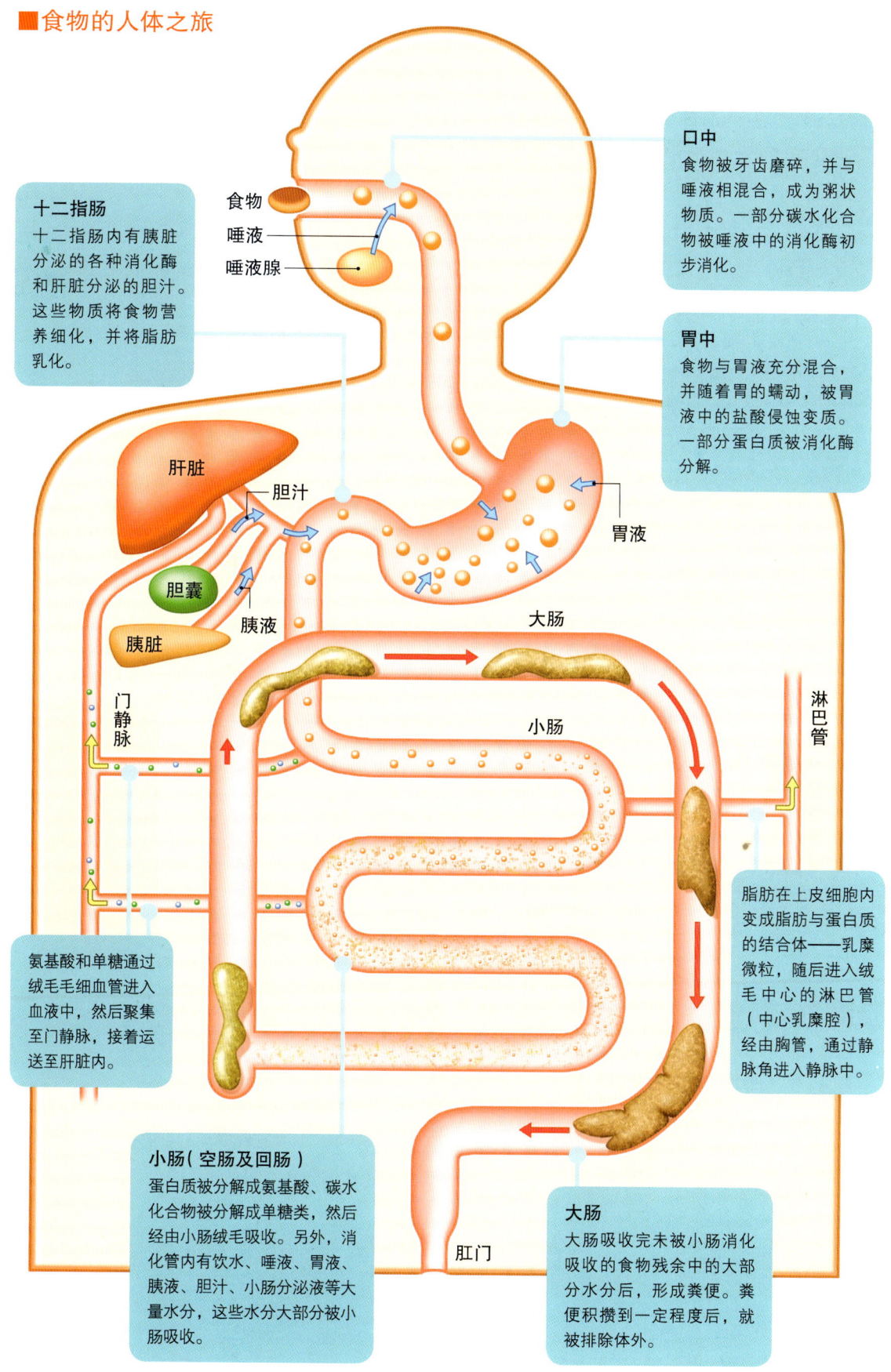

# 消化管的运动

消化管壁有两层平滑肌，通过不断收缩和张弛运送食物，并将食物充分混合。

消化管的位置关系与功能⇨p182
胃部与十二指肠⇨p184
小肠的构造⇨p188

## ■消化管的运动原理

消化管壁从内侧到外侧分别由黏膜、肌肉层、浆膜（外膜）构成。食管的开始部分是肌肉层，从咽部开始就变成骨骼肌了。中间部位掺杂了一部分平滑肌，从食管下部1/3处到直肠的肌肉层都是由平滑肌构成的。肌肉层共有两种，内侧是围绕消化管的环行肌层，外侧是与消化管平行的纵行肌层。除了这两层，胃内侧还有倾斜走向的肌肉层，共有3层。

环行肌层一收缩，该部分就会变细，纵行肌层一收缩，该部位就变粗。收缩由自主神经系统支配，此外还受存在于两层肌肉层中间的神经丛的神经细胞调节。如果纵行肌层与环行肌层连续收缩，食管内的食物就会被逐步运送至体内。从外面观察这一运动，就会发现食管很像蚯蚓蜿蜓起伏般爬行，这一运动就叫做蠕动运动。蠕动运动是将消化管的食物运送至下一部位的运动，而且食管只能这样运动。

## ■食管切面

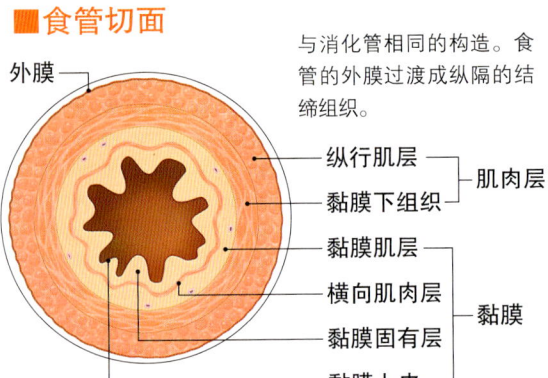

与消化管相同的构造。食管的外膜过渡成纵隔的结缔组织。

## ■食管的蠕动运动

纵向肌层收缩，食管变粗位置的食物由于近位环状肌层的收缩，被运送至远位。反复重复这一运动（蠕动运动），食物就经过食管被运送至胃部。即使人倒立，通过蠕动作用，食物还是会被运送到胃里。

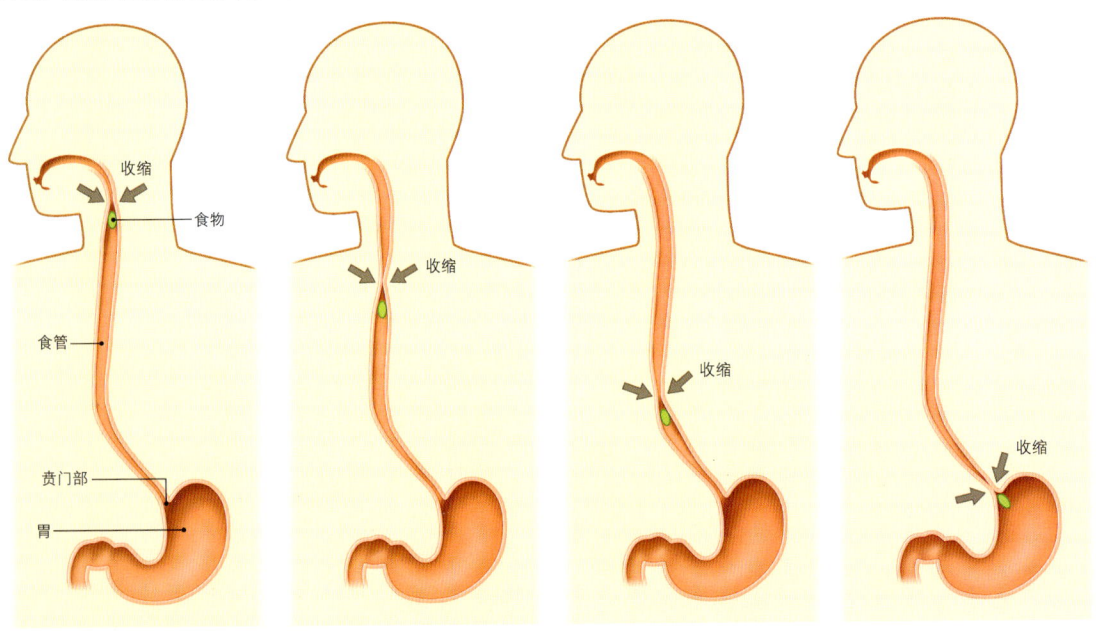

## 消化管的运动方式——分节运动与蠕动

胃和小肠等被食物填满后，一定时间内，环行肌与纵行肌会进行有节律的收缩和舒张，环行肌收缩的部位变细，纵行肌收缩的部位变粗，中间的食物通过左右移动，充分混合，或者被分解成更细小的物质，这一运动就叫做分节运动。

在消化管特定的部位内，纵行肌的收缩和张弛就是向远位或者进位移动，反复进行这一动作，消化管一部分伸张、缩短，食物也随之被运送到远位方向和近位方向，并被充分搅拌。这种将食物左右移动的运动就叫做紧张性收缩。

消化管中这两类运动相互作用，促进食物的消化，并提高吸收率。

### ■ 胃的蠕动运动

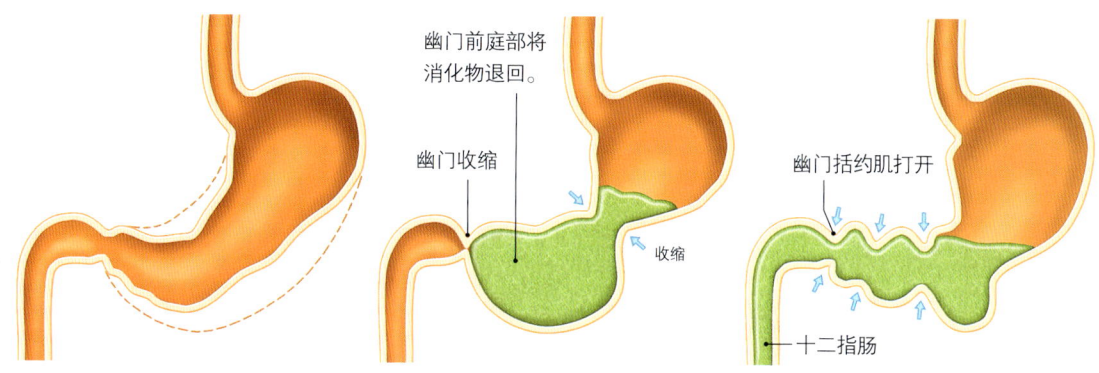

空腹时的胃。胃里没有食物，但是巨大的收缩波可以清洁胃内部。

食物进入胃部，通过搅拌不断消化，从胃大弯上部到幽门之间进行蠕动运动。幽门括约肌关闭，消化物就停留在胃内。

幽门括约肌打开后，消化物就被运送到十二指肠内。幽门括约肌调节强酸性消化物的运送量，防止其过量输送至十二指肠中。

### ■ 小肠的分节运动

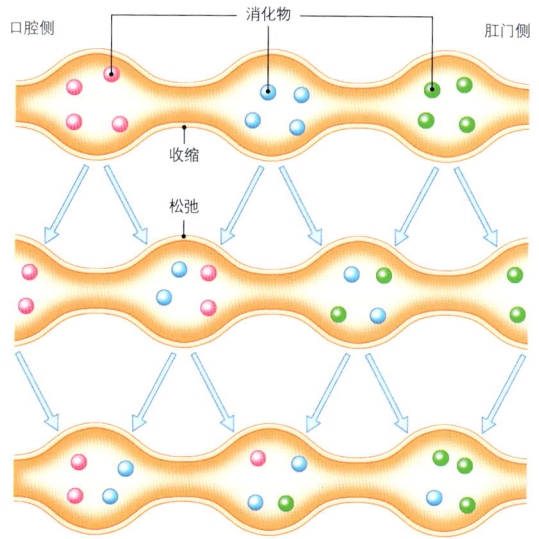

纵行肌和环行肌相互交错收缩，变细的部位左右方向移动，就像手握紧放松管子般，充分混合内部的消化物。

### ■ 小肠的紧张性收缩

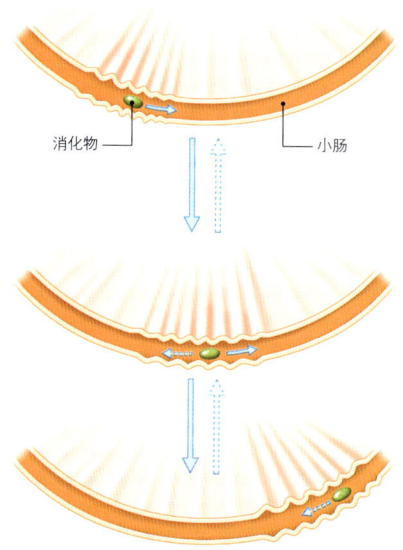

有些部位的纵行肌反复收缩、松弛，该部位就不断变长、变短，消化物就一会儿向左、一会儿向右运动，就向振子运动一样，将消化物充分搅拌。

# 呼吸系统概述

呼吸系统由空气的通道气管和进行气体交换作用的肺泡组成。肺中有无数条支气管,并与肺泡相连接。

鼻子的构造⇨p134　　呼吸的奥秘⇨p156
嗓子的结构⇨p144　　气体交换的奥秘⇨p158
肺部的构造⇨p154

## 从外鼻孔到肺泡

气管和肺泡是构成呼吸系统的两大要素。气管是将空气输送到肺泡并将废气排泄出体外的通道。肺泡是血液间氧气与二氧化碳交换的场所。气管的入口也就是鼻子的外鼻孔。鼻腔在后方的上咽部处(咽头鼻部、鼻咽部)打开,咽部既是空气的通道,也是食物的通道,两者是相互交叉的。人体通过喉头调节,引导空气进入肺部。喉部的入口(喉上口)有一个盖子叫做会厌。会厌平时都是打开状态,空气

### ■ 呼吸器官图示

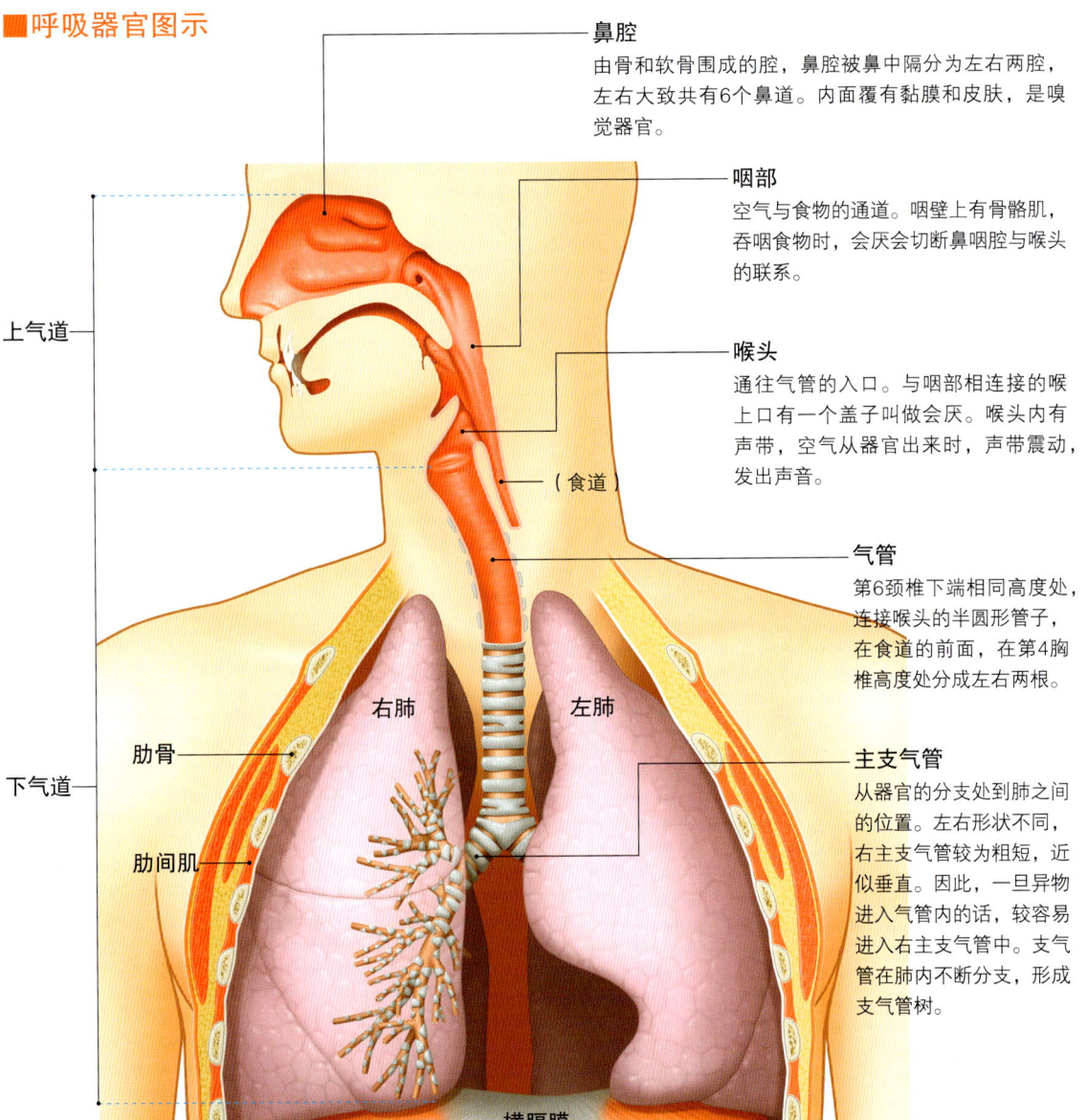

**鼻腔**
由骨和软骨围成的腔,鼻腔被鼻中隔分为左右两腔,左右大致共有6个鼻道。内面覆有黏膜和皮肤,是嗅觉器官。

**咽部**
空气与食物的通道。咽壁上有骨骼肌,吞咽食物时,会厌会切断鼻咽腔与喉头的联系。

**喉头**
通往气管的入口。与咽部相连接的喉上口有一个盖子叫做会厌。喉头内有声带,空气从器官出来时,声带震动,发出声音。

**气管**
第6颈椎下端相同高度处,连接喉头的半圆形管子,在食道的前面,在第4胸椎高度处分成左右两根。

**主支气管**
从器官的分支处到肺之间的位置。左右形状不同,右主支气管较为粗短,近似垂直。因此,一旦异物进入气管内的话,较容易进入右主支气管中。支气管在肺内不断分支,形成支气管树。

上气道　下气道　肋骨　肋间肌　右肺　左肺　(食道)　横膈膜

可以进入。但是，吞咽食物或唾液时，会厌盖住喉上口，可以防止食物等进入气管。

喉头与气管相连，分成左右两部分，然后与左右主支气管相连。主支气管从肺门进入肺部。首先分支出通向各叶肺的叶支气管，然后朝各个区域分支出区域支气管，接着分支出更细的细支气管，最后分支成末端细支气管。这种像树枝一样的分支，就称作支气管树。末端细支气管顶端连着呼吸细支气管和肺泡管（由于太小，在下图中没有标识），最后通向肺泡囊，呼吸细支气管以后的管壁上有肺泡。

鼻腔壁是由骨骼构成的。气管壁从喉头到细支气管部分是软骨，可以防止管腔关闭。气管内壁黏膜上分布着分泌黏液的杯状细胞，上皮细胞有腺毛。覆盖黏膜的黏液可以去除空气中的灰尘和尘埃。通过腺毛运动，将黏液往鼻腔的咽部方向、气管和支气管的喉部方向运送，最后排出体外。

喉头的侧壁有黏膜皱襞，空气经过喉头时，皱襞震动发出声音，因此，这个皱襞叫做声襞（又叫声带）。左右声襞之间是声门。通过声襞紧张度变化，声门一张一合，就可以发出各种各样的声音。声襞震动发出的声音与咽部、口腔和鼻腔产生共鸣，就形成声音。声襞将气管分成上气道和下气道。

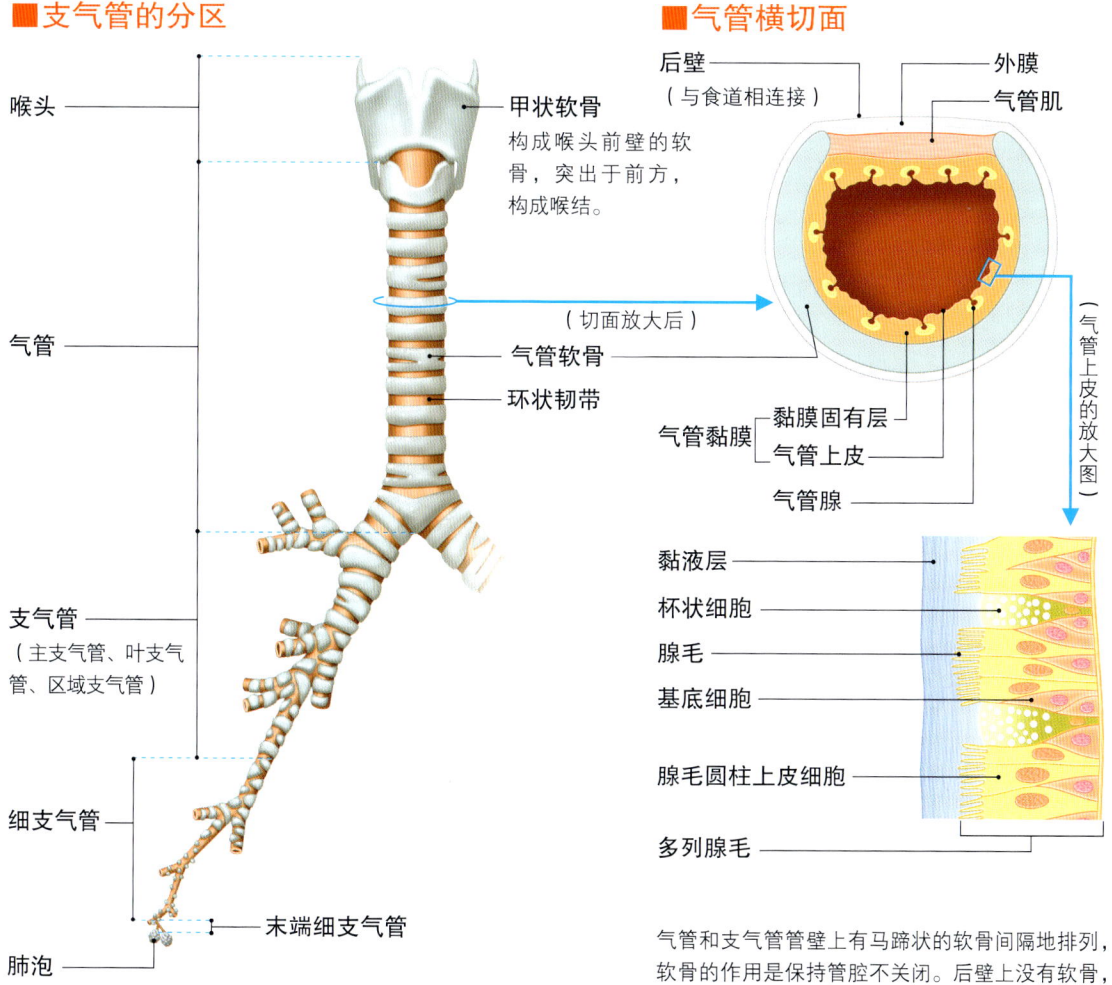

■支气管的分区

支气管进入肺部以后分支成两支，经过反复分支渐渐变细，最后形成末端细支气管。

■气管横切面

气管和支气管管壁上有马蹄状的软骨间隔地排列，软骨的作用是保持管腔不关闭。后壁上没有软骨，是一种膜状壁，上面有平滑肌。气管黏膜上皮的表面被杯状细胞和从气管腺内分泌的黏液所覆盖。通过腺毛运动，黏液被运送至喉头方向。

# 泌尿生殖系统概述

泌尿器官是将血液中不需要的物质排除体外的器官；
生殖器官是繁衍后代的器官。
两者关系较深，因此大多数情况下，可以将两者看成一体。

肾脏的构造⇨p200
膀胱与排尿反射⇨p204
男性生殖器⇨p206，p208
女性生殖器⇨p210，p212

## ■ 男性泌尿图示

从左右两侧的肾脏延伸出的输尿管与膀胱连接，从尿道内口延伸出的尿道穿过前列腺和阴茎通向尿道外口。

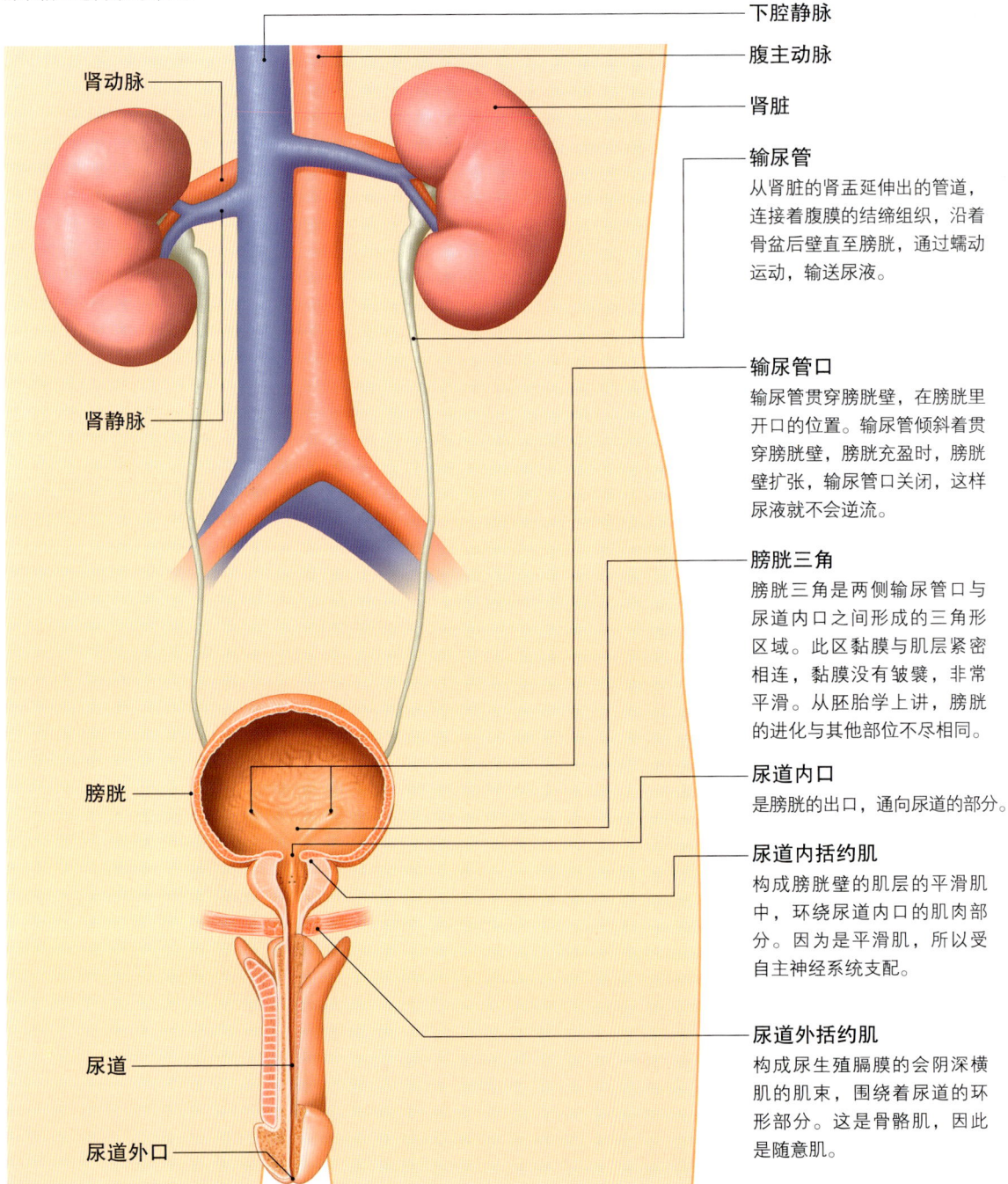

**下腔静脉**

**腹主动脉**

**肾动脉**

**肾脏**

**输尿管**
从肾脏的肾盂延伸出的管道，连接着腹膜的结缔组织，沿着骨盆后壁直至膀胱，通过蠕动运动，输送尿液。

**肾静脉**

**输尿管口**
输尿管贯穿膀胱壁，在膀胱里开口的位置。输尿管倾斜着贯穿膀胱壁，膀胱充盈时，膀胱壁扩张，输尿管口关闭，这样尿液就不会逆流。

**膀胱三角**
膀胱三角是两侧输尿管口与尿道内口之间形成的三角形区域。此区黏膜与肌层紧密相连，黏膜没有皱襞，非常平滑。从胚胎学上讲，膀胱的进化与其他部位不尽相同。

**膀胱**

**尿道内口**
是膀胱的出口，通向尿道的部分。

**尿道内括约肌**
构成膀胱壁的肌层的平滑肌中，环绕尿道内口的肌肉部分。因为是平滑肌，所以受自主神经系统支配。

**尿道外括约肌**
构成尿生殖膈膜的会阴深横肌的肌束，围绕着尿道的环形部分。这是骨骼肌，因此是随意肌。

**尿道**

**尿道外口**

## 泌尿器官与生殖器官

医学中常把泌尿器官和生殖器官合为一体。这是因为在胚胎形成过程中，原始的一部分泌尿器官分化成了生殖器官，像男性的尿道属于泌尿器官，但同时也是生殖器官。

泌尿器官就是将身体内不需要的物质排出体外的器官。泌尿系统是由过滤血液产生尿液的肾脏以及输送尿液的输尿管、暂时贮存尿液的膀胱、将膀胱内的尿液输出体外的尿道构成。输尿管、膀胱、尿道统称为尿路。

生殖系统是传宗接代的器官系统，繁衍生命是生物的本性。人有男人和女人之分，通过有性生殖繁衍后代。男人和女人不仅仅是性腺不同，分泌的生殖细胞不一样（男人产生精子，女人产生卵子），整体的生殖系统也各不相同。

另外，根据胚胎学的由来和功能，生殖器官分为外生殖器和内生殖器。外生殖器就是体表可以看到的生殖器官，是性交时需要的器官。内生殖器是产生生殖细胞的器官和运送生殖细胞的通道，以及将精子和卵子结合后产生的受精卵孕育至一定程度的器官。

男性的外生殖器官包括阴茎和阴囊；内生殖器包括睾丸、附睾、输精管、精囊、前列腺、尿道球腺。

女性的外生殖器包括大阴唇、小阴唇及阴蒂；内生殖器包括卵巢、输卵管、子宫和阴道。

### ■ 男性的尿路

男性的尿道较长，是一个倒立的"S"形，尿道穿过前列腺后，通往阴茎内，最后通向尿道外口。前列腺通过射精管与尿道连接。

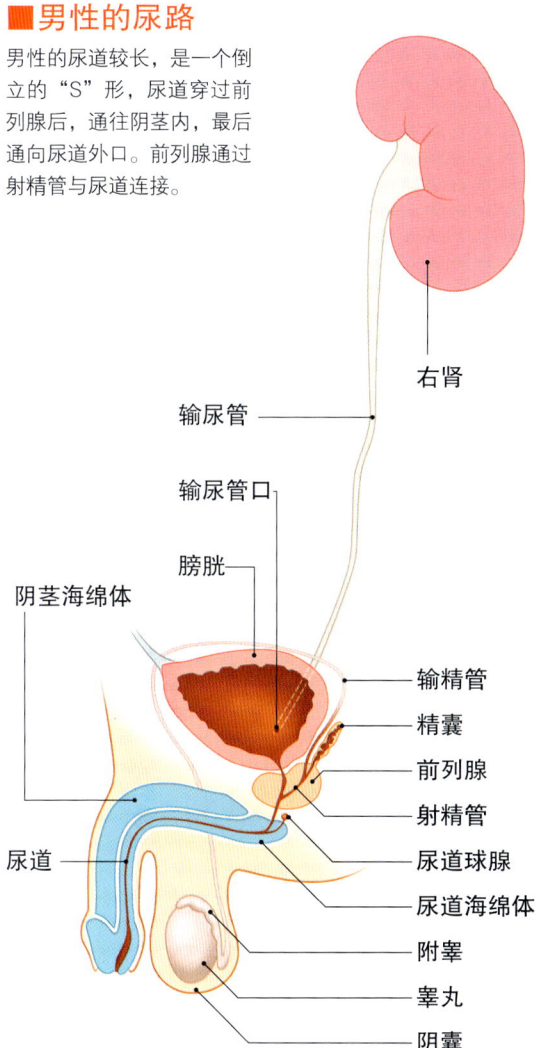

### ■ 女性的尿路

女性的尿路非常短，几乎是呈直线型的。在阴道前庭处开口。因此细菌容易侵入，引发膀胱炎。

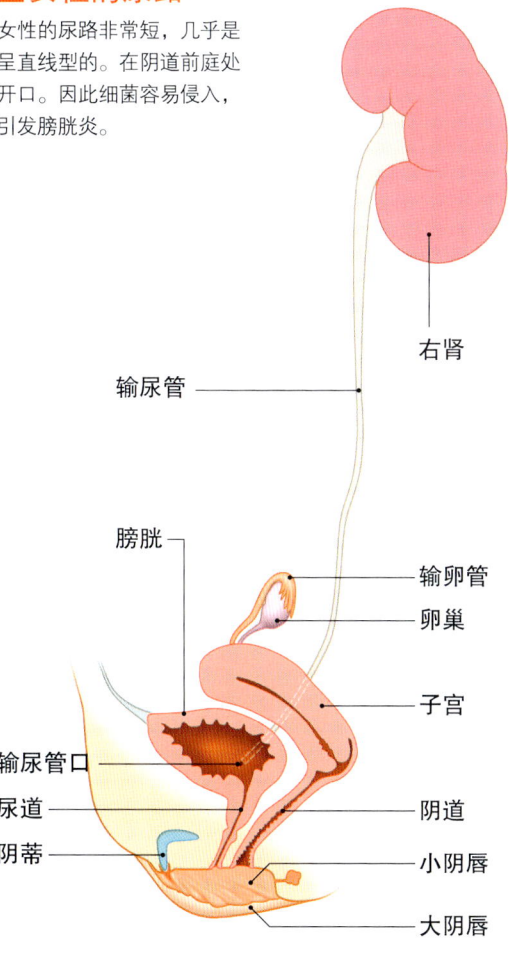

# 内分泌系统概述 ❶

体内作用于特定脏器的物质叫做激素，分泌激素的脏器叫做内分泌腺。激素调节各种器官的机能。

内分泌系统概述②⇨p74
主要的消化管激素⇨p187
胰脏各个部位的名称⇨p198
睾丸⇨p208
卵巢⇨p210

## 内分泌系统的定义

外分泌腺产生的物质是排出体外的，与此相对，一部分腺细胞将分泌的物质排放在自身周围，也就是排放在体内。分泌出的物质通过毛细血管进入到血液中，随着血液流动循环到全身。但是，这些物质只对特定器官产生作用，这种物质就叫做激素，分泌激素的细胞叫做内分泌细胞，细胞所属的器官叫做内分泌腺，另外，接受某种特定激素作用的脏器就叫做该激素的靶器官。

人体有多个内分泌腺，大体上可以分为两类。一类独立于其他器官，只具备内分泌机能，例如脑垂体、松果体、甲状腺、甲状旁腺（上皮小体）、肾上腺等。另一类是成为其他器官一部分的内分泌细胞，例如胰脏的胰岛、卵巢和精巢的性激素分泌细胞、消化管的消化管激素分泌细胞、心脏和肾脏的激素分泌细胞等。

按照化学成分分类，激素有含有蛋白质或者少数氨基酸与肽结合而成的肽类激素、氨基酸变化而成的氨基酸激素、像胆固醇一样的类固醇构成的类固醇激素。每种激素都有自己的靶器官，与靶器官的受体相结合，可以发挥激素的作用。

## 简明图解：内分泌腺与外分泌腺

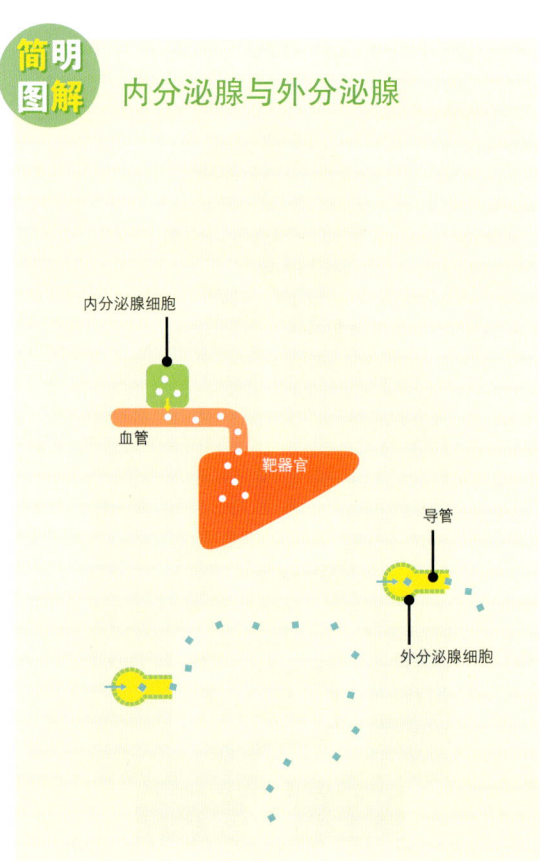

## ■肾上腺横切面

肾上腺也叫肾小体，是附在肾脏上部的内分泌器官。肾上腺的皮质分泌类固醇激素、髓质分泌氨基酸激素，两者都是内分泌腺。

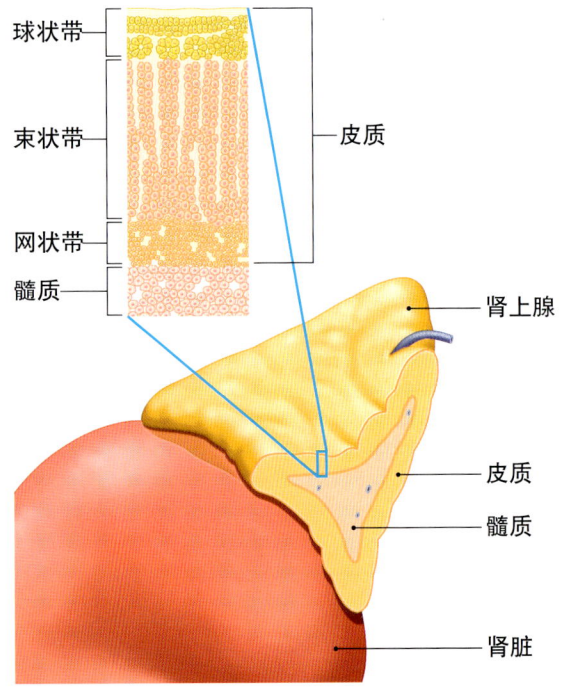

## ■全身主要内分泌器官和激素的作用

脑垂体分泌的激素请参照下一页。

**脑垂体**

**甲状腺**
[滤泡上皮细胞]
- 甲状腺素、三碘甲腺原氨酸
  促进全身细胞代谢。

[滤泡旁细胞]
- 降钙素
  促进骨骼形成，促进$Ca^{2+}$排泄和降低血液中$Ca^{2+}$的浓度。

**甲状旁腺**
- 甲状旁腺素（pTH）
  活化破骨细胞，提高血液中$Ca^{2+}$的浓度。

**肾上腺皮质**
[球状带]
- 盐皮质激素（醛固酮）
  促进$Na^+$的再吸收和$K^+$的排泄和调节体液量。

[束状带]
- 糖皮质激素（皮质酮）
  促进糖新生、提高血糖值、消炎作用等。

[网状带]
- 男性激素

**肾上腺髓质**
- 肾上腺素
  分解肝糖原、提供血糖值、促进代谢等。
- 去甲肾上腺素
  收缩末梢血管使血压上升。

**卵巢**
- 雌性激素（卵细胞激素）
  激发第二性征、促进卵细胞的成熟。
- 孕激素（黄体酮）
  促进子宫腺的分泌，有助于受精卵植入和发育。

**松果体**
- 褪黑激素
  抑制促性腺激素的分泌。

**胸腺**
- 胸腺激素
  促进T细胞的成熟。

**心脏**
- 心房钠尿肽
  促进尿的形成，促进排泄。

**胃（幽门腺）**
- 促胃液素
  促进胃酸分泌。

**胰脏**
[胰岛 α(A) 细胞]
- 胰高血糖素
  可以促进肝糖原分解，使血糖升高。

[胰岛 β(B) 细胞]
- 胰岛素
  促进细胞对糖的吸收、促进肝糖原的合成、降低血糖等作用。

[胰岛 δ(D) 细胞]
- 生长抑素
  抑制胰岛素和高血糖素的分泌。

**肾脏**
- 红细胞生成素
  促进红细胞的生成。
- 肾素
  分解血液中的血管紧张素、促进血管收缩、盐皮质激素的分泌，提高血压（肾素是一种酶，严格地说还不是激素）。

**十二指肠**
- 分泌素
  分泌碱性的胰液。
- 肠促胰酶素（肠促酶素肽）
  分泌富含消化酶的胰液。

**睾丸**
- 睾丸激素
  第二性征出现、精子生成、合成蛋白质，促进骨骼肌生长。

# 内分泌系统概述 ❷

激素分泌过多过少都不行。要根据靶器官的状况调节激素的分泌量，这种结构就叫做反馈调节。

内分泌系统概述①⇨p72
脑部的内部构造⇨p118
睾丸⇨p208
卵巢⇨p210

### ■ 脑垂体分泌的激素的作用

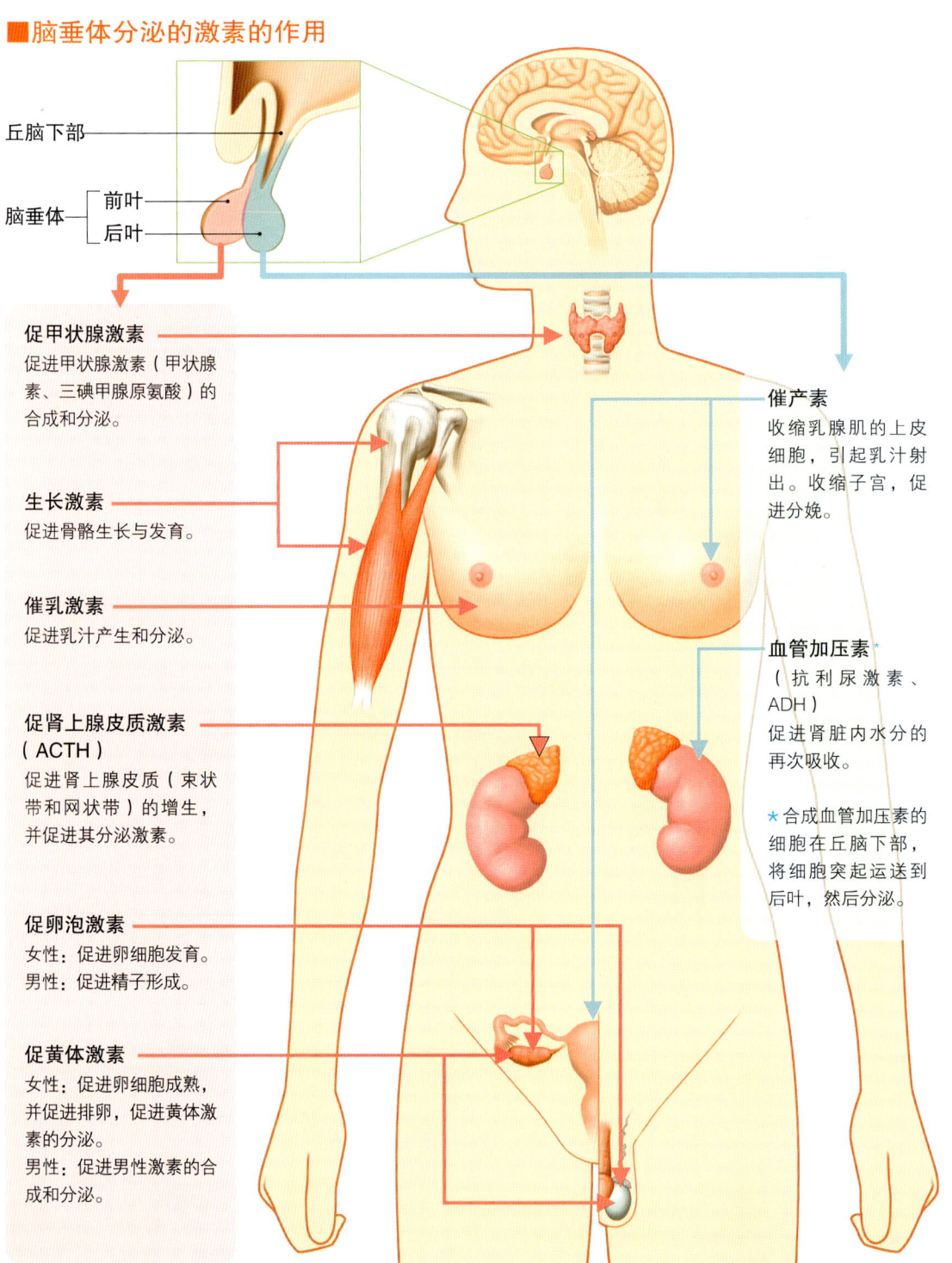

丘脑下部

脑垂体 — 前叶
　　　　 后叶

**促甲状腺激素**
促进甲状腺激素（甲状腺素、三碘甲腺原氨酸）的合成和分泌。

**生长激素**
促进骨骼生长与发育。

**催乳激素**
促进乳汁产生和分泌。

**促肾上腺皮质激素（ACTH）**
促进肾上腺皮质（束状带和网状带）的增生，并促进其分泌激素。

**促卵泡激素**
女性：促进卵细胞发育。
男性：促进精子形成。

**促黄体激素**
女性：促进卵细胞成熟，并促进排卵，促进黄体激素的分泌。
男性：促进男性激素的合成和分泌。

**催产素**
收缩乳腺肌的上皮细胞，引起乳汁射出。收缩子宫，促进分娩。

**血管加压素*** 
（抗利尿激素、ADH）
促进肾脏内水分的再次吸收。

*合成血管加压素的细胞在丘脑下部，将细胞突起运送到后叶，然后分泌。

## 简明图解 负反馈调节

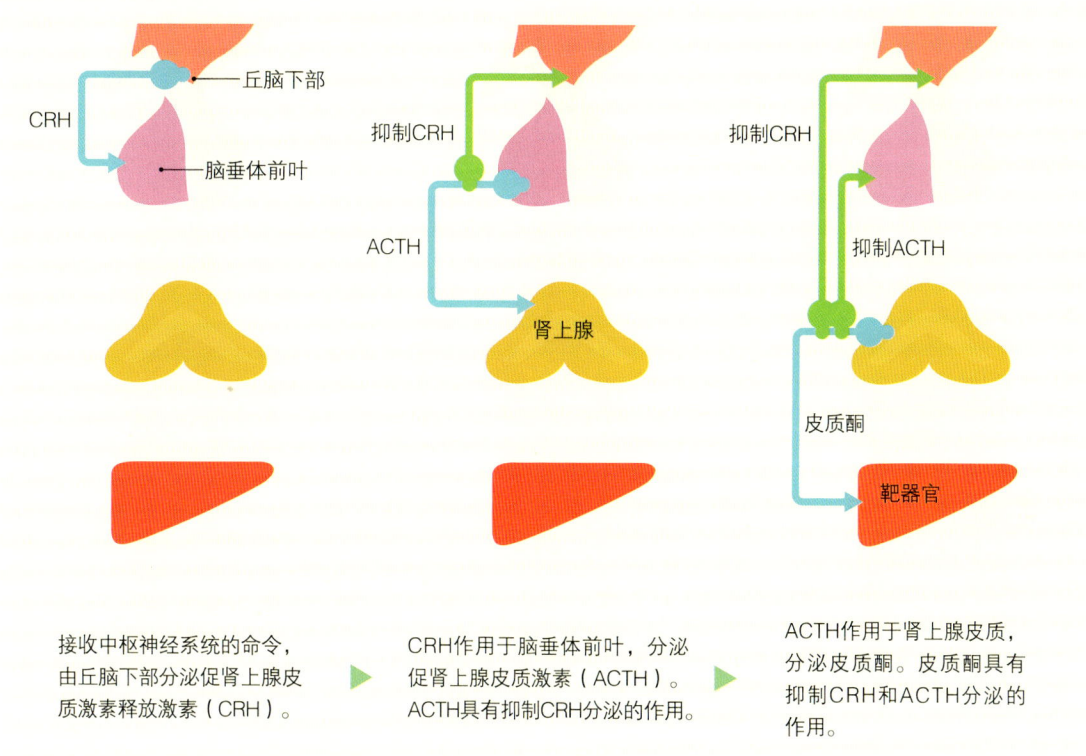

接收中枢神经系统的命令，由丘脑下部分泌促肾上腺皮质激素释放激素（CRH）。

CRH作用于脑垂体前叶，分泌促肾上腺皮质激素（ACTH）。ACTH具有抑制CRH分泌的作用。

ACTH作用于肾上腺皮质，分泌皮质酮。皮质酮具有抑制CRH和ACTH分泌的作用。

### 激素维持身体环境平衡

激素可以调节靶器官的机能，还可以保持身体的平衡。靶器官的机能向下时，激素的分泌量就会增加，机能过于亢奋时，激素的分泌量就会减少。人体通过调节激素分泌量保持靶器官的机能平衡，像这种根据结果调节激素分泌的结构叫做反馈调节。另外，机能亢奋时进行抑制作用，叫做负反馈调节。

例如，脑垂体前叶的促肾上腺皮质激素（ACTH）分泌量依靠丘脑下部的促肾上腺皮质激素释放激素（CRH）调节，ACTH不仅作用于促肾上腺皮质，还作用于丘脑下部，抑制CRH的分泌。ACTH促进促肾上腺皮质酮的分泌，皮质酮不仅可以促进靶器官机能亢奋，还可以抑制丘脑下部CRH的分泌以及脑垂体的ACTH分泌。如果皮质酮的分泌量增加，受其影响，ACTH的分泌量降低，就能促进CRH的分泌，由于ACTH分泌减少，比起促进CRH的分泌，皮质酮可更有效地抑制CRH的分泌。因此，CRH和ACTH的分泌量减少，皮质酮的分泌量也随之减少。

血液中的葡萄糖含量（血糖值）受胰脏中胰岛分泌的胰岛素和胰高血糖素两种激素调节。胰岛素可以降低血糖值，胰高血糖素可以提高血糖值。当血糖值上升时，胰岛素分泌增加，这样血糖值就降低了。如果血糖值过低，胰高血糖素的分泌就变多，增加血糖值。如此反复，胰岛素和胰高血糖素就会无限制增加，胰岛还分泌生长抑素，可以抑制这两种激素分泌。通过负反馈调节，调节胰岛素和胰高血糖素的分泌量。

# 中枢神经系统与末梢神经系统

神经系统包括脑和脊髓的中枢神经系统以及遍布全身的末梢神经系统。末梢神经系统按照其功能可以进一步分类。

脑神经⇨p82　　颈部的神经⇨p112
脊髓神经⇨p84　　上肢的神经⇨p224
自主神经系统⇨p88　下肢的神经⇨p233
头部神经⇨p110

## 神经的分类

神经系统是把握身体内外的状况，并做出适当反应的器官。

神经系统包括遍布全身，收集内外状况、收缩肌肉的末梢神经系统和处理末梢神经系统收集的信息，并分析身体该做出何种反应的中枢神经系统。中枢神经系统分布在由颅骨和脊柱管构成的腔内，颅骨的颅腔内的一部分是脑，脊柱管内的一部分是脊髓。脑分为大脑半球（端脑）、间脑、中脑、小脑、脑桥、延髓，脊髓分为颈髓、胸髓、腰髓、骶髓。一般以末梢神经系统与中枢神经系统的连接的地方命名神经，比如，与脑连接的神经就叫脑神经，与脊髓连接的神经就叫脊神经。

末梢神经中包括有意识控制直觉和运动的体神经和无意识地调节内脏功能的自主神经。体神经包括将全身感觉器官的信息传达给中枢神经的感觉神经和将中枢神经的刺激传输给肌肉，使肌肉收缩的运动神经。自主神经主要分布在内脏中，自主神经系统在交感与副交感神经系统之间保持平衡，调控体内的内脏器官。交感神经主要是让身体处于紧张或者兴奋状态，能够对周围状况迅速做出反应。而副交感神经主要是激活内脏机能，养护身体。末梢神经中混杂着各种功能的神经，我们有必要弄清楚神经中还包括具有哪些功能的神经。另外，属于末梢神经系统的脊髓神经的颈神经、第一胸神经、腰神经、骶神经的前支不断分支，形成分布在末梢的神经丛。

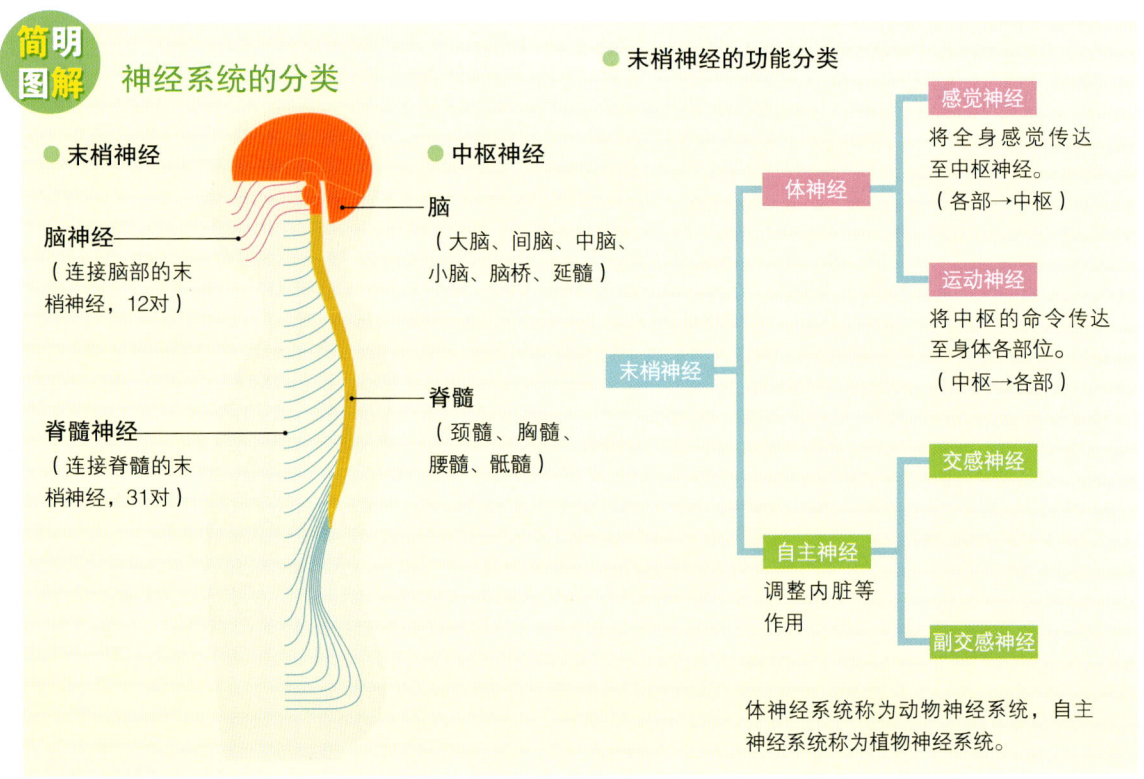

## ■ 全身主要的神经

**迷走神经**
虽是一种脑神经，但主要分布在颈部到胸腹部的内脏里。

**三叉神经**

**颈神经**

**胸神经**

**腰神经**

**骶神经**

**尾神经**

**脊神经**
与脊髓连接的末梢神经，按照脊柱位置不同，可分为颈神经（8对）、胸神经（12对）、腰神经（5对）、骶神经（5对）、尾神经（1对）。

**大脑**
**小脑**　中枢神经
**延髓**
**脊髓**

**颈丛**
由第1~4颈神经的前支构成，分支主要分布在颈部皮肤和肌肉里。

**臂丛**
由第5~8颈神经前支和第1胸神经前支的大部分构成，分支主要分布在上肢的皮肤和肌肉里。

**腰丛**
由第12胸神经前支的一部分、第1~4腰神经前支的一部分组成。这些分支主要分布在骨盆腹侧、阴茎、大腿前面的皮肤和肌肉上。从腰丛出发，隐在神经在小腿内侧到脚背的内侧，支配皮肤的感觉。

**骶丛**
由一部分第4腰神经（腰骶干）、第5腰神经、第1~3骶骨神经前支构成，分布在臀部、大腿后部、小腿和足部皮肤和肌肉里。

**阴部神经丛**
由第2~4骶神经的前支组成，分布在会阴和外生殖器。

# 神经的奥秘

神经元由胞体和突起两部分构成。突起较长的部分叫做神经纤维。在中枢神经系统，胞体聚集的部分叫做灰白质、神经纤维聚集的部分叫做白质。

中枢神经系统与末梢神经系统⇨p76　　自主神经系统⇨p88
脊髓神经的奥秘⇨p84　　　　　　　　脑部的内部构造⇨p118
运动神经与感觉神经⇨p86

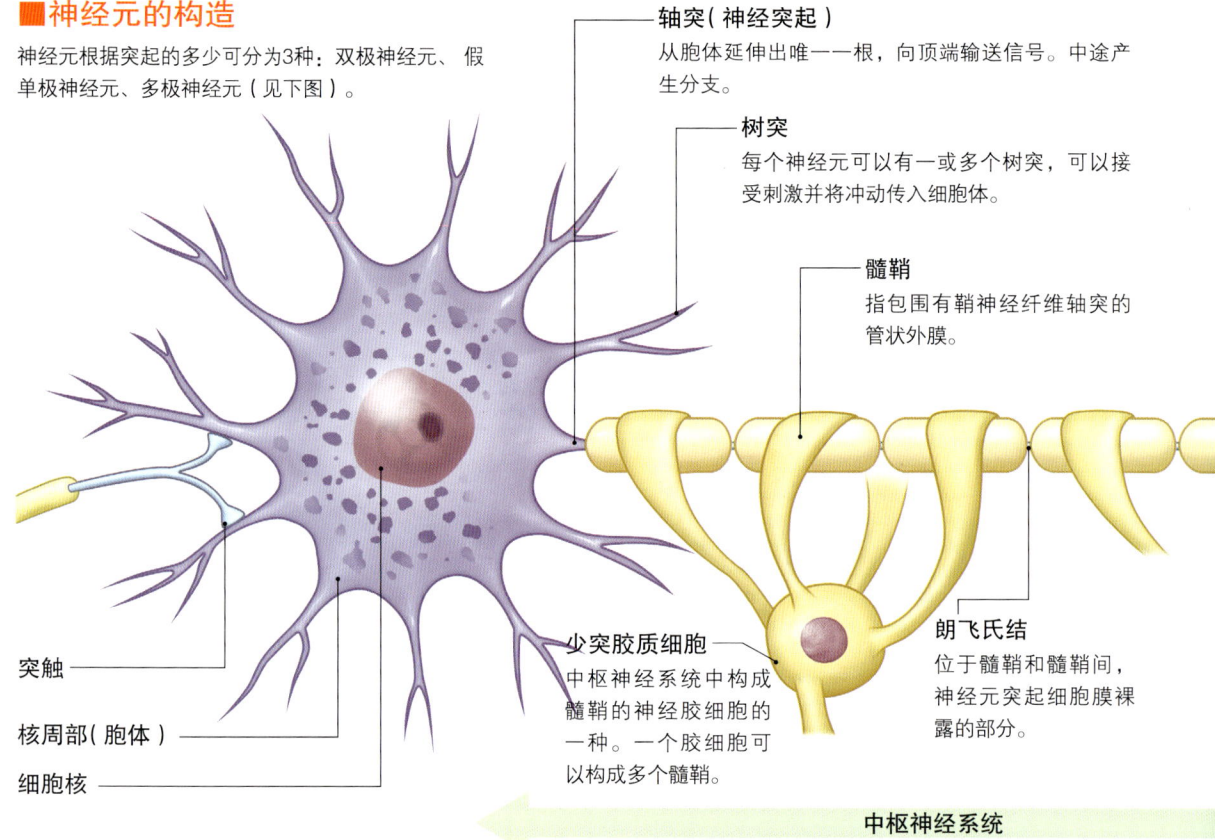

■ 神经元的构造

神经元根据突起的多少可分为3种：双极神经元、假单极神经元、多极神经元（见下图）。

**轴突（神经突起）**
从胞体延伸出唯一一根，向顶端输送信号。中途产生分支。

**树突**
每个神经元可以有一或多个树突，可以接受刺激并将冲动传入细胞体。

**髓鞘**
指包围有鞘神经纤维轴突的管状外膜。

**突触**

**核周部（胞体）**

**细胞核**

**少突胶质细胞**
中枢神经系统中构成髓鞘的神经胶细胞的一种。一个胶细胞可以构成多个髓鞘。

**朗飞氏结**
位于髓鞘和髓鞘间，神经元突起细胞膜裸露的部分。

中枢神经系统

## 神经元的构造

神经元也叫神经细胞，细胞核及其周围的细胞质构成胞体，并且突出。

突起分为树突和轴突两种，树突较短，有分支，多为复数，而轴突只有一根，且较长，分支较少。树突与其他神经元的轴突顶端相连接，这个连接部位就叫做突触。轴突和树突中，较长的部分叫做神经纤维。

神经纤维的周围被鞘包围，鞘分为两种，一种是由少突胶质细胞和施万细胞的细胞膜缠绕在鞘的周围的髓鞘，另一种是由细胞的细胞质缠绕的施万鞘。

周围缠绕着髓鞘的神经纤维叫做有髓神经纤维，有施万髓鞘的神经纤维叫做有鞘纤维。施万髓鞘上只存在末梢神经，中枢神经的神经纤维是有髓无鞘神经纤维，末梢神经系统的神经纤维是有鞘纤维。

在中枢神经系统的神经纤维中，一个少突胶质细胞对应多个突起，构成髓鞘。末梢神经系统的神经纤维根据是否是施万细胞构成的髓鞘，可以分为有髓有鞘神经纤维和无髓有鞘神经纤维。有髓有鞘神经纤维中，一个施万细胞在一个突起的周围构成髓鞘，无髓有鞘神经纤维则是一个施万细胞包裹着多个突起。

### ■ 末梢神经的有髓有鞘神经纤维

施万细胞围绕在轴突周围。

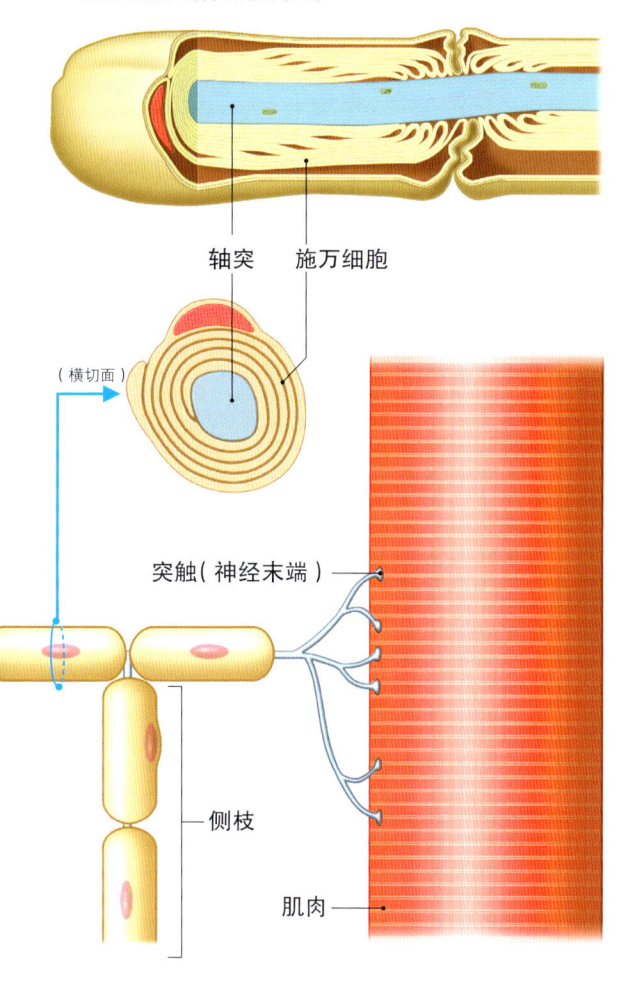

### 灰白质和白质

神经细胞的胞体和神经纤维多以"集团"形式聚集在一起，中枢神经系统中，胞体聚集的部位叫做灰白质，神经纤维聚集的部位叫做白质。此外，白质中岛屿状的灰白质叫做神经核，大脑的髓质（白质）中的基底核就是典型代表。脑干中由白质和灰白质混合的部分，叫做网状结构。

另外，末梢神经系统中，胞体聚集的部分叫做神经节，神经纤维束也就是神经。神经节内有感觉神经和自主神经。感觉神经各有一个长的树突和神经突起，神经节中没有突触，从末梢传达的感觉，通过一个神经元传达到中枢神经系统中。

自主神经系统的神经元也叫多极神经元。构成神经元的胞体周围有很多短小的树突，这些树突有突触。

从中枢神经系统延伸出的神经纤维，在神经节位置通过突触交替至下一个神经元的神经纤维。因为前者的神经纤维位于神经节的前面，因此叫做节前纤维，后者叫做节后纤维。

### 专栏 灰白质与白质

中枢神经系统的胞体聚集部分叫灰白质，神经纤维聚集的部位叫白质。大脑和小脑周围的皮质就是灰白质，中心部分的髓质就是白质。与此相对，脊髓中的皮质是白质，髓质是灰白质。

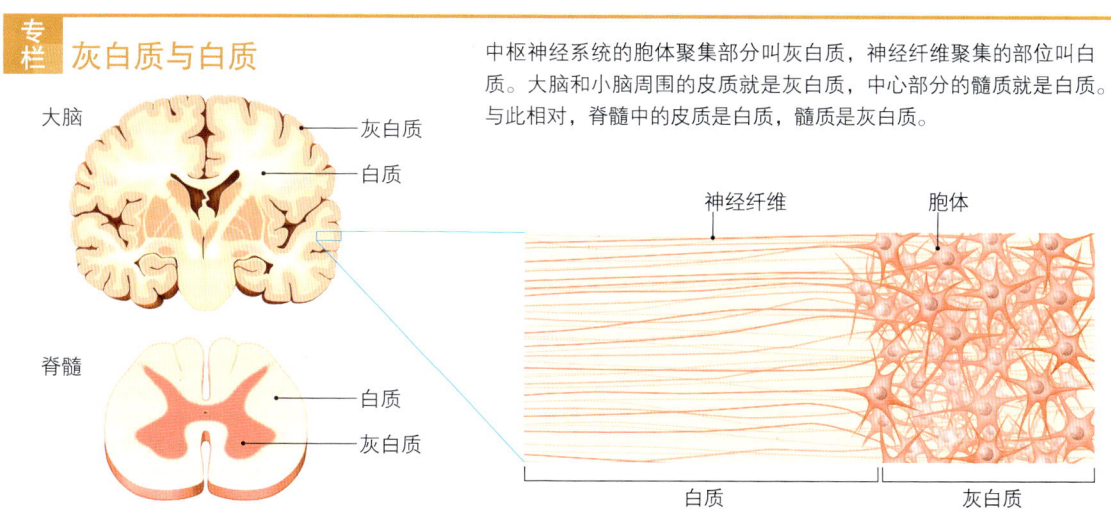

# 神经传导的奥秘

神经元内受到的电刺激通过轴突传导。轴突的顶端与另一神经元的结合部叫突触，突触把化学信号传导至下一个神经元。

神经的奥秘⇨p78

## 离子使细胞内外产生电位差

人体内钠原子和钾原子以离子带电状态存在。

细胞膜上有通过特定离子的孔（通道）。通常状态下，钾通道是一直开着的，钾离子（$K^+$）很容易穿过去，钠离子通道和钙离子通道是关闭的，因此钠离子（$Na^+$）和钙离子（$Ca^+$）难以通过。

细胞内外$Na^+$、$K^+$、$Ca^+$、氯离子($Cl^-$)、磷酸根离子($HpO_4^{2-}$)的分布不均匀，一般细胞外$Na^+$和$Cl^-$较多，细胞内$K^+$和$HpO_4^{2-}$较多。具有正极电荷的$K^+$由浓度较高的方向（细胞内）向较低的方向（细胞外）流动，所以细胞内与细胞外相比，带负电较多。

## 轴突内刺激的传导

与神经元的轴突相同，包围细胞膜的轴突内多带有负电，通常打开关闭的离子通道，负电就会变低，一旦超过一定数值（称为临界值），$Na^+$通道就会打开，$Na^+$就会从轴突外流入轴突内，这叫做动作电位。这种情况下，该部位轴突内正离子增加，带电为正电。

### ■ 神经元的刺激传导

【无髓纤维】

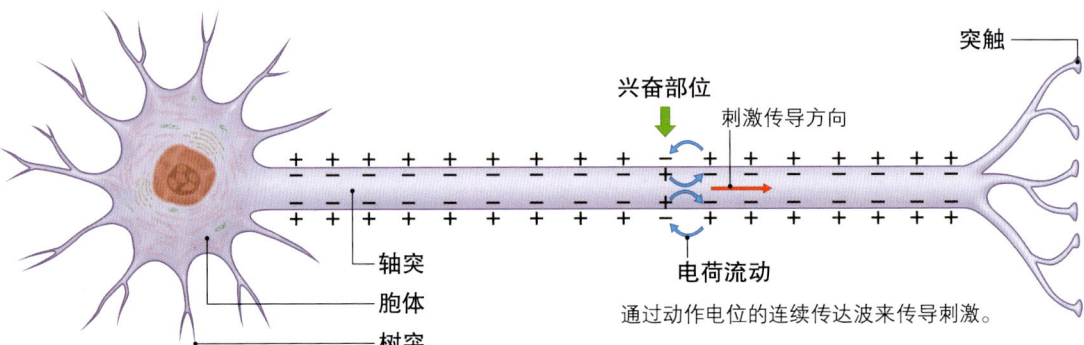

通过动作电位的连续传达波来传导刺激。

【有髓纤维】

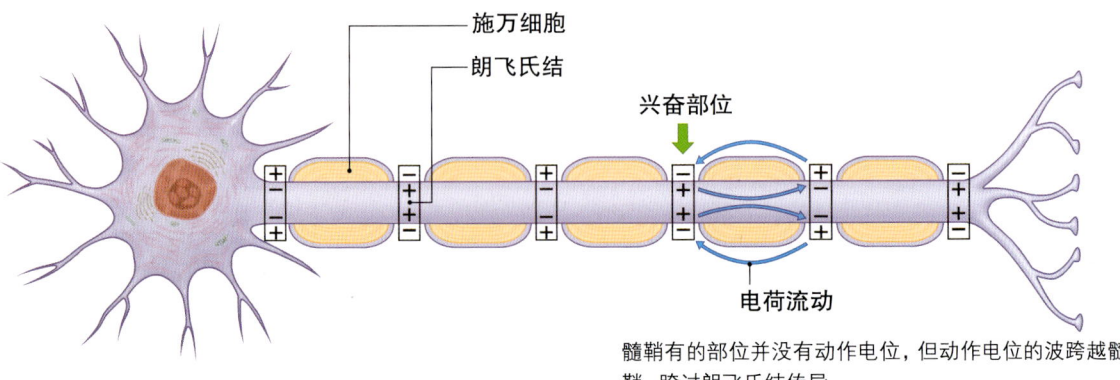

髓鞘有的部位并没有动作电位，但动作电位的波跨越髓鞘，跨过朗飞氏结传导。

## ■ 突触的刺激传导

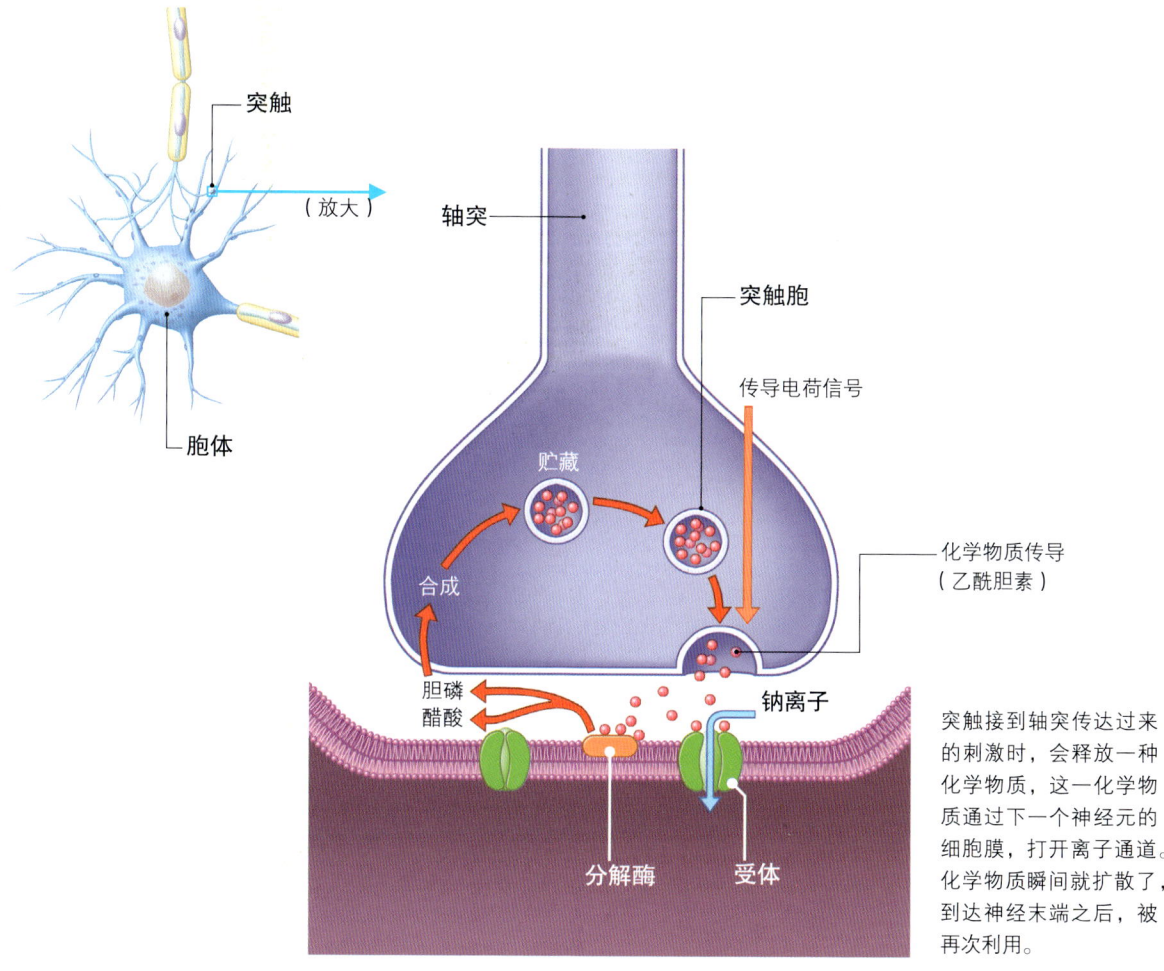

突触接到轴突传达过来的刺激时，会释放一种化学物质，这一化学物质通过下一个神经元的细胞膜，打开离子通道。化学物质瞬间就扩散了，到达神经末端之后，被再次利用。

$K^+$的通道打开，$K^+$从轴突内出去，然后轴突内变成负电。但是，轴突内外$Na^+$和$K^+$的量本来就不一样，$Na^+$从轴突内出来，同时$K^+$又从外面进入轴突内，最后恢复到原本状态。

轴突的某些部位由于$Na^+$流入，带正电，因为周围部位都带负电，正电和负电之间产生电流，负电程度随之变低。如果负电程度达到临界值，这个部位就会发生动作电位，接着相邻的部位同样也会产生动作电位。

但是，一旦发生动作电位，$Na^+$和$K^+$在轴突内外失去平衡的部位，在恢复到原本状态之前不会发生动作电位。因此，动作电位的波沿着轴突的方向逐次移动。传导动作电位的波的动作就叫做刺激传导。

有髓纤维的髓鞘都紧密地缠绕在轴突的周围，除去髓鞘和髓鞘之间的朗飞氏结，无法与细胞外的离子相接触。因此，动作电位的波跨越髓鞘，在朗飞氏结的位置产生。

这种刺激一直传达到轴突末端的突触，因为末端无法传导电荷，所以置换成化学物质传导信号。末端为了应对刺激，会释放类似乙酰胆碱的化学物质。下一个神经元的细胞膜内有与乙酰胆碱结合的部位，在该部位与乙酰胆碱结合，然后离子通道打开，该部位的负电就变低。

这一过程不断扩展，一直传达至轴突最初部分后，再次产生动作电位，同时再次传导轴突的刺激。

# 脑神经的奥秘

连接脑的末梢神经叫做脑神经。脑神经的神经纤维中有感觉神经、运动神经、副交感神经等多种神经。

中枢神经系统和末梢神经系统⇨p76
运动神经与感觉神经⇨p86
自主神经系统⇨p88
头部的神经⇨p110
脑部的奥秘⇨p116
小脑与脑干的构造⇨p120

## 连接脑部的末梢神经

末梢神经中，直接从脑延伸出的神经以及延伸至脑部的神经一共有12对，这些都叫脑神经。根据位置的不同，按照顺序从Ⅰ至Ⅻ编号。容纳脑部的头部还集中了眼、耳、鼻、舌等特殊的感觉器官，因此，这些感觉除了一般的皮肤感觉，都是受脑的感觉神经支配。除此之外，支配头颈部肌肉的运动神经，以及支配头部和胸腹部内脏的副交感神经。

### 滑车神经（第Ⅳ脑神经）
支配附着在眼球上的斜纹肌的运动神经，从中脑背侧下丘方出脑。

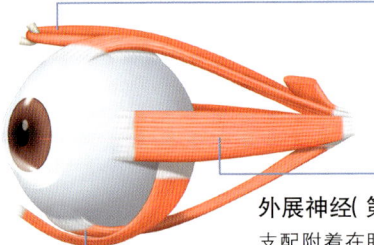

### 外展神经（第Ⅵ脑神经）
支配附着在眼球外侧直肌的运动神经，从脑桥与延髓交界处出脑。

### 动眼神经（第Ⅲ脑神经）
包括支配附着在眼球上的4块肌肉以及上眼睑肌肉运动的运动神经和支配眼睛的睫状肌和瞳孔括约肌的副交感神经。从中脑下方的腹侧出脑。

### ■脑干与脑神经的位置关系
（从左侧观察脑部）

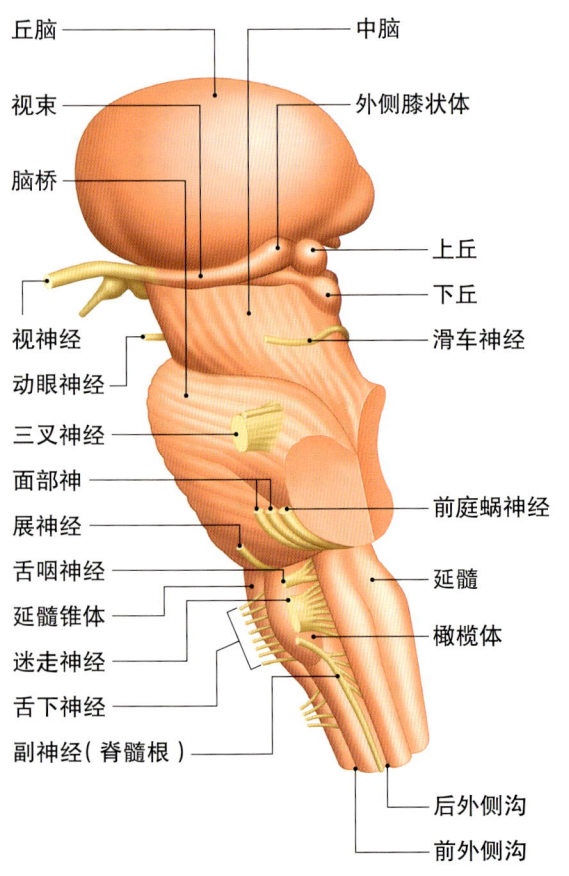

丘脑 — 中脑
视束 — 外侧膝状体
脑桥
— 上丘
— 下丘
视神经 — 滑车神经
动眼神经
三叉神经
面部神
展神经 — 前庭蜗神经
舌咽神经 — 延髓
延髓锥体 — 橄榄体
迷走神经
舌下神经
副神经（脊髓根）
— 后外侧沟
— 前外侧沟

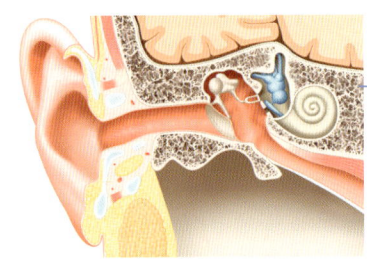

### 前庭蜗神经（第Ⅷ脑神经）
与展神经和面部神经一样，都是从脑桥与延髓交界处出脑。对颅分为保持听觉的听神经和保持平衡感的前庭神经。

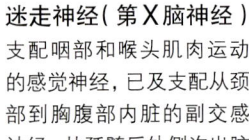

### 迷走神经（第Ⅹ脑神经）
支配咽部和喉头肌肉运动的感觉神经，已及支配从颈部到胸腹部内脏的副交感神经。从延髓后外侧沟出脑。

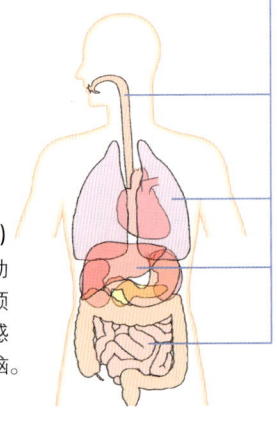

## ■脑神经的种类、走向及功能（从底侧观察脑部）

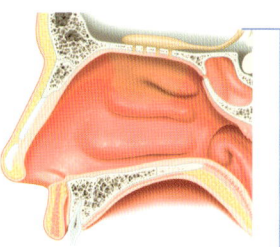

**嗅觉神经（第Ⅰ脑神经）**
主要传导嗅觉的神经。从大脑半球下面进入嗅球。

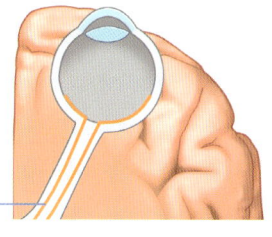

**视神经（第Ⅱ脑神经）**
传达眼睛接受的视觉。在间脑底部连接，形成两条视束。

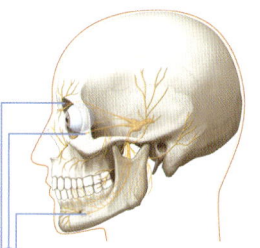

**三叉神经（第Ⅴ脑神经）**
共分为眼神经、上颌神经、下颌神经3根，主要是传达面部皮肤感觉的感觉神经，下颌神经中还包括支配咀嚼肌的运动神经。从脑桥外侧部出脑。

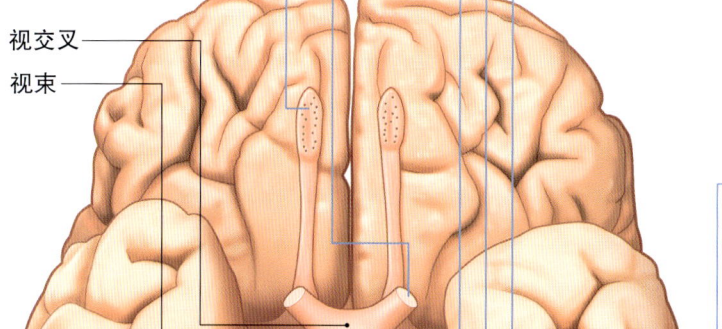

- 视交叉
- 视束
- 脑桥
- 延髓

**面部神经（第Ⅶ脑神经）**
包括支配面部表情肌的运动神经和中间神经两种。中间神经由传导味觉的感觉神经、支配泪腺、颌下腺、舌下腺的副交感神经构成。

**舌咽神经（第Ⅸ脑神经）**
舌咽神经是指支配中耳直觉、舌根部和咽部直觉及味觉、咽部肌肉运动、耳下腺分泌的副交感神经。从延髓的后外侧沟的上方出脑。

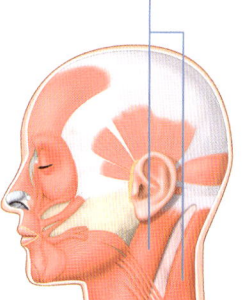

**副神经（第Ⅺ脑神经）**
支配胸锁乳突肌和斜方肌的运动神经。从延髓的后外侧沟出脑后，与延髓根同行，经颈静脉出颅，与迷走神经汇合，支配喉头的肌肉。

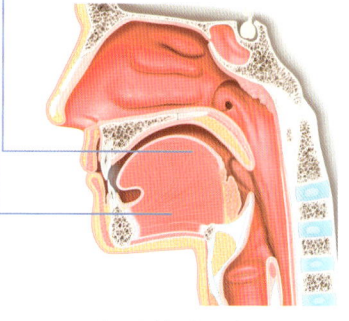

**舌下神经（第Ⅻ脑神经）**
支配舌内外肌肉的运动神经。多从延髓前外侧沟出脑。

# 脊髓神经的奥秘

贯通脊髓的末梢神经叫做脊髓神经。一共有31对，根据在脊髓位置高度不同，可以分为颈神经、胸神经、腰神经、骶神经、尾骨神经。

中枢神经系统与末梢神经系统⇨p76
运动神经和感觉神经⇨p86
脊柱⇨p174

## 脊髓神经的构成

脊髓神经是与脊髓相连接的神经。脊髓与脊髓神经结合的部分叫做根，从脊髓前外侧沟延伸出来的部分叫做前根，从后外侧沟延伸出的部分叫做后根。前根和后根从椎骨间的椎间孔合并，共同组成脊髓神经。

最上面的脊髓神经是从枕骨和第一颈椎之间出椎管，叫第一颈神经。下面依次是第2、第3颈神经……第7颈椎和第1胸椎之间延伸出第8颈神经。接着，第1胸椎和第2胸椎之间有第1胸神经，然后以次类推，到第12胸神经、5对腰神经、5对骶神经、1对尾骨神经。后根与前根汇合处隆起部位就是脊神经节或者后根神经节。

脊髓神经从椎间孔出椎管后，分成前支和后支，胸神经和腰神经与交感神经之间出椎管后形成交通支。

### ■脊髓神经横切面
（胸神经）

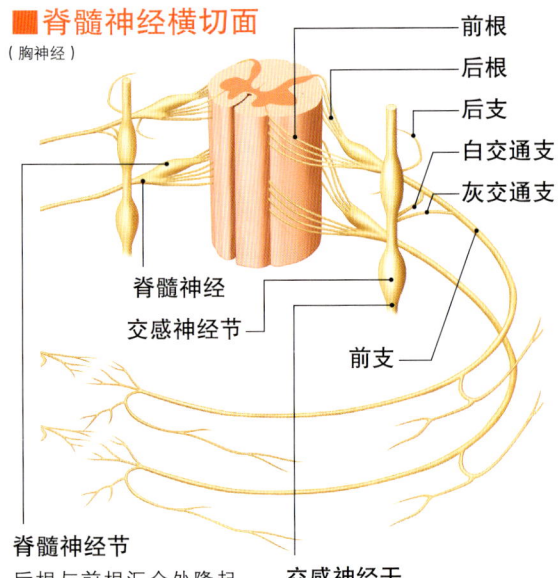

**脊髓神经节**
后根与前根汇合处隆起的部位就是脊神经节。感觉性神经节也叫后根神经节。

**交感神经干**
上下相邻的交感神经节靠神经纤维连接。胸神经、腰神经与交感神经节之间形成交通支。

### ■脊髓神经全貌（前面）（前面）

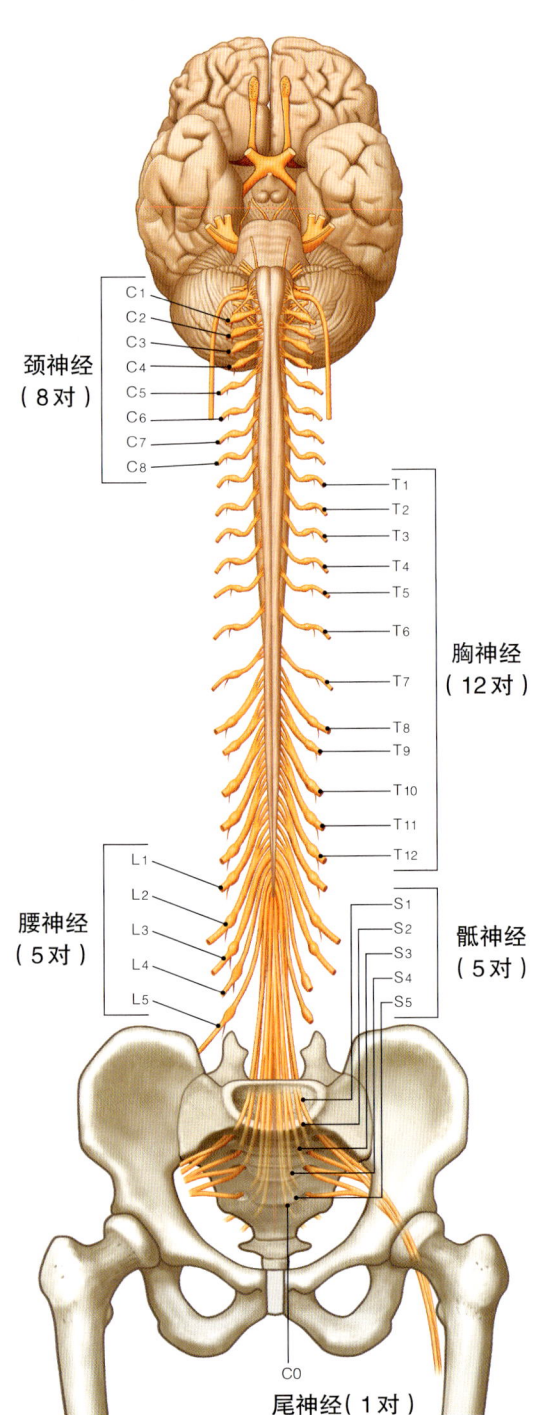

## ■ 脊髓神经和脊柱之间的位置关系

与容纳脊髓的脊柱管的长度相比，脊髓较短，长度也就只有第1~2腰椎之间的高度。因此，构成脊髓神经的根从对应的脊髓到脊柱管内沿着下方分布。脊髓下端以下只有根，这部分根的集团就叫做马尾。此外，从脊柱管内的蛛网膜下腔内提取脑脊髓液时，从第2、第3或者第4腰椎之间扎针，这样不会伤害到脊髓。

## ■ 脊髓神经根据周期分类

脊髓神经根据周期分类，因为在胚胎发育过程中不断分节化。不只是神经，皮肤和肌肉也一样进行分节。同样分节的皮肤和肌肉受分节神经支配。随着生长，其形状也会发生变化，皮肤和肌肉与最初支配的神经相互伴随成长，成人皮肤的感觉神经也随之分节。

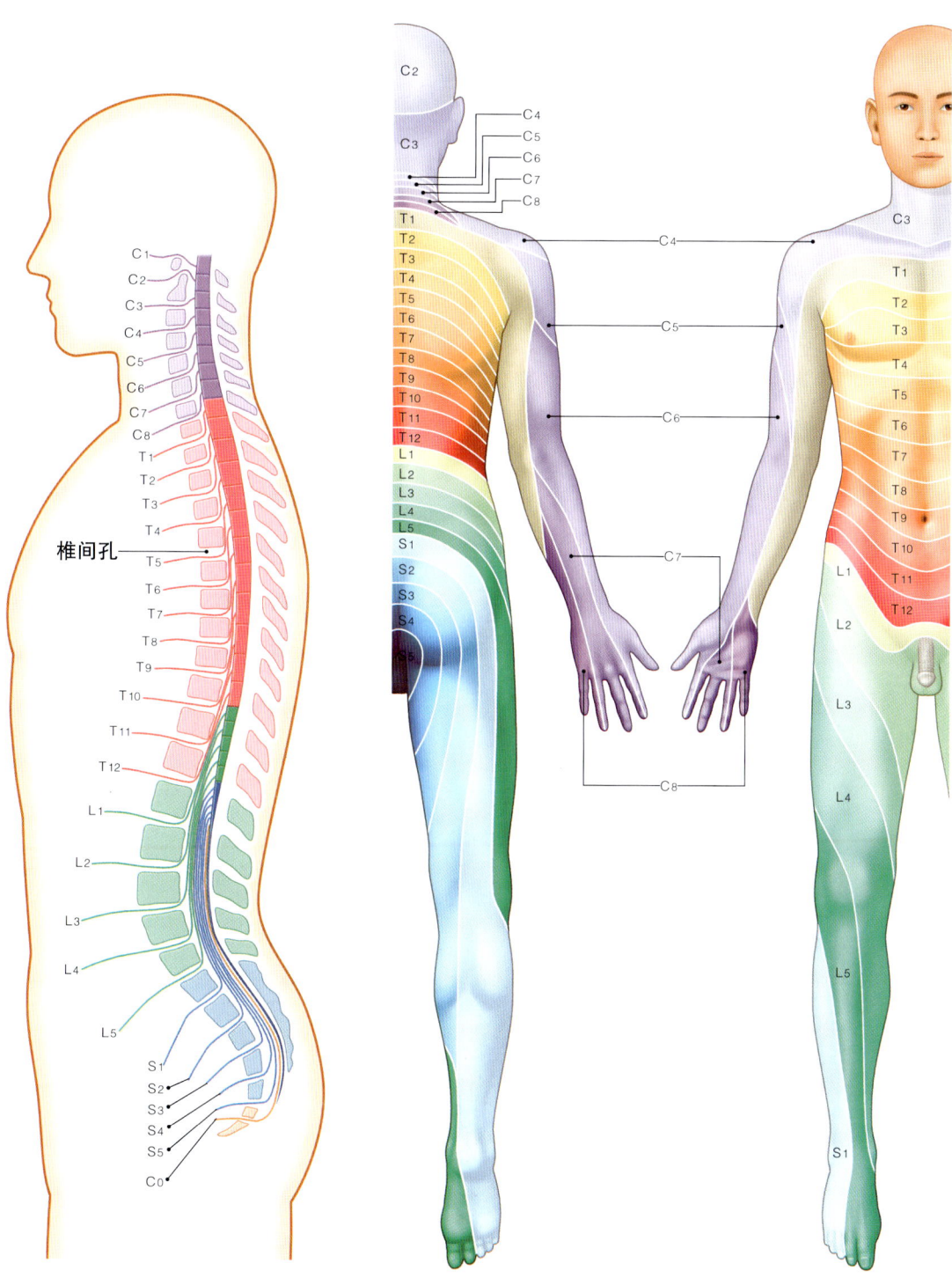

# 运动神经与感觉神经

脊髓神经的神经纤维中有运动神经和感觉神经。
运动神经纤维穿过脊髓神经的前根，感觉神经纤维穿过后根。

中枢神经系统与末梢神经系统⇨p76
神经的奥秘⇨p78
脊髓神经的奥秘⇨p84
脑部的内部构造⇨p118

## 前根和后根

根据脊髓神经内神经纤维功能的不同，可以分为支配肌肉的运动神经和将末梢神经传导至中枢的感觉神经，以及胸神经和腰神经内的交感神经。

运动神经的神经元胞体（细胞核周围的细胞体部分）位于脊髓前角（参照下图），其轴突形成前根。另一方面，感觉神经的神经元的胞突形成脊神经节（后根神经节），其轴突就是后根，进入脊髓后角的神经元形成突触。

## 中枢到末梢的传导路线

在大脑皮层随意运动的神经有一个中枢。这个部位有很多具有长轴突的椎体细胞。椎体细胞的轴突形成叫内囊的传导束，穿过大脑脚构成皮质脊髓束。传导束中的神经纤维，大多在延髓椎体穿过中线，移到对侧，这个动作就叫做椎体交叉。交叉的纤维构成皮质脊髓侧束，在前角的运动神经细胞构成突触。未交叉的纤维就直接向下形成皮质脊髓前束。穿过目标高度的中线，在相反侧的前角的神经细胞形成突触。

穿过延髓椎体的传导束也叫做椎体束，是随意运动的代表传导束。

## 末梢到中枢的传导路线

感觉的种类不同，其传导束就不同。传导粗糙的触觉和温痛觉的神经纤维路线，穿过后根的神经纤维在后角的神经元形成突触。下一个神经元的轴突越过中线上行，形成脊髓丘脑束，止于丘脑神经元。下一个神经元的轴突到达大脑神经皮质的感觉区。

另外，传导细腻触感的神经纤维束，穿过后根的神经纤维，秋后索直接上行，延髓切断中线形成带状神经束叫做内侧丘系。丘脑传达的感觉也传导至大脑皮层的感觉区。

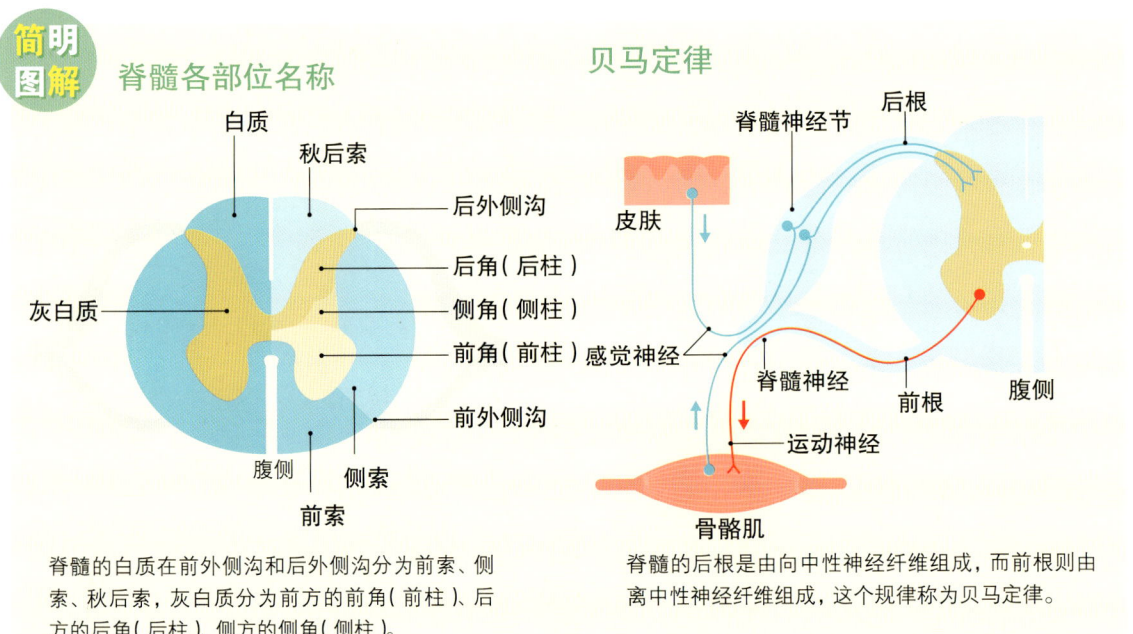

**简明图解** 脊髓各部位名称

脊髓的白质在前外侧沟和后外侧沟分为前索、侧索、秋后索，灰白质分为前方的前角（前柱）、后方的后角（后柱）、侧方的侧角（侧柱）。

**贝马定律**

脊髓的后根是由向中性神经纤维组成，而前根则由离中性神经纤维组成，这个规律称为贝马定律。

■ 下行传导束（运动神经）　　■ 上行传导束（感觉神经）

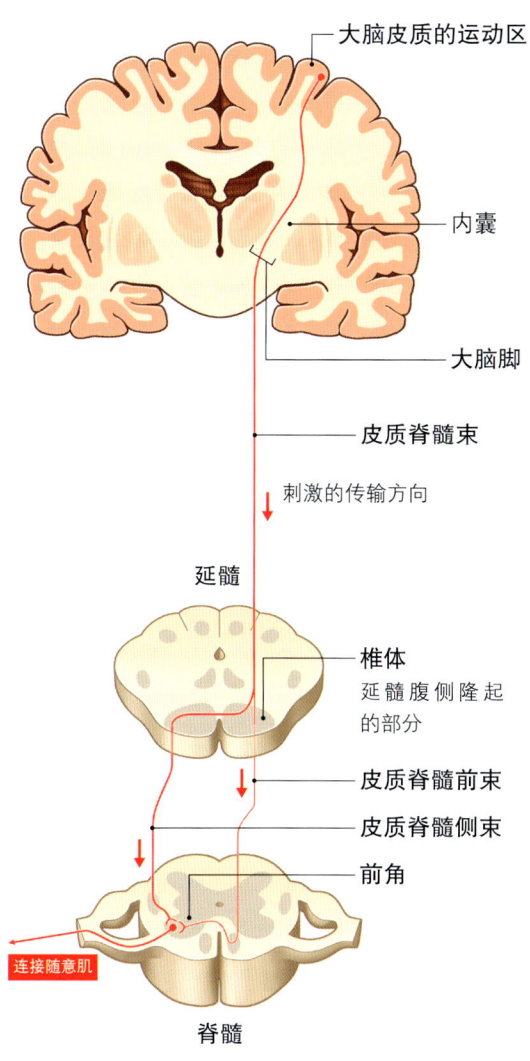

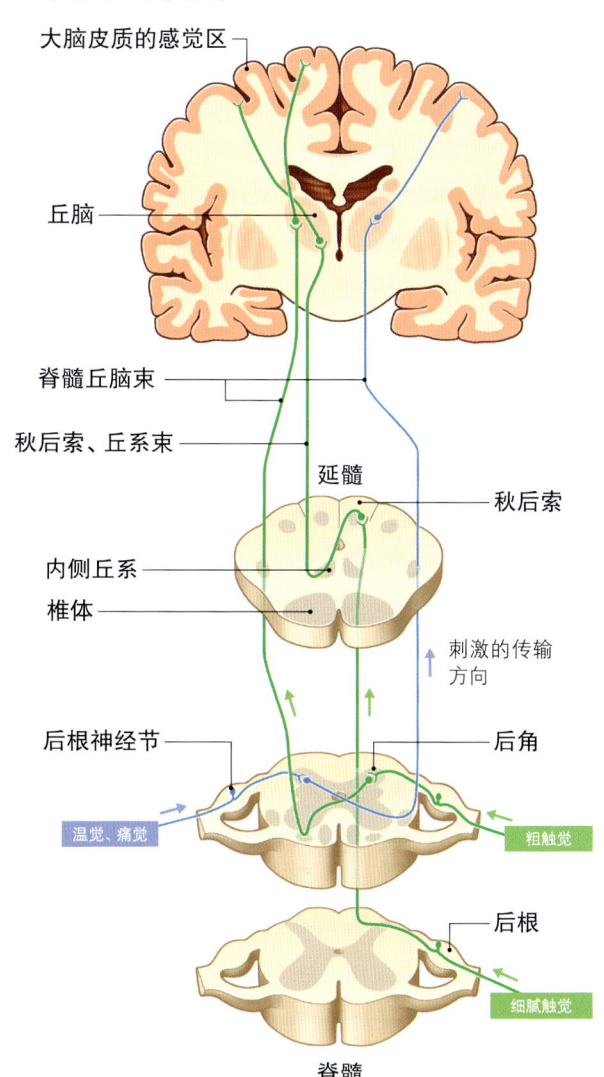

连接大脑皮质运动区域，支配随意运动的神经纤维穿过延髓的椎体到达脊髓的前角细胞。

感觉都是穿过后根进入脊髓的，感觉种类不同，其传导束也不相同。

## 专栏　关于反射

坐在椅子上，膝半屈和小腿自由下垂时，轻快地叩击膝腱（膝盖下韧带），引起股四头肌收缩，使小腿作急速前踢的反应。

叩击膝腱使肌肉迅速伸展，脊髓将刺激传导至支配肌肉的前角运动神经元，神经元处于兴奋状态。这样的现象就叫做反射（或者脊髓反射）。感受肌肉伸展状况的固有感觉神经纤维的分支，在支配同一肌肉的运动神经元上形成突触。

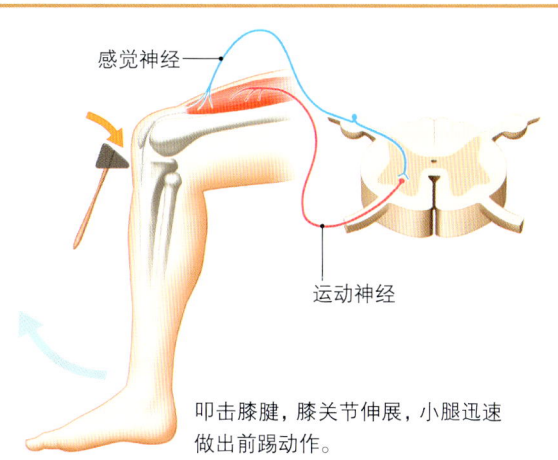

叩击膝腱，膝关节伸展，小腿迅速做出前踢动作。

# 自主神经系统

自主神经系统中有提高运动器官机能的交感神经系统和提高内脏机能的副交感神经系统，两者相互制约保持平衡。

中枢神经系统与末梢神经系统⇨p76
神经的奥秘⇨p78
脑神经的奥秘⇨p82
脊髓神经的奥秘⇨p84
头部神经⇨p110
颈部神经⇨p112

## 交感神经系统与副交感神经系统的分布

自主神经系统由相互作用的交感神经系统和副交感神经系统构成，发挥作用的神经纤维包含在脑神经或脊髓神经内。自主神经系统的特征是到达末梢目标器官之间形成一次突触，与神经元进行交换。聚集神经元胞体的部位就是神经节，从中枢神经系统延伸到神经节之间的神经纤维叫做节前纤维，从神经节延伸出的神经纤维叫做节后纤维。

交感神经的神经节分布在脊椎两侧，上下神经节依靠神经纤维连接，整体构成交感神经干。交感神经节在颈部有3对，胸部有10~12对，腰部有4~5对，骶骨部有4~5对，最下端在尾骨的前面，是一个不成对的神经节。从第1胸神经到第3腰神经之间，其对应的交感神经节分出2根交通支，其中白交通支穿过节前纤维，灰交通支穿过节后纤维。

但是，所有的节前纤维并不是在交感神经节交换神经元，面向腹部和骨盆内脏的交感神经穿过交感神经节，称为大小内脏神经、腰内脏神经，在腹大动脉周围形成腹腔神经节、肠系膜上和膜下神经节，并在此完成神经元交替。

节后纤维在腹主动脉分支周围形成神经丛，分布到各个脏器中。从颈部和胸部的神经元延伸出对应头颈部的腺体、平滑肌、呼吸器官、心脏的节后纤维，对应颈部的节后纤维在颈内动脉和颈外动脉周围形成神经丛，与血管伴行至器官中。

副交感神经包括的神经有：属于脑神经的动眼神经、面部神经、舌咽神经、迷走神经；属于脊髓神经的第2~4骶神经构成的骨盆内脏神经。其中，迷走神经分布在颈部到腹部内脏之间，骨盆内脏神经分布在生殖器官和肛门处。副交感神经的神经节除了头部，几乎都在脏器周边或脏器内部。

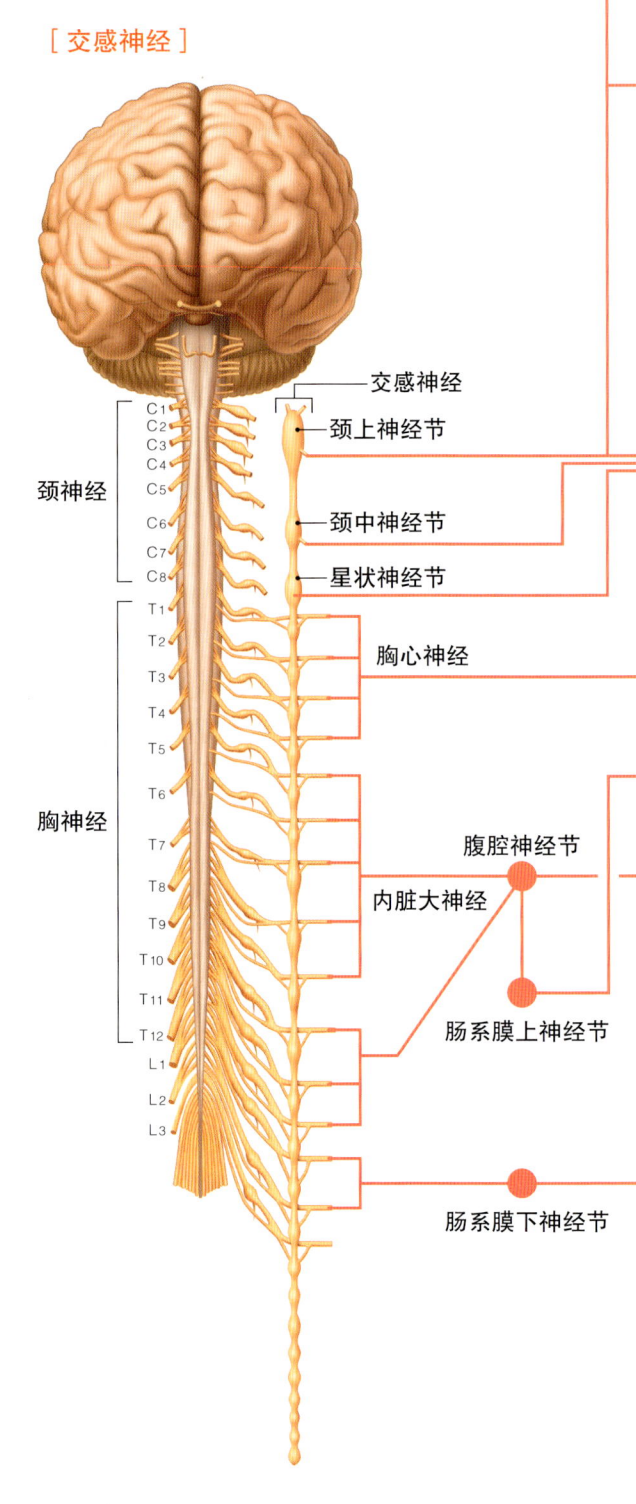

[交感神经]

交感神经
颈上神经节
颈中神经节
星状神经节
胸心神经
腹腔神经节
内脏大神经
肠系膜上神经节
肠系膜下神经节

## 自主神经系统的作用

几乎所有的内脏都依靠自主神经系统的交感神经和副交感神经两方面支配，发挥调节内脏机能的作用。总之，副交感神经系统的作用是促进内脏机能；交感神经的作用是抑制内脏机能，并且支持运动器官的机能。

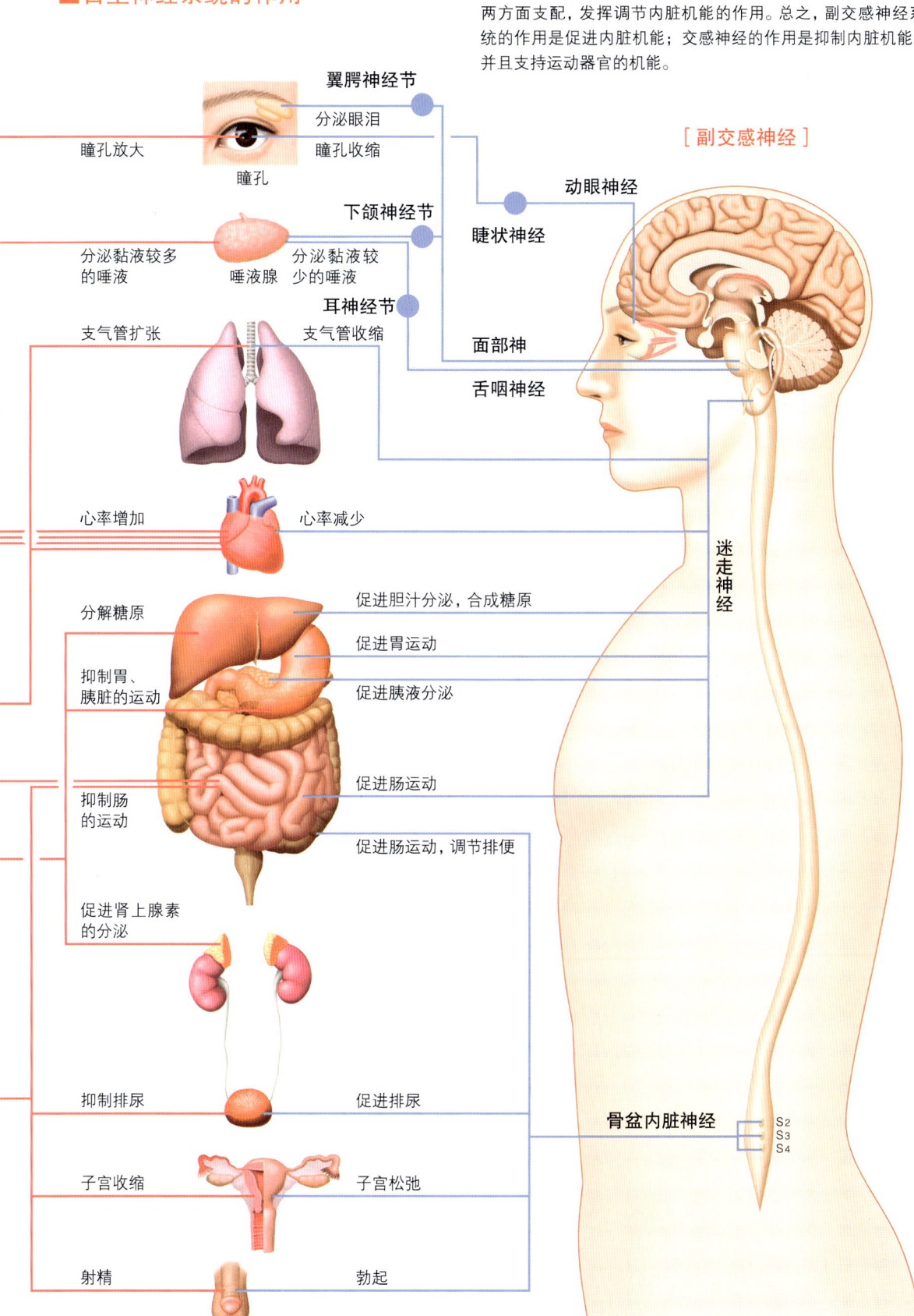

# 皮肤的构造

皮肤包括表皮、真皮和皮下组织3部分。
不同部位,其表皮和真皮的厚度也不相同。
皮肤的附属器官有毛发、指甲、汗腺、皮脂腺。

皮肤附属器官⇨p92
皮肤的机能⇨p94

## 表皮的构造

　　皮肤覆盖在全身表面,起保护身体的作用。皮肤的表层上皮就是表皮,表皮下面就是真皮层,真皮下面就是皮下组织。

　　表皮角质化形成复层扁平上皮,从内向外可分为基底细胞层、棘细胞层、颗粒层、透明层、最表层的角质层。基底细胞层的细胞分裂、增殖,新生细胞移至表层,大约一个月从角质层的表面脱落。棘细胞层的细胞是多边形细胞紧密结合的层。颗粒层的细胞多由扁平胞构成。透明层的细胞界限不清、无核、紧密相连,一般分布在足底等皮肤较厚的部位,其他部位几乎没有。角质层是由已经死亡的扁平无核细胞所组成的保护层,因为是最表层,一般可以像污垢一样脱落下来。表皮层中除了有构成角质层的角质细胞之外,还有基底细胞层中产生黑色素的黑色素细胞,棘细胞层内与免疫有关的朗细胞。

　　身体不同部位,表皮的厚度也不相同,比如足底等用力较大的部位,表皮就比较厚,嘴唇等部位非常薄。

## 真皮的构造

　　真皮是由致密的纤维性结缔组织构成的,与表皮紧密结合在一起。真皮与上皮结合的位置称为乳头层。乳头层内毛细血管网发达的部位叫做血管乳头。此外,脚底和手掌上还分布着感觉性神经末梢的梅氏小体的部位叫做神经乳头。不同部位真皮的厚度也不相同,后背的皮肤较厚,而面部皮肤较薄。

## 皮下组织

　　皮下组织由疏通结缔组织以脂肪小叶的形式构成,是脂肪组织较多的部位。也就是说,皮下脂肪就是皮下组织内发达的脂肪组织。

## ■ 表皮的构造

**角质层**
由已退化的扁平无核细胞构成,是扁平细胞堆积而形成的层。

**透明层**
皮肤较厚的部位可以看到均质,是较为明亮的层。

**颗粒层**
扁平细胞重叠组成的层。上层中的细胞质含有透明角质颗粒,是蛋白质的一种,这种物质过多时,细胞核消失,细胞退化。

**棘细胞层**
棘细胞层是多边形细胞紧密结合的层。

**基底细胞层**
表皮最里面一层,细胞不断分裂增殖而形成的一层。

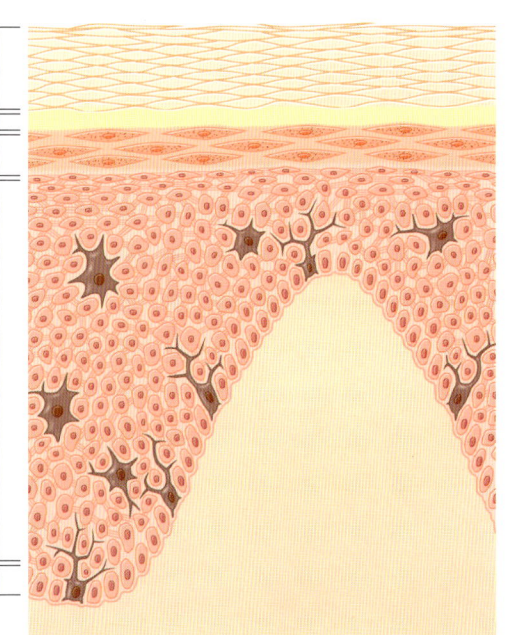

皮肤上有比较特殊的构造，那就是毛发和指甲，以及汗腺、皮脂腺等附属腺。此外，还分布着与触觉和温痛感相关的神经末梢，所以还具有感觉器官的功能。而且，皮肤内血管网较为发达，动脉和静脉在皮下组织内和真皮层内组成血管丛，与血管丛相连接的毛细血管呈环状进入乳头层内，在那里形成毛细血管网。皮肤呈现潮红或者苍白，是因为血管网内血量不同。

### 专栏　文身

不同人种、人体各部位的皮肤颜色之所以会不同，是因为黑色素含量的不同造成的。如果能抑制黑色素的合成，就可以实现脱色。而文身就是人工将黑色素植入真皮层内。因此，真皮细胞在基底细胞层不断增殖替换了原本的皮肤。一旦皮肤内注入了这类色素，要想去除，必须移植包含真皮层的皮肤。

### ■ 皮肤的构造及其附属物

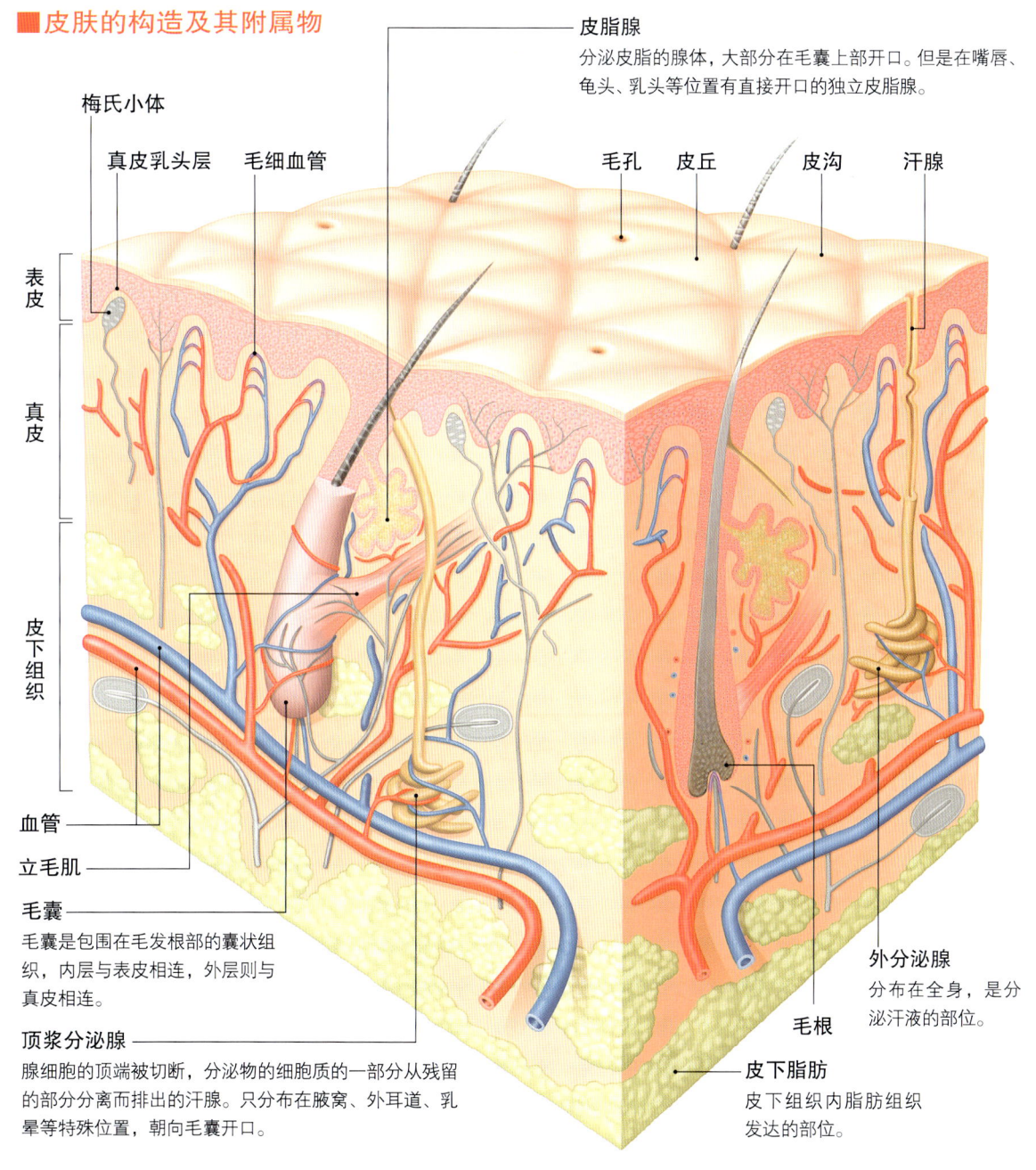

**皮脂腺**
分泌皮脂的腺体，大部分在毛囊上部开口。但是在嘴唇、龟头、乳头等位置有直接开口的独立皮脂腺。

**毛囊**
毛囊是包围在毛发根部的囊状组织，内层与表皮相连，外层则与真皮相连。

**顶浆分泌腺**
腺细胞的顶端被切断，分泌物的细胞质的一部分从残留的部分分离而排出的汗腺。只分布在腋窝、外耳道、乳晕等特殊位置，朝向毛囊开口。

**外分泌腺**
分布在全身，是分泌汗液的部位。

**皮下脂肪**
皮下组织内脂肪组织发达的部位。

# 皮肤附属器官

毛发和指甲都是表皮细胞变化而形成的。
毛发和指甲都是毛基质和指甲基质由于细胞分裂而生长的。

皮肤的构造⇨p90
皮肤的机能⇨p94

## 毛发的构造与生长

毛发是一部分表皮进化而成的。形成毛发的表皮位于真皮深层到皮下组织浅层附近，毛发以管状插入表皮。

毛发的主体称为毛干，毛根是埋在皮肤内的部分，是毛发的根部。毛根的顶端有球状的部位叫做毛球。毛球中含有从深层进入的结缔组织，形成毛乳头。毛发的中心部位是毛髓质，周围是毛皮质，表面由单层的毛小皮包围。此外，毛根的周围被连接表皮的上皮毛囊和结缔组织毛囊包围。上皮毛囊的深部移至毛球，在此进行细胞分裂，于是毛发开始生长，这个部位就叫做毛基质。毛囊浅部附着着平滑肌束的一端，走向沿斜上方，另外一端连着真皮的浅层。如果此平滑肌收缩，毛发就垂直于皮肤，因此叫做立毛肌。此外，皮脂腺在毛囊前部开口。

毛发是有寿命的。长到一定限度，毛基质部位细胞就不会分裂了，这样毛发就不生长了。毛根离开毛乳头往上升，最后直到脱落。剩下的毛囊下端细胞继续增殖生长，形成毛乳头，开始生长新的毛发。毛发的寿命根据种类不同，其寿命也不一样，头发的寿命一般是2~5年。

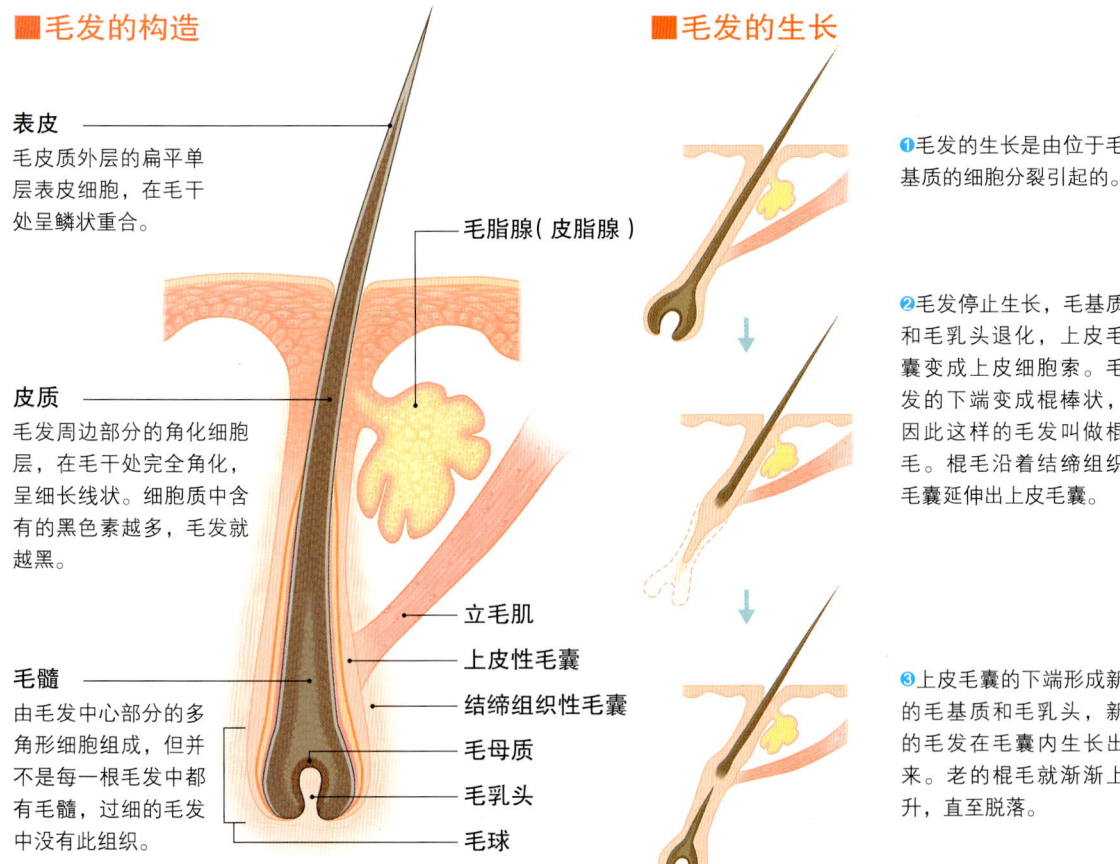

■ 毛发的构造

**表皮**
毛皮质外层的扁平单层表皮细胞，在毛干处呈鳞状重合。

**皮质**
毛发周边部分的角化细胞层，在毛干处完全角化，呈细长线状。细胞质中含有的黑色素越多，毛发就越黑。

**毛髓**
由毛发中心部分的多角形细胞组成，但并不是每一根毛发中都有毛髓，过细的毛发中没有此组织。

毛脂腺（皮脂腺）
立毛肌
上皮性毛囊
结缔组织性毛囊
毛母质
毛乳头
毛球

■ 毛发的生长

❶毛发的生长是由位于毛基质的细胞分裂引起的。

❷毛发停止生长，毛基质和毛乳头退化，上皮毛囊变成上皮细胞索。毛发的下端变成棍棒状，因此这样的毛发叫做棍毛。棍毛沿着结缔组织毛囊延伸出上皮毛囊。

❸上皮毛囊的下端形成新的毛基质和毛乳头，新的毛发在毛囊内生长出来。老的棍毛就渐渐上升，直至脱落。

## ■ 指甲各部位名称与构造

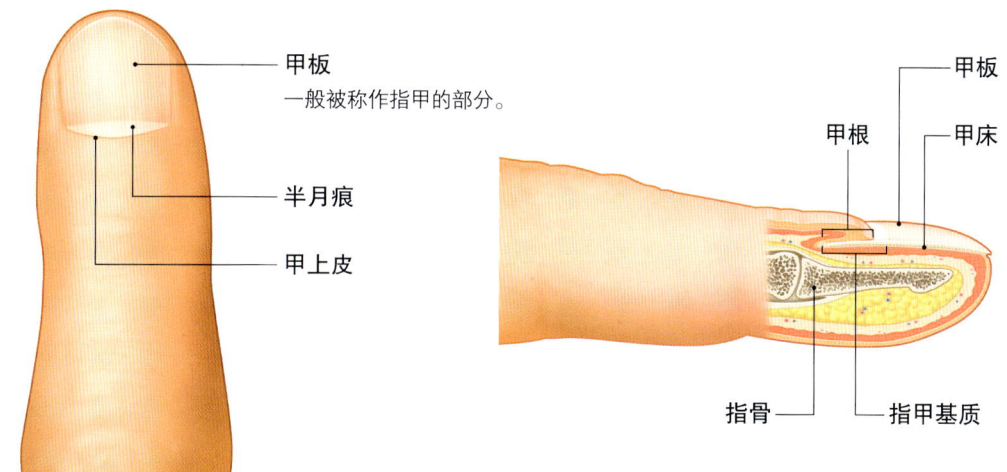

### 指甲的构造

指甲是表皮角质形成的板状部分，指甲只长在手指的背面。指甲的主体部分叫做甲板，是由板状的角质构成。指甲的基部埋在皮下，这个部位叫做甲根。甲根和指甲外侧，覆盖指甲的皮肤褶皱部分，分别叫做后指甲廓和外指甲廓。后指甲廓的顶端有表皮角质层覆盖指甲，这叫做甲上皮，属于软皮。

位于指甲深层部位的位置叫做甲床。甲床由相当于表皮棘细胞层和基底细胞层的指甲胚芽层和相当于真皮的指甲真皮构成。甲板一般主要是由甲根的指甲胚芽层细胞分裂生长而成的。这个生长指甲的部位就叫做指甲基质。指甲基质的一部分要比后甲廓生长在更前端，这个部位就是半月痕。这样，指甲就由指甲基质内的细胞不断增殖形成，如果因为某些原因指甲基质被破坏，就无法长出新指甲了。

指甲的角质比表皮的角质要硬，表皮的角质堆积到一定程度就会脱落，而指甲的角质则不会脱落。另外，指甲是偏白半透明的，透过指甲可以看到指甲真皮内毛细血管的血液，而且血液呈粉红色。

### 专栏 皮脂腺的分泌

皮脂腺分泌皮脂，其分泌方式较为特殊，被称为全分泌。
皮脂腺的腺细胞中的细胞质内贮存着脂滴。脂滴量不断增加，细胞质就盛满了，细胞核就被压得变小，细胞自身退化变质，细胞变成分泌物被分泌出来。观察皮脂腺整体，可以发现新的腺细胞在皮脂腺周围不断分裂、增殖，腺的中央储满了脂滴，中心部分分泌的腺细胞就消失了。

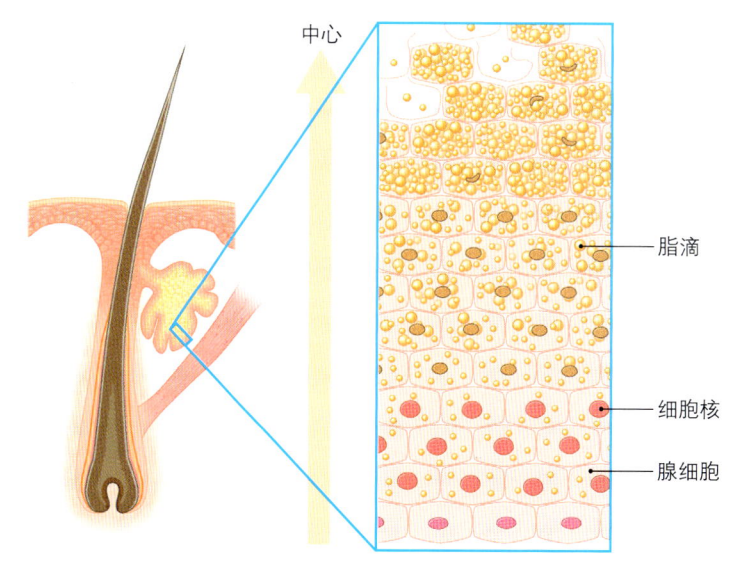

# 皮肤的机能

皮肤上面分布着神经，可以感受触觉、温度等各种各样的感觉。此外，人体通过分布在皮肤上的血管将热量排出，以保持体温的恒定。

神经的奥秘⇨p78
运动神经和感觉神经⇨p86
皮肤的构造⇨p90
皮肤附属器官⇨p92

## 皮肤的感受器

皮肤不仅仅可以保护身体，还可以捕捉触觉、温度感、痛觉等感觉。感觉是感觉神经的末梢或者特殊的感觉细胞信息，还有各种接收感觉的感受器所获得的信息。

神经末梢没有髓鞘露出的部分包括可以感受痛觉、触觉、温度感觉的自由神经末梢，感受触觉的麦尔克氏触小体（触觉小体）。感觉神经末梢由特殊的细胞围绕形成感受器，其中包括感受触觉的梅氏小体、感受深部压感和震动的环层小体，以及根据皮肤伸拉感受紧张的罗菲尼小体。

## 通过皮肤调节体温

另外，皮肤还可以调节体温。由于新陈代谢，人体会不断产生热量，要保持体温的恒定

### ■各种感受器

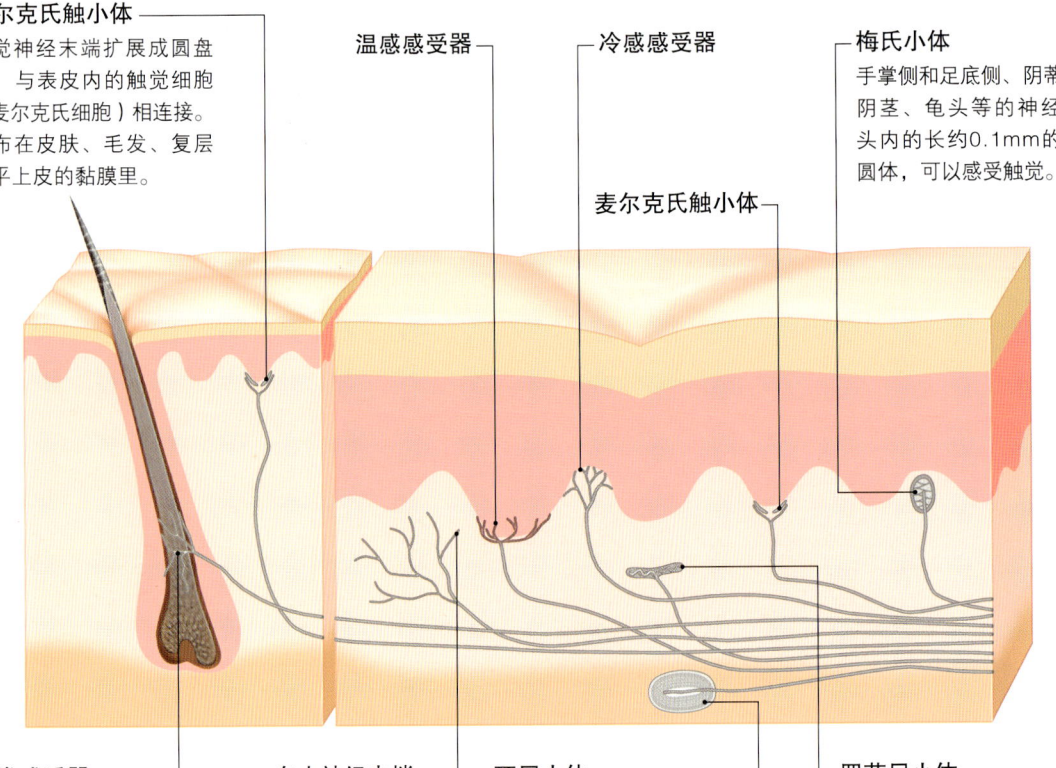

【有毛部位】

**麦尔克氏触小体**
感觉神经末端扩展成圆盘状，与表皮内的触觉细胞（麦尔克氏细胞）相连接。分布在皮肤、毛发、复层扁平上皮的黏膜里。

**毛发感受器**
毛发感受器有缠绕毛囊深部的神经丛，上皮毛囊有麦尔克氏触小体。

【无毛部位】

**温感感受器**

**冷感感受器**

**麦尔克氏触小体**

**梅氏小体**
手掌侧和足底侧、阴蒂、阴茎、龟头等的神经乳头内的长约0.1mm的椭圆体，可以感受触觉。

**自由神经末梢**
神经末端露出的顶端。可以感受触觉、温度感、痛觉。分布在全身的上皮和结缔组织，以及肌肉里。

**环层小体**
分布在皮肤的皮下组织和关节周围、肠系膜等部位，手掌侧和足底侧较多。长约0.5~4mm的椭圆体的横切面很像洋葱的横切面。可以感受深层压感和震动。

**罗菲尼小体**
分布在手指和足底皮下和关节周围，呈纺锤形，长约3mm。可以感知皮肤拽拉这样的刺激。

需要将热量排出体外。其中，因为皮肤覆盖面积较广，所以对散热起到很大作用。热量主要是通过血液传导的，从皮肤的血管乳头内的毛细血管流动的血液，通过表皮将热量散出体外。体温上升时，毛细血管内血液量也随之增加，通过体表散热也随之增加，体表的汗液分泌也随之增加。随着汗水蒸发，体表温度开始下降，这样能更有效地将体内热量排出体外。

相反，外面温度较低时，为了保持体温，就需要减少皮肤散发体温，这时流入皮下组织或者真皮层内的动脉和静脉之间的旁路的血液开始增加，流入血管乳头内毛细血管网的血液开始减少，这样通过体表散发的热量也会减少。

就这样，人体通过调节血管乳头内流淌的血液量调节体温，例如，体温上升时，就需要散发热量，因为这时血液增加，因此皮肤看起来发红。而防止体温降低，血液流量减少时，皮肤就发青发白。

■ 炎热时的皮肤

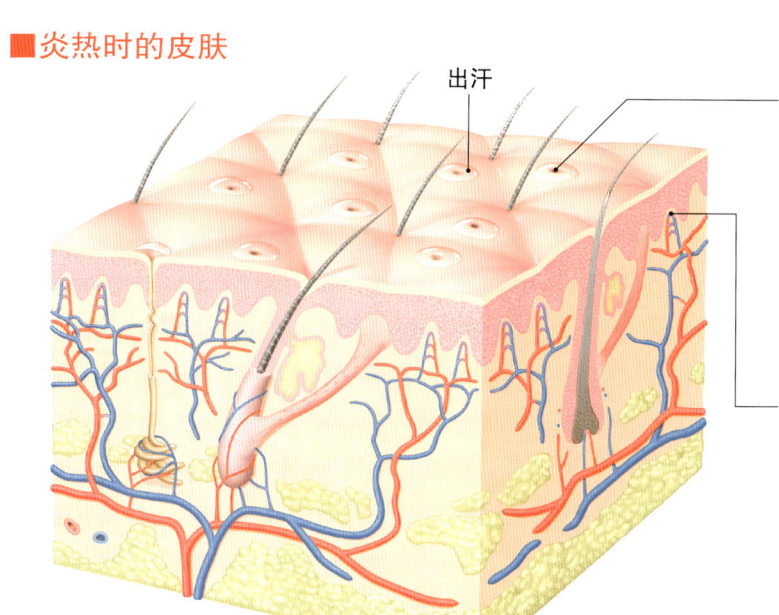

出汗

外分泌腺的汗液分泌旺盛，汗液从汗孔排除体表。汗液中99%是水分，还含有微量电解质，水分蒸发时的汽化热可以降低体温。

血管乳头的毛细血管内流淌的血液量增加，血液的热量通过表皮散发出体外。

■ 寒冷时的皮肤

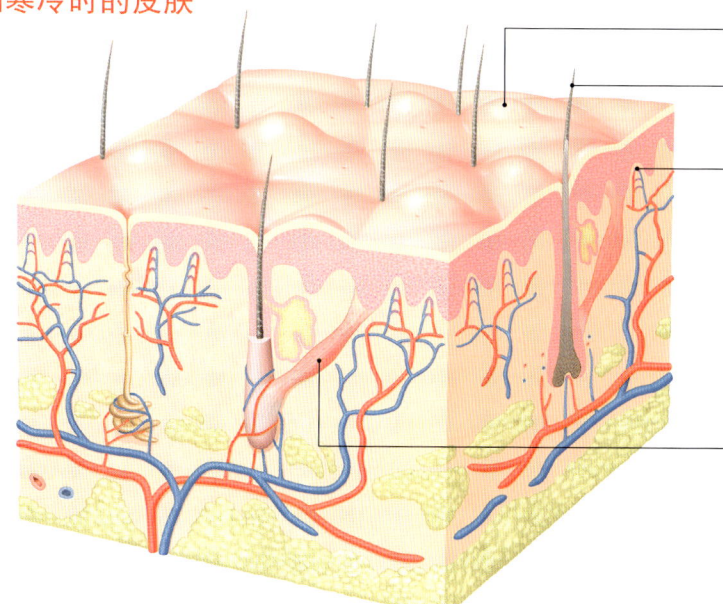

鸡皮疙瘩

毛发竖立

毛细血管内流动的血液减少，可以防止体表热量流失。

如果立毛肌收缩，毛发就几乎垂直竖立，同时附着在立毛肌另一端的皮肤就会生成凹陷，这就是鸡皮疙瘩。

# 第2章

## 头部和颈部

# 头部和颈部

头部可以分为脸部及其他部位，脸部又可以以眼、鼻、口为基准进一步划分。
颈部以肌肉的隆起为基准进行划分。

颅骨的结构⇨p100
头部的肌肉⇨p102
颈部的肌肉⇨p104

## ■ 头部与颈部的各部位名称

【前面】

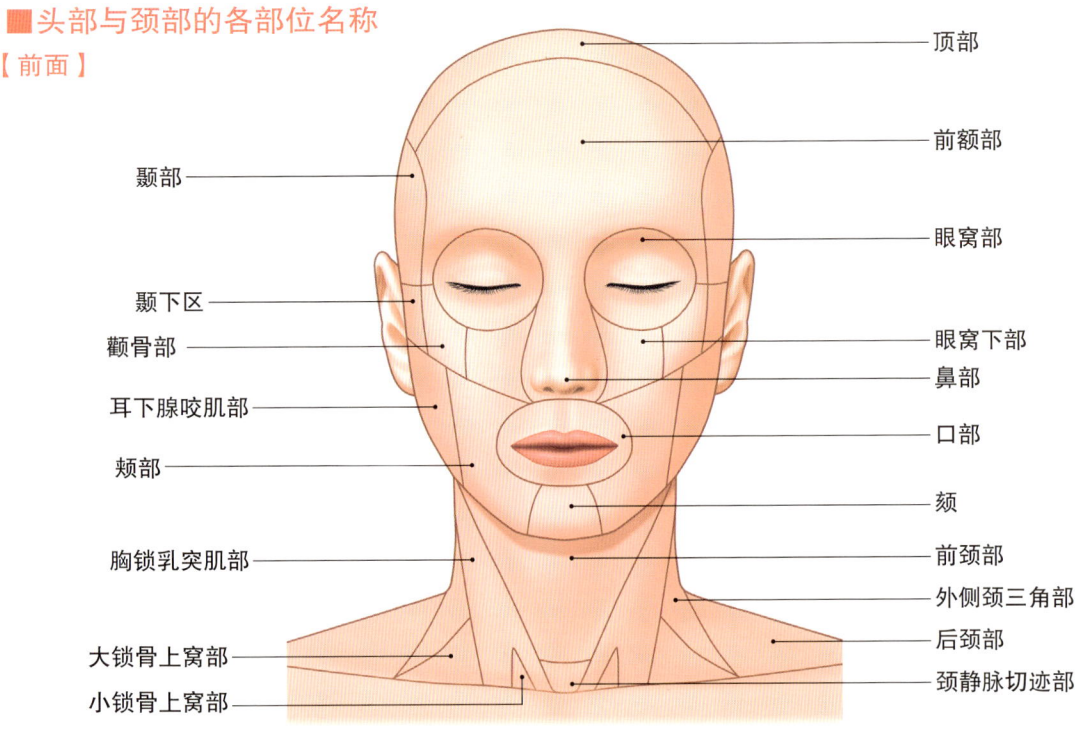

【侧面】

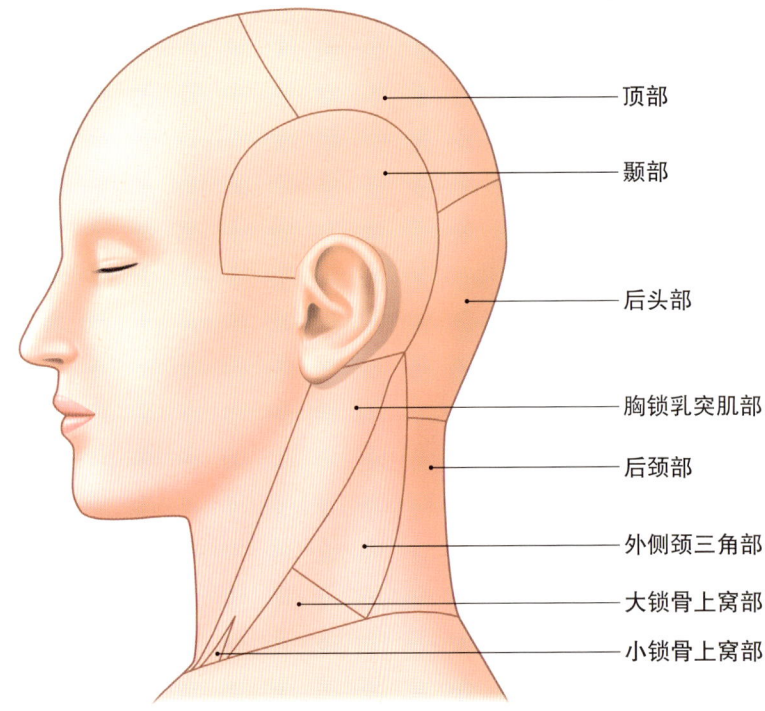

头颈部结构比较复杂，特别是头部的脸部骨骼最为复杂。因为触摸体表就可以感觉到凹凸感，所以头颈部结构划分的依据就是这种凹凸感或肌肉隆起。结合骨骼知识，我们能更清楚地明白这种划分。

### 头部各部位名称

头部可以分为脸部及其他部位。脸部有眼、鼻、口等多种器官,骨骼凹凸不平,肌肉繁多,所以各个部位可以依次详细划分。

以骨骼为界限的划分主要有眼窝部、颊部、颞下区和颧骨部。眼窝部是指包围眼窝(眼球所在的凹陷处)的部位。颊和颞下区的分界线是颧骨弓。颧骨部与颧骨的隆起相对应。

耳下腺咬肌部是指在耳朵下方至脸颊之间的咬肌形成的一块向上隆起的肌肉。因为这块肌肉的上端延伸到耳下腺,所以被称为耳下腺咬肌。围在嘴巴四周的口轮匝肌是口部,位于口部和耳下腺咬肌之间的是颊部。

因为脸部以外的部位中,很少有极具特色的部位,所以只能分为前额部、顶部、后头部和颞部等几个部位。

### 颈部的各部位名称

颈部胸锁乳突肌形成一块由内下方向外上方突起的明显的区域,这一部位就是胸锁乳突肌部。其划分标准就是胸锁乳突肌。在后背斜方筋的前缘也是一个划分标准。

夹在左右胸锁乳突肌的部位是前颈部,颈静脉切迹是指左右胸锁关节之间凹陷区,位于前颈部下方的胸骨上端。前颈部被肩胛舌骨肌和正中线分为前下方的左右肌三角和后上方的颈动脉三角。位于胸锁乳突肌的后缘和斜方筋的前缘之间的部位也被肩胛舌骨肌分为上下两部分,上方是外侧颈三角部,下方是大锁骨上窝。此外,位于胸锁乳突肌的胸骨的起始位置与锁骨的起始位置之间的空隙被称作小锁骨上窝。

下颌的下方的区分标准是颌二腹肌。颏下三角是指被颌二腹肌的前腹与舌骨包围的部位。此外颏下三角被正中线划分为左右下颌下三角。颌下三角是指被下颌骨下缘及颌二腹肌的前腹和后腹包围的区域。

#### ■前颈部上各部位的名称

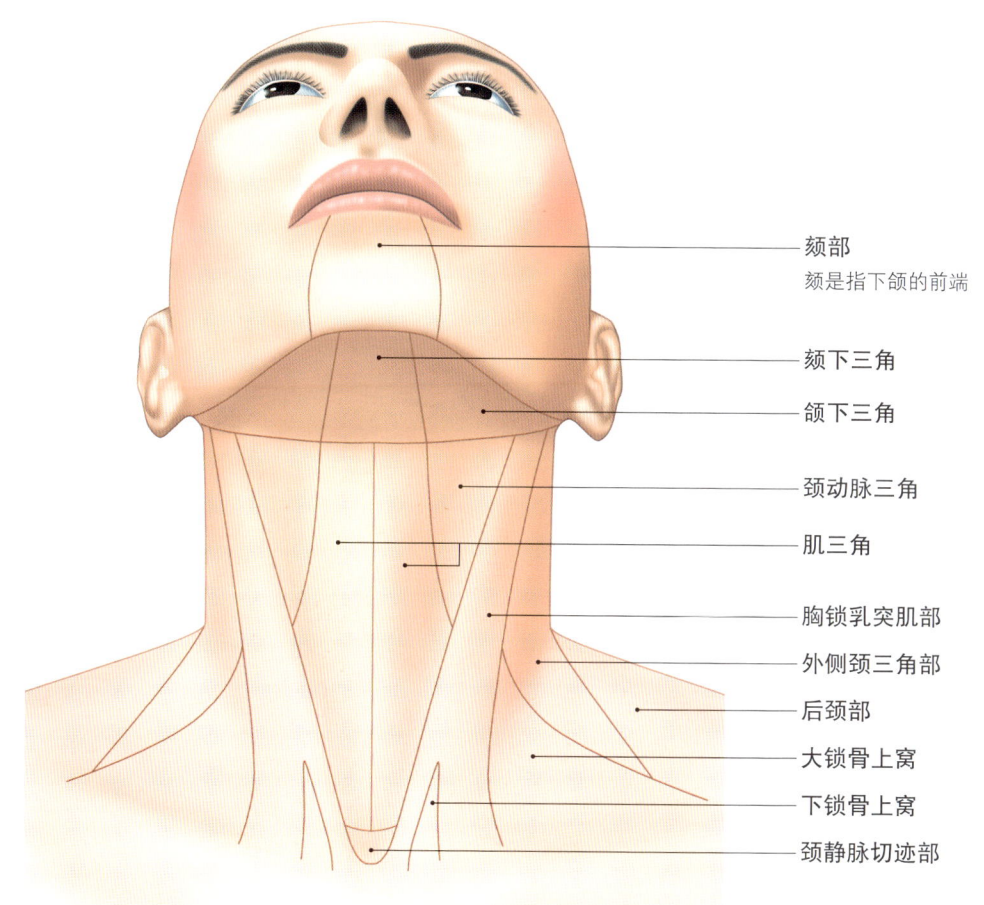

# 颅骨的奥秘

颅骨由15种骨头构成，由包括脑在内的脑颅和构成脸的面颅两部分组成。在成人的骨架中，除了一部分骨头之外，其他的骨头都是靠缝合牢固地连接在一起。

全身的骨骼⇨p30，p32
保护脑部的奥秘⇨p114
鼻子的构造⇨p134

## ■组成颅骨的骨头及各部位名称

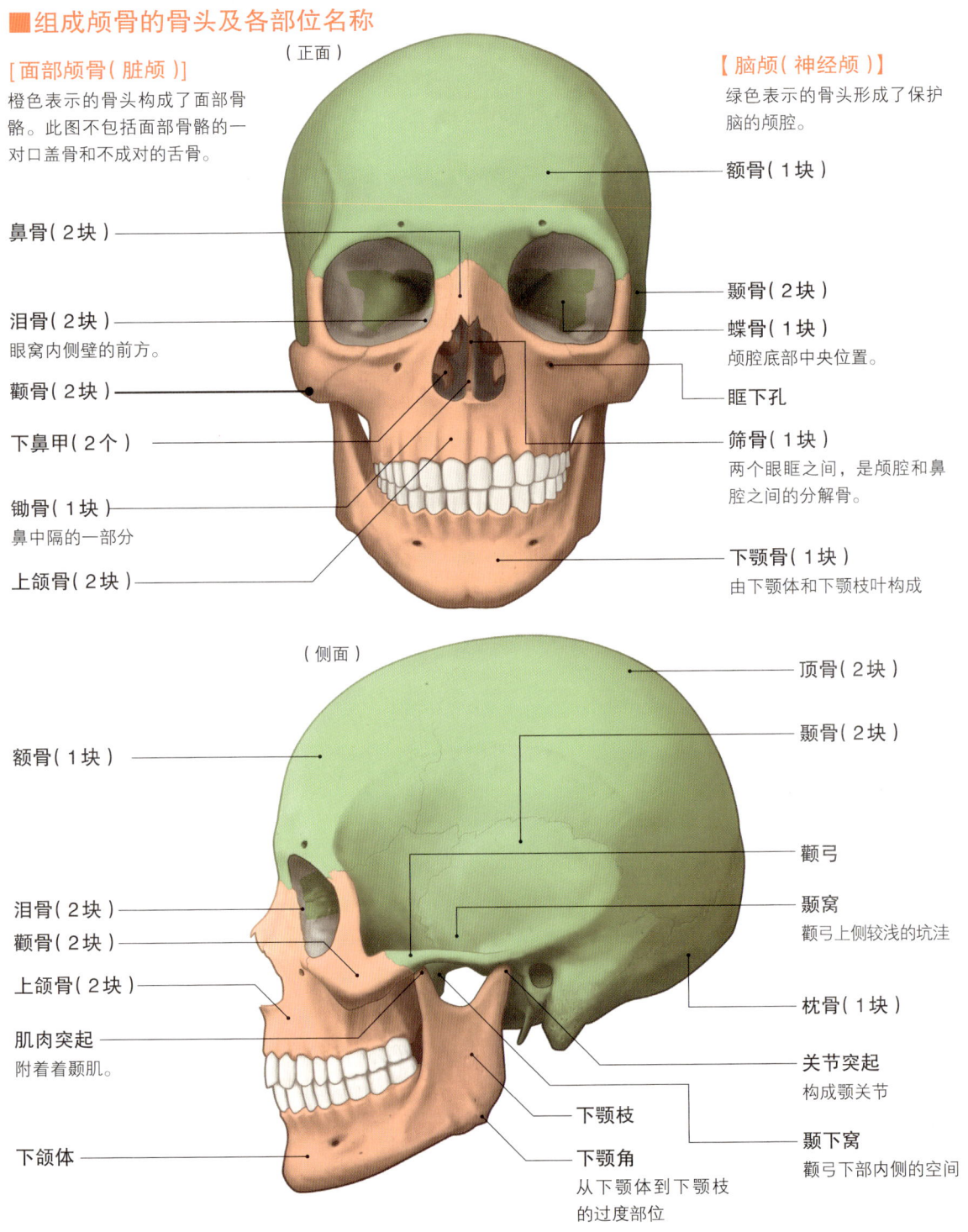

（正面）

[面部颅骨（脏颅）]
橙色表示的骨头构成了面部骨骼。此图不包括面部骨骼的一对口盖骨和不成对的舌骨。

- 鼻骨（2块）
- 泪骨（2块）
  眼窝内侧壁的前方。
- 颧骨（2块）
- 下鼻甲（2个）
- 锄骨（1块）
  鼻中隔的一部分
- 上颌骨（2块）

【脑颅（神经颅）】
绿色表示的骨头形成了保护脑的颅腔。

- 额骨（1块）
- 颞骨（2块）
- 蝶骨（1块）
  颅腔底部中央位置。
- 眶下孔
- 筛骨（1块）
  两个眼眶之间，是颅腔和鼻腔之间的分解骨。
- 下颚骨（1块）
  由下颚体和下颚枝叶构成

（侧面）

- 额骨（1块）
- 泪骨（2块）
- 颧骨（2块）
- 上颌骨（2块）
- 肌肉突起
  附着着颞肌。
- 下颌体

- 顶骨（2块）
- 颞骨（2块）
- 颧弓
- 颞窝
  颧弓上侧较浅的坑洼
- 枕骨（1块）
- 关节突起
  构成颚关节
- 颞下窝
  颧弓下部内侧的空间
- 下颚枝
- 下颚角
  从下颚体到下颚枝的过度部位

## 颅骨

头部共有15种23根骨头，这些骨头统称为颅骨。骨头的数量之所以比种类多是因为有8种左右成对的骨头。

颅骨大致可以分为包括脑的颅腔以及包括呼吸道系统及消化道系统的入口及眼睛的面部，前者被称为脑颅或神经颅，后者被称为面颅或脏颅。

脑颅由形成颅腔壁的单个的前额骨、后头骨、蝶形骨和筛骨以及左右成对的顶骨和颞骨组成。面颅由左右成对的鼻骨、泪骨、上颌骨、下鼻甲、颧骨和口盖骨以及单个的犁骨、下颌骨和舌骨组成。但是，这样的划分并不严谨，因为蝶形骨与筛骨位于这二者之间。

## 颅骨的连接

除了下颌骨和舌骨以外的颅骨通过缝合（这是一种骨头与骨头之间相互咬合、密切结合的方式）连接在一起，不能移动。缝合的方式主要有左右顶骨之间的矢状缝、前额骨和顶骨之间的冠状缝以及顶骨和后头骨之间的人字缝。

头盖中唯一的关节是颌关节。颌关节由形成U字形的下颌骨的两端及通过缝合连为一体的脑颅的左右颞骨连接而成。下颌骨的活动只限于以连接左右颌关节的线为轴进行的铰链运动和关节头在关节窝内进行的前后移动。

舌骨是与其他的骨头没有连接的独立的骨头，通过韧带和肌肉与其他骨头相连。

## 幼儿期的颅骨

其实上述的缝合在幼儿期就已经完成了，在这之前骨头与骨头之间是相互分离的，其中间被结缔组织性的膜覆盖。婴儿的头盖里有被一张大膜覆盖的前囟门和后囟门。前囟门位于冠状缝和矢状缝的交点，后囟门位于矢状缝和人字缝的交点。它们在婴儿出生通过产道时让颅骨变形，让胎儿顺利通过产道。前囟门在出生后两年左右，后囟门在出生后半年至一年左右处于闭合状态。

### ■颅骨的缝合

颅骨的凹凸边缘互相咬合，牢固地结合在一起。其中最具代表性的结合方式有冠状缝、矢状缝和人字缝。

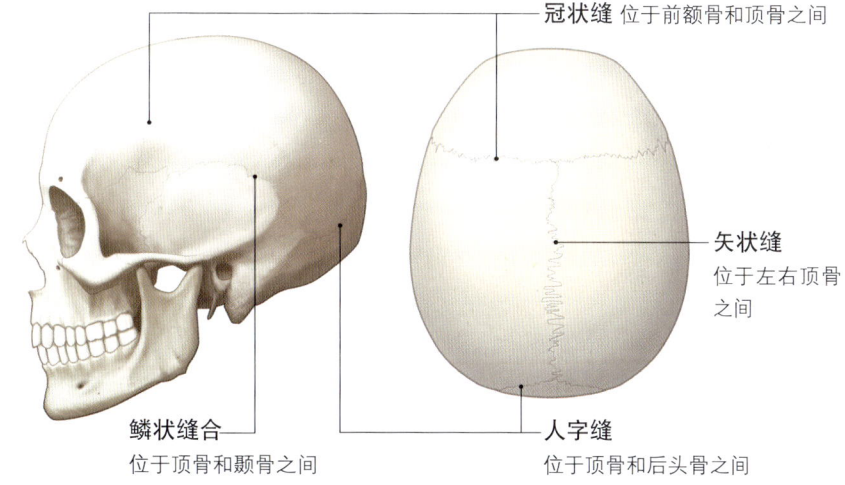

冠状缝 位于前额骨和顶骨之间

矢状缝 位于左右顶骨之间

鳞状缝合 位于顶骨和颞骨之间

人字缝 位于顶骨和后头骨之间

### ■幼儿的颅骨和囟门

在幼儿期间，缝合还没有彻底完成，骨头与骨头之间通过结缔组织性的膜连接在一起。其中，矢状缝的前端和后端的膜比较大，前端的是前囟门，后端的是后囟门。

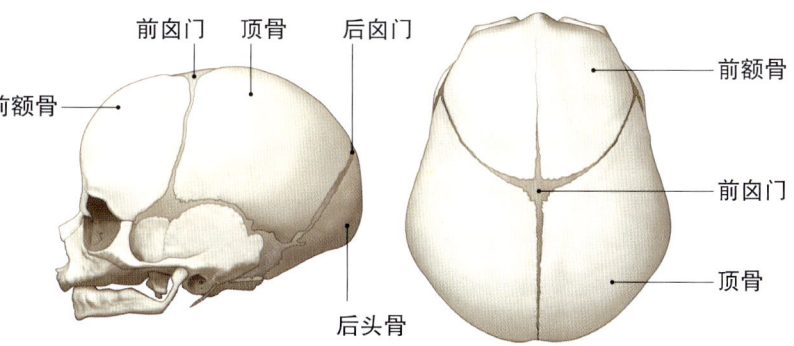

前囟门　顶骨　后囟门

前额骨

后头骨

前额骨

前囟门

顶骨

# 头部的肌肉

面部表情肌的作用是通过让眉毛和嘴角等上下运动,通过皮肤创造表情。
咀嚼肌通过活动下颌嚼碎嘴里的东西。

全身的肌肉⇨p38, p40
颈部的肌肉⇨p104
头部神经⇨p110

### ■ 面部表情肌　面向解剖图,图右侧较深的肌肉。

**前额肌**
向上拉眉毛周围的皮肤,在前额形成抬头纹。

**鼻根肌**
向下拉眉间。

**眼轮匝肌**
拉近上眼睑和下眼睑,闭上眼睛。

**上唇鼻翼提肌**
向上提拉上唇和鼻翼。

**小颧骨肌**
向上提拉长唇外侧。

**大颧骨肌**
向上提拉嘴角。

**笑肌**
往外拉嘴角。

**嘴角抑制肌**
向下拉嘴角。

**降下唇肌**
向下拉嘴唇。

**颏肌**
向上提拉颏的皮肤。

**帽状腱膜**
连接前额肌和后头肌的紧密结缔组织膜。

**皱眉肌**
拉近眉间,形成竖状皱纹。

**鼻肌**
将鼻翼往内侧拉近,关闭外鼻孔。

**上唇提肌**
向上提拉上唇。

**嘴角提肌**
向上提拉嘴角。

**颊肌**
将嘴角往外提拉。或者紧缩脸颊,提高口腔内的压力。

**咬肌**$^*$

**口轮匝肌**
拉近上唇和下唇,闭上嘴巴。

**前额肌**

**颞顶肌**
舒展耳郭上方的皮肤。

**耳前肌**
将耳郭拉向前方。

**颈阔肌**
虽然不属于面部表情肌,但是被同样的神经所支配,曲张侧颈部的皮肤。

**帽状腱膜**

**上耳郭肌**
将耳郭往上方提拉

**后头肌**
将帽状腱膜拉向后方

**后耳郭肌**
将耳郭拉向后方

**胸锁乳突肌**$^*$

**斜方肌**$^*$

$^*$不是面部表情肌

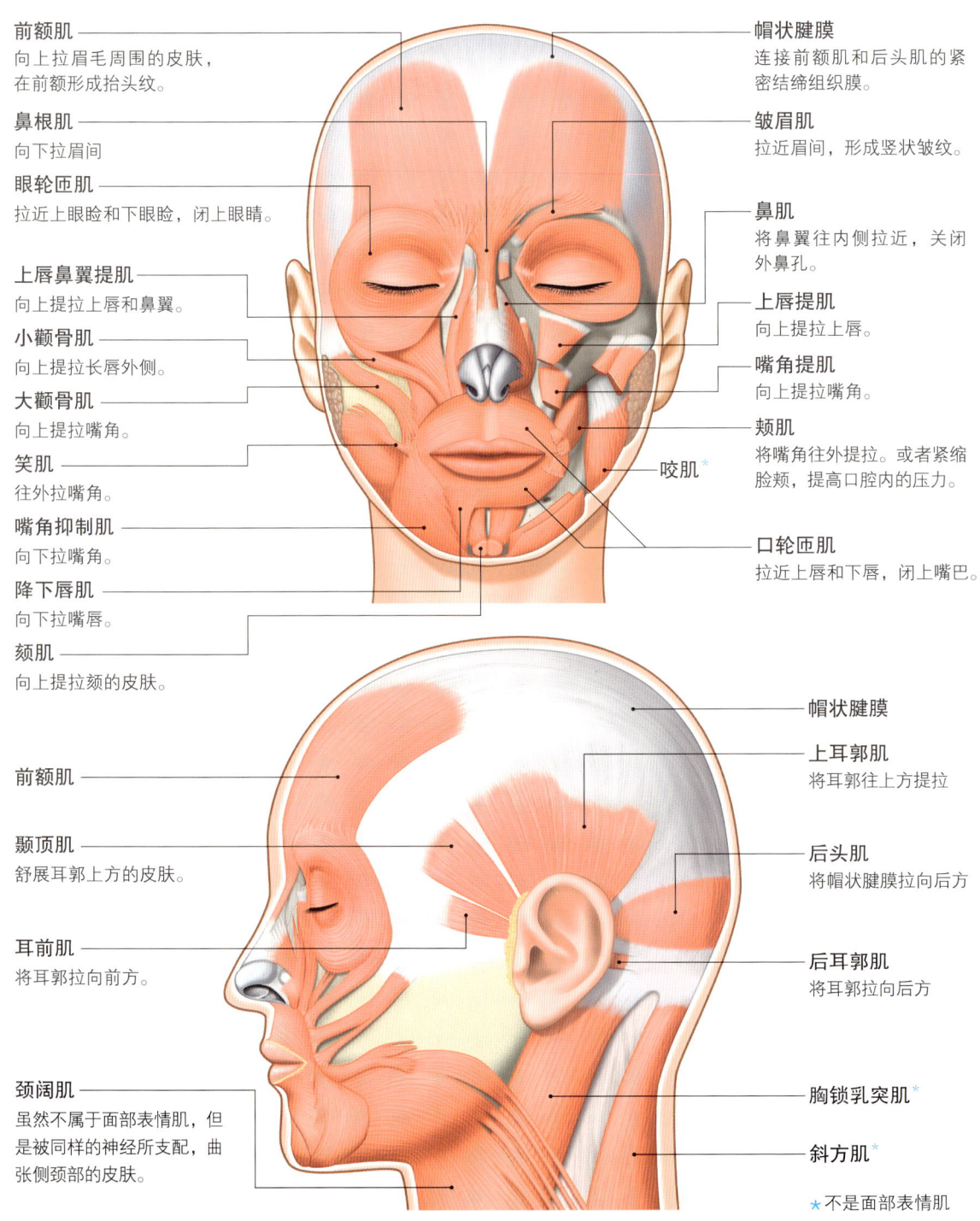

## 面部表情肌

头部肌肉主要分为面部表情肌和咀嚼肌两种。

面部表情肌不同于其他的肌肉，贯穿于皮下的结缔组织内并止于皮肤，属于皮肌。因为肌肉的收缩会引起皮肤的伸缩、眉毛的上扬、抬头纹的生成、嘴角的上扬和下落等各种面部表情，所以它被称为面部表情肌。

此外，面部表情肌中还有眼轮匝肌和口轮匝肌。它们包围眼睛和嘴巴等开口部，通过肌肉的收缩闭合开口部。这些面部表情肌都被面部神经所支配。

## 咀嚼肌

此外，另一种肌肉就是咀嚼肌。顾名思义，咀嚼肌就是颌关节的运动，是与咀嚼有关的肌肉，包括颞肌、咬肌、翼内肌和外翼肌等4种。这些都止于下颌骨。

其中颞肌、咬肌、翼内肌又被称为闭口肌。肌肉收缩时下颌上扬，嘴巴闭合。相反，外翼肌是将下颌骨的关节头向前方拉升的肌肉，如果仅仅是单方向地收缩的话，下颌会向相反地方向活动，如果是向两边同时收缩的话，下颌会向前突起。所有的咀嚼肌都被属于三叉神经的第3支的下颌神经所支配。而且张口这个动作受到舌骨肌群的影响。

### 咀嚼肌
（浅层）

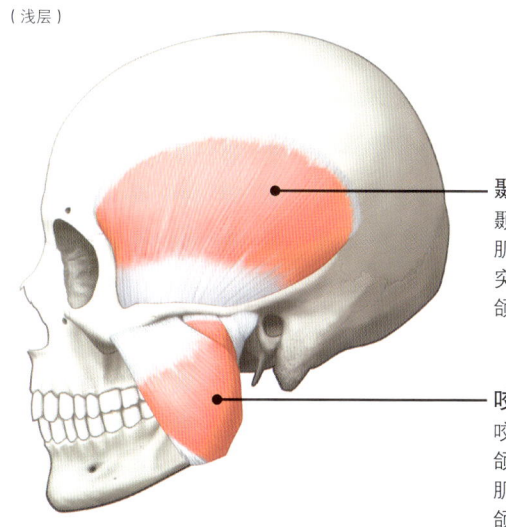

**颞肌**
颞肌是覆盖颞窝的扇形肌肉，止于下颌骨的肌突起，其作用是提高下颌骨。

**咬肌**
咬肌是连接颧骨弓和下颌骨的下颌角的外侧的肌肉，其作用是提高下颌骨。

### 简明图解 咀嚼肌

● 浅层

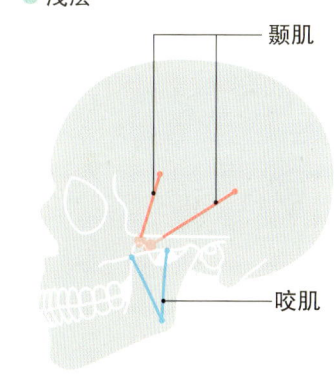

颞肌
咬肌

（深层）

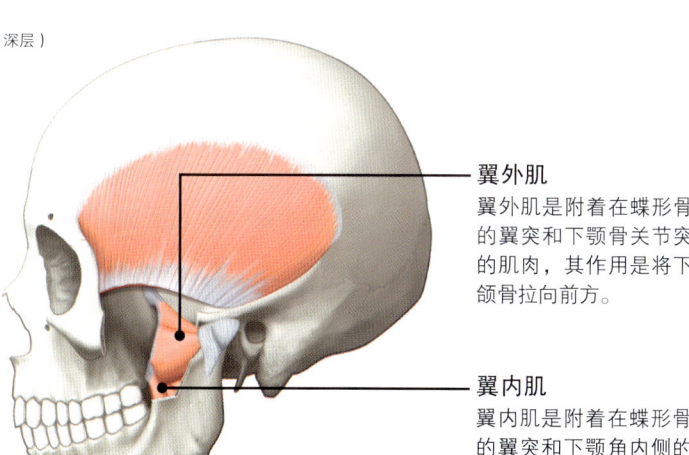

**翼外肌**
翼外肌是附着在蝶形骨的翼突和下颚骨关节突的肌肉，其作用是将下颌骨拉向前方。

**翼内肌**
翼内肌是附着在蝶形骨的翼突和下颚角内侧的肌肉，其作用是抬高下颌骨。

● 深层

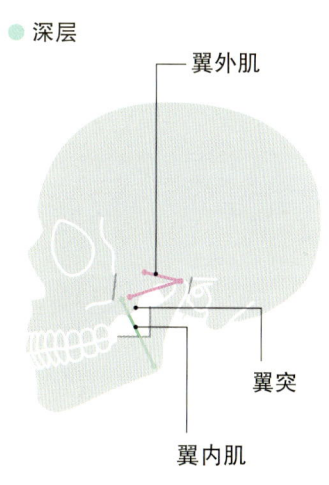

翼外肌
翼突
翼内肌

# 颈部的肌肉

颈部有很多肌肉，由表及里共有4层。这些肌肉不仅仅是活动头部的肌肉，还包括让嘴巴张开的肌肉和让舌头活动的肌肉。

全身的骨骼①⇨p30
全身的肌肉⇨p38，p40
颅骨的结构⇨p100
头部的肌肉⇨p102

## 颈部肌肉的构成

颈部的肌肉由最表层的颈阔肌，其下层的胸锁乳突肌、舌骨上肌群和舌骨下肌群以及最下层的斜角肌群和椎前肌群组成。

## 颈阔肌和胸锁乳突肌

颈阔肌是面部表情肌的中间的皮肌，其支配神经也同样是面部神经。其下方的胸锁乳突肌始于胸骨和锁骨并止于颞骨。颈阔肌位于侧颈部，由内下方向外上方隆起，从体表就可以观察到这块肌肉。

## 舌骨上肌群和舌骨下肌群

舌骨上肌群包括连接舌骨和下颌的颌舌骨肌，连接颏舌骨肌和颞骨的茎突舌骨肌。颌二腹肌的中间腱始于颞骨止于颌骨，穿过附着在舌骨的纤维滑车的轮中间。

舌骨下肌群是将舌骨下拉的肌群，和舌骨上肌一起将下颌往下拉，其功能是将口打开。舌骨下肌群包括连接胸骨和舌骨的胸骨舌骨肌

■ **舌骨上肌和舌骨下肌** 解剖图右侧较深的肌肉

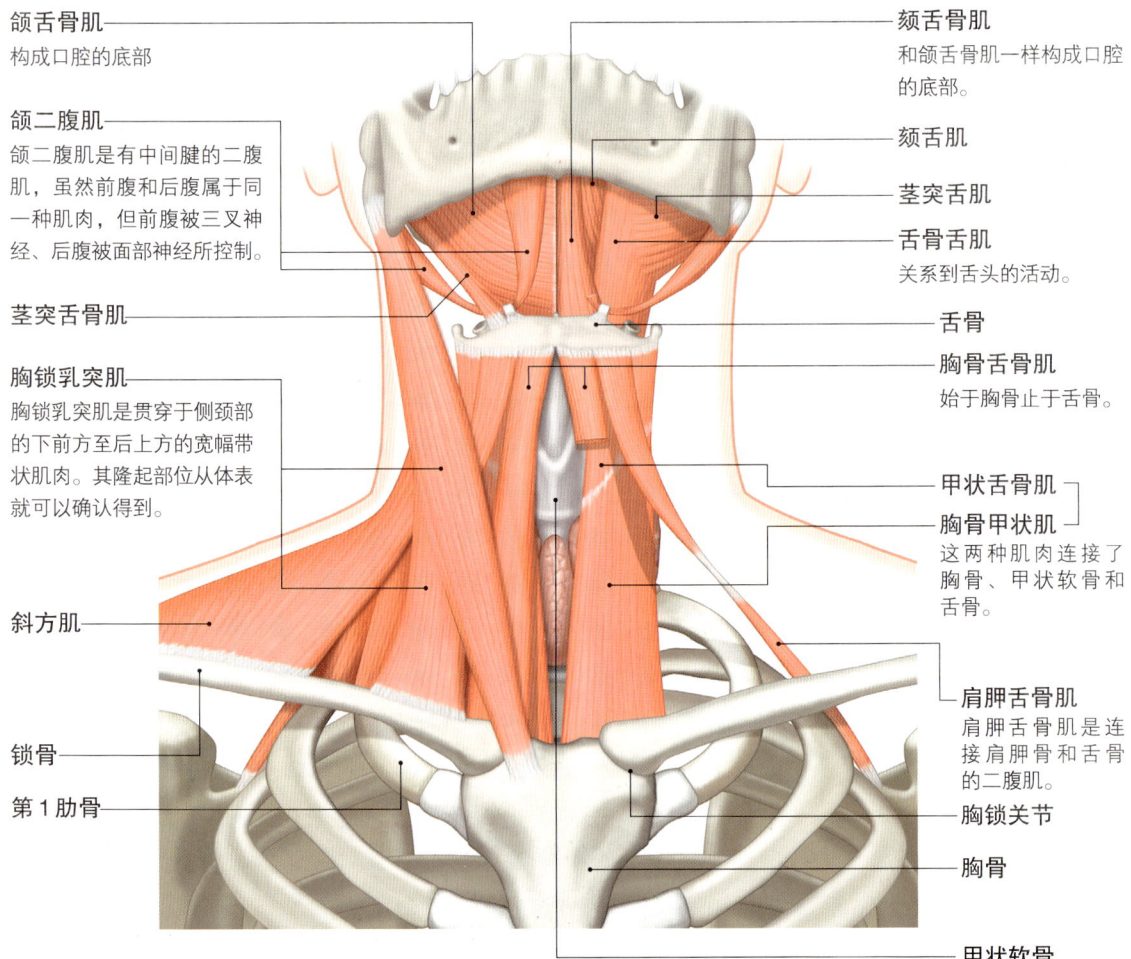

颌舌骨肌
构成口腔的底部

颌二腹肌
颌二腹肌是有中间腱的二腹肌，虽然前腹和后腹属于同一种肌肉，但前腹被三叉神经、后腹被面部神经所控制。

茎突舌骨肌

胸锁乳突肌
胸锁乳突肌是贯穿于侧颈部的下前方至后上方的宽幅带状肌肉。其隆起部位从体表就可以确认得到。

斜方肌

锁骨

第1肋骨

颏舌骨肌
和颌舌骨肌一样构成口腔的底部。

颏舌肌

茎突舌肌

舌骨舌肌
关系到舌头的活动。

舌骨

胸骨舌骨肌
始于胸骨止于舌骨。

甲状舌骨肌
胸骨甲状肌
这两种肌肉连接了胸骨、甲状软骨和舌骨。

肩胛舌骨肌
肩胛舌骨肌是连接肩胛骨和舌骨的二腹肌。

胸锁关节

胸骨

甲状软骨

和连接肩胛骨和舌骨的肩胛舌骨肌。其下方有中途止于甲状软骨并一分为二的胸骨甲状肌和甲状舌骨肌。

## 斜角肌群和椎前肌群

斜角肌是始于颈椎的横突起，止于肋骨的肌肉，根据其位置的不同可以分为前斜角肌、中斜角肌和后斜角肌。前斜角肌和中斜角肌之间的空隙被称为斜角肌隙，腕神经丛的根和锁骨下动脉穿过这个空隙。

顾名思义，椎前肌群是指位于颈椎前面的肌肉，包括附着在胸椎和颈椎等椎体的颈长肌，止于后头骨的头长肌，连接第1颈椎和后头骨的前直肌和外头侧直肌。

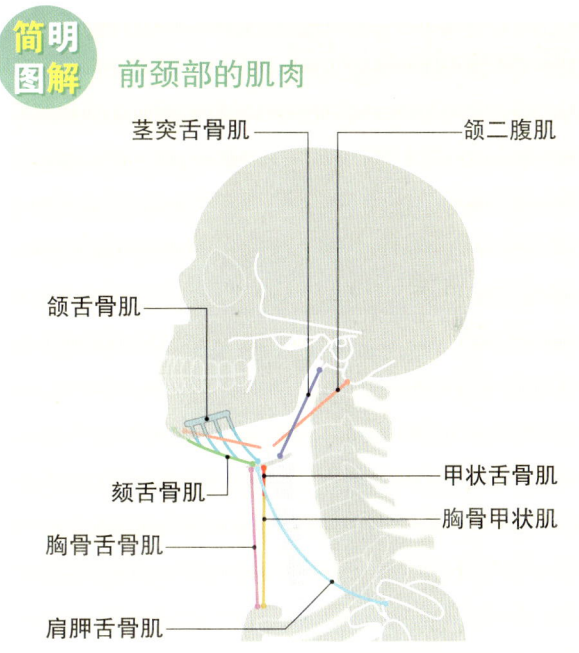

**简明图解** 前颈部的肌肉

- 茎突舌骨肌
- 颌二腹肌
- 颌舌骨肌
- 颏舌骨肌
- 胸骨舌骨肌
- 肩胛舌骨肌
- 甲状舌骨肌
- 胸骨甲状肌

### ■ 斜角肌群和椎前肌群

- 前直肌
- 外头侧直肌
  关系到头关节活动的小块肌肉。
- 颈长肌
- 头长肌
  贯穿于椎体前方的细长型肌肉。
- 前斜角肌
  其作用是将颈部往一侧弯曲或转动颈部。提升第1肋骨。
- 中斜角肌
- 后斜角肌
  将颈部往一侧弯曲，用力吸气时拉升第1肋骨和第2肋骨。
- 中斜角肌
- 斜角肌隙
- 第3胸椎

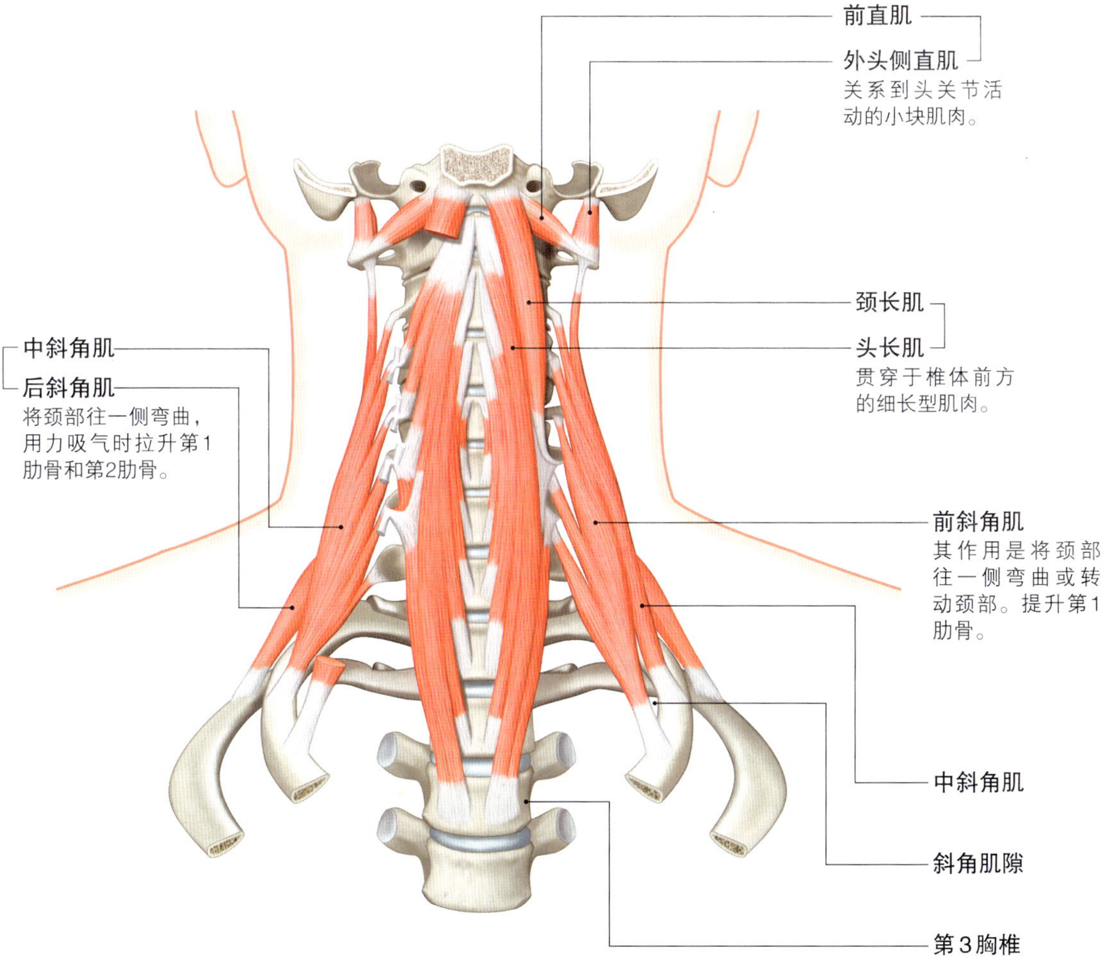

# 头部的血管（动脉）

外颈动脉分布在面部和硬膜，内颈动脉分布在脑部。
椎动脉将血液从脑底提供给脑。
在脑的底部血管连接3根动脉，呈圆环状。

全身的血管⇨p48，p50
头部的血管（静脉）⇨p108

## 总颈动脉及其分支

　　头部的血液是由总颈动脉的分支及锁骨下动脉的分支——椎动脉提供的。总颈动脉分为外颈动脉和内颈动脉，外颈动脉分布在面部的各个部位、头部的皮下及颅腔内的硬膜。相反，内颈动脉本身没有分支，它通过颈动脉管进入颅腔内进而产生分布在眼窝内的分支，并分布在脑里。脑下方有脑前动脉这一分支，并更名为脑中动脉。

## 椎动脉及其分支

　　椎动脉从第6颈椎开始向上穿过上方的颈椎横突起的横突孔，通过枕骨大孔进入颅腔内，左右合并形成脑底动脉，产生进入脑的

### ■ 头部的动脉

**颞浅动脉**
颞浅动脉是外颈动脉末端的一个分支，向上通过外耳孔的前方，所以这个部位可以感觉到心脏的搏动。

**眼角动脉**
眼角动脉是面部动脉的末端的分支。从这里产生的分支之一与延续内颈动脉的眼动脉的分支连接在一起。

**上唇动脉**

**下唇动脉**

**舌动脉**
产生分布在舌部的分支

**面部动脉**
因为面部动脉位于咬肌的前缘附近，绕过下颌的下缘到达面部，所以按这个部位可以感觉到心脏的搏动。

**外颈动脉**
外颈动脉是总颈动脉的分支，通过上颈部产生分布在面部和头部的分支。

**上甲状腺动脉**
上甲状腺动脉是外颈动脉产生的第一根分支。

**后耳郭动脉**
后耳郭动脉分布在耳郭及其后方的后头部。

**颌动脉**
颌动脉是外颈动脉的末端的分支之一，从颞下窝开始经过眼窝底，再通过眼窝下孔到达面部。

**后头动脉**
分布在后头部位。

**内颈动脉**
从总颈动脉产生分支后，内颈动脉便不再产生分支，而是通过颈动脉管进入颅腔内。内颈动脉分布在眼窝和脑中。

**椎动脉**
椎动脉是锁骨下动脉的分支，通过横突孔向上延伸再通过枕骨大孔进入颅腔内。

**总颈动脉**
右总颈动脉是无名动脉的分支，左总颈动脉是大动脉弓的分支。它们通过上颈部将血液输送给头部。

**锁骨下动脉**
右锁骨下动脉是无名动脉的分支，左锁骨大动脉是大动脉弓的分支。它在产生通往下颈部的分支后成为腋窝动脉。

### 头部主要的动脉

●侧面 虚线表示不出现在颅骨的表面。

●脑底（从底部往上看）

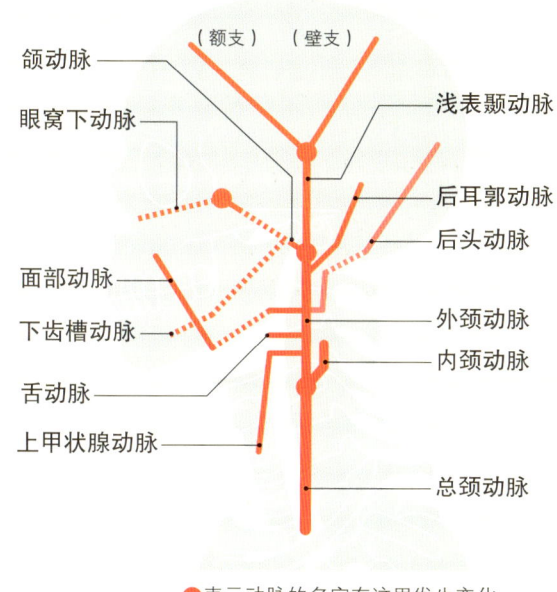

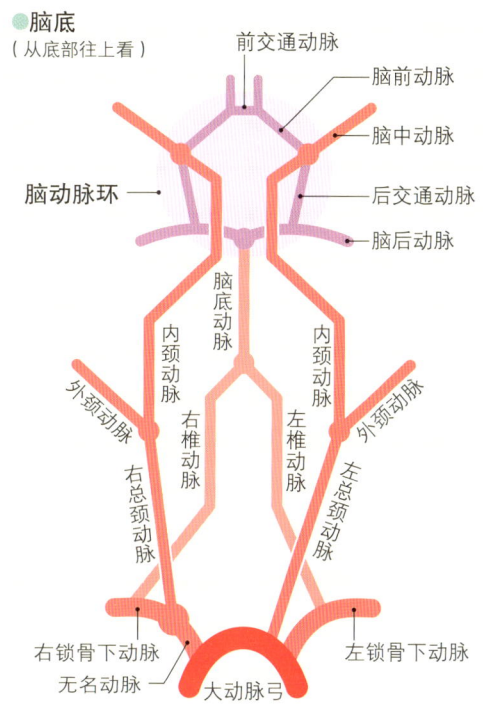

● 表示动脉的名字在这里发生变化，没有标志的地方表示产生分支的地方。

分支。脑底动脉产生分布在延髓和脑桥的分支并穿过延髓和脑桥继续延伸，再次形成左右对称的脑后动脉。

### 脑底动脉环

在脑的下方，左右两侧的脑后动脉和左右两侧的内颈动脉之间的距离分别由与之相应的后交通动脉这一血管所连接。此外左右脑前动脉之间的距离由前交通动脉所连接。于是，左右两侧的脑后动脉、后交通动脉、内颈动脉、脑前动脉和一根前交通动脉构成了包围脑底部的动脉环。这被称为脑动脉环或威利斯动脉环。

■ 脑底的动脉（从底部往上看）

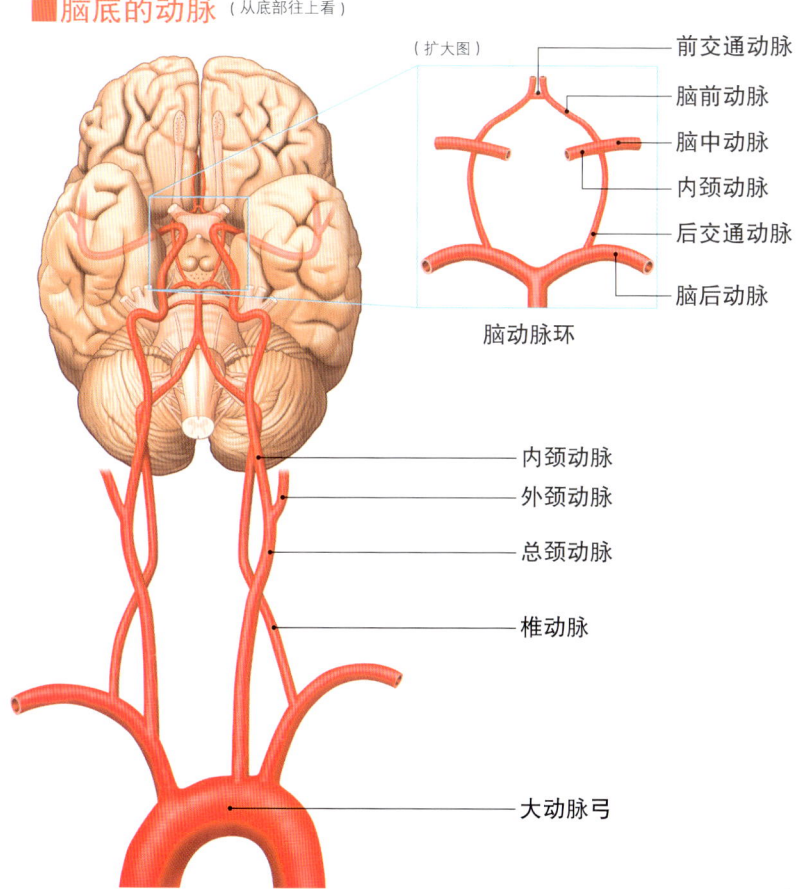

# 头部的血管（静脉）

头部的静脉不和动脉一起活动，静脉瓣不存在于血管内。
有些硬膜里有静脉，这被称为硬膜静脉窦。
脑的大部分血液都注入这个窦里。

全身的血管⇨p48，p50
血管的构造⇨p52
头部的血管（动脉）⇨p106
保护脑部的奥秘⇨p114

## 头部的静脉特征

头部的静脉与四肢的静脉不同，几乎都是独立活动的。围着动脉活动的静脉几乎是不存在的，主要特征就是头部的静脉没有瓣。来自脑的大部分血液都注入硬膜静脉窦并最终聚集在内颈静脉，剩下的一小部分经过外颈静脉注入锁骨下静脉。

## 硬膜静脉窦

脑的硬膜是紧密的结缔组织，由内外两瓣组成。其中外瓣相当于形成颅腔的骨头的骨膜，紧紧附着在骨头上。这个外瓣和内瓣的大部分都是紧密结合在一起的，但是还是有一小部分的空隙供静脉血流动。这就是硬膜静脉窦，它包括上矢状静脉窦、下矢状静

### 头部的静脉

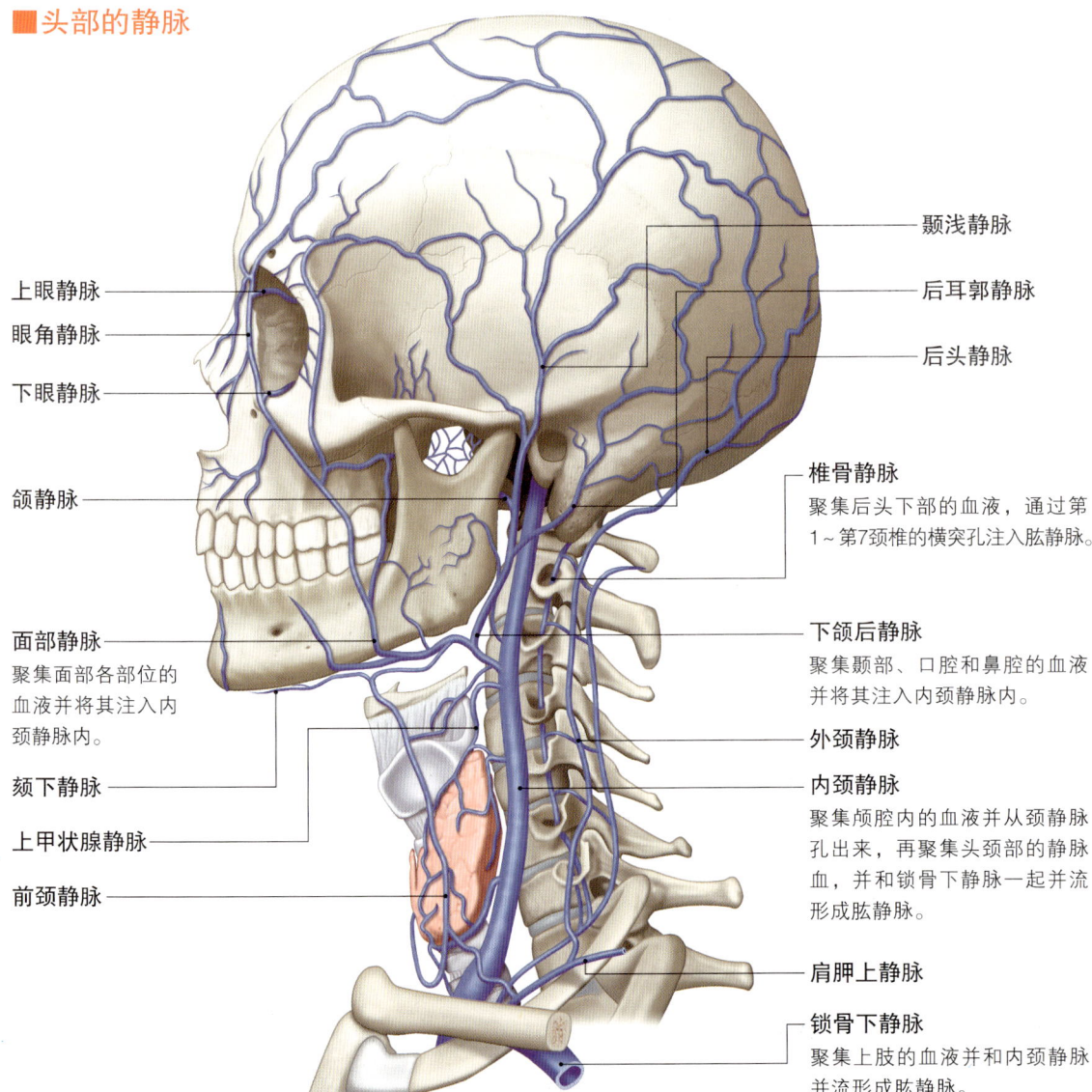

- 上眼静脉
- 眼角静脉
- 下眼静脉
- 颌静脉
- 面部静脉
  聚集面部各部位的血液并将其注入内颈静脉内。
- 颏下静脉
- 上甲状腺静脉
- 前颈静脉

- 颞浅静脉
- 后耳郭静脉
- 后头静脉
- 椎骨静脉
  聚集后头下部的血液，通过第1~第7颈椎的横突孔注入肱静脉。
- 下颌后静脉
  聚集颞部、口腔和鼻腔的血液并将其注入内颈静脉内。
- 外颈静脉
- 内颈静脉
  聚集颅腔内的血液并从颈静脉孔出来，再聚集头颈部的静脉血，并和锁骨下静脉一起并流形成肱静脉。
- 肩胛上静脉
- 锁骨下静脉
  聚集上肢的血液并和内颈静脉并流形成肱静脉。

- 脉窦、直静脉窦、静脉窦汇区、横静脉窦、S状静脉窦、海绵静脉窦等。

颅腔内的硬膜静脉窦通过贯穿颅骨的静脉（导出静脉）与颅腔外的静脉相连，这时由于血压差，血液会向颅腔内外的任一方向流动。

**简明图解** 头部主要的静脉

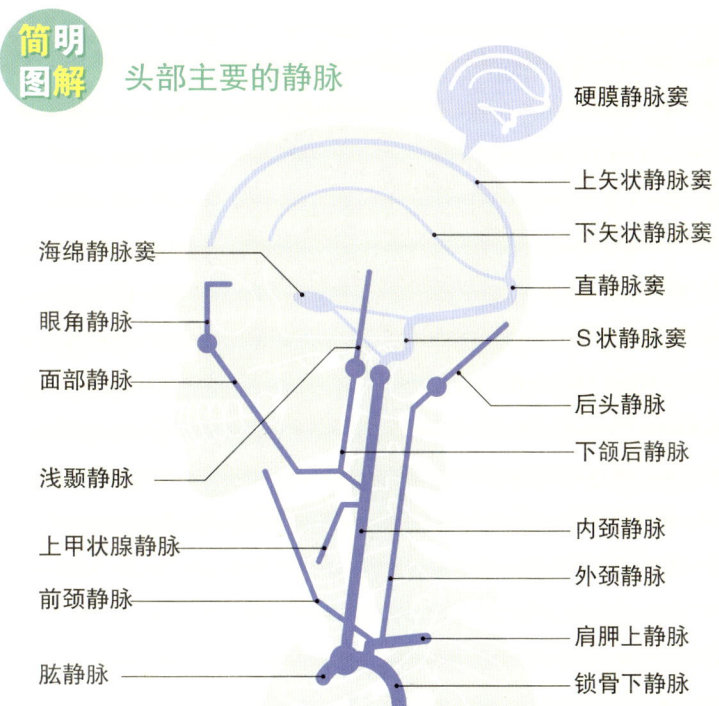

硬膜静脉窦
上矢状静脉窦
下矢状静脉窦
直静脉窦
S状静脉窦
后头静脉
下颌后静脉
内颈静脉
外颈静脉
肩胛上静脉
锁骨下静脉

海绵静脉窦
眼角静脉
面部静脉
浅颞静脉
上甲状腺静脉
前颈静脉
肱静脉

## ■ 硬膜静脉窦（从左侧头部往斜上方看）

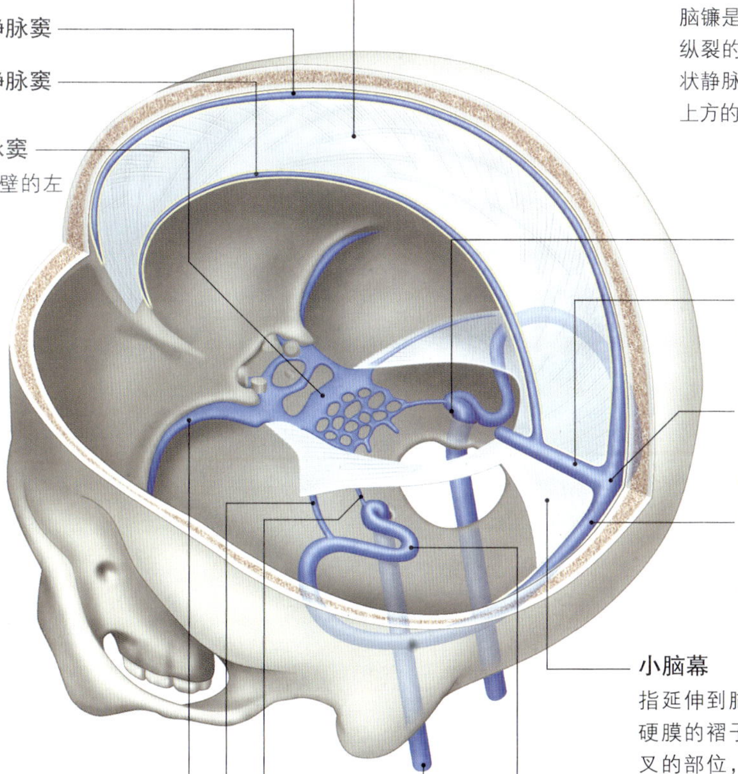

上矢状静脉窦
下矢状静脉窦
海绵静脉窦
位于蝶形壁的左右两侧。
蝶窦壁
上椎体静脉窦
下椎体静脉窦
颈内静脉

脑镰
脑镰是指延伸到左右脑半球之间的脑纵裂的脑硬膜的褶子。其下方有下矢状静脉窦，上矢状静脉窦位于移动到上方的颅骨内侧的脑硬膜的地方。

颈静脉孔

直静脉窦
脑镰和小脑幕交汇的地方。

静脉窦交会
上矢状静脉窦和直静脉窦并流的地方。

横静脉窦
从静脉窦交会开始向左右两侧延伸。

小脑幕
指延伸到脑半球和小脑之间的空隙的脑硬膜的褶子。直静脉窦位于脑镰与之交叉的部位，横静脉窦位于移动到颅骨内侧的地方。

S状静脉窦
这是横静脉窦的延续，以S字状在颞骨内侧移动，并通过颈静脉孔注入内颈静脉。

# 头部神经

三叉神经控制咀嚼肌，咀嚼肌穿过颅骨的孔之后，活动面部的皮肤、黏膜的知觉和下颌。面部神经离开颅骨后分布在面部表情肌里形成各种表情。

中枢神经系统和末梢神经系统⇨p76
脑神经的奥秘⇨p82
脊髓神经的奥秘⇨p84
自主神经系统⇨p88

## 三叉神经和面部神经

头部里有好几种面部神经，其中控制头部的一般知觉和运动的是第V脑神经的三叉神经和第Ⅶ脑神经的面部神经。

通过三叉神经节（半月神经节），三叉神经分为眼神经、上颌神经和下颌神经3个分支。每种神经都通过颅骨里的小孔向外延伸，控制面部的皮肤和黏膜的知觉。此外，下颌神经还包括运动纤维，控制咬肌、颞肌等与下颌骨的运动相关的咀嚼肌。

面部神经本来就包括味觉这一特殊感觉纤维和副交感神经，当它们在颅骨里面形成分支，作为面部神经离开颅骨时，它们仅成为运动神经纤维。这些纤维分支出后耳郭神经后在耳下腺形成神经丛，然后又进一步分为5个分支，这些分支都分布在面部表情肌里。

### ■三叉神经的分布

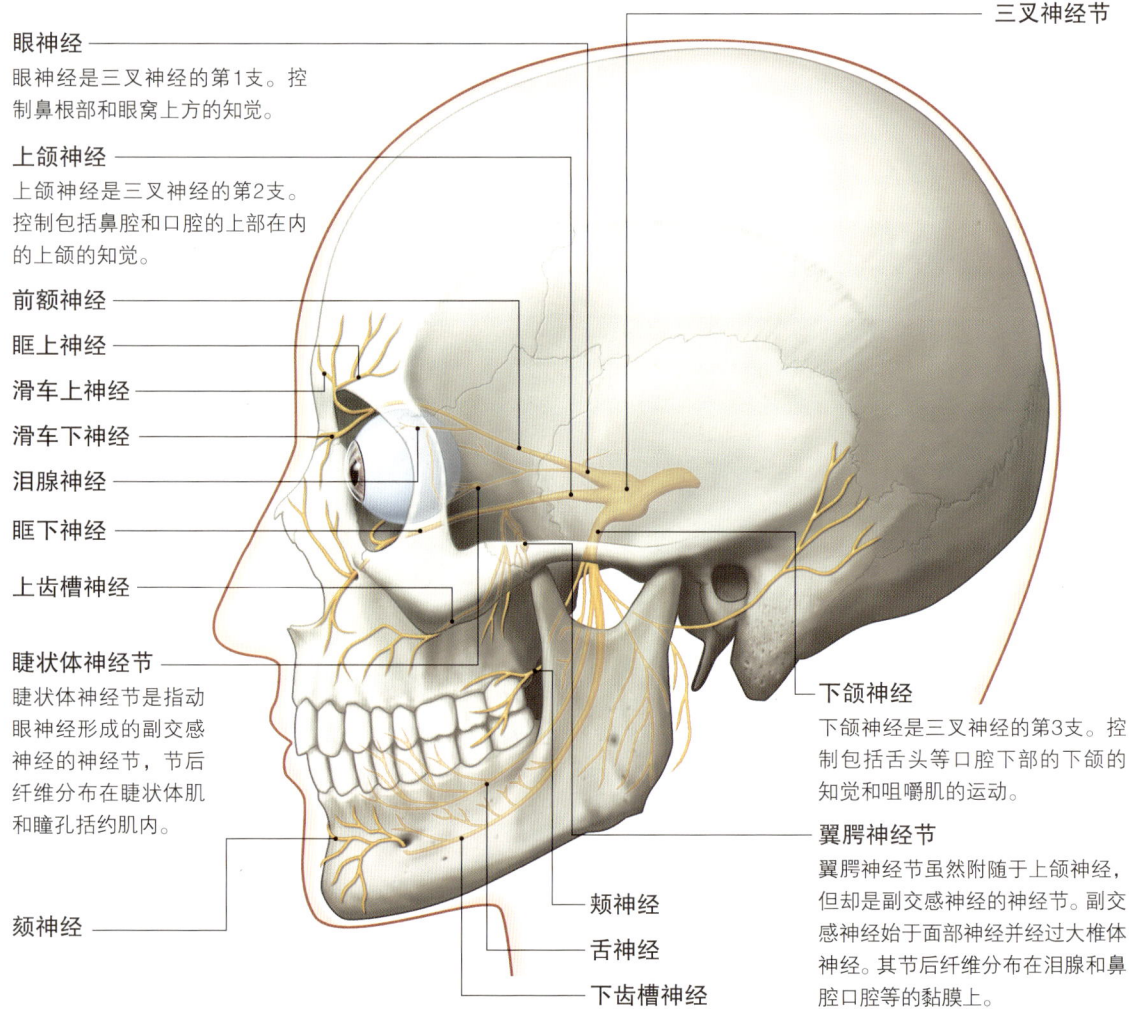

**眼神经**
眼神经是三叉神经的第1支。控制鼻根部和眼窝上方的知觉。

**上颌神经**
上颌神经是三叉神经的第2支。控制包括鼻腔和口腔的上部在内的上颌的知觉。

**前额神经**
**眶上神经**
**滑车上神经**
**滑车下神经**
**泪腺神经**
**眶下神经**
**上齿槽神经**

**睫状体神经节**
睫状体神经节是指动眼神经形成的副交感神经的神经节，节后纤维分布在睫状体肌和瞳孔括约肌内。

**颏神经**

**三叉神经节**

**下颌神经**
下颌神经是三叉神经的第3支。控制包括舌头等口腔下部的下颌的知觉和咀嚼肌的运动。

**翼腭神经节**
翼腭神经节虽然附随于上颌神经，但却是副交感神经的神经节。副交感神经始于面部神经并经过大椎体神经。其节后纤维分布在泪腺和鼻腔口腔等的黏膜上。

**颊神经**
**舌神经**
**下齿槽神经**

## 简明图解 三叉神经与面部神经

● 三叉神经的运动性皮肤知觉的分布　　● 面部神经的主要分布

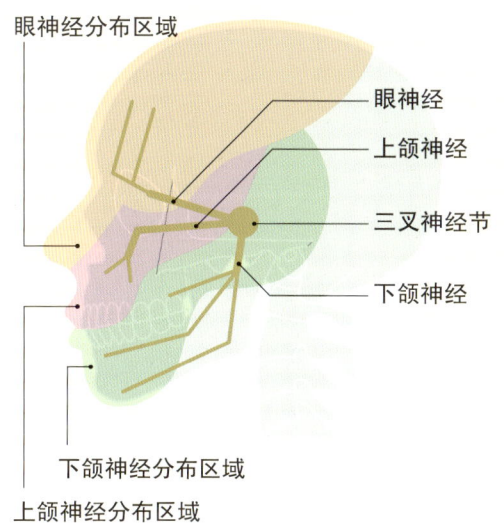

眼神经分布区域
眼神经
上颌神经
三叉神经节
下颌神经
下颌神经分布区域
上颌神经分布区域

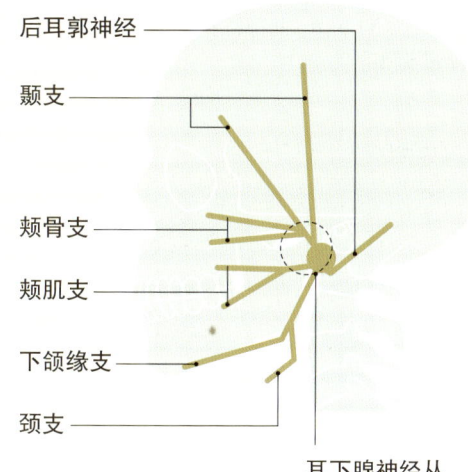

后耳郭神经
颞支
颧骨支
颊肌支
下颌缘支
颈支
耳下腺神经丛

## ■ 面部神经的分布

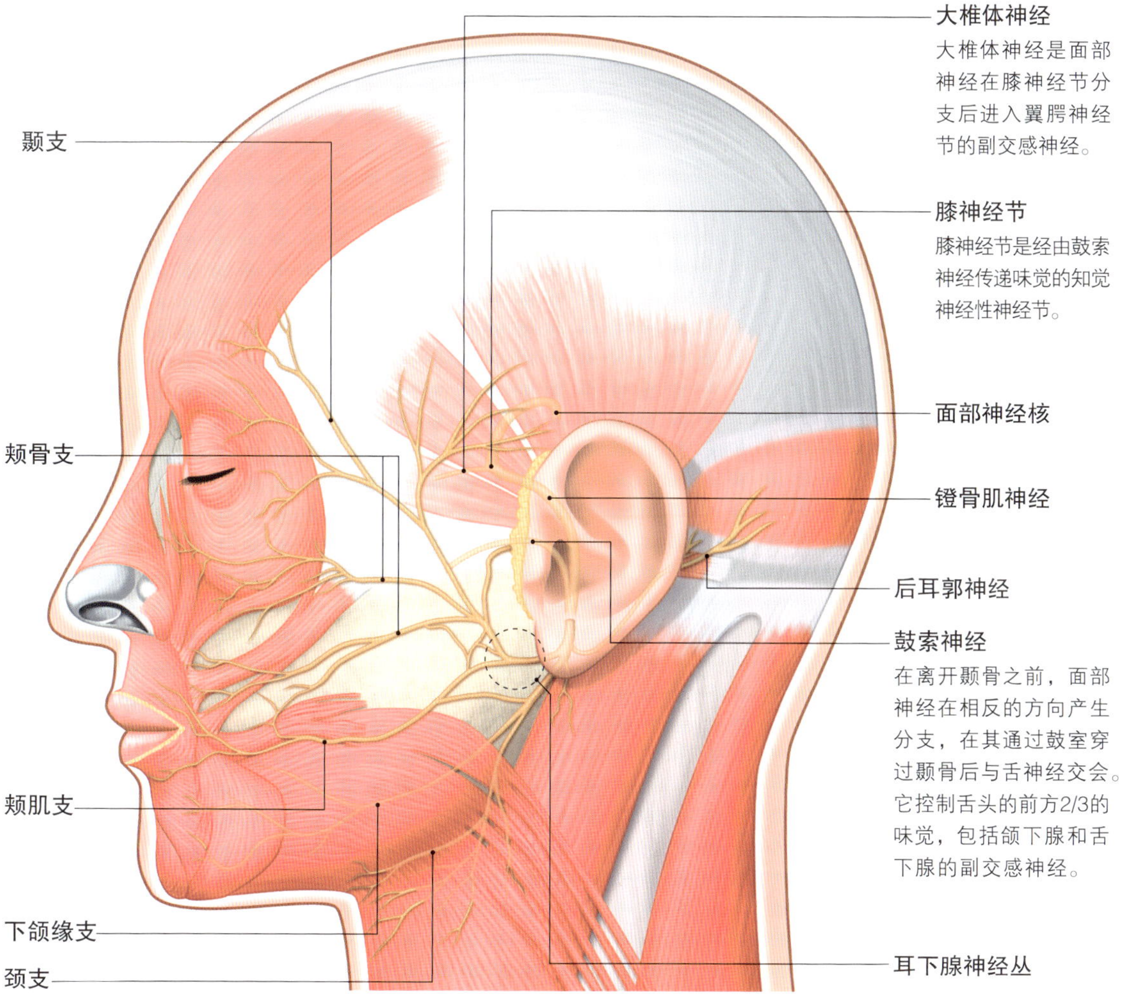

颞支

颧骨支

颊肌支

下颌缘支
颈支

**大椎体神经**
大椎体神经是面部神经在膝神经节分支后进入翼腭神经节的副交感神经。

**膝神经节**
膝神经节是经由鼓索神经传递味觉的知觉神经性神经节。

**面部神经核**

**镫骨肌神经**

**后耳郭神经**

**鼓索神经**
在离开颞骨之前,面部神经在相反的方向产生分支,在其通过鼓室穿过颞骨后与舌神经交会。它控制舌头的前方2/3的味觉,包括颌下腺和舌下腺的副交感神经。

**耳下腺神经丛**

# 颈部神经与淋巴系统

分布在颈部的神经中，除了颈部神经之外还有流向后头和心脏的迷走神经以及分布在头颈部的交感神经。
头部和颈部的淋巴管互相合并，形成颈淋巴干。

全身的淋巴系统⇨p58
中枢神经系统和末梢神经系统⇨p76
自主神经系统⇨p88
头部的血管⇨p106, p108
头部神经⇨p110

## 颈部的神经

活动在颈部的颈神经中，有一部分在形成颈神经丛之后分布在皮肤和肌肉里，剩下的包括迷走神经、交感神经以及其他分支。

## 迷走神经

迷走神经在分离出面向后头的喉上神经及面向心脏的心脏支之后，被颈动脉鞘包围后下降，并在胸部分离出喉返神经。颈动脉鞘是和内颈静脉、内颈动脉以及总颈动脉紧密相连的结缔组织性被膜。右喉返神经和左喉返神经分别从前方穿过右锁骨下动脉和主动脉弓的下方达到右锁骨下动脉和主动脉弓的后方，面向颈部沿着气管和食道之间的空隙往上运动，分布在喉头。

## 交感神经干

颈部的交感神经干形成颈上神经节、颈中神经节和颈下神经节。大多数的颈下神经节都在

### ■ 颈部的交感神经干和迷走神经

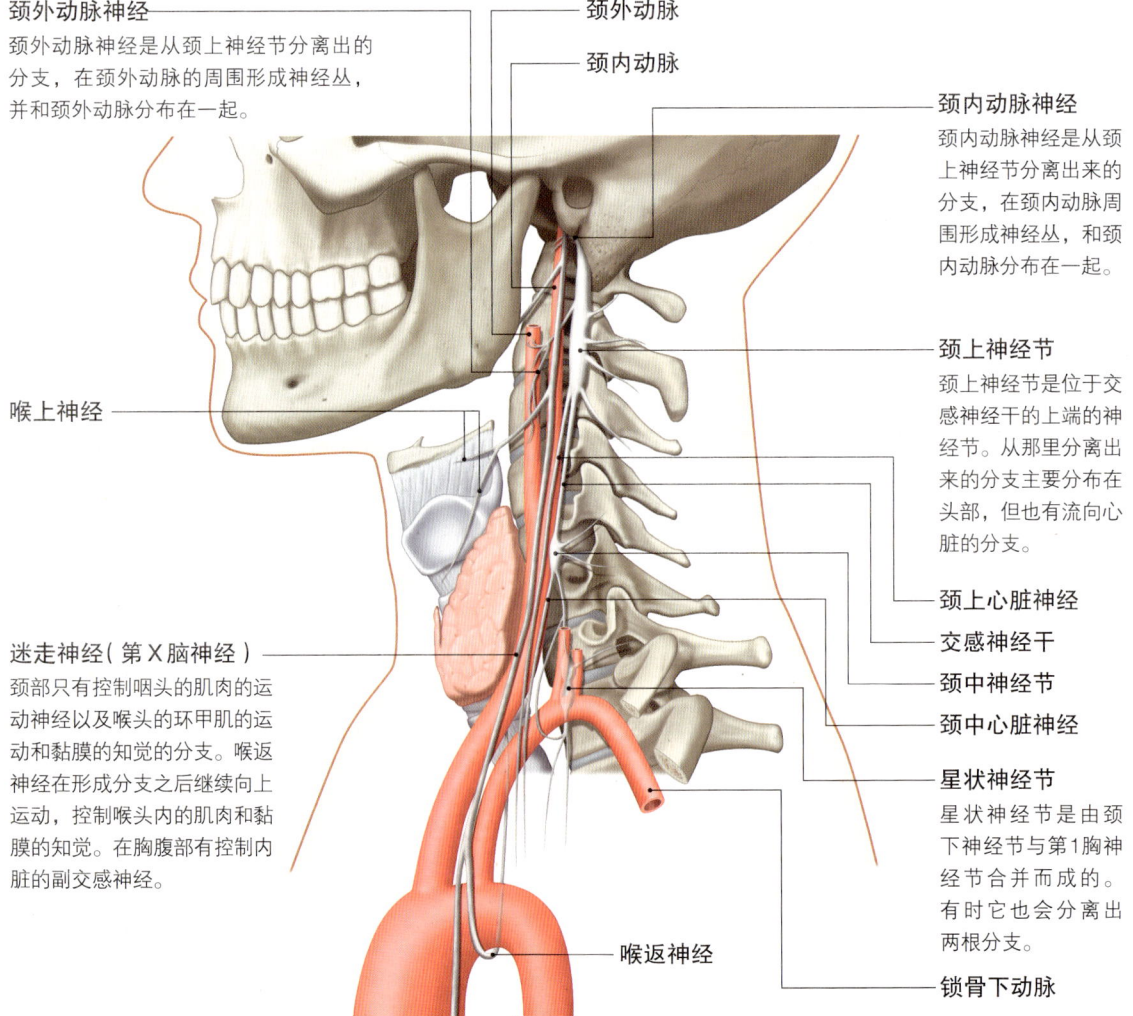

**颈外动脉神经**
颈外动脉神经是从颈上神经节分离出的分支，在颈外动脉的周围形成神经丛，并和颈外动脉分布在一起。

颈外动脉
颈内动脉

**颈内动脉神经**
颈内动脉神经是从颈上神经节分离出来的分支，在颈内动脉周围形成神经丛，和颈内动脉分布在一起。

喉上神经

**颈上神经节**
颈上神经节是位于交感神经干的上端的神经节。从那里分离出来的分支主要分布在头部，但也有流向心脏的分支。

**迷走神经（第X脑神经）**
颈部只有控制咽头的肌肉的运动神经以及喉头的环甲肌的运动和黏膜的知觉的分支。喉返神经在形成分支之后继续向上运动，控制喉头内的肌肉和黏膜的知觉。在胸腹部有控制内脏的副交感神经。

颈上心脏神经
交感神经干
颈中神经节
颈中心脏神经

**星状神经节**
星状神经节是由颈下神经节与第1胸神经节合并而成的。有时它也会分离出两根分支。

喉返神经
锁骨下动脉

和第1胸神经的神经节合并后形成星状神经节。离开第2胸神经节向上运动的交感神经干一分为二，一根与第1或星状神经节相连，另一根围绕在锁骨下动脉的周围并呈U字形折回，与流向颈中神经节的交感神经干并流在一起。颈上神经节分离出颈内动脉神经和颈外动脉神经，并在与之对应的动脉周围形成神经丛，和其分支一起分布在末梢。此外，颈上神经节、颈中神经节和颈下神经节都产生出流向心脏的颈上心脏神经、颈中心脏神经和颈下心脏神经。

## 颈部的淋巴系统

头颈部的淋巴主要集中在几处淋巴结内，最后形成颈淋巴干，通过静脉角（颈内静脉和锁骨下静脉的汇合区）注入静脉。

额头的淋巴集中在耳下腺周围的耳下腺淋巴结里。面部的中央和下方的淋巴集中在颏的侧面的颏下淋巴结和颌下淋巴结里。顶部至后头部的淋巴集中在耳郭后淋巴结和后头淋巴结里。外耳孔附近的表层淋巴和颈部淋巴集中在颈浅淋巴结里。

经过这些淋巴结的淋巴向深层移动，上面的淋巴注入进颈深淋巴结之后向下流动，与下面的淋巴结的淋巴汇合在一起并进入颈深淋巴结的下方，形成颈淋巴干后与锁骨下淋巴干汇合并流入静脉角。

相对而言，颌下淋巴结、耳下腺淋巴结和颈浅淋巴结都位于浅层，没有被肌肉等覆盖。因此当淋巴回流的区域产生炎症时，我们就很容易通过皮肤判断是否有肿块。

### ■ 颈部的主要淋巴结
（箭头是指淋巴的流向）

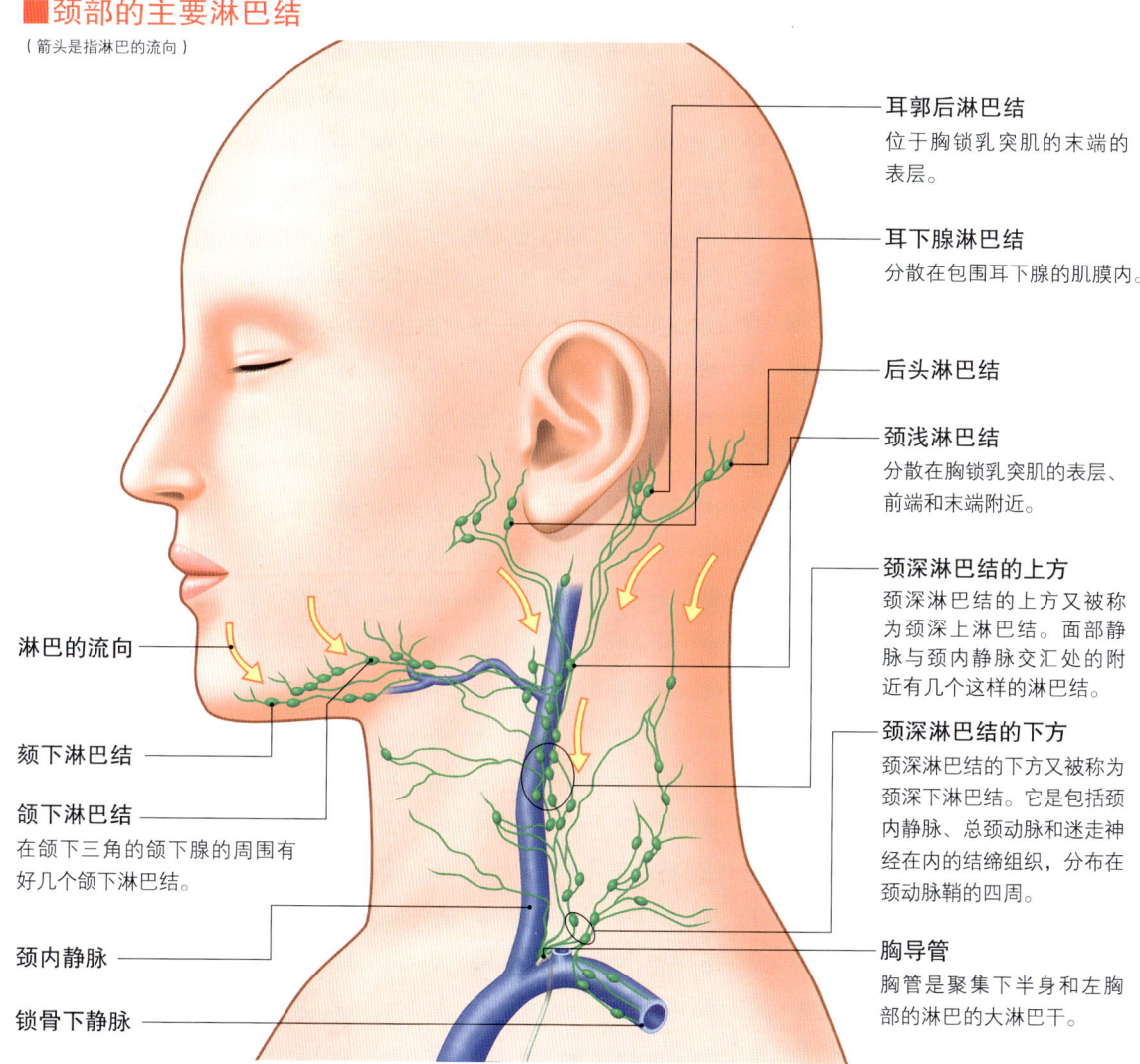

# 保护脑部的奥秘

脑被3层膜包裹，位于颅骨内部，受到颅骨的保护。
膜的名称由外至内依次为硬膜、蛛网膜和软膜。
蛛网膜的空隙里有脑脊髓液。

头部的血管（静脉）⇨p108
脑部的奥秘⇨p116

## 颅腔的内部结构

头盖中有包裹脑的颅腔。在颅腔中，脑被脑膜这一结缔组织的3层膜包围并受到其保护。最外层的硬膜是结实的结缔组织膜，紧密地附着在颅骨里。任何地方的硬膜都分为两瓣，其中间有硬膜静脉窦。从脑流出的血液全部都集中在硬膜静脉窦里。此外硬膜作为左右脑半球之间的脑镰以及脑和小脑之间的小脑幕凸显出来，保护脑的位置。中间层的脑膜被称为蛛网膜，由纤细的结缔组织纤维组成，其空隙内囊有脑脊髓液。最里层的软膜紧密地附着在脑的表面。蛛网膜的空隙被称为蛛网膜下腔。脑内部的脑室里有血管密集分布的脉络丛，在这里形成了脑脊髓液。脑脊髓液通过延髓附近的孔，从脑室开始向外扩散进入蛛网膜下腔，并通过突显在硬膜静脉窦的蛛网膜颗粒回到血液里。总之，脑处于浮在脑脊髓液中间的状态。

### ■脑的结构

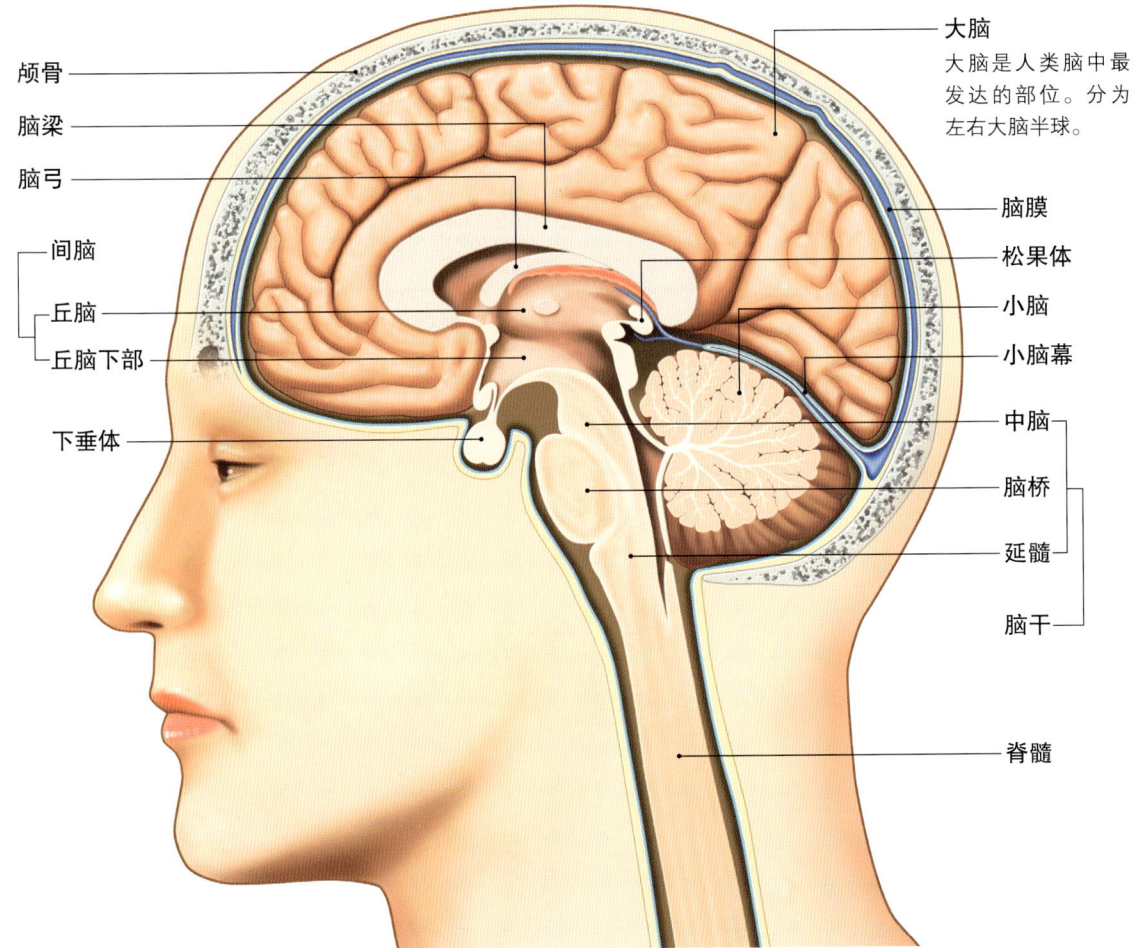

## ■ 硬膜和蛛网膜

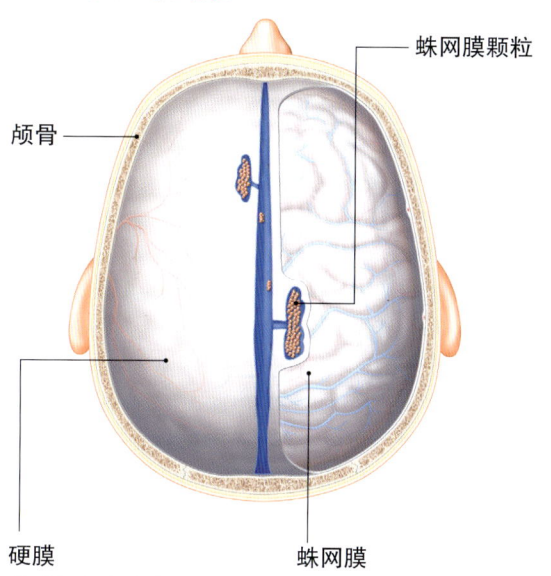

## ■ 脑膜的结构（脑表面附近的前额的截面图）

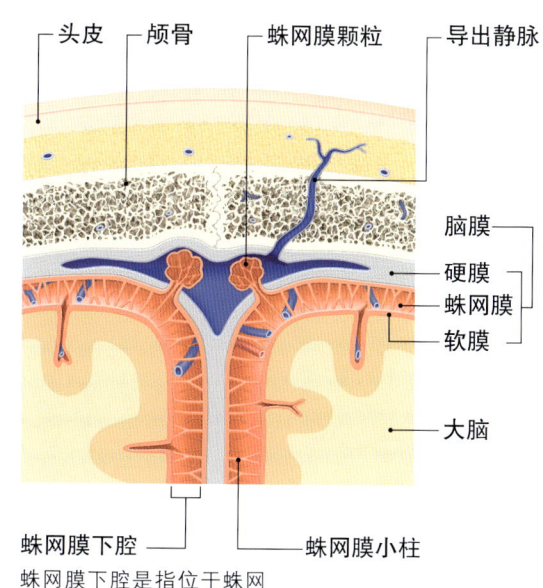

**硬膜**
硬膜是包裹脑的脑膜的最外层。由结实的结缔组织组成。

**蛛网膜**
蛛网膜位于脑膜的中间层。由纤细的纤维组成，空隙里含有脑脊髓液。

**蛛网膜下腔**
蛛网膜下腔是指位于蛛网膜的空隙里的空间。含有脑脊髓液。

## ■ 脑脊髓液的流向
（箭头表示脑脊髓液的流向）

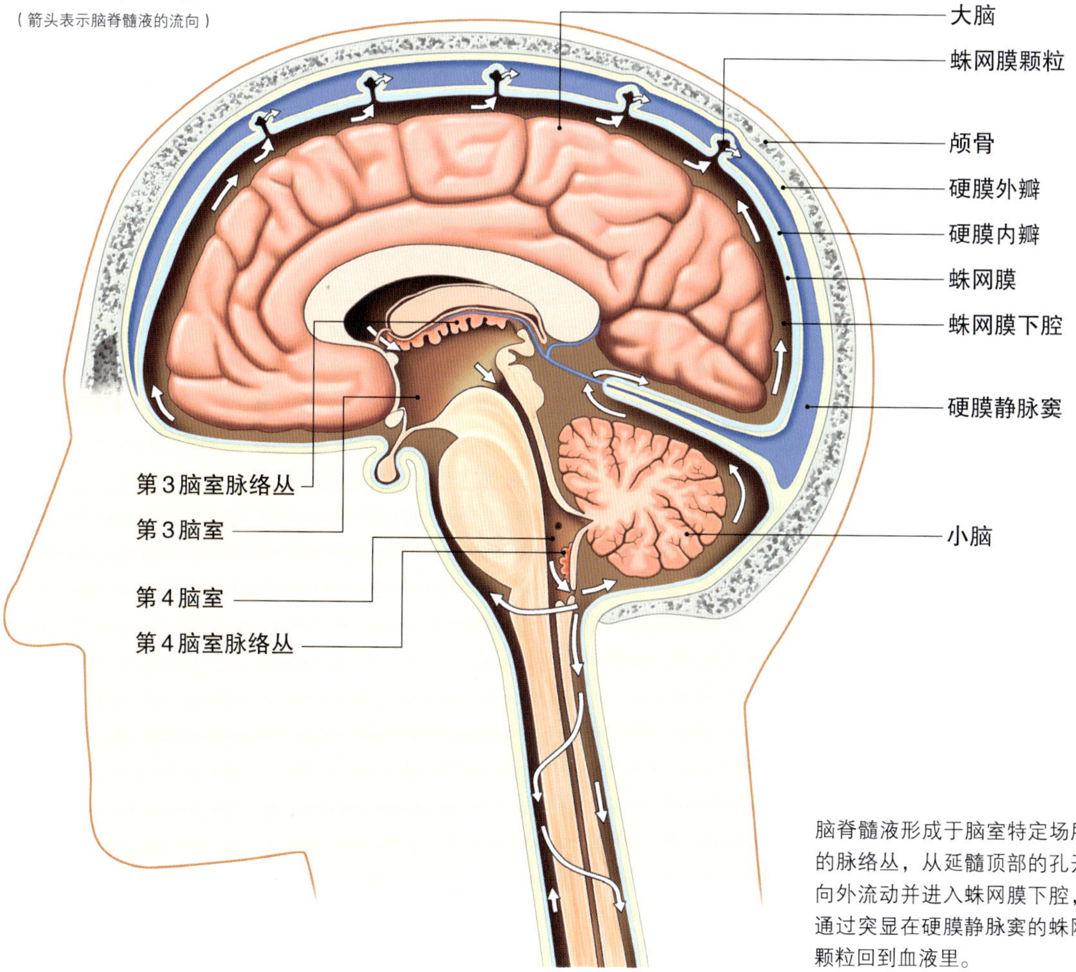

脑脊髓液形成于脑室特定场所内的脉络丛，从延髓顶部的孔开始向外流动并进入蛛网膜下腔，再通过突显在硬膜静脉窦的蛛网膜颗粒回到血液里。

# 脑部的奥秘

大脑的表面被称为皮质，以脑沟为界限分为4个部分。
大脑皮质的运动和感觉等因场所不同功能各异。

脑部的内部结构⇨p118
小脑与脑干的结构⇨p120

## 被分为4瓣的大脑皮质

从外部来看，位于脑的最上方，大而醒目的是大脑，其后下方的是小脑。被大脑和小脑包围的脑的中心部分是脑干。

大脑的表面上有皮质、不规则的脑沟和被脑沟分隔的宽约1cm的向上鼓起的脑回。其中皮质是指很多神经细胞聚集在一起的地方。皮质、脑沟和脑回扩大了脑的表面积。大脑被大脑纵裂分为左右两个半球。脑梁是连接左右两个大脑半球的神经纤维的桥梁。

大脑皮质分为前额叶、顶叶、后头叶和颞叶等4瓣。位于前额叶和后头叶之间的是中心沟，紧邻颞叶上方的是外侧沟。顶叶和后头叶的界限从外面来看难以区分，但从大脑纵裂的正前方来看的话，就能看到一条很清晰的脑沟。

在大脑皮质的初级运动皮层和初级感觉皮层（体性感觉区、视觉皮层和听觉皮层）里，脑干等的下位脑之间通过神经纤维连接。初级运动皮层位于前额叶的后端、中心沟的前端，身体感觉皮层位于顶叶的前端、中心沟的后端，视觉皮层位于后头叶的后端并扩散到后头叶的正前方。听觉皮层位于颞叶的上端。

此外，大脑皮层的其他部位在大脑内部被神经纤维连接在一起，这被称为大脑皮层联合区。大脑皮层联合区内部又可以分为几个部分。既有与运动和感觉紧密相关的接受信息的地方，又有对接收到的信息进行归整并确立行动和计划的地方。而且白洛嘉脑回、韦尼克区等的语言中枢也属于大脑皮层联合区的一部分。

大脑的中心部位有基底核这一神经细胞的集合体。大脑接收、记忆并判断感觉，进行高层次的分析操作。

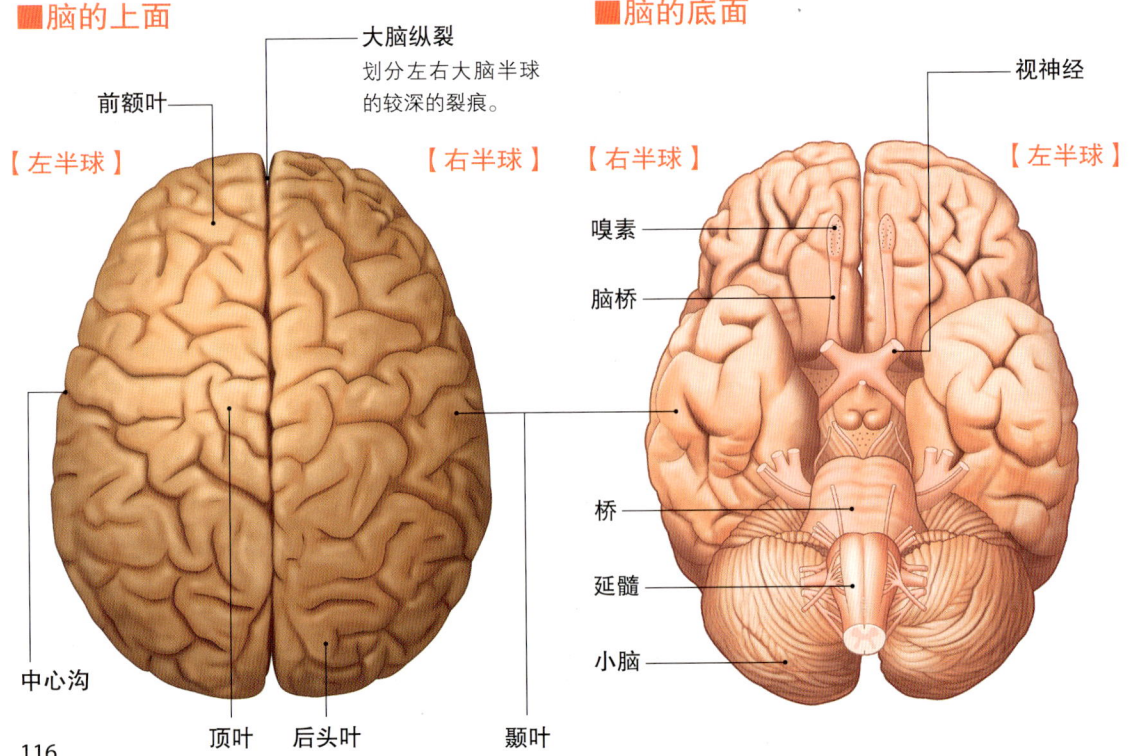

■脑的上面

- 大脑纵裂：划分左右大脑半球的较深的裂痕。
- 前额叶
- 【左半球】
- 【右半球】
- 中心沟
- 顶叶
- 后头叶
- 颞叶

■脑的底面

- 视神经
- 【右半球】
- 【左半球】
- 嗅素
- 脑桥
- 桥
- 延髓
- 小脑

## ■ 脑的各部位的名称及其功能（左半球侧面）

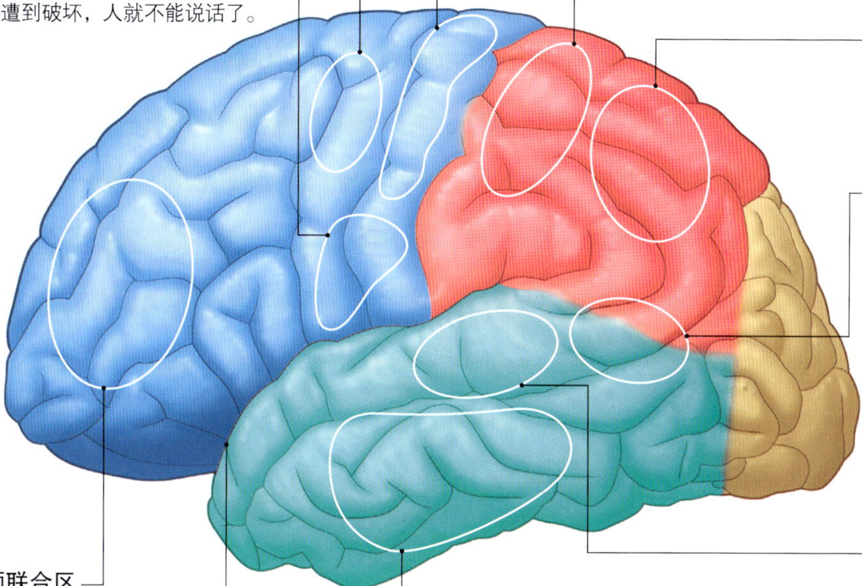

**运动前区**
运动前区与初级运动皮层紧密联系在一起，控制脑并进行运动的准备。

**白洛嘉脑回（运动性语言中枢）**
白洛嘉脑回位于左大脑半球。这里一旦遭到破坏，人就不能说话了。

**初级运动皮层**
初级运动皮层直接控制神经元，指挥另一侧（在这张图中指身体的右半部分）的肌肉运动。

**体性感觉区**
这是收集周身皮肤信息的部位，与身体的位置相对应。

**头顶联合区**
头顶联合区负责收集并整合皮肤的感觉、视觉与听觉等。

**韦尼克区（感觉性语言中枢）**
韦尼克区位于左大脑半球，这里一旦受到损坏，人就算能听但也理解不了听到的内容。

**前额联合区**
前额联合区负责规划行为与计划，预测将来会发生的事情。

**外侧沟**

**颞联合区**
颞联合区负责归整听觉和视觉的信息，认知音乐和图像。

**听觉皮层**
听觉皮层负责收集听觉的信息。这不同于根据声音的高低而产生不同反应的身体其他部位。

## ■ 脑的正中截面图（从左侧看右半球）

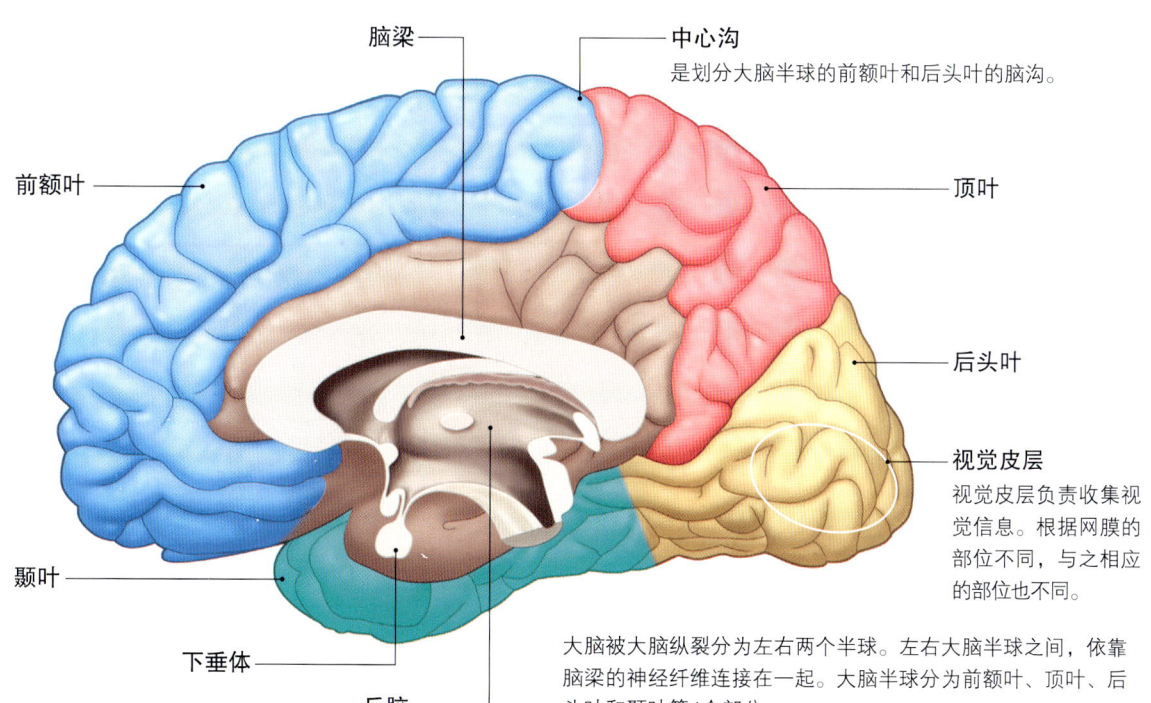

**脑梁**

**中心沟**
是划分大脑半球的前额叶和后头叶的脑沟。

**前额叶**

**顶叶**

**后头叶**

**视觉皮层**
视觉皮层负责收集视觉信息。根据网膜的部位不同，与之相应的部位也不同。

**颞叶**

**下垂体**

**丘脑**

大脑被大脑纵裂分为左右两个半球。左右大脑半球之间，依靠脑梁的神经纤维连接在一起。大脑半球分为前额叶、顶叶、后头叶和颞叶等4个部分。

# 脑部的内部构造

根据颜色不同，大脑内部分为表层的皮质和深层的髓质。
皮质是灰白质，髓质是白质。
中心部有调整运动的大脑基底核和控制感情的大脑边缘系统。

神经的结构⇨p78
运动神经和知觉神经⇨p86
小脑和脑干的结构⇨p120

## 大脑内部的层结构

脑内部可以分为颜色不同的两部分。灰白质是神经细胞聚集的部分，白质是神经纤维聚集的部分。在大脑和小脑里，灰白质延伸到脑的表面，被称为皮质。延伸到皮质下的白质被称为髓质。

相反，可以在脑的中心部位被发现的灰白质是神经细胞群的神经核。在脑干中有神经细胞和神经纤维混杂在一起的部分，这被称为网状结构。

大脑皮质为厚约1.5～4.5cm的灰白质层，是聚集神经细胞的地方。形成白质的神经纤维包含连接大脑皮质和下位脑（脑干和脊髓等）的投射纤维、连接左右大脑半球的连合纤维以及连接同侧大脑半球的联络纤维。内囊（参照下图）中聚集的是投射纤维，脑梁中聚集的是交联纤维。从大脑皮质的初级运动皮层往下运动的神经纤维与运动神经元相连接，控制特定的场所的肌肉。与特定的皮肤部位相联系的感觉神经元在丘脑等部位的中间被连接起来，与体性感觉区相连接。这些皮质区与身体的各个部位之间有种对应关系，因此可以在皮质上描绘身体的地图。

大脑基底核接受源自大脑皮质的神经纤维，起到调节运动的作用。脑梁附近的大脑皮质包含在大脑边缘系统里，产生感情和欲求等，给自主神经中枢的丘脑下部带来影响。其中大脑边缘系统由扁桃体、海马及扣带回等构成。

### ■大脑的前额截面图

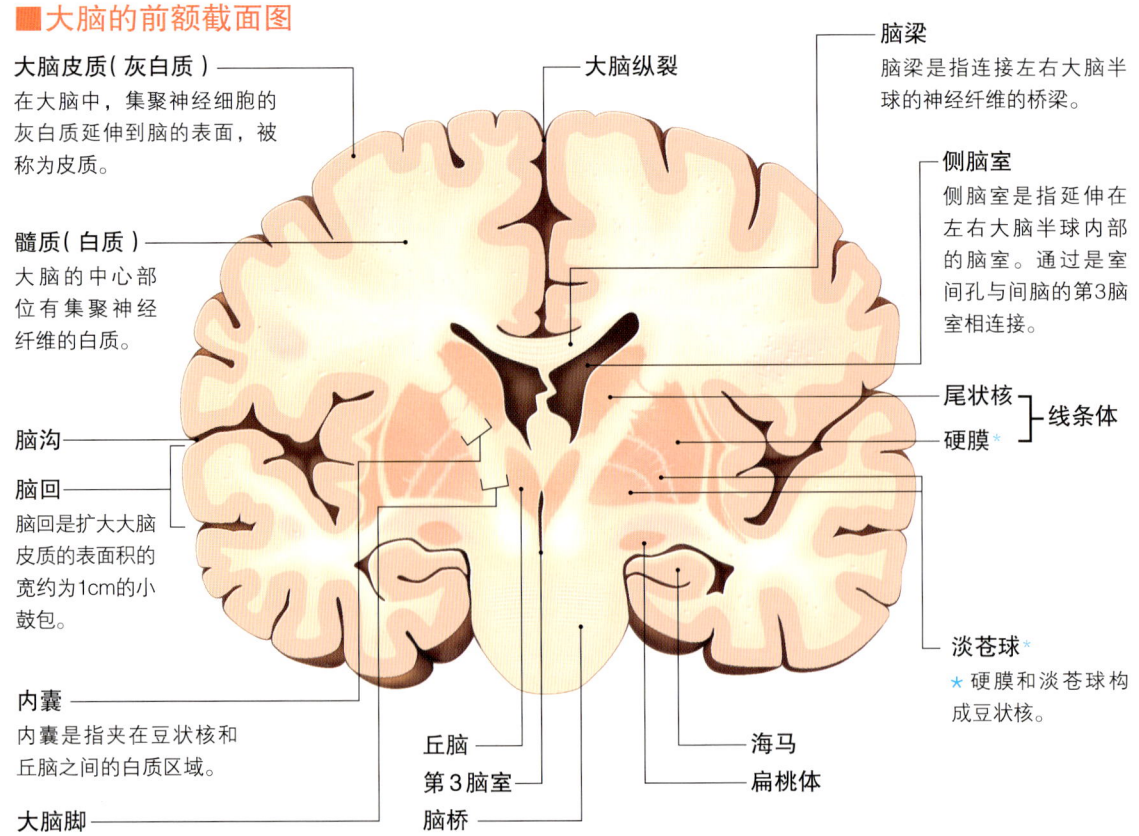

**大脑皮质（灰白质）** 在大脑中，集聚神经细胞的灰白质延伸到脑的表面，被称为皮质。

**髓质（白质）** 大脑的中心部位有集聚神经纤维的白质。

**脑沟**

**脑回** 脑回是扩大大脑皮质的表面积的宽约为1cm的小鼓包。

**内囊** 内囊是指夹在豆状核和丘脑之间的白质区域。

**大脑脚**

**大脑纵裂**

**丘脑**

**第3脑室**

**脑桥**

**海马**

**扁桃体**

**脑梁** 脑梁是指连接左右大脑半球的神经纤维的桥梁。

**侧脑室** 侧脑室是指延伸在左右大脑半球内部的脑室。通过室间孔与间脑的第3脑室相连接。

**尾状核**
**硬膜*** ┤线条体

**淡苍球***
＊硬膜和淡苍球构成豆状核。

## ■大脑皮质的运动皮层和感觉皮层

胴体
足
脚趾
胴体
手腕
手
指头
眼睛
面部
声音
舌头
分泌唾液
咀嚼
运动皮层
中心沟
感觉皮层
手腕
手
指头
面部
嘴唇
牙齿、下颚
舌头

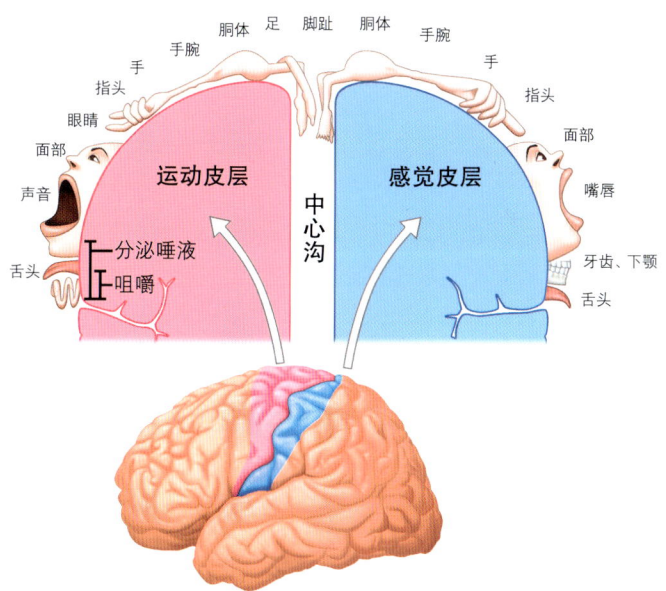

大脑皮质的运动皮层和感觉皮层与身体的部位有紧密的联系。两者都是脚在上面，下面是上肢和头的区域。

## 简明图解 脑部构造

（从左侧看到的正中间界面图）

间脑
大脑皮层
大脑边缘系统
大脑基底核
丘脑
丘脑下部
中脑
脑桥
延髓
小脑
大脑
脑干

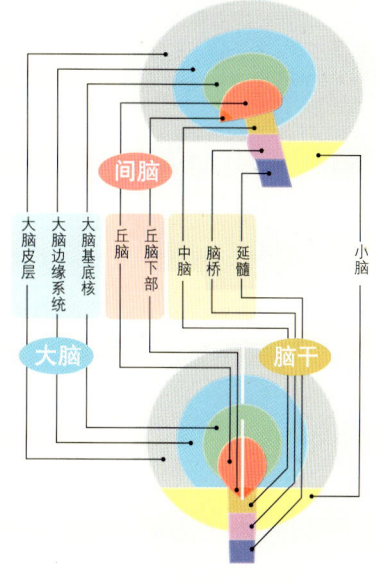

（前额截面图）

在脑的各部分结构中，脑干和间脑自古就有了，大脑是哺乳类动物出现后再进化的比较“新”的脑。人的大脑皮质特别发达。

## ■大脑基底核

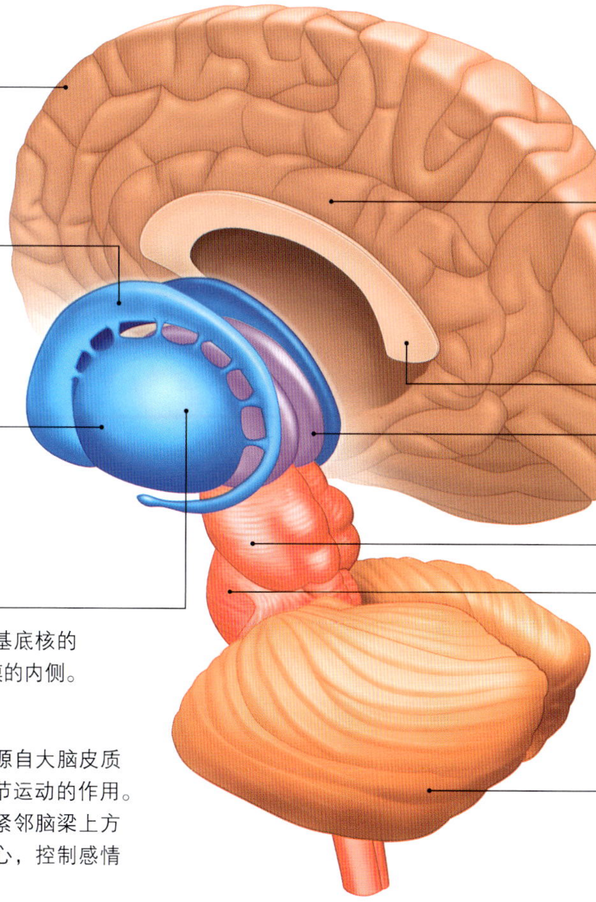

右脑
尾状核
尾状核属于大脑基底核的一部分，位置比内囊还要靠里。
硬膜
硬膜属于大脑基底核的一部分，位置比内囊还要靠外。
淡苍球
淡苍球属于大脑基底核的一部分，位于硬膜的内侧。
带状回
带状回属于大脑皮质的一部分，面对大脑纵裂，紧邻脑梁的上方。属于大脑边缘系统。
脑梁
脑梁是连接左右大脑半球的神经纤维的桥梁。
间脑
间脑是与大脑紧密连接的脑的中心部位。分为丘脑和丘脑下部。
中脑
脑桥
属于脑干的一部分。
小脑

大脑基底核接收源自大脑皮质的信息，起到调节运动的作用。大脑边缘系统以紧邻脑梁上方的带状回等为中心，控制感情和欲求等。

# 小脑与脑干的构造

大脑边缘系统的下方有间脑和丘脑下部,其中丘脑下部是丘脑和自主神经的中枢。其下方有由中脑、脑桥和延髓组成的脑干。脑干的后方是调节运动机能的小脑。

内分泌系统概述⇨p72, p74
脑神经的奥秘⇨p82
保护脑部的奥秘⇨p114
脑部的奥秘⇨p116
脑部的内部构造⇨p118

## 运动机能的调整和生命活动的维持

小脑突出在脑干的后方,在大脑半球的后下部位隐约可见。小脑的表面有集聚神经细胞的皮质,平行的脑沟和被脑沟分隔的宽约1.5mm的脑回。小脑的中心部位里有聚集神经细胞的小脑核、神经纤维通过小脑脚与脑的其他部位相连接。小脑在参照大脑发出的运动指令的同时,比较感觉信息,让运动更顺利地进行。

脑的中心部位的最上方是间脑,间脑有时也被划分到脑干,但它与大脑的关系非常紧密。间脑由丘脑和丘脑下部组成,被第3脑室分为左右两部分。丘脑是神经核的聚集区,集中了来自大脑各个部位和全身的感觉信息,并在这里投射到大脑皮质。丘脑下部是饮水、摄食及性行为等本能行为的中枢,与自主神经和内分泌系统密切相关。垂挂在丘脑下方的下垂体分泌出调节全身细胞和其他内分泌腺的激素,并被丘脑下部的激素调节。

狭义上的脑干是指中脑、脑桥和延髓。中脑是间脑和脑桥之间的部分,其前方有大脑脚,成为大脑皮质向下运动时的神经纤维的通道。其中心部位有连接第3脑室和第4脑室的纤细的中脑水管。脑桥向前方突出,在这个部位有连接左右小脑半球的神经纤维。脑桥和延髓的背侧有第4脑室,通过其上方的孔,脑室与蛛网膜下腔联系在一起。脑干中有调节呼吸、调节体温和调节血压等维持生命机能的中枢。此外,几乎所有的脑神经都源自脑干。

### ■ 小脑的外部结构

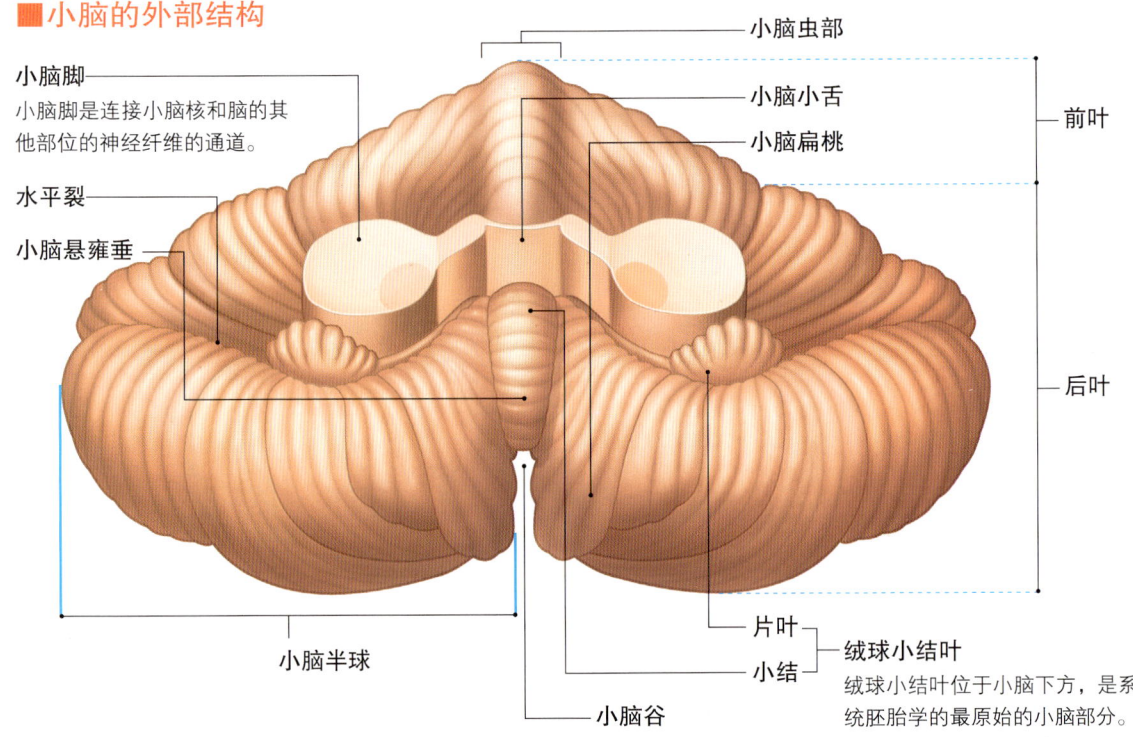

小脑脚
小脑脚是连接小脑核和脑的其他部位的神经纤维的通道。

水平裂

小脑悬雍垂

小脑半球

小脑谷

小脑虫部

小脑小舌

小脑扁桃

前叶

后叶

片叶

小结

绒球小结叶
绒球小结叶位于小脑下方,是系统胚胎学的最原始的小脑部分。

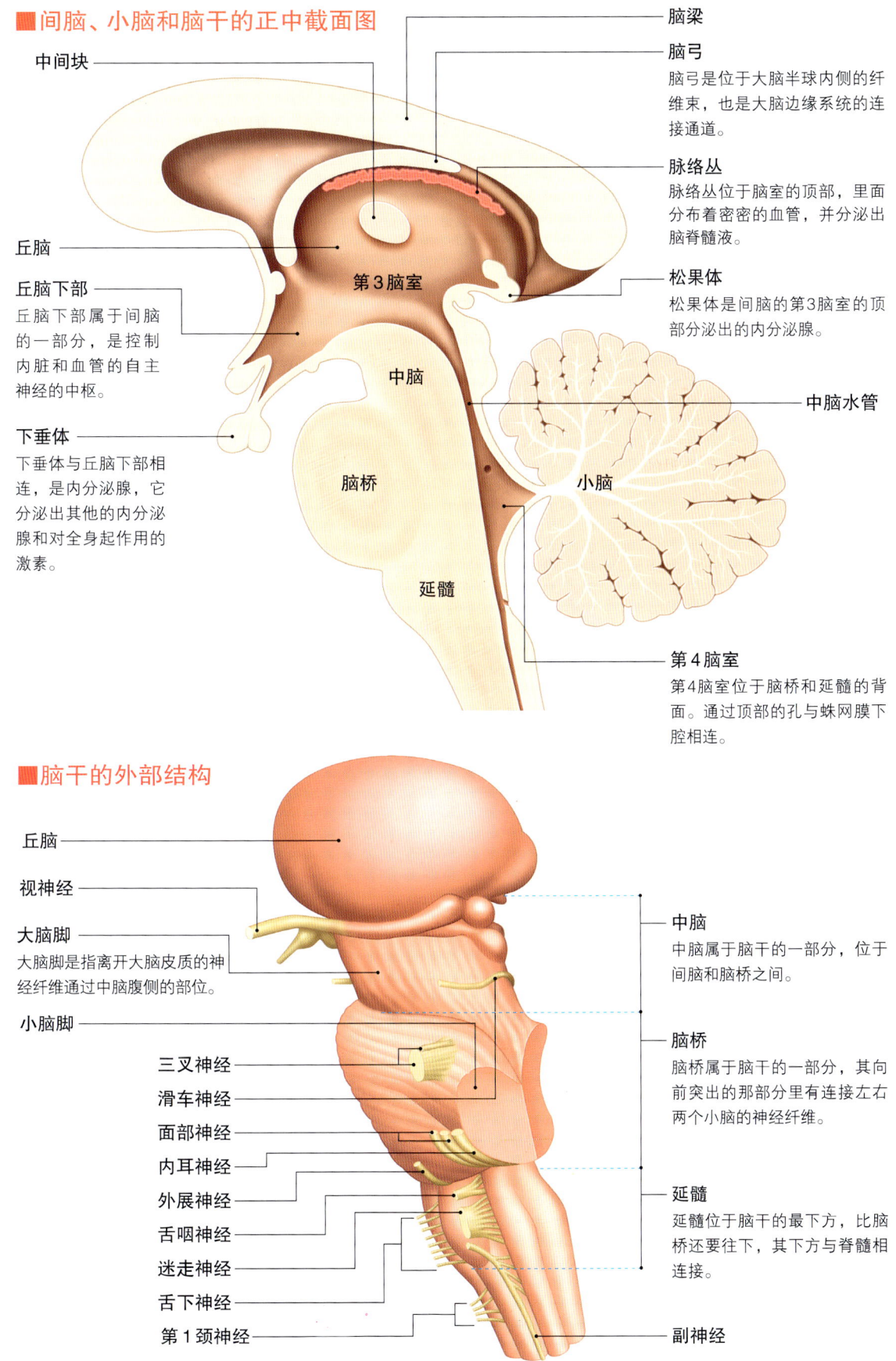

# 眼睛的构造

眼球被巩膜、葡萄膜和视网膜包围。
其最前方是透明的角膜，经常被泪水湿润。
眼球内部由眼房、瞳孔、水晶体和玻璃体构成。

视觉的奥秘⇨p124, p126
鼻子的构造⇨p134

## 形成眼球壁的3层膜及眼球

眼球是直径约为2.5cm的球状体，大小与乒乓球相似。眼球壁由3层膜组成。

最外层的最前方的直径超过1cm的是透明的角膜。其中，角膜的表层移动到结膜的表层，表层下方的固有层移动到牢固的结缔组织巩膜里。从眼球的前方来看，白色的部分就是巩膜。黑色的部分是透明的角膜，眼球的内部清澈可见。

中间层是血管丰富的葡萄膜（虹膜、睫状体、脉络膜）。在最前方，虹膜和睫状体由四周向中心聚拢，脉络膜分布在巩膜的内侧。在黑色中，周围略呈茶色的部分是虹膜，中间的黑色部分是瞳孔，视网膜可以感知到从这里进入眼球深处的光线。虹膜改变瞳孔的大小，调节达到视网膜的光线的数量。睫状体隐藏在虹膜的深处无法看见，但是它与水晶体依靠纤细的纤维连接在一起，通过伸缩改变水晶体的厚度，以调节远近。脉络网给最里层的视网膜提供营养。

眼球壁的最里层是视网膜，可以感知光线。视网膜里分布着动脉和静脉，如果用眼底镜观察的话就可以观察到血管的样子。离开视网膜的神经纤维从眼球的后端开始，通过视神经达到脑。

在眼球的内部，紧邻虹膜后方的是水晶体。比水晶体靠前的眼房里有眼房水，后方有胶状的玻璃体。水晶体的厚度随睫状体的作用的变化而变化。它通过让视觉对象与视网膜的距离正好是可以成像的距离，通过改变水晶体的厚度达到调节远近的目的。

眼球里有6根眼肌。它根据头的运动转动眼球，防止视线的朝向发生偏离，其功能就像摄像机防抖一样。

眼外侧的上部有泪腺，泪腺分泌泪液（眼泪）防止角膜干燥。眼睛眨动时眼睑覆盖住角膜表面，泪液扩散在角膜表面。眼睑中的睑板腺分泌脂质，防止泪液蒸发。

### 眼泪

- **眼泪的流动（蓝色箭头）**
泪液由上眼睑后部的靠外的泪腺分泌出来。虽然一部分泪液蒸发消失了，但还有一部分从眼睛的内侧进入鼻泪管，流入鼻腔，和鼻水混杂在一起。

- **眼泪的成分**
泪液的成分与血液的液体成分比较相似，蛋白质的含量比较少。脂质从眼睑里的睑板腺分泌出来，并流到泪液的表面，防止泪液的蒸发。

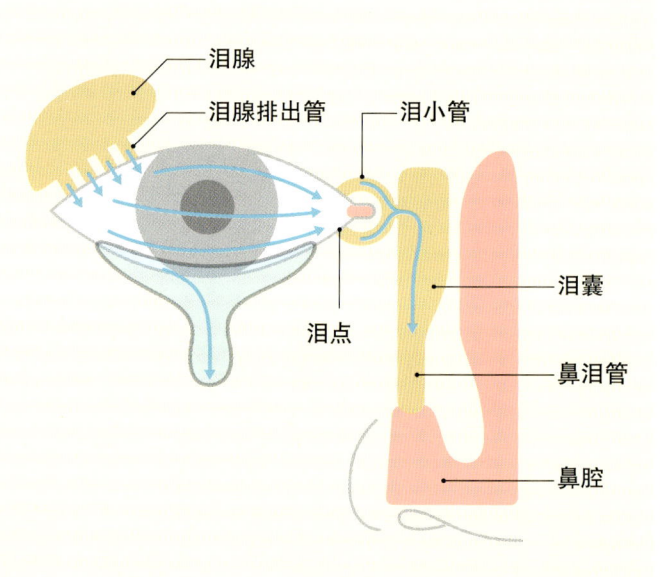

## ■ 眼球与其周边的构造

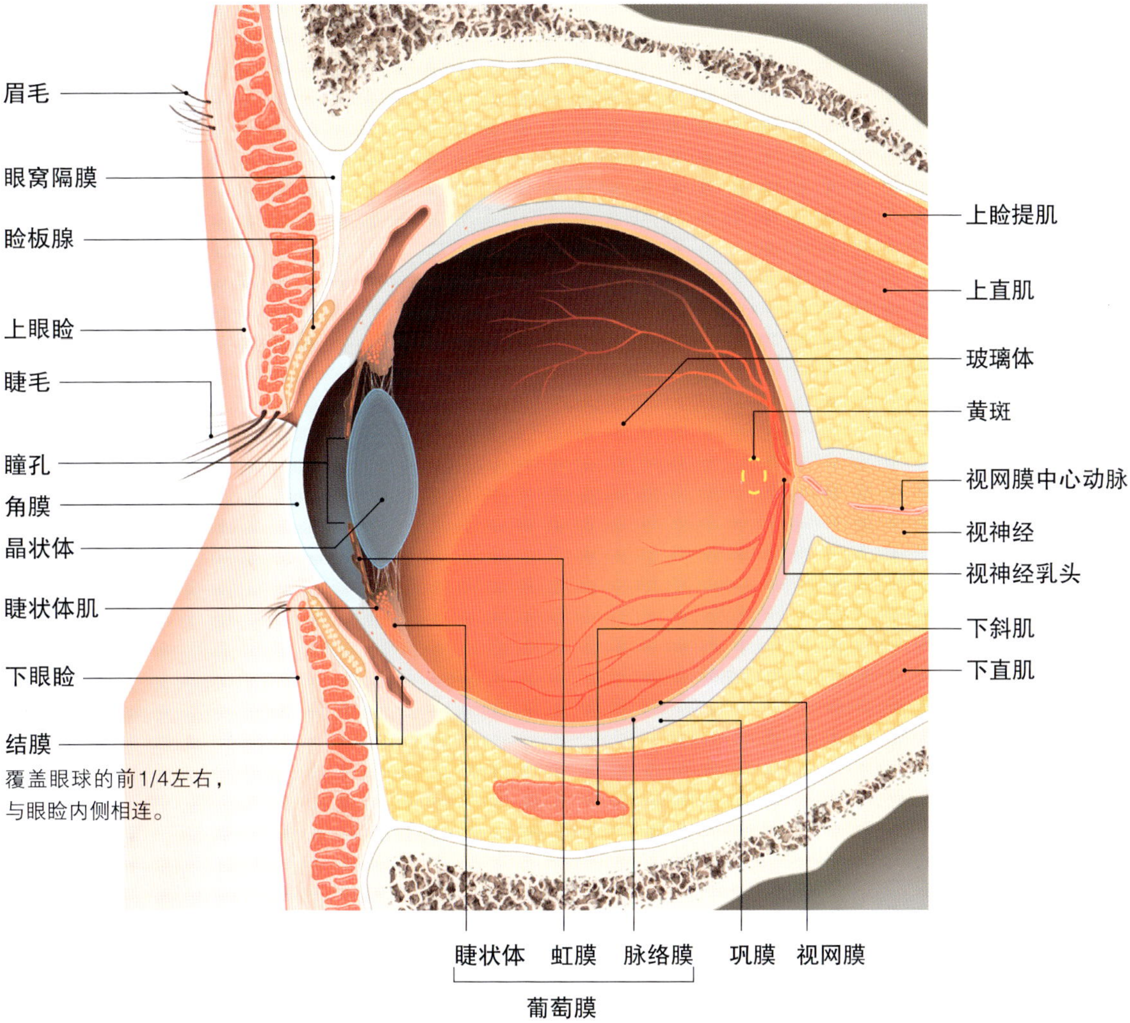

- 眉毛
- 眼窝隔膜
- 睑板腺
- 上眼睑
- 睫毛
- 瞳孔
- 角膜
- 晶状体
- 睫状体肌
- 下眼睑
- 结膜
  覆盖眼球的前1/4左右，与眼睑内侧相连。

- 上睑提肌
- 上直肌
- 玻璃体
- 黄斑
- 视网膜中心动脉
- 视神经
- 视神经乳头
- 下斜肌
- 下直肌

睫状体　虹膜　脉络膜　巩膜　视网膜
　　　葡萄膜

## ■ 眼房水的分泌（红色标识）

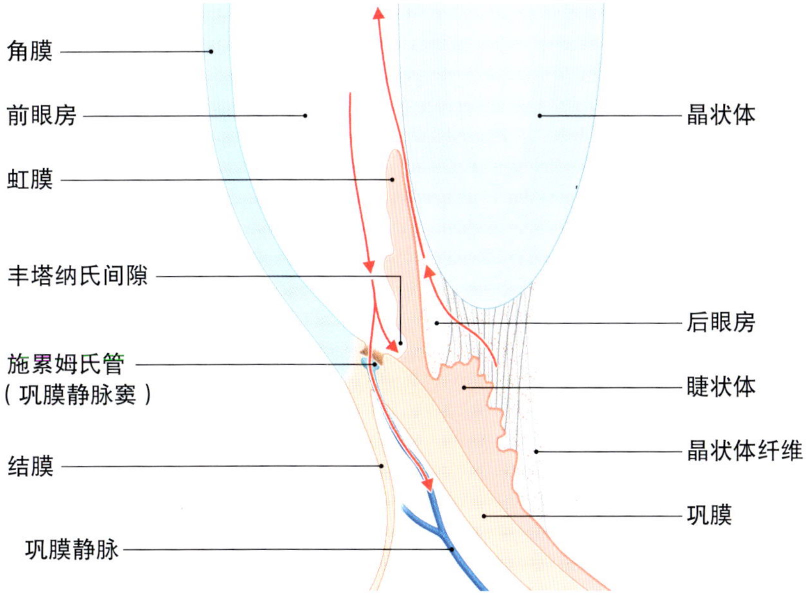

- 角膜
- 前眼房
- 虹膜
- 丰塔纳氏间隙
- 施累姆氏管（巩膜静脉窦）
- 结膜
- 巩膜静脉

- 晶状体
- 后眼房
- 睫状体
- 晶状体纤维
- 巩膜

晶状体与角膜之间的眼房内充满了眼房水。眼房以虹膜为分界线，被分为前眼房与后眼房。眼房水主要由睫状体分泌产生，然后流回角膜与虹膜之间的眼静脉。当眼房水无法良好吸收时，眼球内的压力会持续升高，压迫视网膜引起绿内障（青光眼），严重时甚至会引起视网膜脱落导致失明。

# 视觉的奥秘 ❶

眼球上有6根能使其改变方向的肌肉，虹膜调节进入眼球光度，睫状体伸缩使晶状体改变厚度，以让外界的物体正确的在视网膜上成像。

自主神经系统 ⇨ p88
眼睛的构造 ⇨ p122
视觉的奥秘 ❷ ⇨ p126

## 改变晶状体的厚度来调节焦距

眼球附近具有6根眼肌，可以自由地改变视线方向。当头部位置或者方向改变时，视线也随之改变，自然映射在视网膜上的图像也会偏离原来的位置。然后，根据内耳传来的平衡感信息，眼肌会自然地随着方向改变伸缩，以使映射在视网膜上的图像不发生偏离（前庭动眼反射）。此外，在观察较近的对象时，视线会向内倾斜，使左右双眼看着同一对象（辐辏反射）。

虹膜上聚集有黑色素，呈黑色。白种人因为黑色素较少，虹膜的颜色偏蓝绿色。虹膜附近有由平滑肌构成的瞳孔扩大肌与瞳孔括约肌，可以控制瞳孔的大小。交感神经传来信号时，瞳孔会张开以让更多的光线到达视网膜；副交感神经活跃时，瞳孔会缩小以减少通光量。根据环境的明亮改变瞳孔大小这一现象叫"对光反射"，经常被用来判断人的生死。睫状体附近有由平滑肌构成的睫状体肌，可以通过改变晶状体的厚度来改变视线的远近。睫状体肌由副交感神经控制，睫状体肌收缩时，睫状体会向中央突出，晶状体由于自身弹性会增加厚度，使眼球视点更适合观察进出的物体。反之，睫状肌松弛时，晶状体两端被拉伸至扁平，以配合观察远处的物体。眼球前后长度变长的人，会更容易观察到近处的物体（近视），变短的人会更容易观察到远处的物体（远视）。两者都可以通过佩戴眼镜或者隐形眼镜矫正。此外，进入中年以后，晶状体的厚度会增加，调节视线的远近会变得十分困难。老年人由于晶状体变浑浊，图像无法清晰映照在视网膜上（白内障）。

### ■ 控制眼球动作的肌肉（左眼）

**滑车神经**

**上斜肌**
位于眼球的上方，可改变滑车的方向，使瞳孔转向外下方。

**下斜肌**
位于眼窝的内侧，可使瞳孔转向外上方。

**上直肌**
位于眼球上方，可使瞳孔向内上方转。

**内直肌**
位于眼球内侧，可使瞳孔向内侧转动。

**外直肌**
位于眼球外侧，可使瞳孔向外侧转动。

**下直肌**
位于眼球下方，可使瞳孔向下内侧转动。

### ■ 瞳孔的大小

虹膜上聚集着黑色素，因此看起来呈黑色，附着有两种平滑肌。由交感神经支配的瞳孔扩大肌可使瞳孔扩张，由副交感神经控制的瞳孔括约肌可使瞳孔收缩。

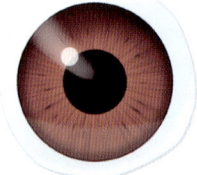
正常状态

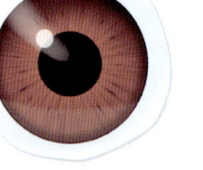
缩小时

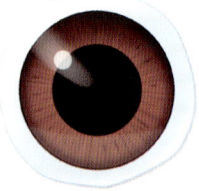
放大时

■ 视觉的奥秘

只有与眼球距离相适应的物体才会清晰地映射到视网膜上。这个焦距是通过睫状体伸缩，改变晶状体厚度进行调节的。

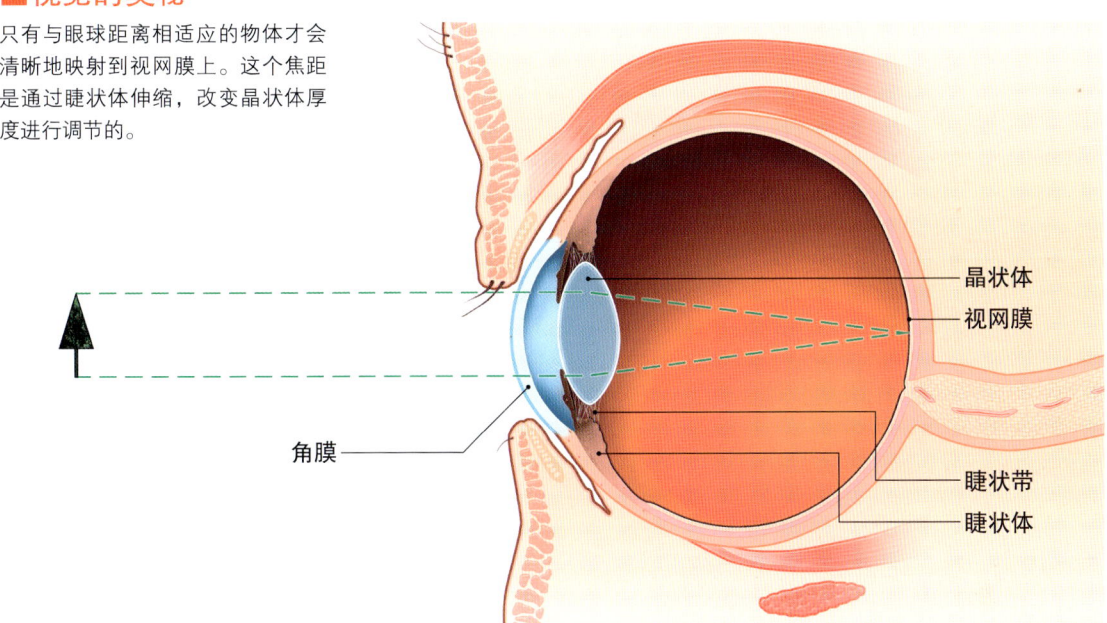

晶状体
视网膜
角膜
睫状带
睫状体

【观察近处事物时的晶状体】

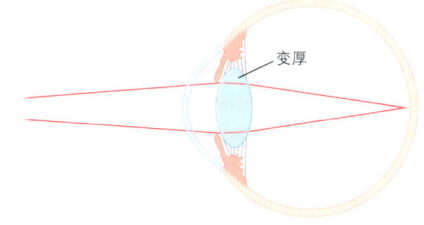

变厚

睫状体上的平滑肌收缩后，会从两端挤压晶状体，以配合观察近处的物体。

【观察远处事物时的晶状体】

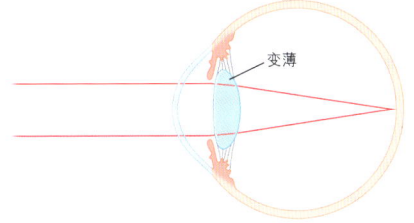

变薄

睫状体上的平滑肌松弛后，会从两端拉伸晶状体，以配合观察远处的物体。

### 近视与远视的区别

● 近视

角膜到视网膜的距离变长。有利于对近处物体对焦，而远处物体的观察会变得模糊。

近处

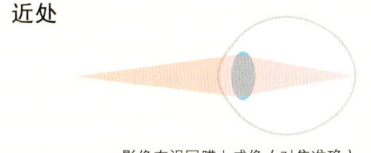

影像在视网膜上成像（对焦准确）

远处

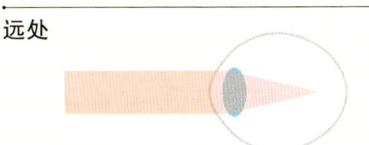

影像在视网膜前成像，无法准确对焦。

● 远视

角膜到视网膜的距离变短，影像成像于视网膜后，无论远近都无法看清。

近处

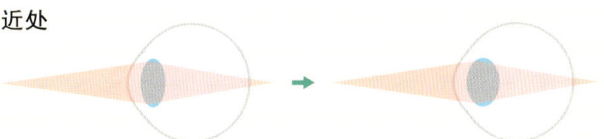

视网膜上没有呈现清晰的图像，即使调整晶状体也无法准确对焦。

远处

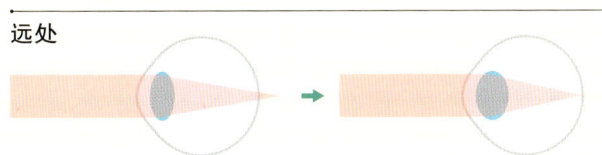

晶状体变厚的话，可以在视网膜上成像（对焦准确）

# 视觉的奥秘❷

视觉细胞分为两种，其一是即使在黑暗下也可以感知光线的杆状体，其二是可以区别颜色的锥状体。视觉细胞接受的信息通过视觉神经，中途形成视交叉。大脑内的视觉皮质内处理这一信息。

脑部的奥秘⇨p116
眼睛的构造⇨p122
视觉的奥秘①⇨p124

## 视觉细胞与神经纤维

进入眼球的光线，只有到达视网膜以后才可以被感知。视网膜上有感受光线的视觉细胞和传导神经兴奋的神经细胞。视觉细胞层位于视网膜的最底层，分为杆状体与锥状体。视觉细胞靠延伸出的突起状物体来感受光线，杆状体呈圆柱状，锥状体呈圆锥状。杆状体对光线敏感度很高，可以在黑暗中感受到微弱的光线，但是却无法分辨事物的颜色。锥状体在外界环境明亮的时发挥作用，可以感受到3种不同波长的光线，用来区分颜色。双节细胞夹在神经细胞与视觉细胞的中间，负责传导神经信号。

神经节细胞发出的神经纤维组成较粗大的视神经连接至大脑。从左右眼球延伸出的视神经，中途组成视交叉，两只眼球各有一半的纤维素连接同一侧大脑半球，剩下的一半连接另一侧的大脑半球。从视网膜延伸出来的神经束到达大脑的外侧膝状体，此处延伸出的神经纤维束会到达大脑的一次视觉皮层。左脑的一次视觉皮层接收右侧视野对应的左眼球收集的信息，右脑的一次视觉皮层接收左侧视野对应到右眼球收集的信息。左右的一次视觉皮层各自比较两只眼球收集的情报之后，判断到达对象的距离远近等。

到达一次视觉皮层后的图像信息，为了进行更高级别的信息处理，信息被传导至后脑页的视觉皮质。传导的通道有两条，一条是腹侧视觉神经，负责对象的认知、形状的把握，另一条是背侧视觉神经，负责确认对象的位置以及运动情况。

### ■ 视网膜的构造

视网膜由色素上皮层和视网膜感觉层组成。视觉细胞分为可感知弱光线的杆状体和可感知颜色区别的锥状体。

视网膜 | 脉络膜 | 巩膜
视神经细胞层 | 杆状体层 | 色素上皮层
（放大图）
光
视神经纤维
神经节细胞（视神经细胞）
水平细胞
双极细胞
锥状体　杆状体
色素上皮细胞
视觉细胞

## ■ 光刺激传达至大脑的过程（从脑的正上方观察）

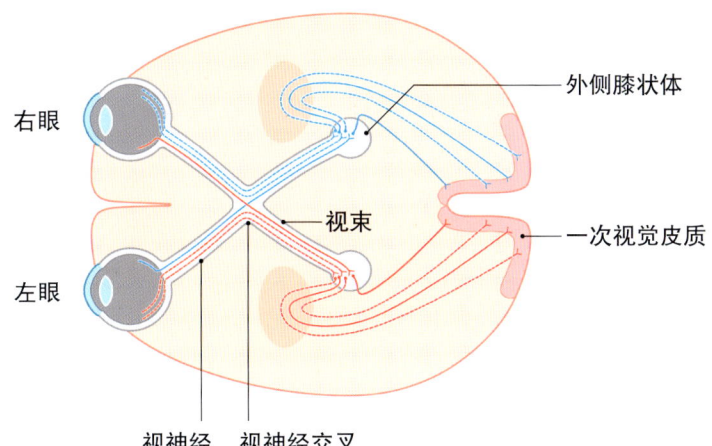

左侧的视野区（蓝线）映射右视网膜的一半的信息，右侧的视野区（红线）映射另一半信息。双眼深处的视觉神经在中途交换各自的信息，左侧视野的信息传输至大脑右半球，右侧视野的信息传送至大脑左半球。

## ■ 大脑的视觉神经

从视网膜延伸出的视觉神经束通过视觉神经传至大脑中部的外侧膝状体。然后传导至后脑页，后脑页把一次视觉皮层内的信息作为图像来处理。一次视觉皮层向高次视觉皮层的通路分为腹侧与背侧，分别负责处理不同种类的信息。

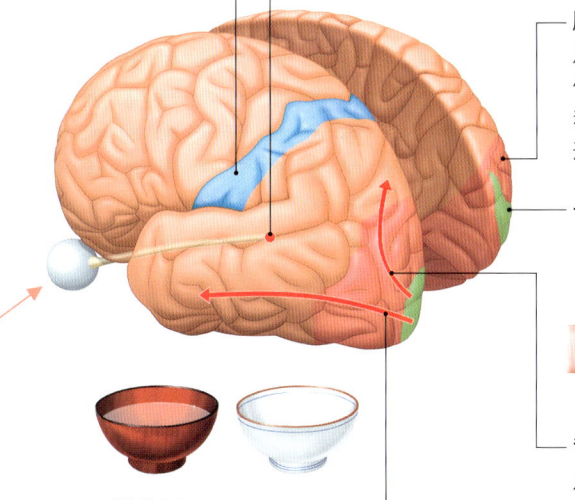

**腹侧视觉神经**
从一次视觉皮质到大脑腹侧这一路线上，认识对象和形状（把握碗的颜色、形状、内容）。

**背侧视觉神经**
从视前区到大脑的背侧这一路线，关系到把握对象的位置和运动（把握用手拿着碗这样的动作等）。

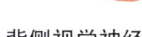

物象（碗）的图像映入到视网膜中，然后传达至视神经。

视前区：位于与视觉功能相关的枕叶连接区、视觉皮层前面。

## ■ 杆状体与锥状体的吸光度

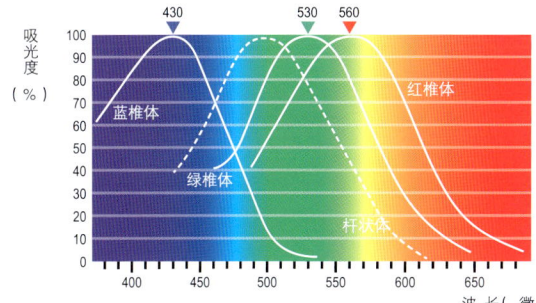

锥状体分为3种，各自可以感知不同波长的光线。长波的蓝紫、中波的绿、短波的红。相对的杆状体无法区分颜色的差别。

### 专栏 什么是色盲？

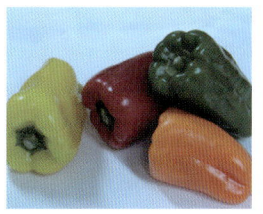 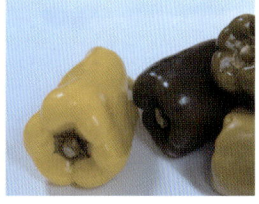

没有红色锥状体的人，或者红色锥状体所感受到的光波长接近绿色的人，看到上述两张图片时会发现色调相同。在日本有很多由于遗传基因异常所导致的红绿色盲人群。红绿色盲男性占5%，女性占0.2%

# 耳朵的构造

外耳与中耳以鼓膜为界。中耳内有3只耳内骨,负责把鼓膜的震动传到内耳。
内耳处有感知声音的耳蜗与感知平衡的半规管。

声音传播的奥秘⇨p130
平衡感觉⇨p132
咽鼓管咽口⇨p147

## ▌外耳、中耳、内耳的各部分构造

耳朵分为外耳、中耳、内耳3个部分。

外耳由耳郭与外耳道组成,负责把空气中的声波传送到鼓膜。耳郭以弹性软骨为支架,表面覆以皮肤。耳郭发达的动物可以靠它收集声波,但人类在这方面的能力基本上已经退化了。外耳道长2~3cm,其尽头是鼓膜。内含皮脂腺和顶泌腺,其分泌物即为耳垢。鼓膜为直径1cm的薄膜,斜置于外耳道内。内部附着有耳小骨。通过耳镜可以从外面观察到鼓膜的样子。

中耳在一个被称为鼓室的充满空气的洞穴状空间中,有3块耳小骨,使鼓膜的震动更有效地向内耳传导。耳小骨分为锤骨、砧骨和镫骨,其中锤骨与镫骨附有肌肉,可以调节声音的传导。外部气压变化时,鼓室中的气压也会随之变化,进而压迫鼓膜,严重时,甚至会有鼓膜破裂的危险。为了防止此类事件发生,鼓室通过咽鼓管与鼻咽相连。咽鼓管平时是封闭的,当有吞咽动作时,会暂时性打开,调节鼓室与外界的气压平衡。

内耳埋藏于颞骨岩部骨质内,由于其结构十分复杂,又称为骨迷路。不仅如此,在骨迷路内还有被称为膜迷路的封闭的膜性囊。膜迷路内充满内淋巴液,外部被外淋巴液填充,内外淋巴液成分各不相同。迷路分为三大类,最前方是卷曲管状用来感知声音的耳蜗。最后方是3根互相垂直的环状管道组成的半规管,负责感知人体旋转运动中的平衡。中间的前庭由两个袋子构成,两者相互连接,负责感知直线运动时的平衡。

## ▌耳郭各部分名称

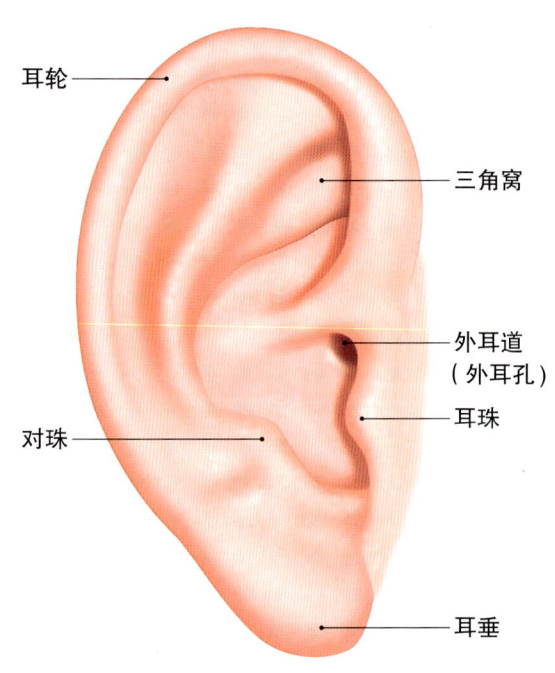

## ▌听力随着年龄增长的变化

随着年龄的增长,对所有频率声音的感知都会变得迟钝,特别是对高频率声音感知更加迟钝。

■ 外耳、中耳、内耳的构造

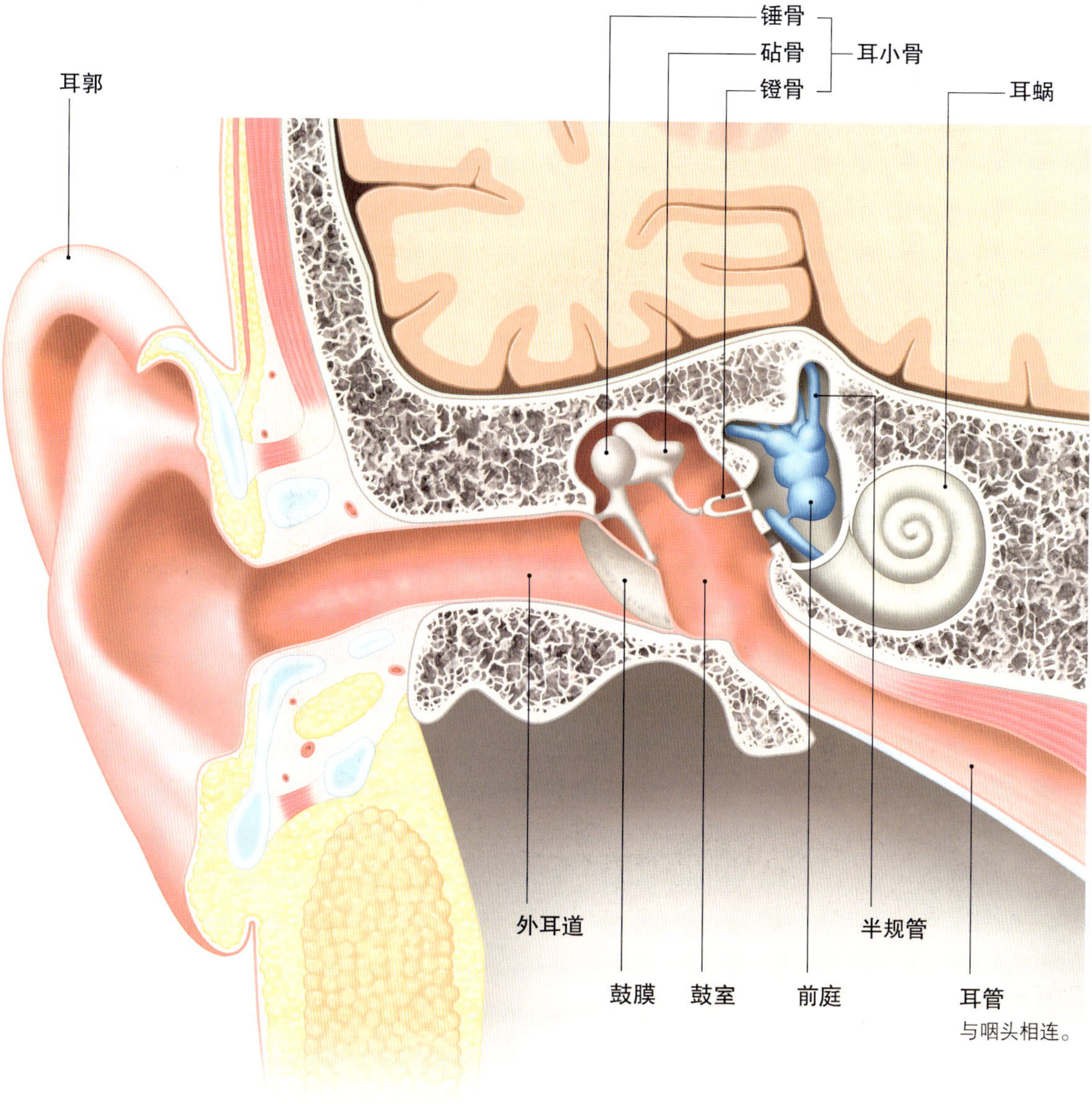

- 耳郭
- 锤骨 ┐
- 砧骨 ├ 耳小骨
- 镫骨 ┘
- 耳蜗
- 外耳道
- 鼓膜
- 鼓室
- 前庭
- 半规管
- 耳管（与咽头相连。）

外耳把空气中的声波传向鼓膜，中耳通过耳小骨把声波再传向内耳的淋巴液中。内耳负责感知声音与身体的平衡感。

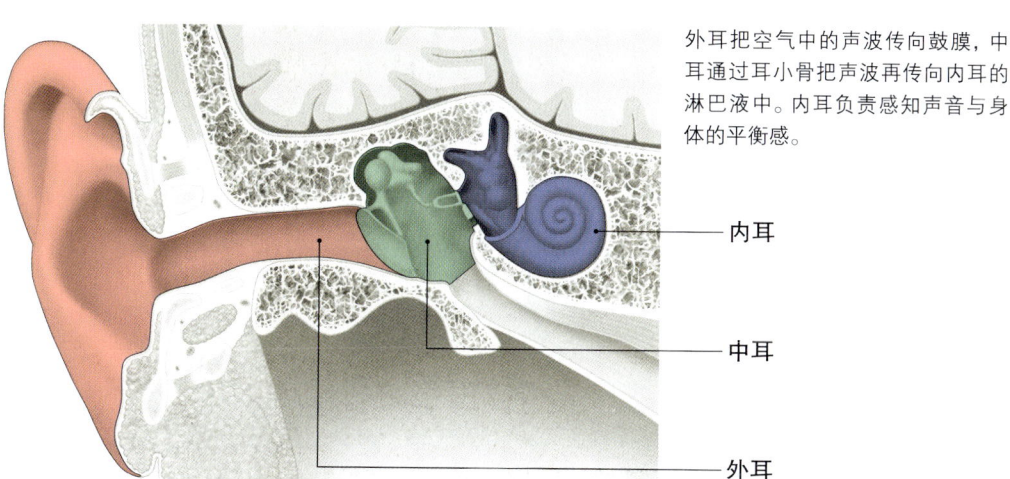

- 内耳
- 中耳
- 外耳

第2章——头部和颈部

# 声音传播的奥秘

耳小骨传播至内耳的声音，使得内部充满淋巴液的螺旋状耳蜗上下运动。蜗管的螺旋器内的有毛细胞将声音震动传送至神经。

耳朵的构造⇨p128
平衡感⇨p132

## 鼓室的构造

鼓膜的震动通过3只半规管传向内耳。耳小骨把鼓膜的大面积震动传导至面积狭小的镫骨骨底。其原理为缩小振幅，集中声波的能量，使声音更有效率地传向内耳。如果不是这种结构，空气中密度较低的声波会无法清晰地传到水中（内耳中充满了淋巴液）。锤骨和镫骨上附着有肌肉，巨大声响传来时会反射性的收缩，以抑制声音的传导，防止声波能量破坏内耳。

## 传导至内耳的声音

声音从镫骨底部传向前庭阶。从前庭阶向上传播到达蜗牛状体的顶端，再从顶端下降到鼓室阶。声波在往返两者之间时，声音频率高低会使蜗牛体的特定部位产生强烈的反映。由此蜗牛体才得以感知声音频率的高低。

耳蜗的底部是坚硬的基底膜，与鼓阶相连。感知声音的柯蒂氏器也坐落于此处。柯蒂氏器上的有毛细胞上附有纤毛，这些纤毛负责把将机械震动转化为与之相连的听觉神经的动作电位。纤毛的顶端被盖膜所覆盖，当柯蒂氏器受到强烈的震动时，会随之发出信号。耳蜗在膜迷路中，有毛细胞被内淋巴液浸泡。有毛细胞做出相应反应，得益于含有丰富钾元素的内淋巴液。

### ■声音的传播方式

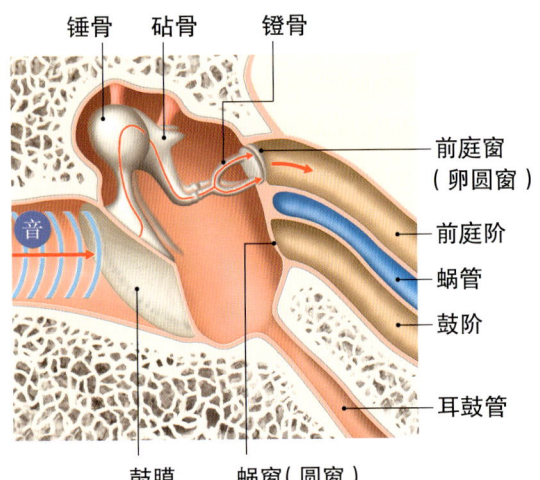

### ■耳蜗的构造

耳蜗由两圈半蜗螺旋管围绕而成，内部被分为两层。上层的前庭阶和下层的鼓阶在蜗螺旋管顶点处汇合，两层之间夹着蜗水管。

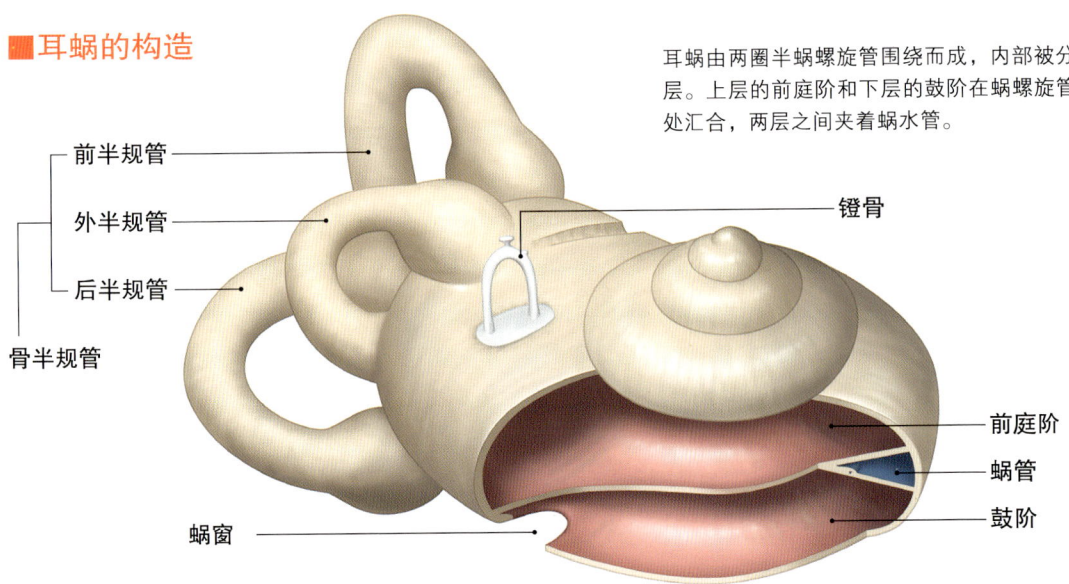

## ■ 耳蜗的横截面

镫骨传播的声波进入前庭阶，穿过蜗螺旋管到达蜗顶，然后下降到鼓阶，从蜗窗传出。这时，根据声音高低，蜗水管的特定部位就可以感受到强烈震动的声音。

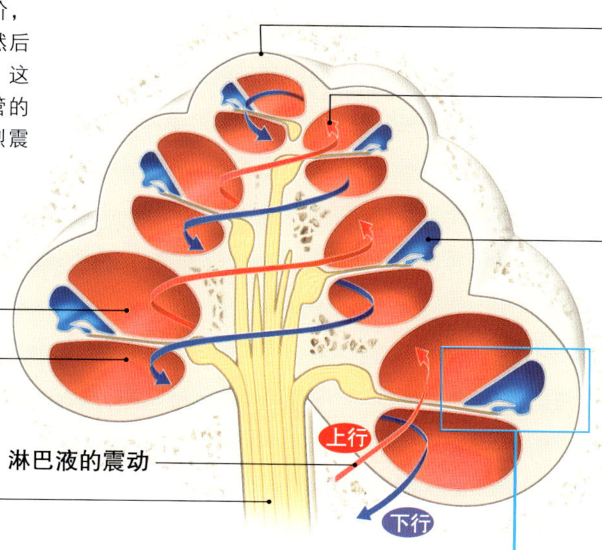

- 蜗顶
- 前庭阶与鼓阶之间的外淋巴液通过蜗孔连接。
- 蜗管  
  充满着内淋巴液。
- 前庭阶
- 鼓阶  
  充满了外淋巴液。
- 淋巴液的震动
- 上行
- 下行
- 耳蜗听觉神经纤维

## ■ 耳蜗的横切面

蜗水管的顶层有一层薄薄的膜构成，与前庭阶相连接。底层由结实的基底膜构成，与鼓阶相连接。蜗水管的底层上有可以感知声音的柯替氏器。

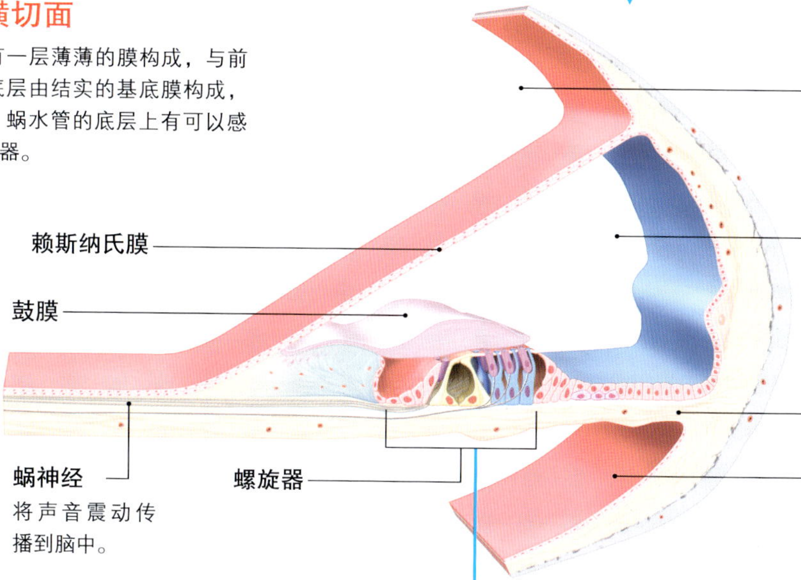

- 赖斯纳氏膜
- 鼓膜
- 蜗神经  
  将声音震动传播到脑中。
- 螺旋器
- 前庭阶
- 蜗管
- 基底膜
- 鼓阶

## ■ 螺旋器的构造

螺旋内有可以感知声音的毛细胞以及支持它的支持细胞。从毛细胞中长出的听毛固定在盖膜上，听毛振动时，声音信号会传入细胞，再通过蜗神经传入大脑。

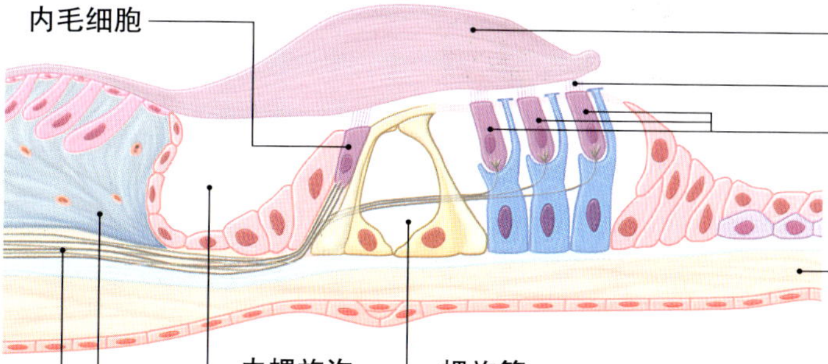

- 内毛细胞
- 盖膜
- 听毛
- 外毛细胞
- 基底膜
- 蜗神经
- 螺旋缘
- 内螺旋沟
- 螺旋管

# 平衡感

骨半规管分为3根管，内部壶腹嵴顶通过运动感受旋转运动。
前庭内有两个听斑，内部的耳石膜移动可以感受倾斜。

耳朵的构造⇨p128
声音传播的奥秘⇨p130

## 平衡感的种类

内耳中有平衡感觉的感受器。内耳内感受的平衡感有两种，而且感受这两种平衡感的部位也不相同。

## 感受旋转的构造

内耳的后方有半规管，它可以感受旋转运动。半规管中有3根管，分别是水平面的外半规管、垂直面的前半规管和后半规管，前者与后者之间垂直。半规管分别感受不同平面的旋转运动。旋转运动时，由于惯性，半规管内的内淋巴液就开始逆向流动。半规管根部的壶腹有存在感觉细胞的壶腹嵴，明胶状的物质包裹着有毛细胞的感觉毛构成壶腹嵴顶。内淋巴液的流动引起壶腹嵴顶运动，刺激有毛细胞。这样有毛细胞就可以感受各个方向的旋转。

## 感受倾斜的构造

内耳中间前庭内的膜迷路有球囊和椭圆囊两种，可以感受头部的倾斜和直线运动的变化。其中前庭壁上有聚集了有毛细胞的听斑，有毛细胞的感觉毛内聚集了由钙构成的耳石，耳石聚集形成耳石膜。听斑倾斜，耳石膜朝横向移动，刺激有毛细胞。球囊和椭圆囊的听斑相互垂直分布，可以感知不同方向头部的倾斜和直线运动的变化。

### ■ 前庭的内部构造

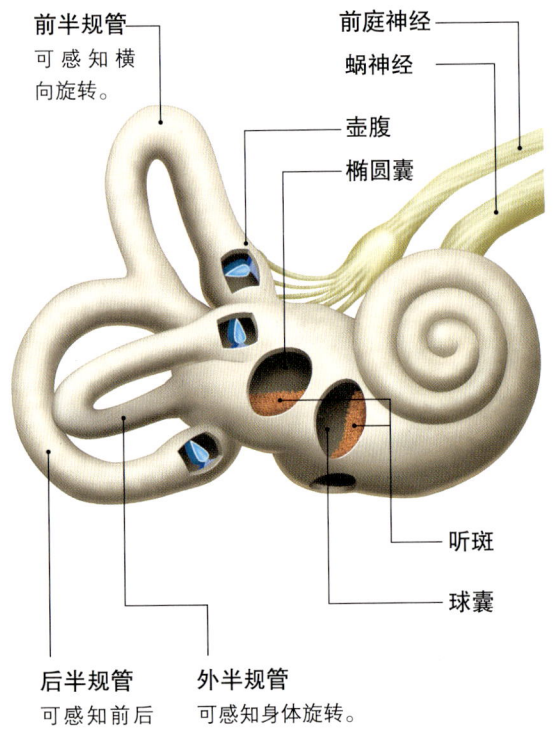

### ■ 半规管壶腹的构造

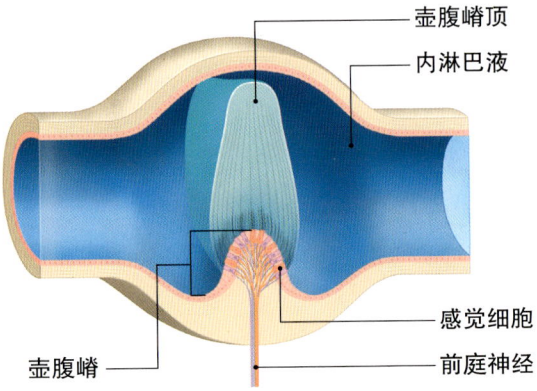

### ■ 听斑的构造

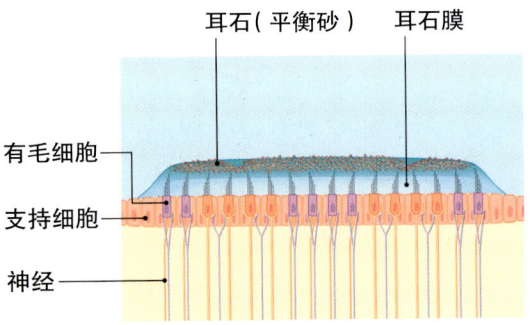

### ■ 感知旋转运动的壶腹嵴

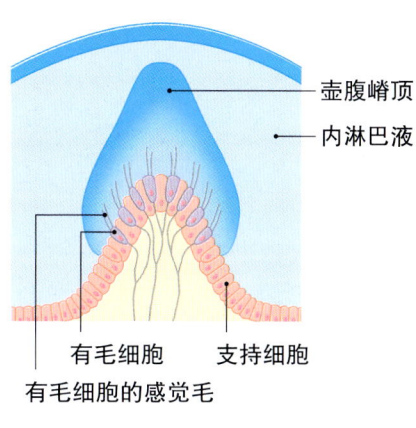
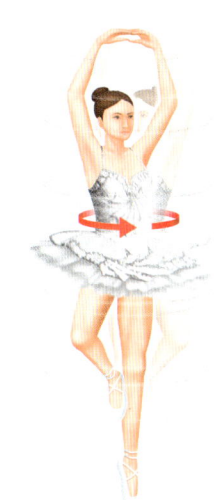
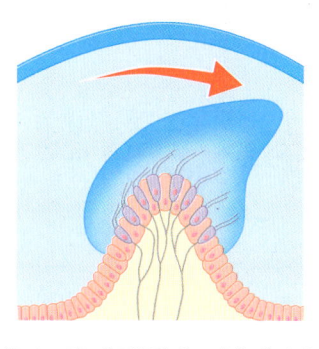

壶腹嵴顶
内淋巴液
有毛细胞　支持细胞
有毛细胞的感觉毛

头部旋转时，受到惯性影响，半规管内的内淋巴液逆向流动。内淋巴液的流动使得半规管根部的壶腹嵴运动，刺激壶腹嵴顶的有毛细胞。

### ■ 感知倾斜的听斑

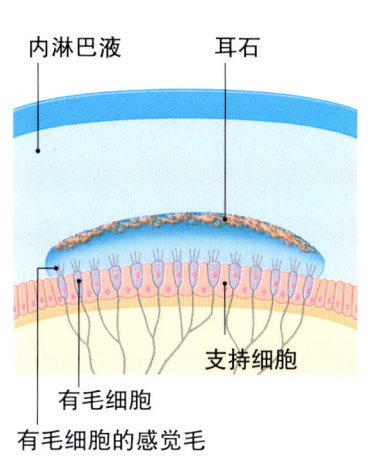
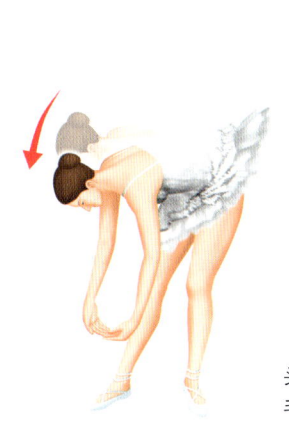
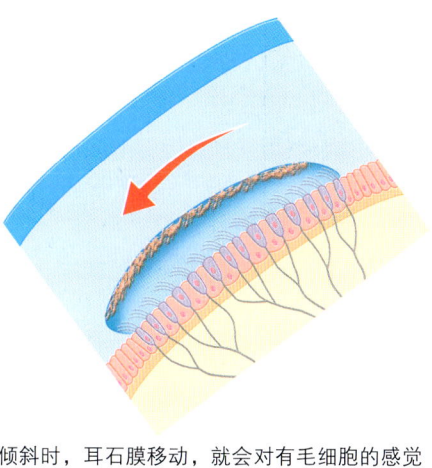

内淋巴液　耳石
支持细胞
有毛细胞
有毛细胞的感觉毛

头倾斜时，耳石膜移动，就会对有毛细胞的感觉毛施加横向力量。这股力量刺激有毛细胞。

---

**简明图解　引起头晕的结构**

● 良性发作性位置头晕
由三半规管内的淋巴液中，耳石从耳石器剥落下来引起的。

● 美尼尔氏病
由于内淋巴液过剩引起的反复发作性晕眩、耳鸣、耳背等病症。

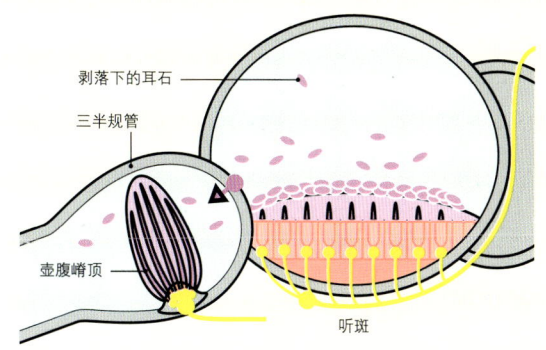

剥落下来的耳石
三半规管
壶腹嵴顶
听斑

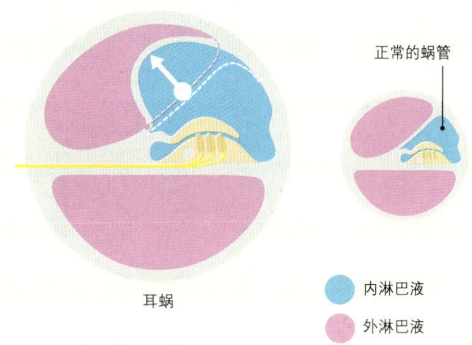

正常的蜗管
耳蜗

● 内淋巴液
● 外淋巴液

# 鼻子的构造

鼻腔被鼻中分隔成左右两个鼻腔。
鼻腔中的鼻甲将鼻道分为上、中、下3个鼻道。
鼻腔周围的骨骼中有鼻窦。

颅骨的奥秘⇨p100
嗅觉的奥秘⇨p136
嗓子的结构⇨p144

## 鼻腔的构造

面部中央突起的鼻子部分叫做外鼻。构成外鼻的骨骼是软骨，软骨外面覆盖着皮肤。鼻子下端有一对外鼻孔。

鼻腔是头部骨骼中的大腔所，鼻腔的前端通过外鼻孔与外界相连接。鼻腔被鼻中隔分成两个部分，内壁附有黏膜。鼻腔的后端通过后鼻孔与咽喉相连接。鼻腔的底是上颚，上颚是口腔的顶。鼻腔的顶由一块叫做筛板的骨板隔开，与容纳脑部的颅腔相连接。

鼻腔的外侧壁上有3块房檐状的突起，这就是上、中、下鼻甲。鼻甲的下面有3个空气的通道，叫做上、中、下鼻道。

鼻腔中大部分黏膜的作用是温暖并湿润将被输送至肺部的空气。这样一来，可以避免对纤细肺泡壁的伤害，这些黏膜叫做呼吸上皮。鼻腔最上部的黏膜有可以感受到气味的细胞，被称为嗅上皮，在性质上，与其他黏膜相异。

## 鼻窦

鼻腔周围有多个含气的骨质腔，与鼻腔相连接，这部分叫做鼻窦。包括额窦、蝶窦、筛窦、上颌窦。

鼻窦的形状及大小因人而异，也没有什么特别的作用。头部有脑、眼窝、鼻腔、口腔等具有特定构造和功能的气管，鼻窦就位于这些器官之间的缝隙。不过，鼻窦还对人的脸部造型、支撑头颅内部、减轻头颅重量等方面起重要作用。

如果鼻腔发生炎症，一般都会波及到鼻窦。尤其是上颌窦的开口部所处位置较高，内部的液体难以排出，炎症继续发展堆积脓液，极易引发鼻窦炎。

鼻腔中与眼睛相连接的鼻泪管处于开放状态，过剩的眼泪通过鼻泪管进入鼻腔。因此，鼻水中也包括一部分泪水。此外，鼻腔的后咽部上端是与中耳相连接的咽鼓管咽口的开口处。通过开口处，鼻腔就可以与头部各个位置相连接了。

■外鼻各部分名称

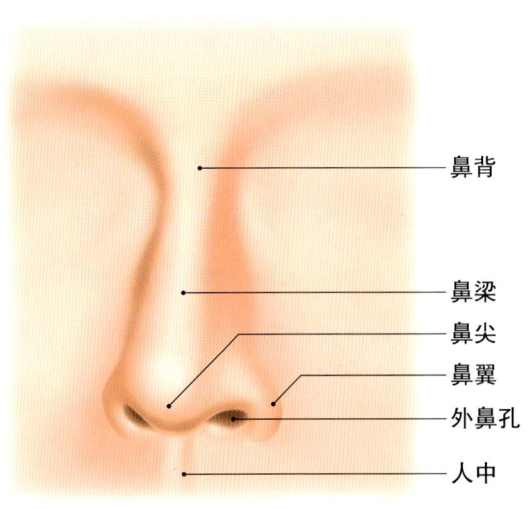

鼻背
鼻梁
鼻尖
鼻翼
外鼻孔
人中

简明图解 鼻腔内部构造

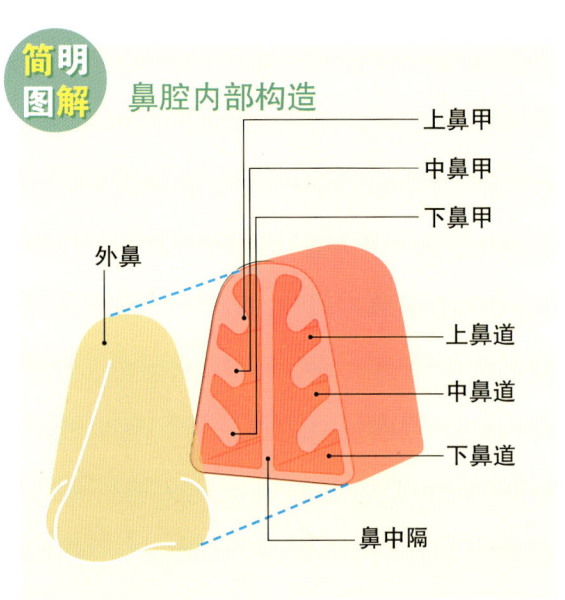

上鼻甲
中鼻甲
下鼻甲
外鼻
上鼻道
中鼻道
下鼻道
鼻中隔

## ■ 鼻子的构造

鼻腔的外壁有3个房檐状的叫做鼻甲的突出部分，其下是3个叫做鼻道的空气通道。鼻腔通过前方的外鼻孔与外界相连接，通过后方的后鼻孔与咽喉相连接。

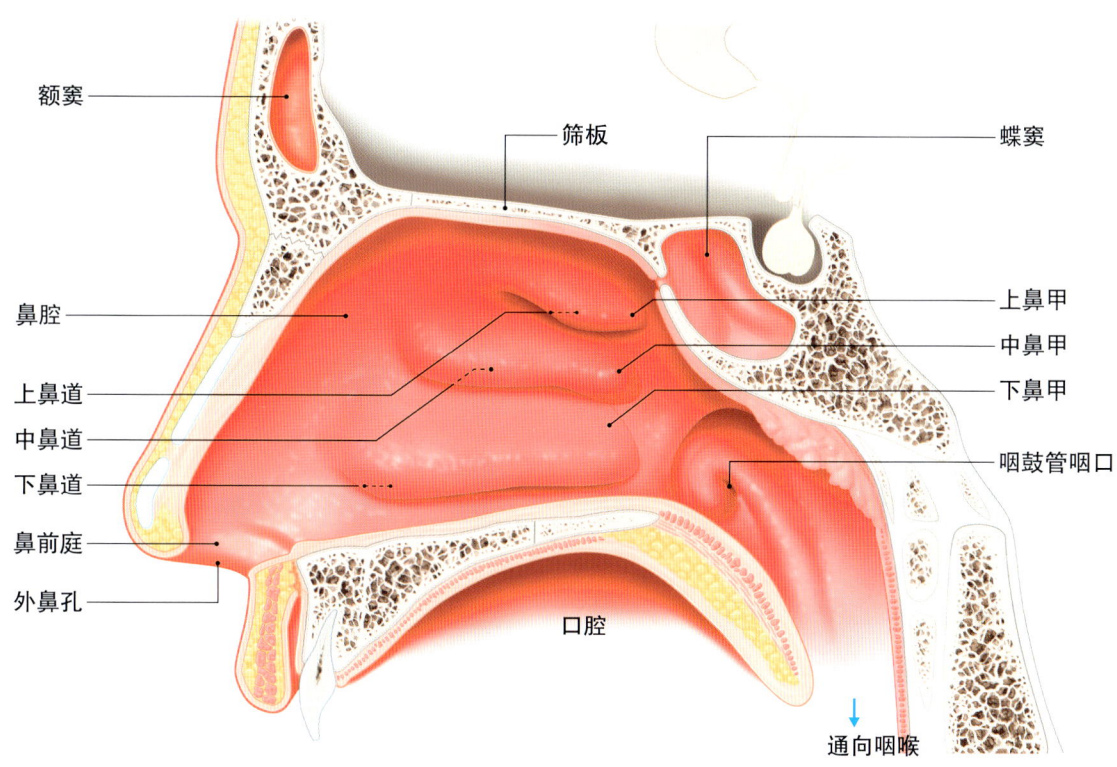

## ■ 鼻窦的位置

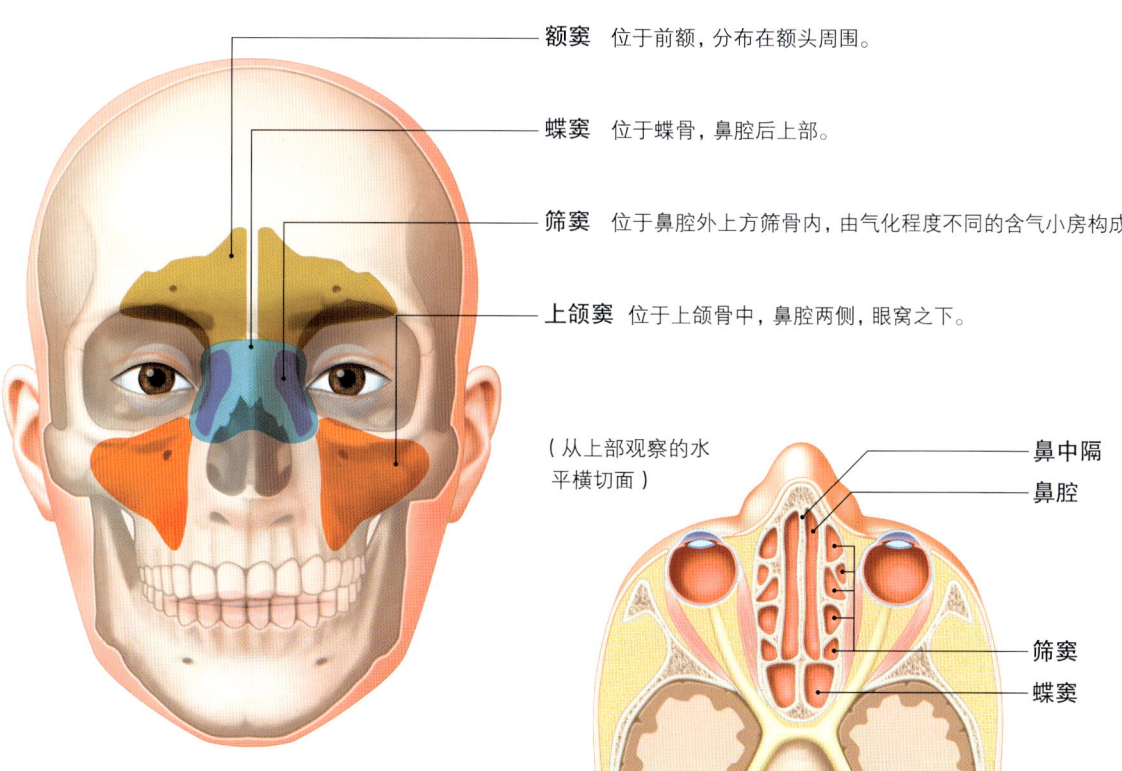

额窦　位于前额，分布在额头周围。

蝶窦　位于蝶骨，鼻腔后上部。

筛窦　位于鼻腔外上方筛骨内，由气化程度不同的含气小房构成。

上颌窦　位于上颌骨中，鼻腔两侧，眼窝之下。

# 嗅觉的奥秘

嗅上皮中的鲍曼氏腺分泌的黏液可以溶解气味物质。
然后，与嗅细胞的嗅感受器一同感知气味。

脑部的奥秘⇨p116
脑部的内部构造⇨p118
鼻子的构造⇨p134

### 嗅上皮的构造

鼻腔最上部的黏膜叫做嗅上皮。分布着可以感知气味的嗅细胞和支持细胞、鲍曼氏腺（嗅腺）。鲍曼氏腺分泌的黏液覆盖在嗅上皮的表面，嗅细胞中的嗅觉纤毛埋在黏液中央。空气中的气味物质溶于黏液中，然后与分布在嗅细胞纤毛的细胞膜上的嗅觉感受器相结合，然后感知气味。嗅细胞的寿命一般是一个月，嗅上皮中的基细胞会不断生长出新的嗅细胞。鼻塞或者是鼻黏膜炎症等都会引起嗅觉障碍。

### 气味物质

自然界中大约有2万种以上的气味物质，气味物质的分子是立体构造，当它与嗅觉感受器的分子构造相结合时，就会产生嗅觉。对气味的感觉因人而异。即使是同一个人，不同年龄段或不同身体状况，其气味感知力也不相同。因为嗅觉有很大的适应性，长期闻同一种气味其感觉就会钝化。即使是同一种气味物质，因为浓度不同，他会误以为是不同气味。与狗等动物相比，人类的嗅觉要差很多。

### 从嗅细胞传达到大脑

嗅细胞通过一根神经纤维与中枢相连接。从嗅细胞分支出的神经纤维构成束，穿过鼻腔顶部筛骨中的大量小孔，进入颅腔，与位于大脑底部的嗅球相连接。通过嗅球中的神经线路处理的气味信息通过嗅索传向大脑，最后到达大脑边缘系统和前额叶。嗅觉不仅仅受意识影响，还容易受到感情和本能影响。信息素就是一种功能强大的气味物质。

### ■ 鼻窦的开口位置

鼻腔中有与头部各部位相连接的开口部。鼻窦是鼻腔周围含气的骨质腔。鼻泪管将眼部分泌的眼泪运载至鼻腔中，咽鼓管咽口与中耳相连接。

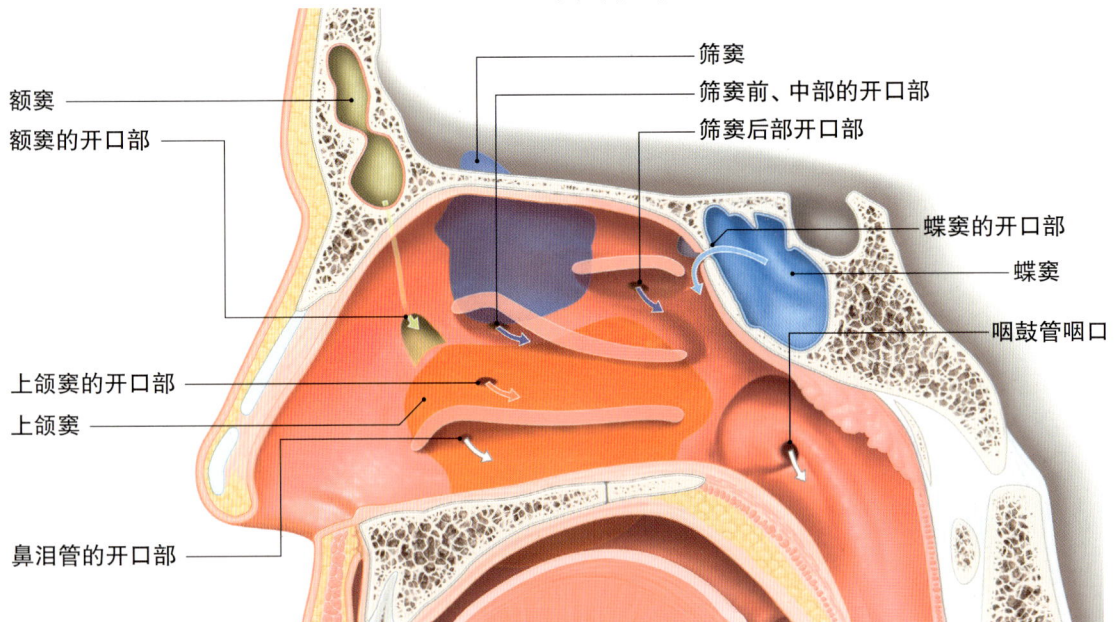

## ■嗅觉刺激的传导方式

嗅上皮的表面覆盖着鲍曼氏腺分泌的黏液。气味物质溶于黏液，达到嗅细胞中的嗅觉纤毛，与细胞膜受体相结合。从嗅细胞中的神经纤维穿过筛板中的孔到达位于大脑底部的嗅球，然后嗅球部位的神经纤维将其送达至大脑。

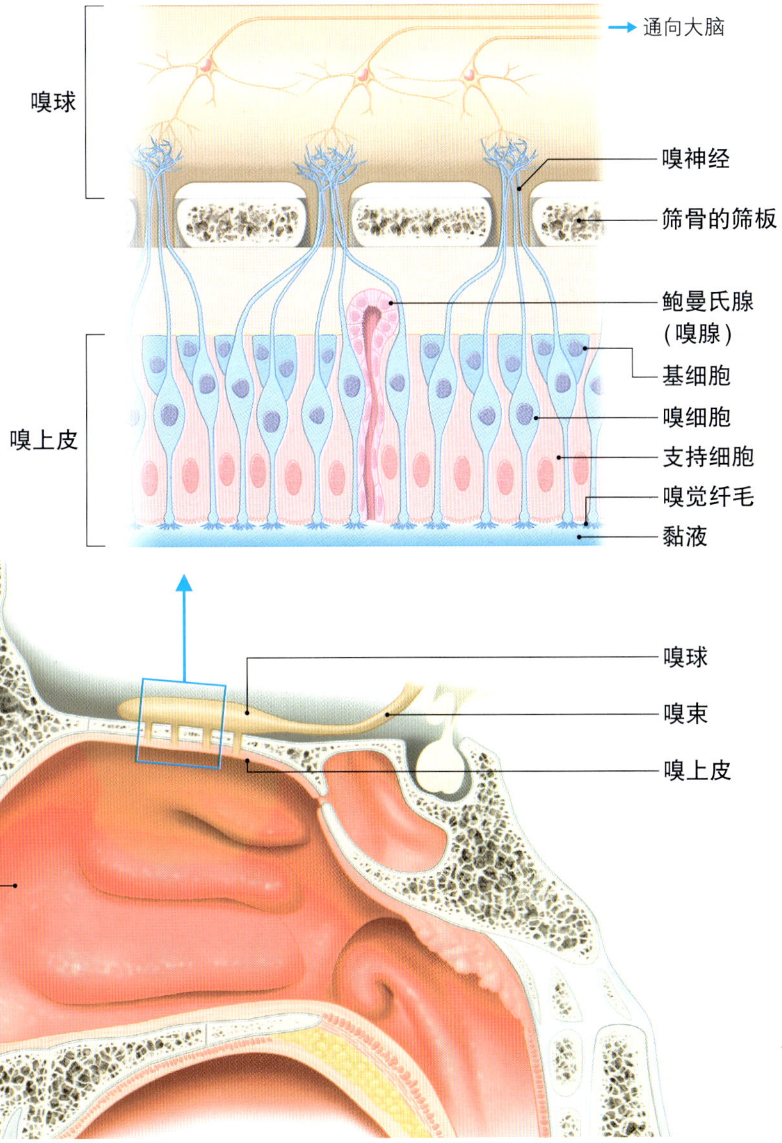

- 通向大脑
- 嗅球
- 嗅神经
- 筛骨的筛板
- 鲍曼氏腺（嗅腺）
- 基细胞
- 嗅细胞
- 支持细胞
- 嗅觉纤毛
- 黏液
- 嗅上皮
- 嗅球
- 嗅束
- 嗅上皮
- 鼻腔

### 简明图解 鼻出血

鼻出血有的是因为小毛病引起的，也有的是重大疾病引起的。局部原因引起的鼻出血多是从鼻中隔前方的基塞尔巴赫氏区出血。这个位置分布着丰富的血管，黏膜较薄，一受伤就容易造成出血。另外，动脉硬化或血液疾病等身心重大疾病也会引起鼻出血，因此，如果出现反复流鼻血状况，要多加注意。

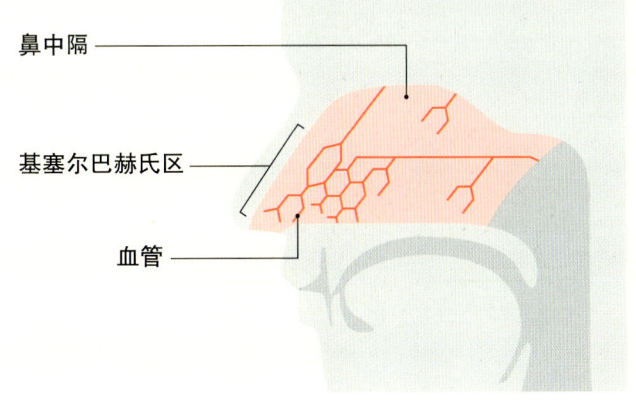

- 鼻中隔
- 基塞尔巴赫氏区
- 血管

# 嘴巴的构造

咀嚼时,前方的口裂和后方的咽门关闭,吞咽时打开。
三大唾液腺分泌的唾液可以湿润食物,还含有分解淀粉的酶。

消化系统概述⇨p62
头部的肌肉⇨p102
牙齿的奥秘⇨p142
嗓子的结构⇨p144

## 口腔的构造和功能

口中的空间叫做口腔,前方嘴唇将口腔与外界相隔,后方口腔通过咽门与咽喉相连接。口腔的顶部是上颚,侧壁是脸颊,口腔的底部是由肌肉构成的舌头。口腔以牙齿为界,外侧叫口腔前庭,内侧叫固有口腔。

下排牙齿生长在可以活动的下颚骨上,相对于上排牙齿,下排牙齿可以活动。食物在上下牙齿间被磨碎的功能叫做咀嚼,这是食物消化的第一个阶段,这也是品尝味道的动作。

咀嚼时,为防止食物漏出,口腔需要保持闭锁状态。口腔顶部的上颚与侧壁的脸颊在前方关闭口裂,后方上颚与舌根相接触封闭咽门。咀嚼结束,吞咽食物时,咽门打开,通过舌头将食物送到胃部。

咀嚼时,舌头在食物与牙齿间适当的位置运动,唾液腺分泌的大量唾液使食物湿润,便于咀嚼,并且感知食物的味道,刺激味觉。

嘴唇与脸颊之间分布着让面部肌肉运动的表情肌,这样可使得下颚独立活动。

### ■ 嘴巴的各部位名称

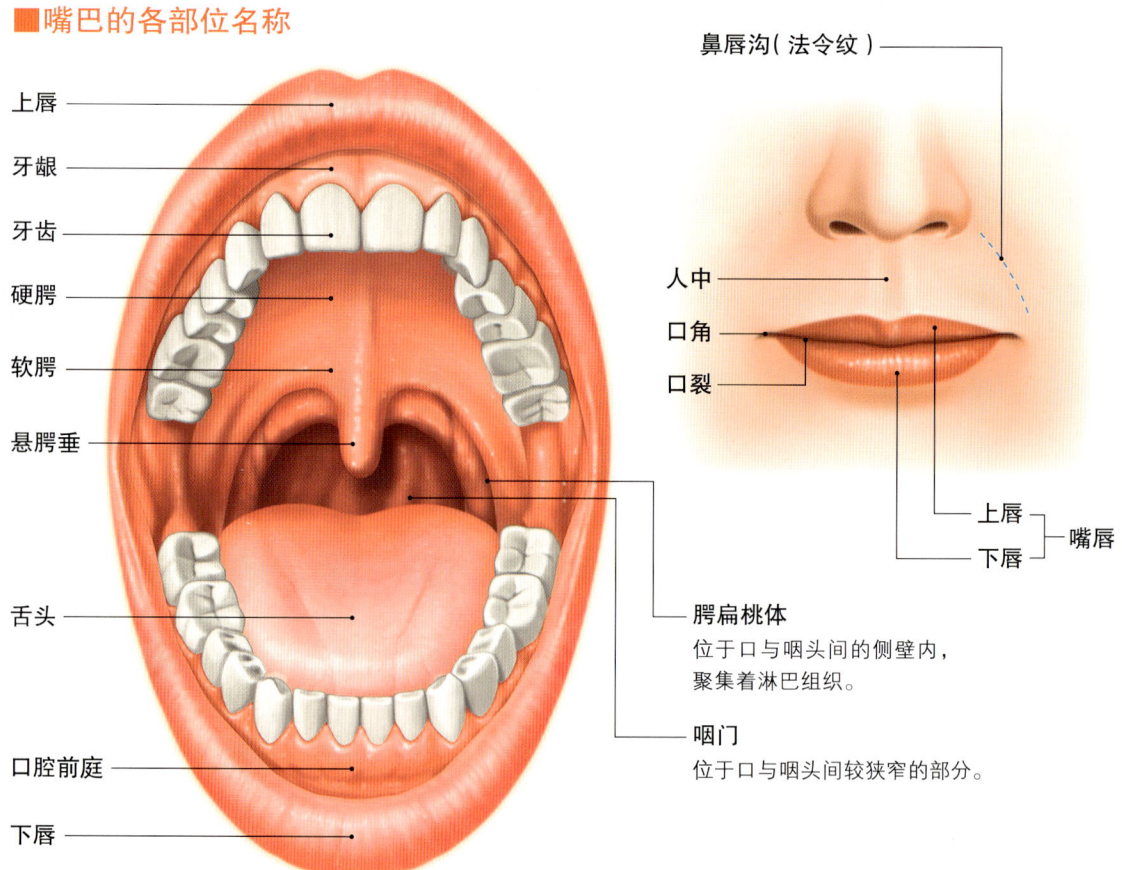

上唇
牙龈
牙齿
硬腭
软腭
悬腭垂
舌头
口腔前庭
下唇

鼻唇沟(法令纹)
人中
口角
口裂
上唇 — 嘴唇
下唇

**腭扁桃体**
位于口与咽头间的侧壁内,聚集着淋巴组织。

**咽门**
位于口与咽头间较狭窄的部分。

## 什么是唾液?

食物在上下牙齿间被磨碎的功能叫做咀嚼,这是食物消化的第一个阶段。咀嚼时,下颌骨运动,食物在牙齿之间被磨碎,这时需要充足的唾液湿润食物。因此,口腔中分布着三大类大型唾液腺,可以分泌大量的唾液。除此之外,舌头表面和口腔黏膜上还分散着小唾液腺。腮腺分泌的是较为清澈的浆液性唾液,舌下腺分泌的是黏糊糊的黏液性唾液,下颌下腺分泌的唾液介于这两者之间。唾液中含有可以消化淀粉的唾液淀粉酶。充分咀嚼混合上唾液的食物,可以引导出食物的味道,从而刺激味觉。人体一天唾液的分泌量大约有1L。

### 简明图解 食物的通道与空气的通道

咽喉的悬雍垂与会厌之间叫做中咽,是空气通道与食物通道的交叉部位。

### ■ 唾液腺

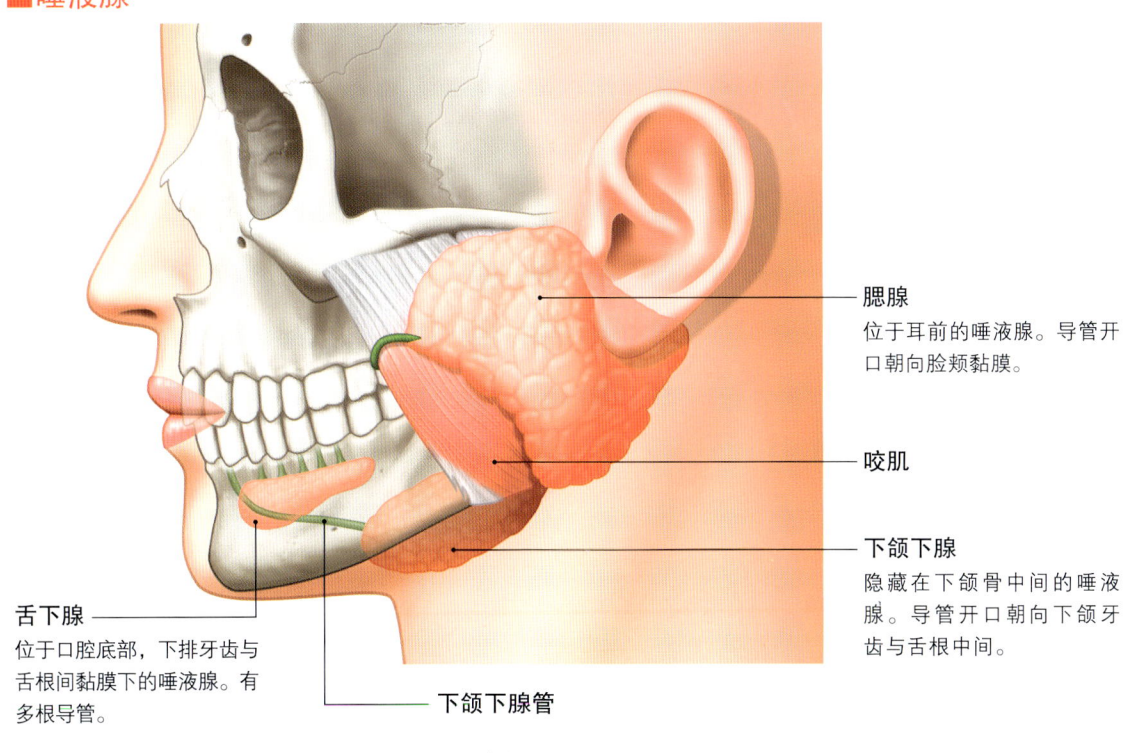

**腮腺** 位于耳前的唾液腺。导管开口朝向脸颊黏膜。

**咬肌**

**下颌下腺** 隐藏在下颌骨中间的唾液腺。导管开口朝向下颌牙齿与舌根中间。

**舌下腺** 位于口腔底部,下排牙齿与舌根间黏膜下的唾液腺。有多根导管。

**下颌下腺管**

### ■ 唾液腺的构造

唾液腺内部的细小分支导管的末端聚集了腺细胞(浆液细胞和黏液细胞),构成腺泡。腺细胞包括分泌蛋白质的浆液细胞和分泌黏液的黏液细胞。

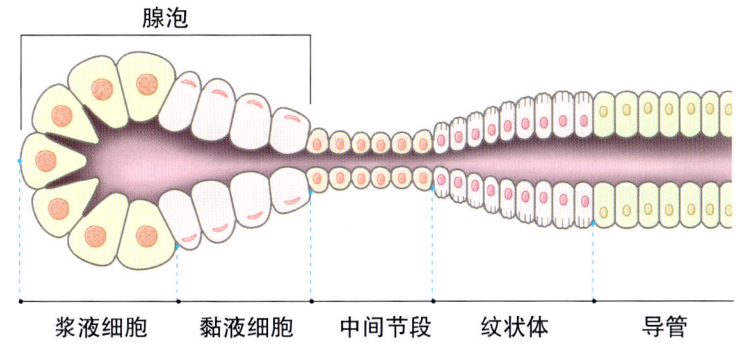

# 味觉的奥秘

舌黏膜有4种舌乳头,其中一部分分布着味蕾。
从味蕾中味细胞伸出微绒毛,通过细胞膜的感受器感知味道。

脑神经的奥秘⇨p82
头部神经⇨p110

## 舌乳头上的味蕾可以感知味道

舌头的背侧面(表面)的黏膜上分布着叫做乳头的突起,这也正是为何舌头表面有凹凸不平的感觉。乳头分为4类,其中感知味道的装置叫做味蕾。

轮廓乳头是一种大型乳头,位于舌体最后部,呈倒V字形分布,被乳头沟相互隔开。轮廓乳头的侧壁上分布着味蕾,乳头沟深部有埃布纳腺,可以分泌浆液状的唾液。

叶状乳头是一种褶皱乳头,位于舌体的外侧,前后平行排列。乳头的侧面分布着味蕾。

菌状乳头是一种针头大的乳头,广泛分布在舌体上,上段稍微有些突起,形状很像蘑菇。儿童的菌状乳头上分布着味蕾,长大成人后,味蕾数量变少。

味蕾分布在黏膜上皮上,宽约20~40μm,长约70μm的纺锤形构造,前端的味孔打开后,就可与口腔相连接。一个味蕾大约有30~80个味细胞,其寿命一般约10天。味细胞前端生长着微绒毛,这是细胞膜中感知味觉的感受器或通道(是离子通过的地方)。味觉刺激从味细胞传导至味觉神经纤维。味觉一般有咸味、酸味、甜味、苦味4种基本味道,另外还有国际上认可的美味。此外,除了舌乳头,味蕾还分布在其他的黏膜上。

味觉具有极强的适应性(同一个位置受到同一种刺激后,那个位置就感受不到刺激了),食物在同一个位置,舌头就渐渐感知不到味道了。因此,要靠舌头搅动食物,不断变换食物在口腔中的位置,这样才可以保持味觉的持久。

舌体上的味觉通过面部神经传导至脑中,舌根的味觉通过舌咽神经传输至大脑。味觉的神经纤维是延髓和丘脑的桥梁,投射至大脑皮质的前头叶和后顶叶的下端。

## 简明图解

### 舌部神经分布

### 味觉强烈的部位

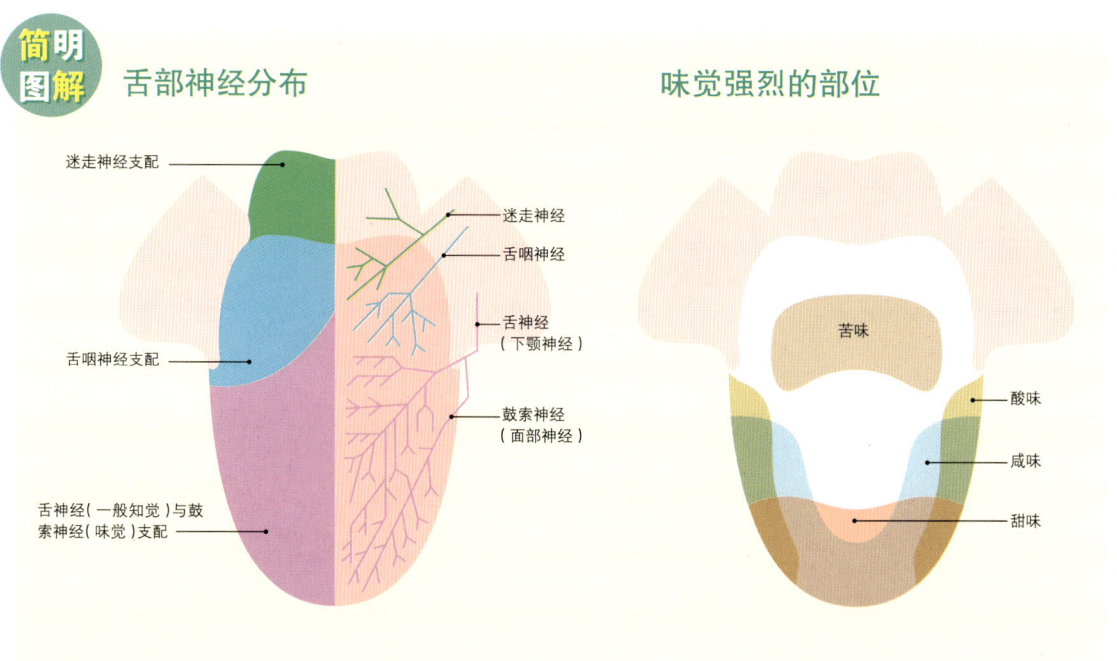

## ■ 舌的各部位名称及味蕾的分布

【轮廓乳头】
- 乳头沟
- 味蕾
- 浆液腺（埃布纳腺）

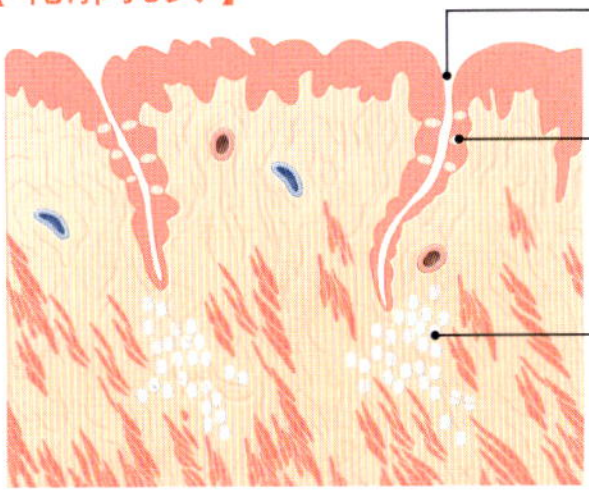

【叶状乳头】
- 味蕾
- 浆液腺

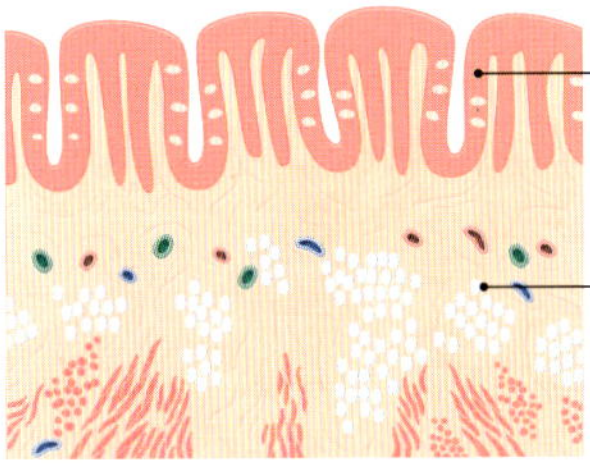

【菌状乳头】

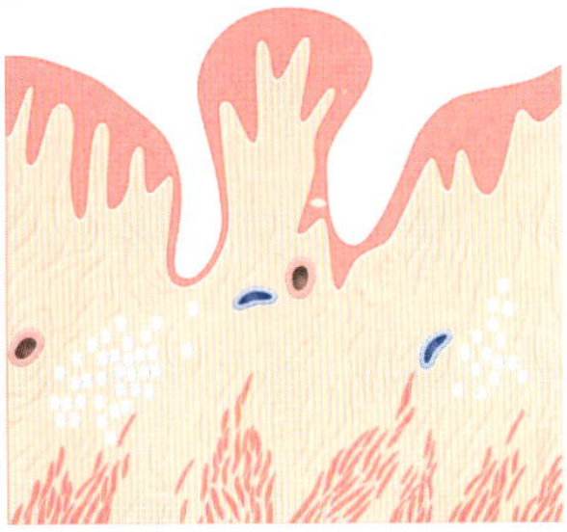

【丝状乳头】

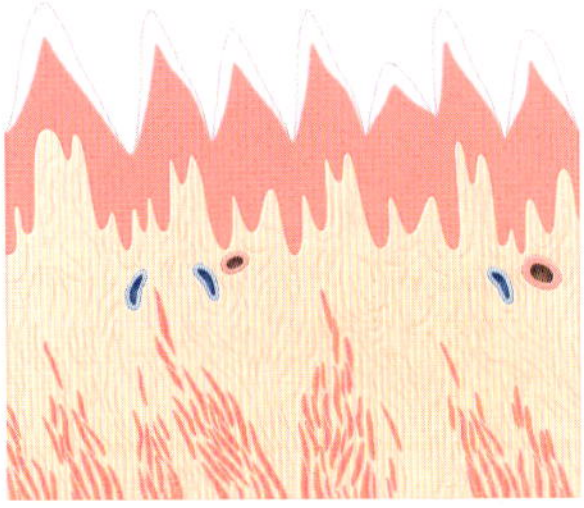

舌头黏膜上广泛分布着舌乳头，舌头前端的舌乳头角化，感觉有些不光滑。这部分不参与感知味觉。

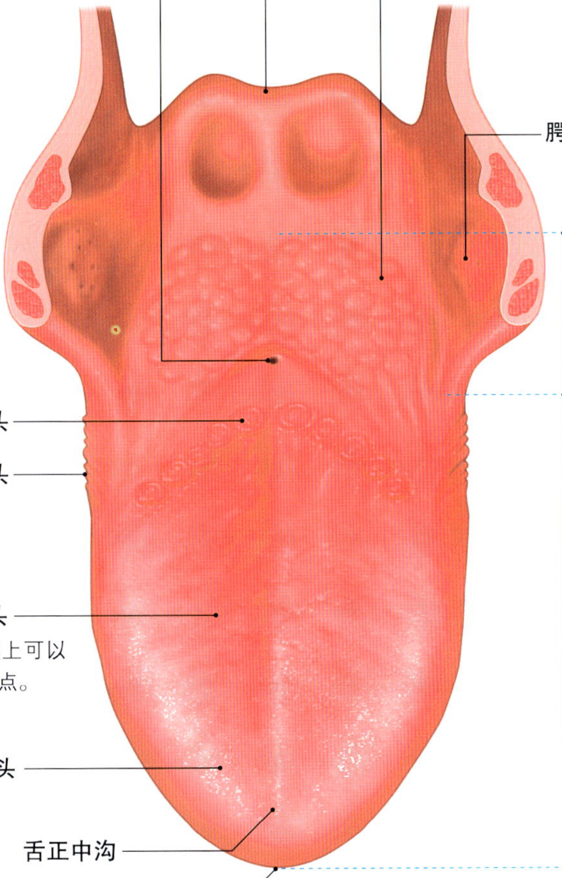

- 会厌
- 舌盲孔
- 舌扁桃体
  分布在舌根黏膜上，聚集大量淋巴组织。
- 腭扁桃体
- 舌根
- 舌体
- 轮廓乳头
- 叶状乳头
- 菌状乳头
  舌体黏膜上可以看见的红点。
- 丝状乳头
- 舌正中沟
- 舌尖

## ■ 味蕾的构造

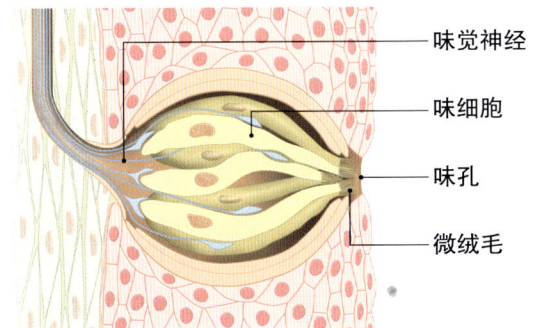

- 味觉神经
- 味细胞
- 味孔
- 微绒毛

### 简明图解　味蕾的位置

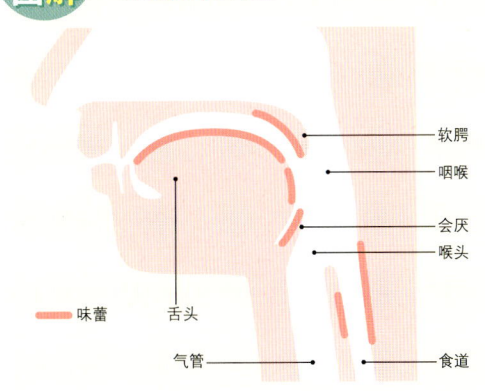

- 软腭
- 咽喉
- 会厌
- 喉头
- 味蕾
- 舌头
- 气管
- 食道

# 牙齿的奥秘

4种32颗恒齿的形状各不相同。
牙齿最上部是非常坚硬的珐琅质，主体是牙本质。
齿根的表面覆盖着牙骨质，跟周围的骨骼相连接。

嘴巴的构造⇨p138

■ 恒牙的构造

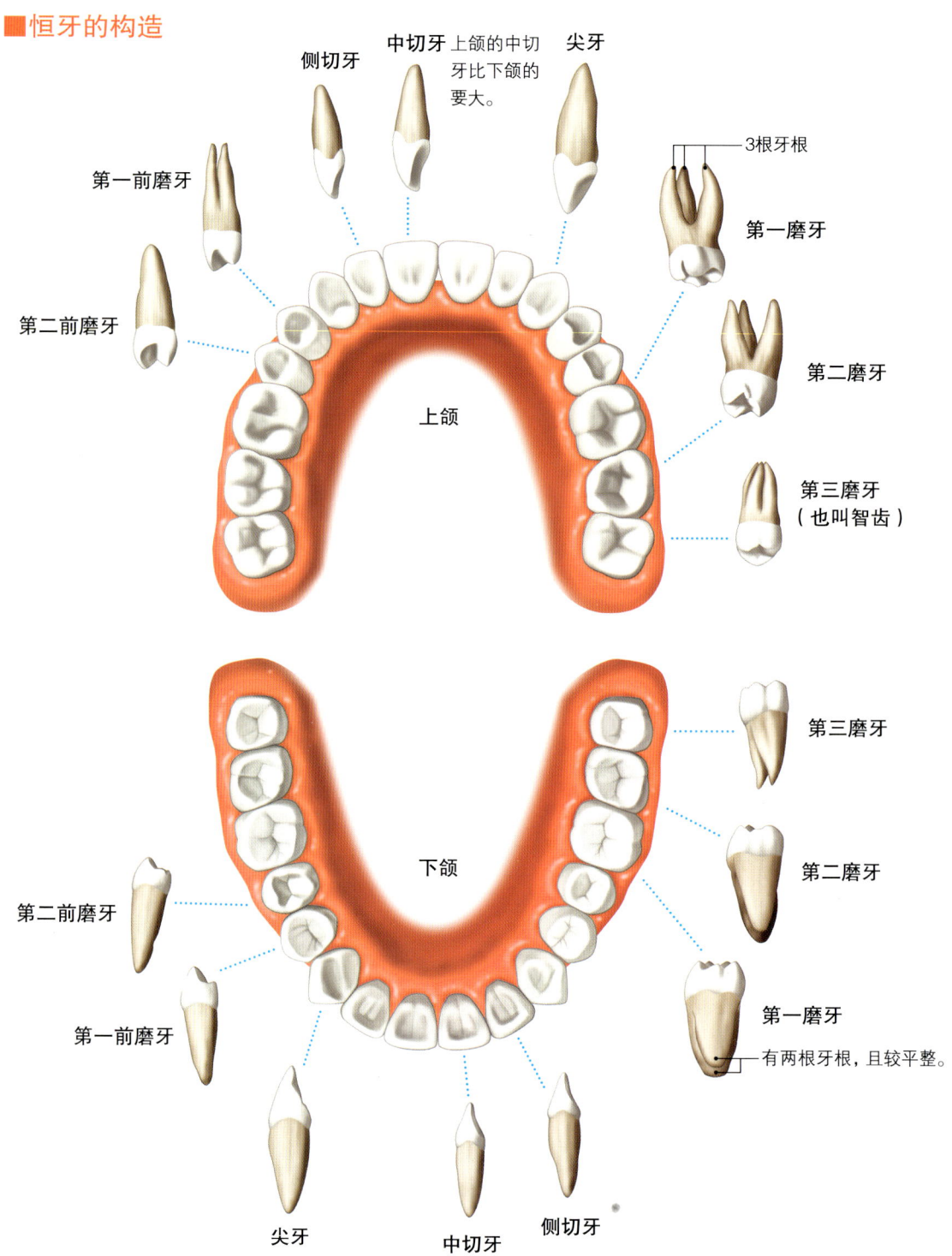

## 4个种类32颗恒牙

成年人的恒牙有4种：2颗切牙、1颗尖牙、2颗前磨牙、3颗磨牙，共8颗，上下左右共有4组，共计32颗。切牙是像凿子一样的薄牙、尖牙是牙尖较尖锐的牙齿、前磨牙和磨牙是像拳头状的牙齿，有很多突起的部分。

幼儿的乳牙有2颗切牙、1颗尖牙、2颗前磨牙共5颗4组，共计20颗。与恒牙相比，乳牙更加柔弱，比较容易变成龋齿。人在6岁左右时，长出第一颗恒牙——第一磨牙。12岁左右全部的乳牙都更换成恒牙。第三磨牙生长在青春期之后，被称为"智齿"。

牙齿由3种硬组织构成。构成牙齿主体的牙质70%都是钙质，其硬度介于硬币与刀子之间。牙质的中心是牙髓，从牙髓壁上的牙本质细胞产生的细小突起延伸至牙质。

牙冠的表面覆盖着坚硬的珐琅质，其95%都是钙质，其硬度可以匹敌水晶。牙齿在生长出来之前，先在牙龈中形成，珐琅质上没有细胞。

牙根的表面覆有牙骨质，其构造与骨骼相似。生长牙齿的牙槽骨之间的结实的结缔组织叫做牙根膜。

牙齿的4种形态是哺乳动物的共同特征，不同的动物其牙齿的形状也不相同。老鼠和兔子的切牙一生都在生长。狗和狮子的磨牙的顶部较尖锐，被称为裂齿。牛和马等有蹄类动物的磨牙表面比较平坦，比较适合磨碎植物性饲料。大象位于上颌的切牙比较大。

### ■ 牙组织

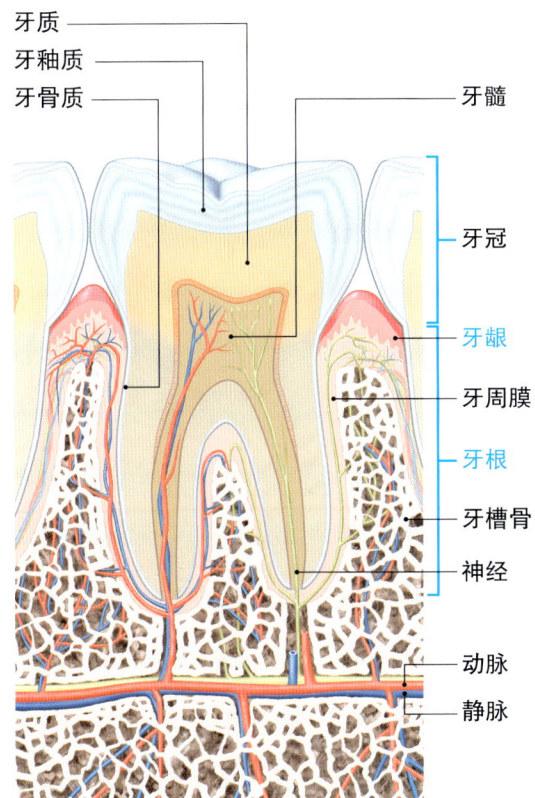

牙齿由3种硬组织构成。牙本质构成了牙齿的主体，最坚硬的珐琅质覆盖在牙冠的表面，牙根的表面是与骨骼相似的牙骨质，牙根膜是一种结缔组织，跟周固的骨骼相连。

### 专栏 从乳牙到恒牙

**5~9岁的牙齿**
这个年龄段的孩子一共有5颗4组乳牙，图中最右边第一磨牙已经生长出来。乳牙以及两颗磨牙的恒牙正在渐渐生长。

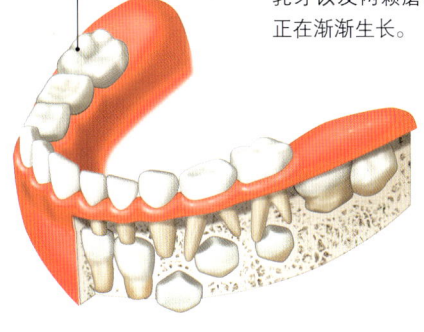

**9~12岁的牙齿**
右侧第二磨牙已经生长出来了。两颗切牙换成了恒牙，还剩下3颗乳牙。

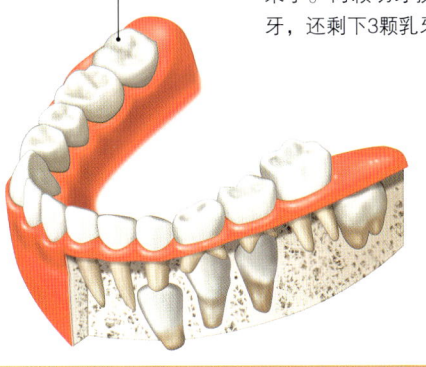

# 嗓子的结构

嗓子中，口腔通往食道的部位叫做咽头，鼻腔通往肺部的部位叫喉头。
吞咽时，会厌关闭，食物被送往食道。
喉头内部有可以发声的声带。

鼻子的构造⇨p134
嘴巴的构造⇨p138

### ■ 咽头和喉头

咽头是食物从口腔到食道的通道与空气从鼻腔到气管的通道的交叉点，由肌肉构成。喉头是从咽头到气管之间的部位，是空气的入口，周围被软骨包围。

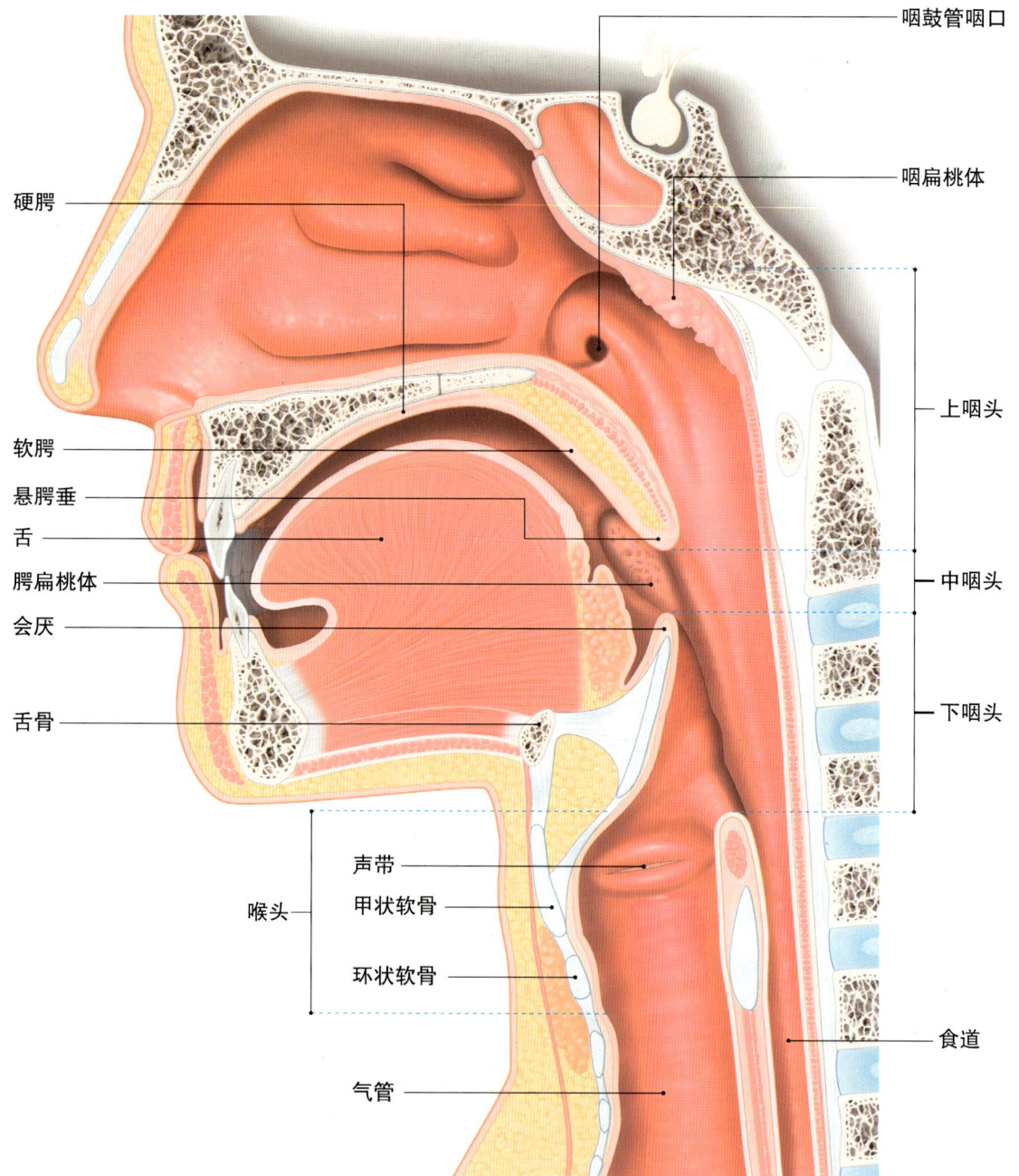

## 食物与空气通道的交叉点

嗓子内有两个构造。咽头是肌肉构成的管道，它是食物从口腔到食道之间的通道与空气从鼻腔到气管之间的通道的交叉点。喉头是由软骨包围而成的箱子状结构，它位于咽头到气管之间的位置，是空气的入口。嘴巴张大时，可以看到位于口腔深处的咽头。男性的喉头一般都以喉结的模样在颈前凸出，用手可以从体表摸到。

根据食物通道与空气通道，人类的咽头交替转换，也就是说咽头的作用就好似十字路口的红绿灯一样，交替指挥交通。狗和老鼠等动物的咽头，在喉头之上嵌在鼻腔的后端，从构造上将食物的通道和空气通道分开，其作用就像立交桥一样。

咽头可以分为3个部分，稍高于上颚的后端的部位叫做上咽头（咽头鼻部），咽鼓管咽口在此处打开。咽头的顶部黏膜聚集着淋巴组织，构成咽头扁桃。这是咽门侧壁的上腭扁桃，与舌根的舌扁桃体共同在消化器官入口处抵御外敌侵入。咽头的上颚与会厌之间的部位叫做中咽头（咽头口部）。中咽头的下面就是下咽头（咽头喉头部），与下侧的食道相连接。

喉头内部有一对从左右侧壁凸出的声襞，其作用是发声。声襞中包括声带韧带和声带肌，后端还附有一对可以活动的软骨。这个软骨可以通过喉头肌肉的运动改变位于声襞间隙中的声门裂的宽度。发声时，声门裂变窄，空气较有气势地穿过声门裂，声襞震动，产生声波。呼吸时，声门裂打开，空气可轻易通过。

声带产生的声波并不能直接变成声音，空气进入口腔，在口腔中与声波产生共鸣，通过改变嘴唇、牙齿、舌头的位置产生声音。

■ **喉头的横切面**（从背中侧观察）

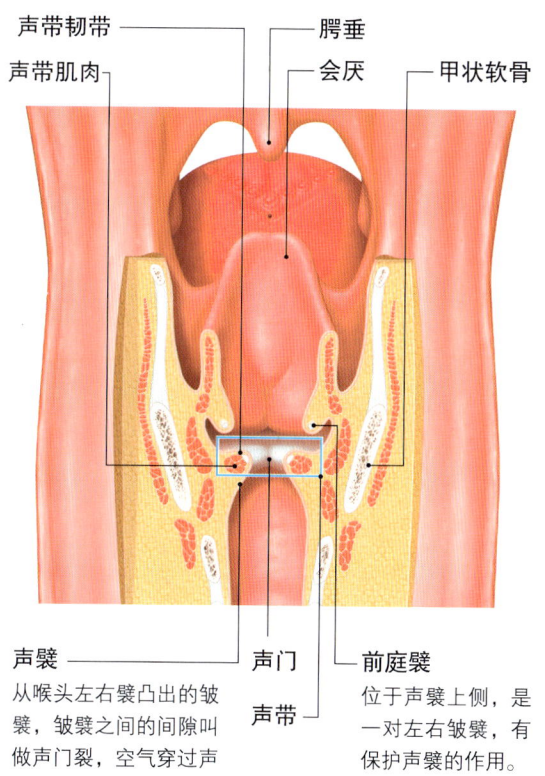

**声襞**——从喉头左右襞凸出的皱襞，皱襞之间的间隙叫做声门裂，空气穿过声门裂可以产生声音。

**前庭襞**——位于声襞上侧，是一对左右皱襞，有保护声襞的作用。

■ **声带**（从上往下观察）

【吸气时】

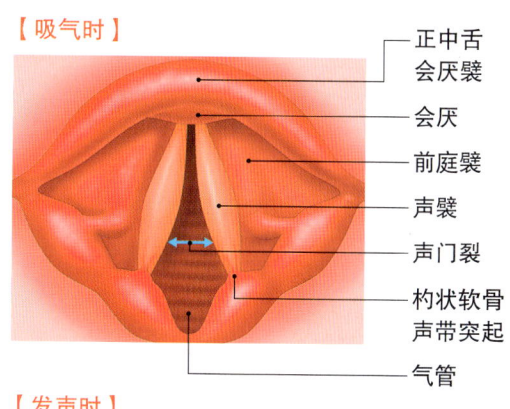

【发声时】

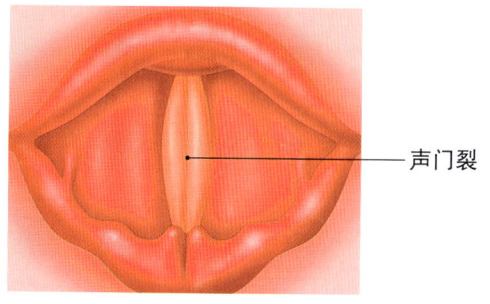

发声时，声门裂变窄，空气较有气势地穿过声门裂，声襞震动，产生声波。

# 嗓子的功能

吞咽食物时，软腭和会厌关闭，食物被送至食道。
如果会厌没有关闭严实，食物就会进入气管，这叫误咽。

耳朵的构造⇨p128
嘴巴的构造⇨p138
嗓子的结构⇨p144

## 食物输送的过程

吃东西时要有一系列的动作，首先在口中咀嚼食物，然后咽下，并输送至胃里。

通过视觉、嗅觉、味觉、触觉等可以辨认食物的性状，然后判断食用方法并分泌唾液，做好咀嚼前的准备活动。食物在口腔中与唾液相混合，然后用牙齿咀嚼成合适的大小。充分咀嚼食物可以更好地品尝食物味道，并刺激味觉。

充分咀嚼后，把食物咀嚼成适于吞咽的大小时，通过随意运动将食物咽下。

吞咽的第一个过程叫做口腔形态，利用舌头的作用将食物送至咽头时的样子。咽门变宽，食物进入咽头。

吞咽的第二个过程叫做咽头形态，通过反射运动，食物从咽头进入食道。这个过程，软腭抬高，堵住鼻腔与咽头之间的间隙，舌骨和喉头抬高，食物被压下去。会厌反转，堵住喉头的入口，声门关闭暂时停止呼吸，咽头壁的肌肉收缩，食物入口打开。

吞咽的第3个过程叫做食道形态，食道壁产生蠕动运动，将食物运送至胃部，同时食道的入口关闭，以防止食物倒流。舌骨、喉头等恢复到安静状态。

吞咽反射运动受延髓的吞咽中枢控制。吞咽动作不顺利时，食物会误入气管，造成误咽。少量的误咽可以通过条件反射咳嗽，将食物咳出。如果无法咳出，食物或饮料就会进入支气管或肺部，引发吸入性肺炎。

## ■ 吞咽过程

### ❶ 口腔形态

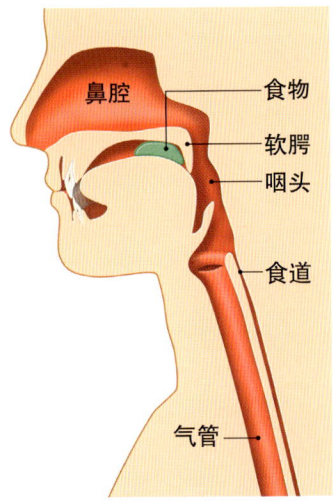

咀嚼完毕的食物，利用舌头被送到后方咽头方向。这一动作通过随意运动进行。

### ❷ 咽头形态

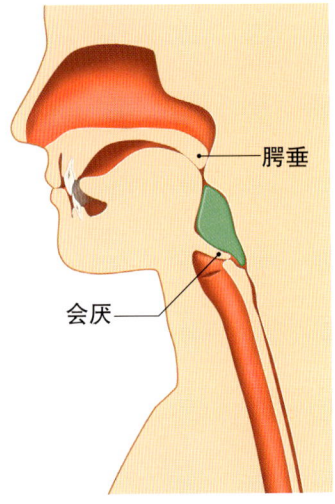

食物进入咽头腔后，软腭抬高，与鼻腔之间的通道关闭。同时，通过喉头也抬高会厌下降，关闭喉头入口。这一动作是反射运动。

### ❸ 食道形态

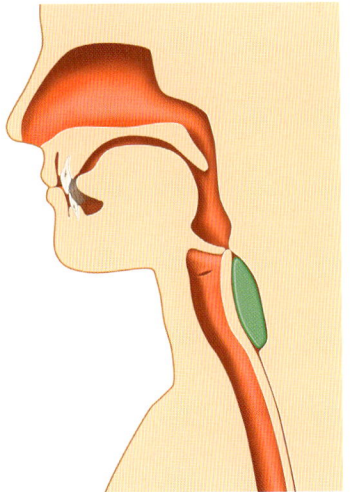

食物进入食道后，通过食道壁的蠕动运动，食物被迅速运送至下部。

## ■ 咽鼓管咽口及耳鼓管的构造

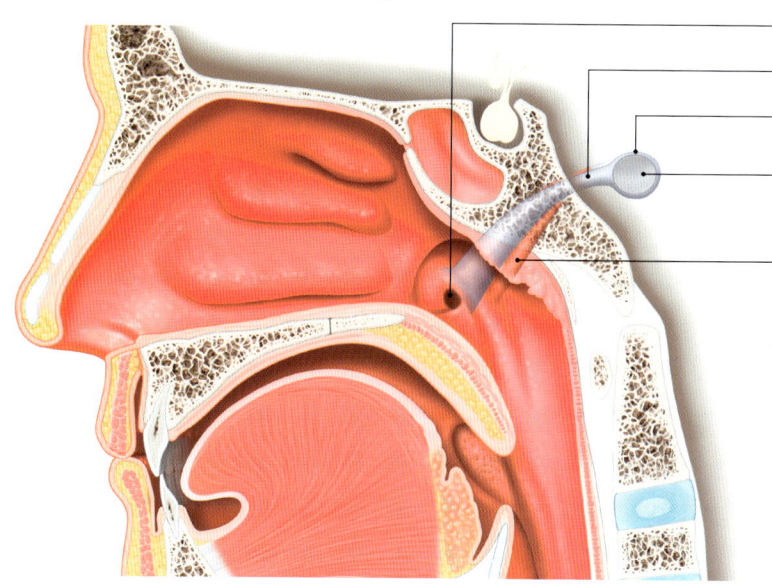

通往耳朵的咽鼓管咽口在咽头处汇合。耳鼓管、中耳鼓室与咽头相连接。外界气压发生变化时，为了防止鼓室内空气膨胀或收缩伤害到鼓膜，耳鼓管必须调节气压。咽鼓管咽口平时是关闭的，吞咽动作时，暂时打开。

## ▌吞咽与耳鼓管

口腔（咽头）与耳朵通过耳鼓管相连接。耳鼓管周围附着着腭帆张肌等肌肉，另一端与软腭相连接。吞咽或打呵欠时，腭帆张肌收缩，软腭抬高，同时耳鼓管打开。这样可以平衡鼓室内外侧（外耳道）与内侧（咽头）的气压。

### 简明图解　咽鼓管的构造

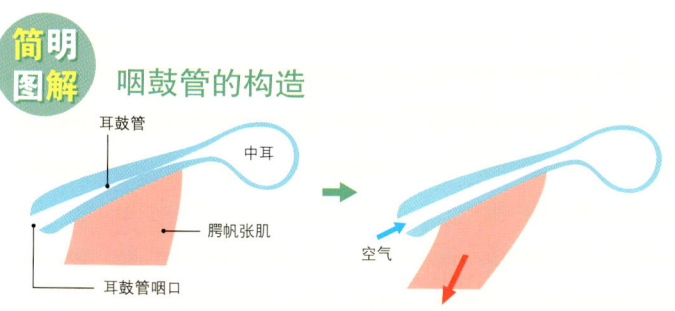

咽鼓管咽口周围附着着腭帆张肌等肌肉。吞咽或打呵欠时，在这些肌肉的作用下，耳鼓管暂时打开，调节鼓室的气压。

## ■ 吞咽错误时

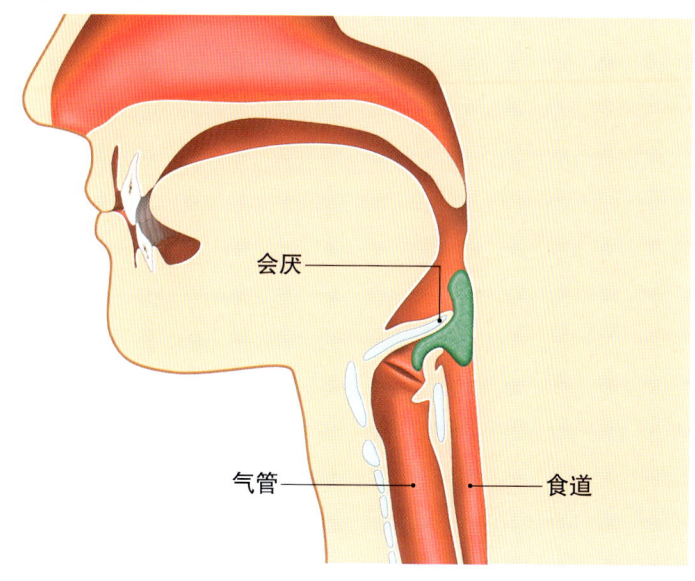

人类咽头的作用就像十字路口的红绿灯一样，但是仍会有发生吸入的可能性。有时甚至还会发生吸入性肺炎。
动物的咽头的构造是将食物通道与空气通道分开的，因此不需要担心误咽。虽说人类的这一构造会有发生误咽的风险，但这一构造可以发出声音。之所以喉头产生的声波在口腔内发生共鸣，可以发出声音，是因为这一构造使空气可以通过口腔进入。

# 第3章

# 胸部

# 胸部的外壁

肋骨、胸椎与胸骨组成的骨架，构成了容纳胸部器官的胸腔。此外还有负责肩胛骨以及上肢运动和呼吸的肌肉。

全身的骨骼⇒p30、p32
全身的肌肉⇒p38、p40
全身的血管⇒p48、p50
呼吸的奥秘⇒p156
腹腔的外壁⇒p172
脊椎⇒p174
上肢的骨骼与肌肉(正面)⇒p220

## ▎胸部的概略

胸部上方是锁骨，下方是肋骨下端。胸部的左右中央位置是乳头，成年的女性乳头周围堆积大量脂肪，形成乳房。

胸内部是容纳胸部内脏器官的胸腔，充当胸腔墙壁作用的是胸壁。胸壁的核心部分是胸廓，胸廓是由十二对肋骨及胸骨构成的。

## ▎胸部的肌肉

胸廓的前面是胸大肌。胸肌主要负责固定上肢，并参与肩关节运动。胸大肌发达的人，可以看见胸前肌肉突起。胸大肌之下是胸小肌，始于肋骨，止于肩胛骨喙突，其作用是拉下肩胛骨。此外，胸部侧面覆盖着前锯肌，始于肋骨止于肩胛骨，可将肩胛骨拉至侧方。

### ■胸部各部位名称

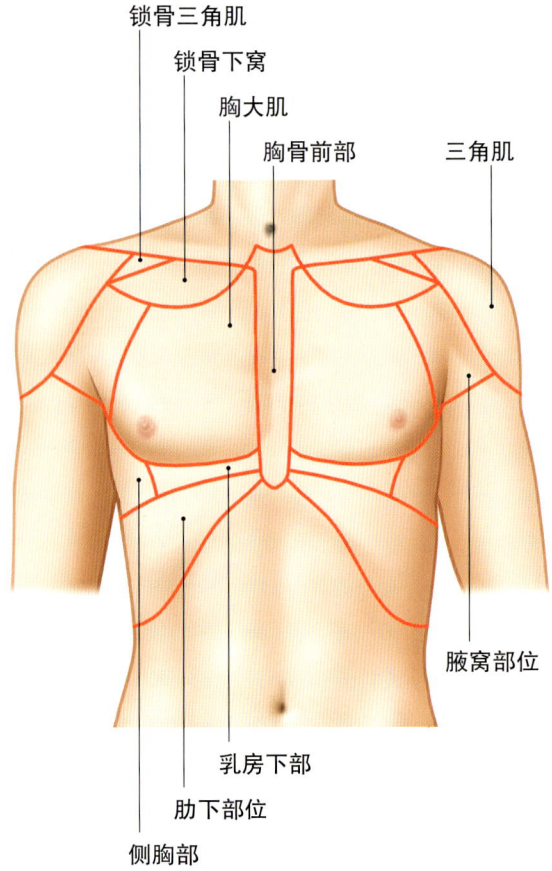

锁骨三角肌
锁骨下窝
胸大肌
胸骨前部
三角肌
腋窝部位
乳房下部
肋下部位
侧胸部

胸部包含很多从体表可以观察到、可以触摸到的构造，例如锁骨、乳头、胸骨、肋骨、胸大肌等。图中已将各部位分别标识出来。

### ■胸部主要的肌肉

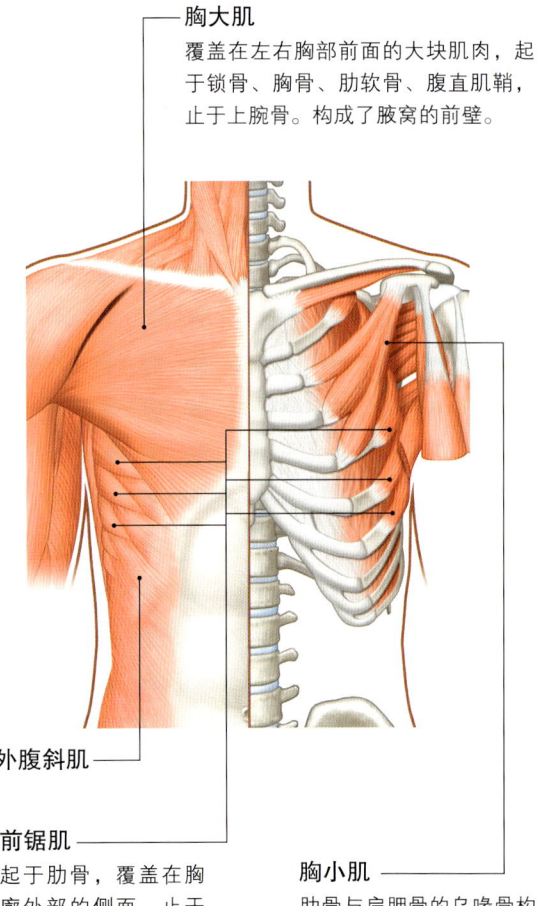

**胸大肌**
覆盖在左右胸部前面的大块肌肉，起于锁骨、胸骨、肋软骨、腹直肌鞘，止于上腕骨。构成了腋窝的前壁。

外腹斜肌

**前锯肌**
起于肋骨，覆盖在胸廓外部的侧面，止于肩胛骨的内侧，是覆盖范围较广的锯肌。

**胸小肌**
肋骨与肩胛骨的乌喙骨构成的三角形肌肉，被胸大肌所覆盖。

肋骨之间的肋间肌，根据所在位置被分为外肋间肌和内肋间肌。外肋间肌可让肋骨向外突出以吸入空气，与此相对的肋间肌可使肋骨下陷以吸入空气。

## 肋骨与胸骨

肋骨有12对，主体部分称为肋硬骨，前方的软骨部分称为肋软骨。后端与胸椎关节相连，前端的肋软骨与胸骨相连。不过，与胸骨直接相连的只有肋骨的第1到第7对肋，第8到第10肋间肋软骨与上一肋的软骨相连，第11、12肋前端游离，又称浮肋。

### ■有关呼吸的肌肉

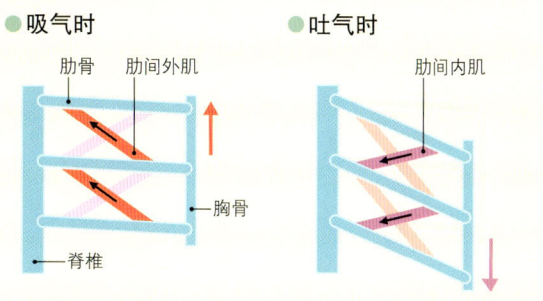

**肋骨角**

**肋间外肌**
肋间外肌起于上位肋骨下缘，止于下位肋骨上缘，肌纤维的走向是斜向前下方。

**肋间内肌**
起于下位肋骨上缘止于上位肋骨下缘，肌纤维的走向是斜向前上方。

### 简明图解 呼吸肌的功能与胸部变化

● 吸气时　　● 吐气时

由于肋间外肌的收缩使肋骨向外运动，胸廓容积增加。从而促使肺部吸入相应容量的空气。

肋间外肌停止收缩，相对的肋间内肌收缩使肋骨下陷，胸廓的容积也相应减少。

### ■肋间动脉和肋间静脉

从第1肋到第11肋，在彼此相邻的两肋骨之间的缝隙中穿过的血管。肋间的空隙由肋间外肌、肋间内肌与结缔组织的薄膜所填充，在它们之中，肋间动静脉和肋间神经沿着上一节肋骨的下方行走。

### ■肋骨与胸骨的名称

**胸骨角**
位于胸骨柄与胸骨体的结合处，可以观察到其所形成的微向前方突出的斜角。胸骨角与第2肋相连，是研究肋骨的基准。

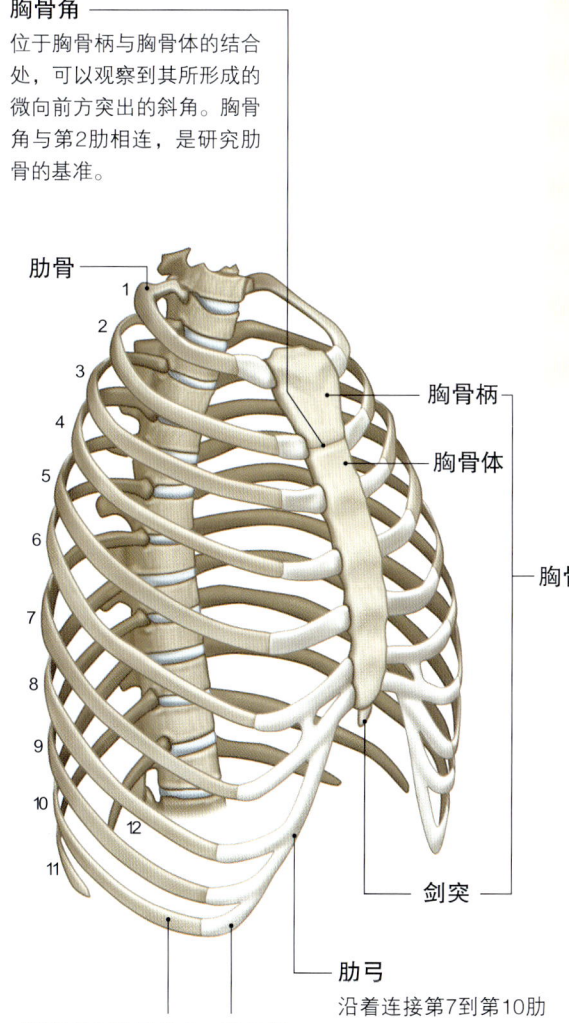

肋骨／胸骨柄／胸骨体／胸骨／剑突

**肋弓**
沿着连接第7到第10肋的肋软骨所形成的。

肋硬骨（肋骨体）　肋软骨

**奇静脉**
奇静脉沿途接收食管静脉、肋间后静脉和颈内静脉，行走于胸椎的右侧，再注入上腔静脉。

肋间静脉　肋间动脉

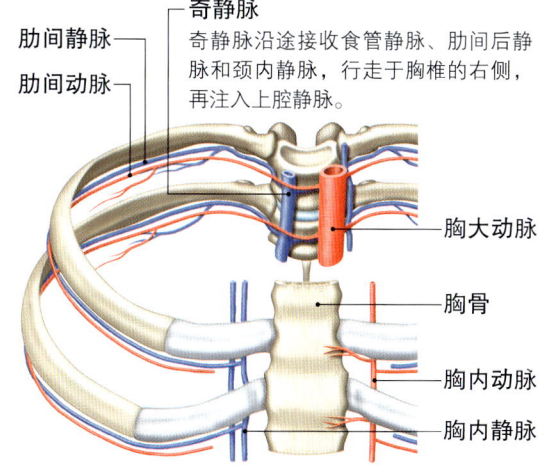

胸大动脉／胸骨／胸内动脉／胸内静脉

151

# 胸腔的内脏

胸部内有呼吸系统的血管、支气管、肺和循环系统的心脏、大血管等器官。肺与心脏被浆膜所包裹，并没有紧贴胸壁，所以可以进行一定程度的收缩与扩张。

胸部的外壁⇨p150
肺部的构造⇨p154
呼吸的奥秘⇨p156
心脏的构造⇨p160

## 胸腔

去除胸部内脏之后所剩下的腔体就是胸腔。胸腔的外壁有胸椎、肋骨。胸腔由胸骨所构成的胸廓和肋骨间的肋间肌等构成。肋骨整体成前低后高走向，正是由于这种走向，一旦肋间外肌收缩，肋骨扩张，胸廓的周长会增加，胸腔容积增大。再加上支撑胸腔的是向胸腔内突出的横膈膜，膈膜收缩的话胸腔也会下陷，这也会导致胸腔的容积增大。总而言之，胸腔就是可以通过肌肉收缩增大容积的部位。

胸腔内容纳着呼吸系统的气管、支气管、肺，以及循环系统的心脏和大血管、胸腺等器官。肺占领了胸腔的左右部分，左右两肺之间是被称为纵隔的部位。纵隔也是心脏的所在位置，纵隔上部或者说胸骨角所在的位置以上被称为上纵隔，心脏所在的位置被称为下纵隔。此外，如下右图所述，下纵隔又被分为前纵隔、中纵隔、后纵隔。

## 胸膜与心脏膜的构造

被称为浆膜的平滑薄膜包裹着心脏和肺。包裹着肺的浆膜被称为胸膜，包裹着心脏的浆膜被称为心膜。浆膜会分泌出少许浆液，起到润滑作用，以减少周围器官的摩擦系数。

附在胸壁的胸膜叫做壁层胸膜，肺门处包裹着肺部的是脏层胸膜。两者之间是胸膜腔，内有叫做胸水的浆液。

心脏悬挂在心囊中，心囊内侧壁衬有壁层心膜，壁层心膜在大血管出入心囊，是转换成包裹着心脏周边的脏层心膜。壁层心膜与脏层心膜之间是心膜腔，心膜腔中也含有浆液。

正因为在胸膜腔、心膜腔内，肺和心脏处于悬浮状态，才使得呼吸时肺可以膨胀收缩，心脏才可以不断反复收缩、舒张，不断输送血液。

### 简明图解 纵隔的区分

● 正面解剖图　　　　● 侧面解剖图（右侧）

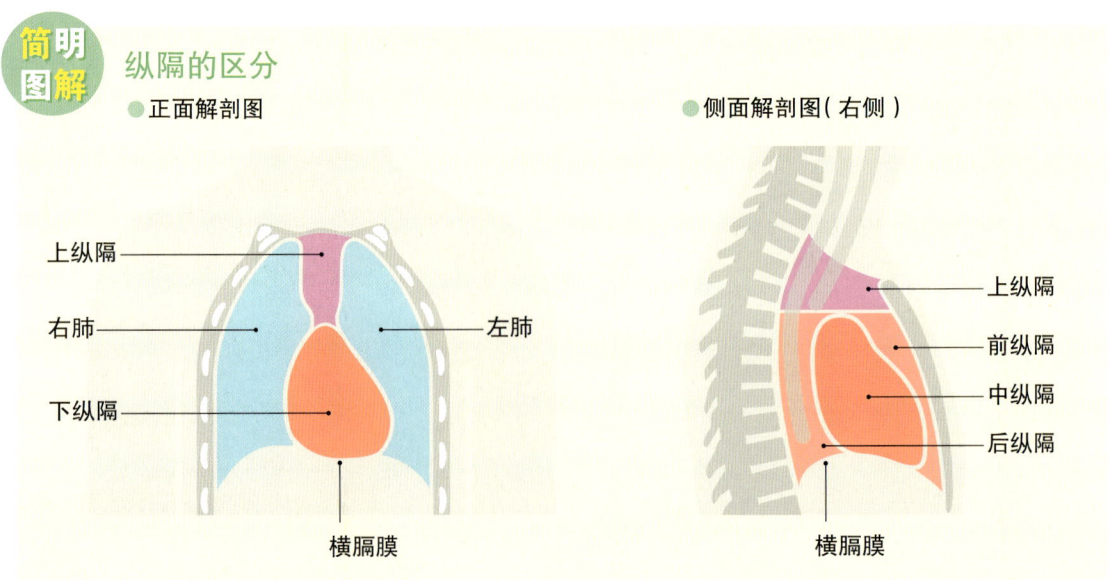

■ 胸部内脏

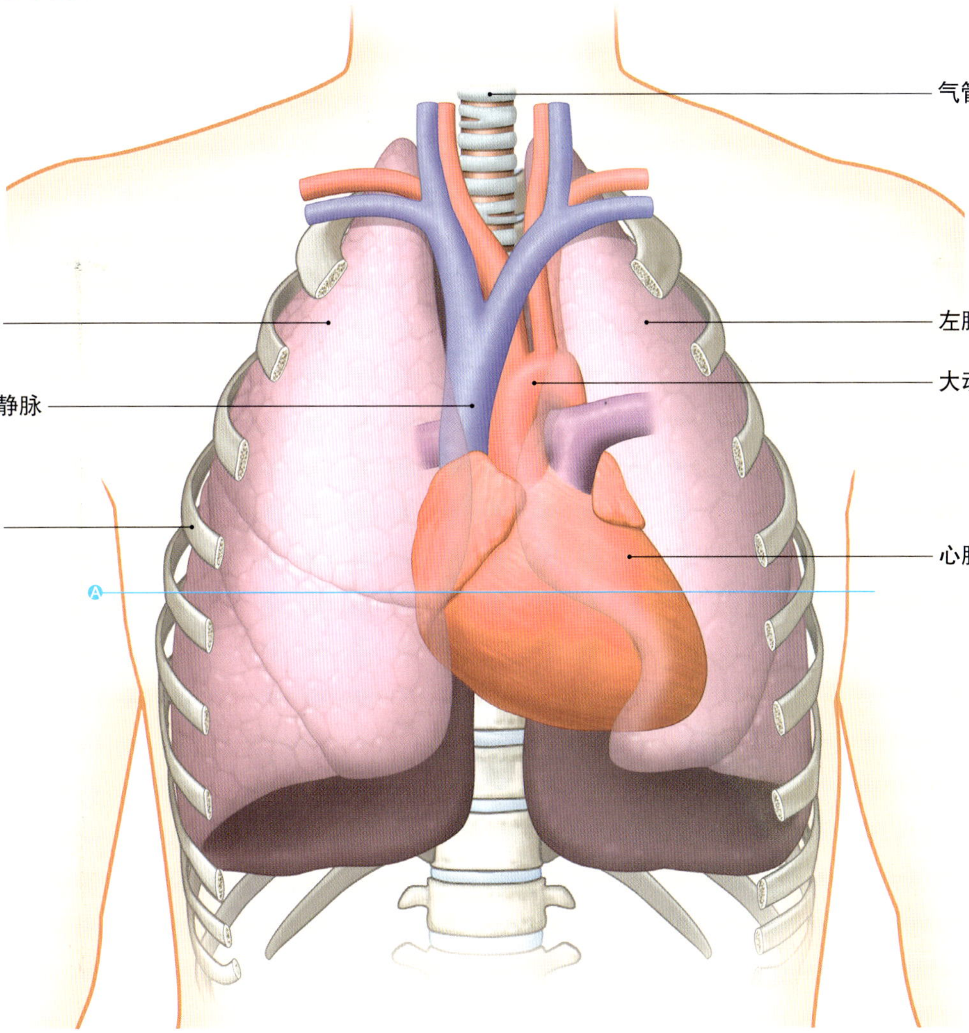

- 气管
- 右肺
- 左肺
- 上腔静脉
- 大动脉
- 肋骨
- 心脏

■ 胸部的俯视截图
（上图Ⓐ的水平横切面）

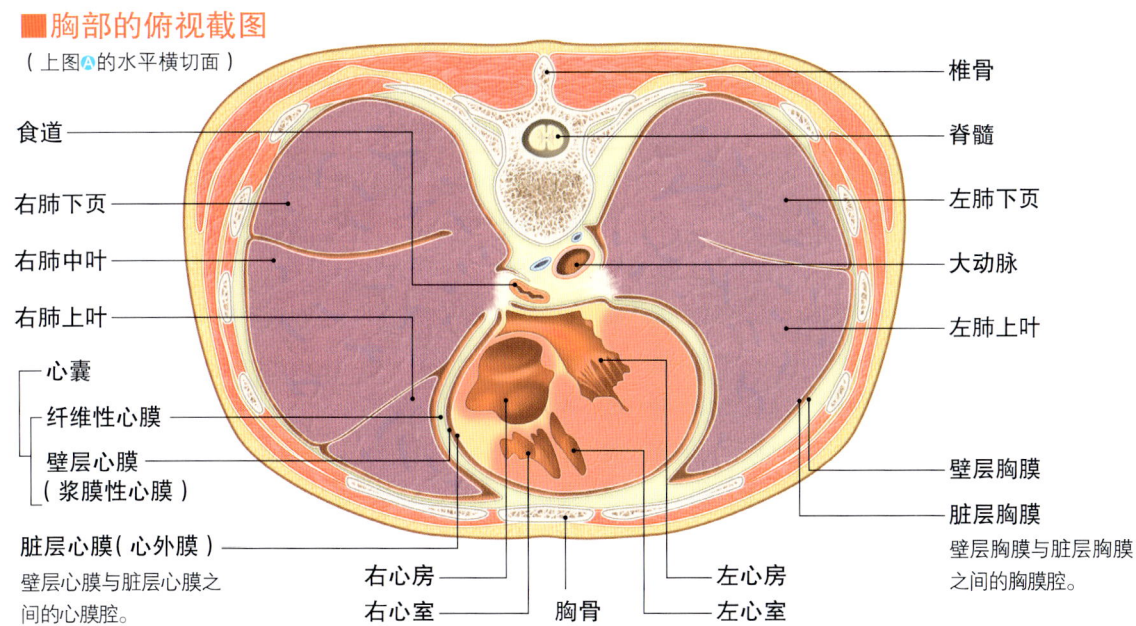

- 椎骨
- 食道
- 脊髓
- 右肺下叶
- 左肺下叶
- 右肺中叶
- 大动脉
- 右肺上叶
- 左肺上叶
- 心囊
- 纤维性心膜
- 壁层心膜（浆膜性心膜）
- 壁层胸膜
- 脏层胸膜
- 脏层心膜（心外膜）
  壁层心膜与脏层心膜之间的心膜腔。
- 右心房
- 左心房
- 右心室
- 胸骨
- 左心室

壁层胸膜与脏层胸膜之间的胸膜腔。

153

# 肺部的构造

肺左右叶可以分成五大区域，并且还可以进一步细分。支气管发生反复地分叉，细小分支分布至肺部各个区域。

呼吸系统概述⇨p68
胸腔的内脏⇨p152
呼吸的奥秘⇨p156
气体交换的奥秘⇨p158

## ■肺的各部位名称

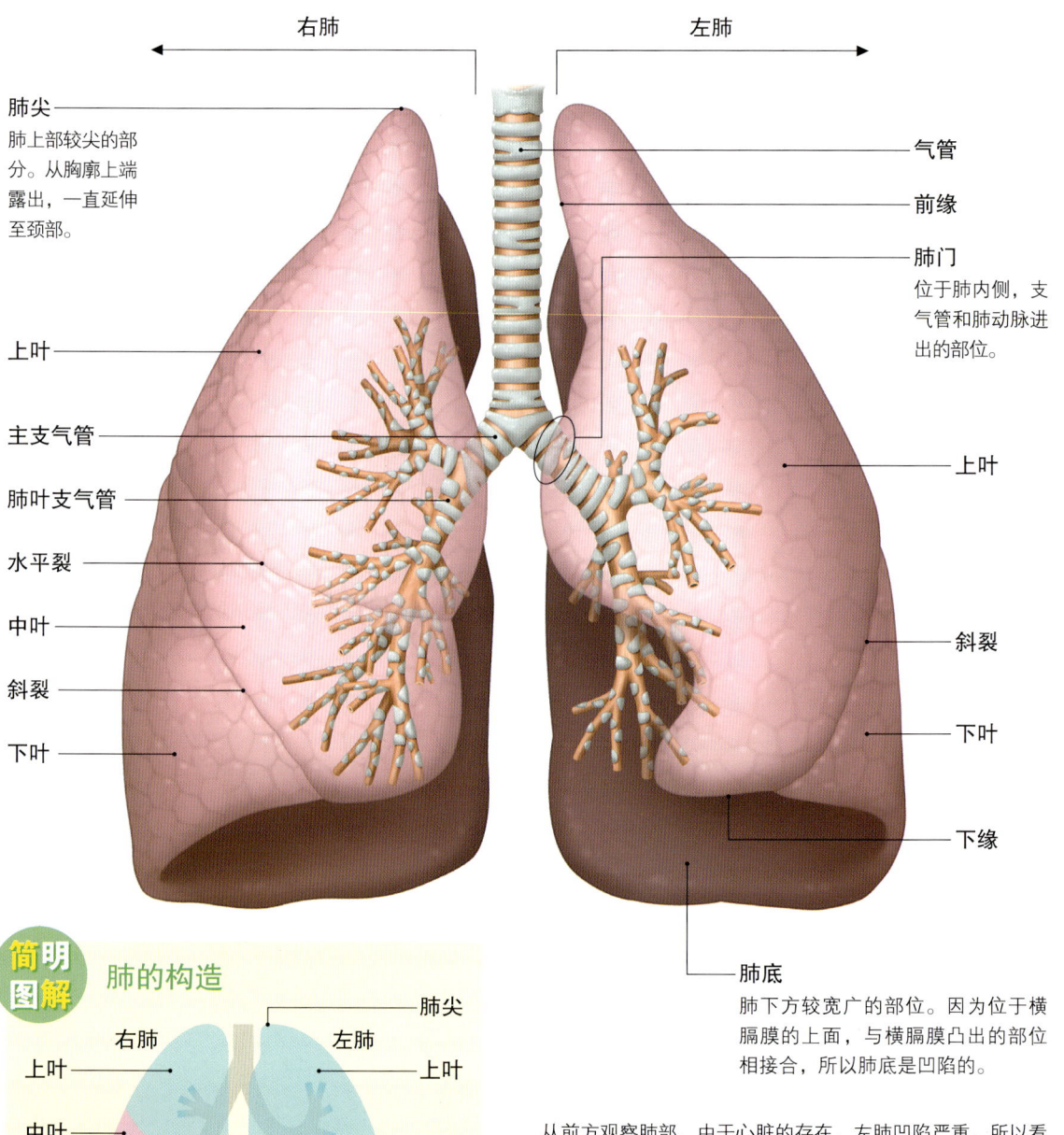

**肺尖**：肺上部较尖的部分。从胸廓上端露出，一直延伸至颈部。

右肺／左肺／气管／前缘／肺门：位于肺内侧，支气管和肺动脉进出的部位。

上叶／主支气管／肺叶支气管／水平裂／中叶／斜裂／下叶／下缘

**肺底**：肺下方较宽广的部位。因为位于横膈膜的上面，与横膈膜凸出的部位相接合，所以肺底是凹陷的。

从前方观察肺部，由于心脏的存在，左肺凹陷严重，所以看起来较窄。左右肺之间有间隙，这个部位叫纵隔，这里有心脏、气管、支气管、食道等器官。

### 简明图解：肺的构造

右肺／左肺／肺尖／上叶／中叶／下叶／肺底

## 五大肺叶和肺区域

肺是位于胸腔内的一对脏器，左右两叶呈锥子形。左肺比右肺稍大，这是因为心脏位于两叶肺之间稍偏左的位置。肺的上段较尖的部位叫做肺尖，下端较宽广的部位叫做肺底，内侧面支气管和肺动静脉出入的部位叫做肺门。肺尖高于胸廓上口，肺底在横膈膜上侧，中央部位稍凹陷。

从前面观察肺，可以看到从外侧中央位置到内侧下方倾斜走向的裂缝，这叫斜裂。右肺还分布着与斜裂几乎平行走向的裂缝，这叫做水平裂。这些裂缝都没有完全把肺分开，但裂缝把右肺分成上叶、中叶、下叶三叶，左肺分成上叶和下叶两叶。

肺表面包裹着脏层胸膜，因此肺看起来是很有光泽的。壁层胸膜在肺门移行反折处，所以脏层胸膜分别嵌入裂缝较深位置。

与肺的五大叶相对应，左右主支气管分支成叶支气管，各叶的叶支气管又反复分支。从叶支气管分出的分支叫做区域支气管，各区域支气管反复分支，这些分支与末端之间并不相互混杂，并在肺内留出一定区域。这一区域就叫做肺区域，根据其对应的区域支气管命名。

肺动脉的分支与支气管的分支相互并行。区域支气管分支，与支气管共同结扎动脉，可以防止支气管和动脉内空气和血液外漏，因此，这构成切除部分肺时的单位。肺静脉与支气管的分支没有关系，它穿行在区域与区域分界部的结缔组织内。

### ■ 肺区域与区域支气管

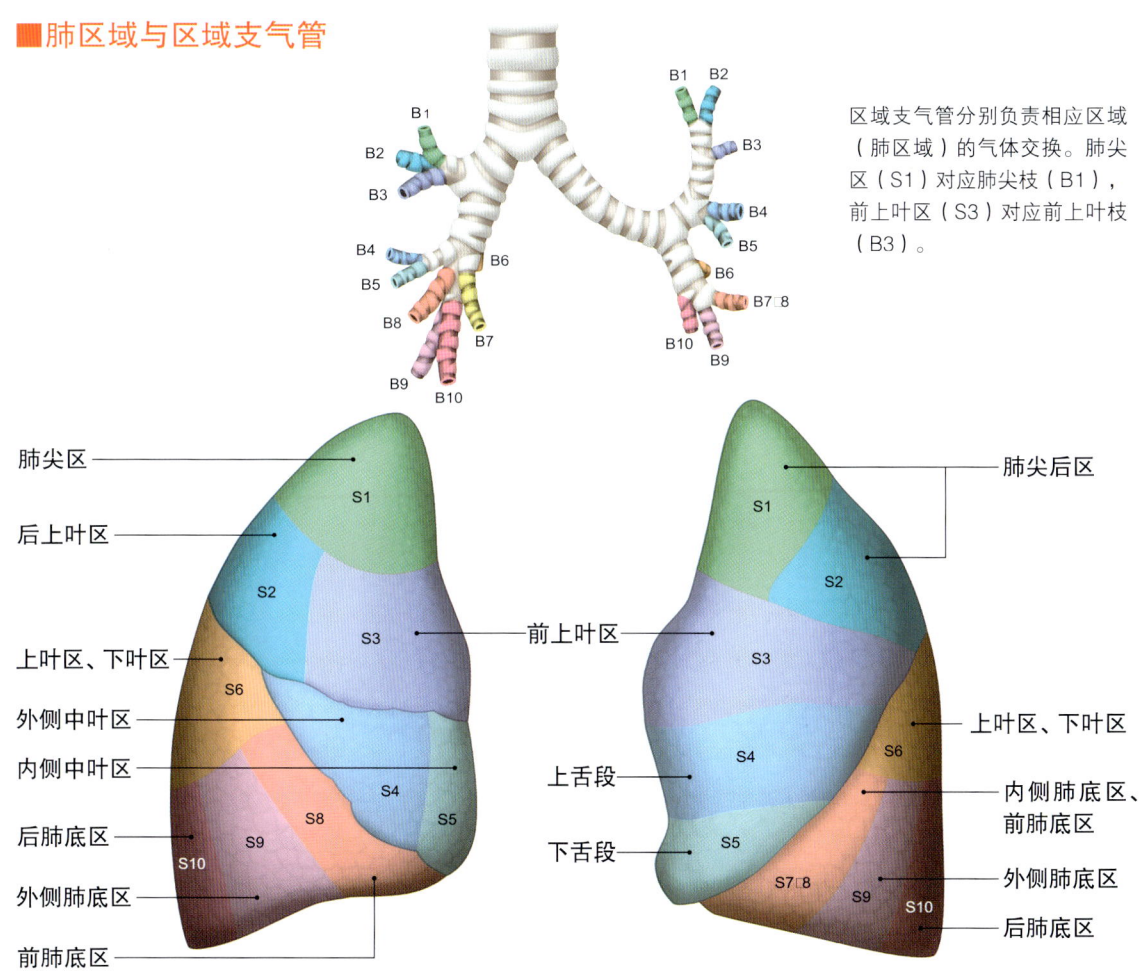

区域支气管分别负责相应区域（肺区域）的气体交换。肺尖区（S1）对应肺尖枝（B1），前上叶区（S3）对应前上叶枝（B3）。

# 呼吸的奥秘

横膈膜收缩时，肋骨整体抬高，肺扩张，吸入空气。
横膈膜松弛时，肋骨整体下降，肺收缩，吐出空气。

呼吸系统概述⇨p68
胸部的外壁⇨p150
肺部的构造⇨p154

## 肺部吸入空气的过程

肺收纳在胸腔内，胸腔的侧壁是胸廓，中间有横膈膜。构成胸廓的肋骨从后上方到前下方排列。肋骨之间从后上方到前下方的是外肋间肌，从前上方到后下面的是内肋间肌。外肋间肌收缩时，两肋之间距离会缩短，全部肋骨会被拉向斜上方。相反，内肋间肌收缩时，肋骨被牵引整体向后下方运动。另一方面，横膈膜向胸腔突起，呈圆形。如果横膈膜收缩，圆形突起的高度就会降低，这样胸腔整体都会下降。

在此，试想一下胸腔这个容器的整体内部容积。首先，如果外肋间肌收缩，肋骨就会被拉伸扩张，胸腔的周长会增加，同时整体容积也变得更大。同样，横膈膜收缩的话，由于圆形突起会下降，胸腔的容积也会增加。相反，内肋间肌收缩的话，肋骨向内牵引，胸腔的前后长度变短，胸腔的容积也就变得更小了。

肺部中肺泡的外壁含有丰富的弹性纤维。每个肺泡吸入空气膨胀的时候，整个肺部也会跟着膨胀，每个肺泡排空空气收缩时，整个肺部也会跟着收缩。

肺连接着支气管。支气管经过气管、喉头、咽喉、鼻腔、外鼻孔与外界相连。肺被胸膜所包裹，胸腔的外壁与肺之间有胸膜腔存在。

无论是横膈膜还是外肋间肌，一旦收缩都会导致胸腔内容积增大，以致胸腔内压强较外界更低。但是，肺部通过支气管等器官与外界相连可以让空气自由流动，这就造成了胸腔内的压强与外界大气压相等之前，空气会不断流入，这就是吸气的整个过程。

外肋间肌与横膈膜停止收缩，完全放松，此时肺（肺泡）在自身弹力的作用下，将内部的空气挤压出去。如此一来，胸膜腔内的压强较外界大气压小，胸腔的容积也随之变小，肋骨整体下陷，横膈膜的圆状突起就会上升，这就是呼气。此时，内肋间肌收缩，肋骨整体强制性地下陷，从而促使更强有力的呼气。

一般情况下，呼吸主要依靠的是横膈膜的作用。横膈膜收缩，腹内压力上升，腹壁也随之被抬起，这就是所谓的腹式呼吸。另一方面，深呼吸或想大量吸入、呼出空气的时候，内外肋间肌也会加入进来，并发挥其作用。此时，胸廓会随之扩大、缩小，也就是常说的胸式呼吸。

### ■ 横膈膜
（仰视图）

横膈膜虽然是向上凸起的，但是因为心脏在此位置，所以稍微偏左下一点。中心部位有食道、大动脉、下腔静脉穿过的通道。

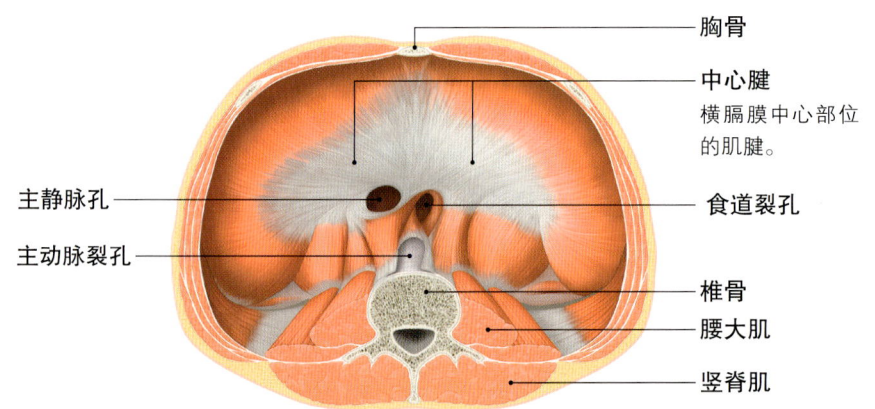

- 胸骨
- 中心腱：横膈膜中心部位的肌腱。
- 主静脉孔
- 主动脉裂孔
- 食道裂孔
- 椎骨
- 腰大肌
- 竖脊肌

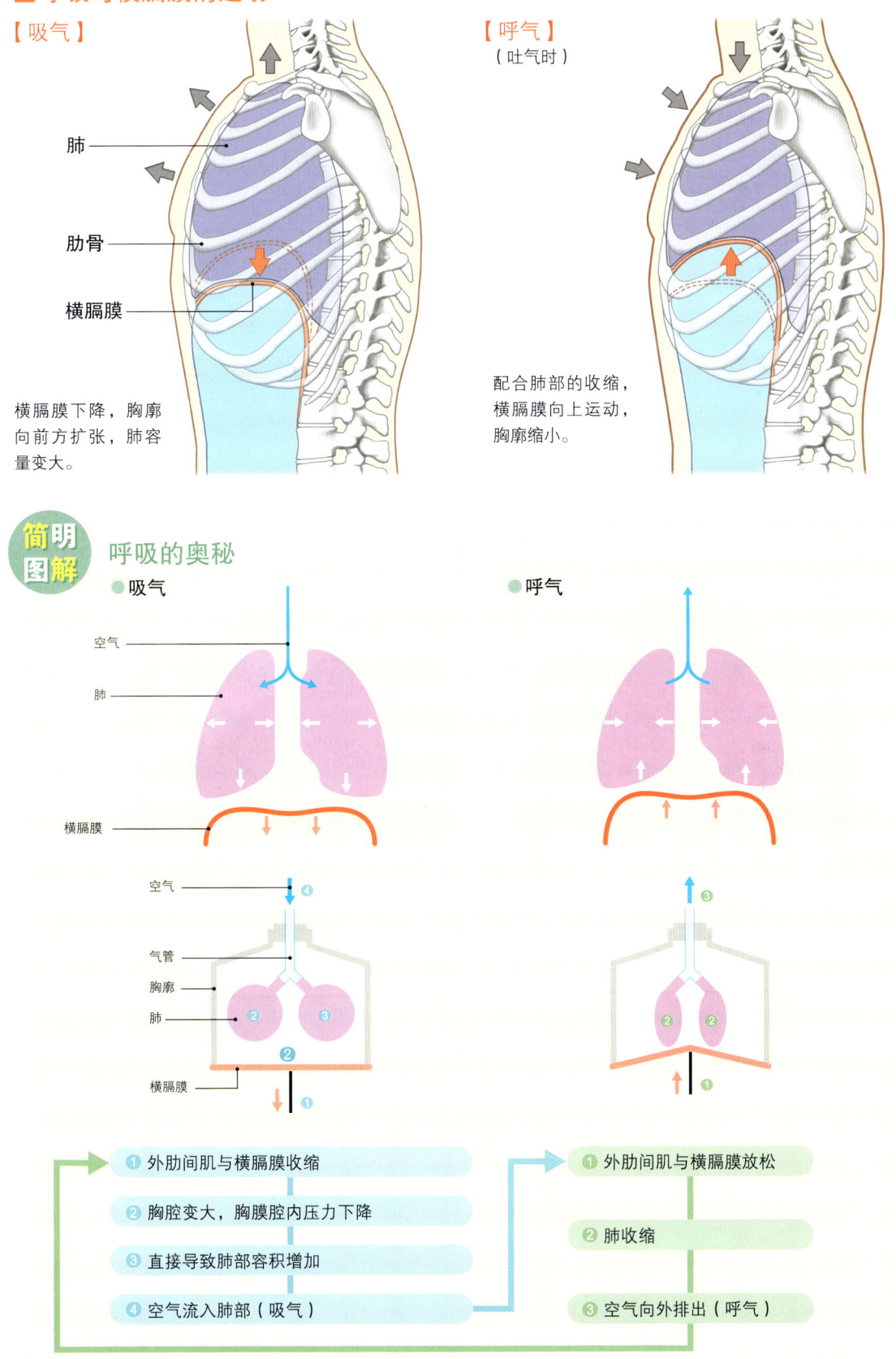

# 气体交换的奥秘

肺通过交换血液中的氧气与二氧化碳进行外呼吸。
体内各器官通过血液交换氧气与二氧化碳来进行内呼吸。

循环系统概述⇨p46
血液的成分与功能⇨p54
呼吸系统概述⇨p68

## 在肺与细胞之间进行的气体交换

血液中的红细胞中含有血红蛋白。血红蛋白具有在含氧状态下与氧气结合，缺氧状态下释放与其结合的氧气的特性。

由于吸气运动，肺泡内被空气所填满。覆盖在肺泡壁上的肺泡上皮细胞是一层厚度非常薄的扁平细胞，氧气可以轻松通过。再加上只有少量的结缔组织，氧气可以穿过肺泡壁中的毛细血管上的内皮细胞，直接进入毛细血管内部。

于是，血液中的氧含量变得十分丰富，血红蛋白与氧气结合。由此，流淌在肺泡壁中的血液中的血红蛋白几乎百分之百与氧气结合。富含氧气的血液被称为动脉血，呈现鲜艳的红色。动脉血聚集到肺静脉，然后被输送回心脏的左心室，再从左心室流出，经大动脉在全身中流动。

身体各部分组织由于需要消耗氧气才能产生能量，各组织都处于氧气浓度很低的状态。正因为如此，当血液流经各个器官时，氧气从血红蛋白中分离，透过毛细血管壁向周围扩散，以向全身的细胞供给氧气。此外，细胞在产生能量的同时，也会产生二氧化碳，全身的组织处于高浓度二氧化碳状态。此时，动脉血因为基本不含有二氧化碳，组织中的二氧化碳会全部交换到血液中。

就这样，动脉血流经人体组织中的毛细血管的时候，与血红蛋白结合的氧气被释放出来，取而代之的是大量吸收进来的二氧化碳。这样的血液被称为静脉血，呈暗红色。静脉血流经全身的静脉，经过上、下腔静脉流向右心房，从右心房通过肺动脉流至肺部，然后进入肺泡壁中的毛细血管。肺泡内的空气只含有少量的二氧化碳，因此毛细血管中的血液二氧化碳会融入到肺泡内的空气中。与此同时，氧气也会进入血液中，再次与血红蛋白结合变回动脉血回归心脏。就这样，血液在肺和全身的组织之间，不断地搬运氧气回收二氧化碳，进行着气体循环。

肺泡壁上，血液中的二氧化碳排放到肺泡内，肺泡中的氧气融入到血液中，这种气体交换过程，被称为外呼吸。此外，全身组织的细胞，从血液中吸收氧气，像血液内排放不需要的二氧化碳，这种气体交换过程，被称为内呼吸。

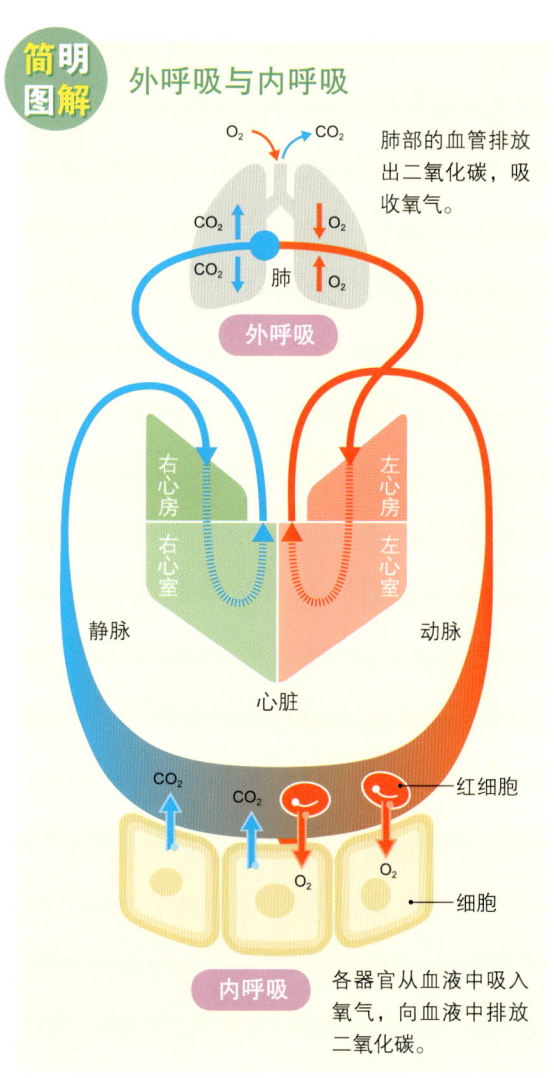

**简明图解 外呼吸与内呼吸**

肺部的血管排放出二氧化碳，吸收氧气。

各器官从血液中吸入氧气，向血液中排放二氧化碳。

## ■ 肺泡的构造

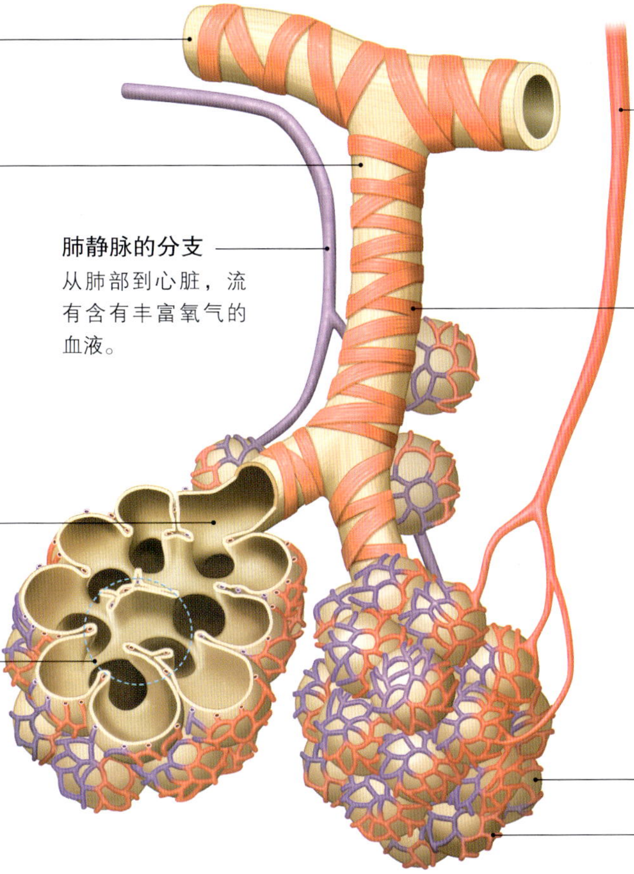

**终末细支气管**
气管支树的末端,从气管到这里都只是空气的通路而已。

**细支气管**
从终末细支气管处延伸出来的分支,上面布满了肺泡。

**肺静脉的分支**
从肺部到心脏,流有含有丰富氧气的血液。

**肺动脉分支**
从心脏到肺部,内部流淌的血液中多二氧化碳而少氧气。

**肺泡管**
四周几乎都覆满了肺泡。

**肺泡囊**
肺泡管的末端,稍微有些膨胀的部分。

**平滑肌**

**肺泡**

**肺泡上的毛细血管**

## ■ 肺泡毛细血管中的气体交换

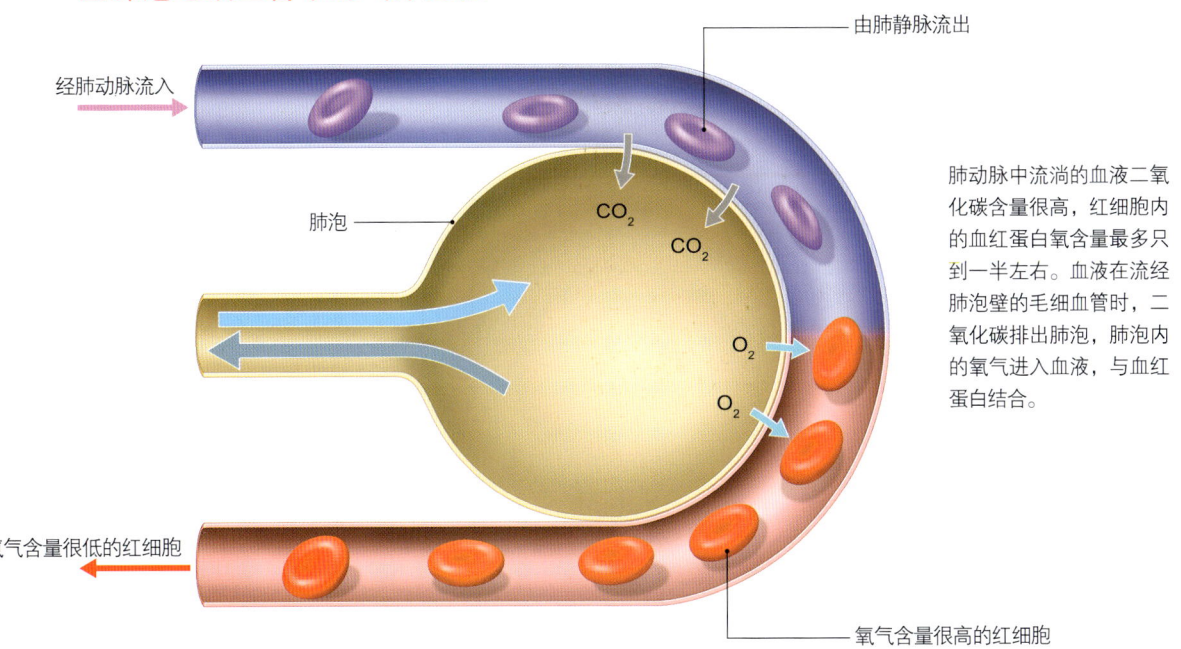

经肺动脉流入

肺泡

由肺静脉流出

$CO_2$
$CO_2$
$O_2$
$O_2$

氧气含量很低的红细胞

氧气含量很高的红细胞

肺动脉中流淌的血液二氧化碳含量很高,红细胞内的血红蛋白氧含量最多只到一半左右。血液在流经肺泡壁的毛细血管时,二氧化碳排出肺泡,肺泡内的氧气进入血液,与血红蛋白结合。

# 心脏的构造

血液从上、下腔静脉回流心脏的右心房,再从右心室送到肺部。流至肺部的血液再次回到左心房,经由大动脉流向全身。

循环器官的概述⇨p46
全身的血管⇨p48, p50
瓣膜的构造与传导刺激系统⇨p162
供给心脏养分的血管⇨p166

■ 心脏的各部分名称（正面图）

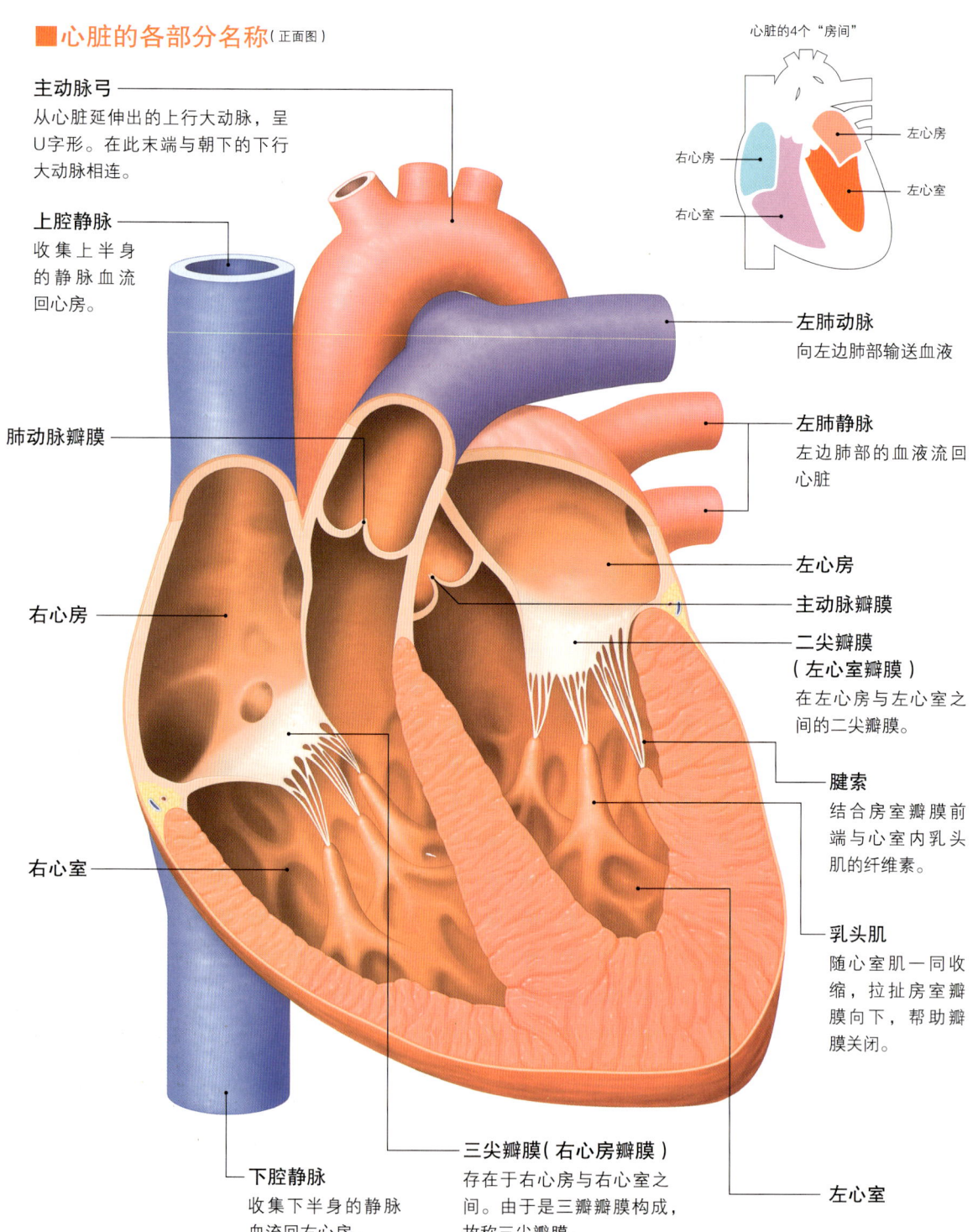

心脏的4个"房间"

**主动脉弓**
从心脏延伸出的上行大动脉,呈U字形。在此末端与朝下的下行大动脉相连。

**上腔静脉**
收集上半身的静脉血流回心房。

**肺动脉瓣膜**

**右心房**

**右心室**

**下腔静脉**
收集下半身的静脉血流回右心房。

**左肺动脉**
向左边肺部输送血液

**左肺静脉**
左边肺部的血液流回心脏

**左心房**

**主动脉瓣膜**

**二尖瓣膜（左心室瓣膜）**
在左心房与左心室之间的二尖瓣膜。

**腱索**
结合房室瓣膜前端与心室内乳头肌的纤维素。

**乳头肌**
随心室肌一同收缩,拉扯房室瓣膜向下,帮助瓣膜关闭。

**三尖瓣膜（右心房瓣膜）**
存在于右心房与右心室之间。由于是三瓣瓣膜构成,故称三尖瓣膜。

**左心室**

## 推动血液流动的泵

心脏被心膜包裹，位于胸腔左右肺之间。心脏是提供血液流动的泵，为两组回流的血液流淌提供动力，在构造上被分成两部分。各个泵都有收缩心壁把血液挤压到心脏外和暂时存储流进的血液这两部分机能。负责挤压出血液的部分为心室，相对的存储血液的部分为心房。因为泵是成对的，这样算来就是左右共4个部分，分别是左心房、左心室、右心房、右心室，基本上都是心房在上，心室在下。

心室壁有很厚的心肌层，这些心肌进行收缩以送出血液。特别是左心室的心肌，较右心室为厚。心房的心肌厚度相对较薄，收缩后把血液送到心室中。为了防止血液逆流，在心室出入口处附有瓣膜。从心房到心室有让血液进入的入口，简单来说就是心房和心室之间的房室瓣膜，左房室瓣膜被称为二尖瓣膜。右房室瓣膜被称为三尖瓣膜。在心室出口处的瓣膜，负责让血液向大动脉与肺动脉流动，左心室的瓣膜成为主动脉瓣膜，右心室的瓣成为肺动脉瓣。

二尖瓣与三尖瓣的前端有很多条称为腱索的结缔组织。腱索的前端附着有向心室内腔成指状突出的乳头肌。乳头肌在心室壁的肌肉收缩是一同收缩，强制性地关闭二尖瓣膜和三尖瓣膜，防止血液向心脏逆流。

右心室连接有上腔静脉和下腔静脉，循环了全身的血液会从这回到心脏。右心室连接有肺动脉，负责从心脏向肺部运送血液。另一方面，左心房有连接左右肺部的各两条，共4条的肺静脉。通过这些静脉肺部的血液回归心脏，回归的血液通过左心室进入主动脉，在全身循环。

从心脏前面看的话，左下方呈现前端尖锐，形状类似于橡树果实，尖锐的部分被称为心尖，上方稍微平的部分被称为心底。心底和心尖连接起来的轴线，向左下方倾斜，轴心稍微有些转动了方向，从前面看的话看到的一多半都是右心室，左心室需要从左边才能看到少许。因此，从右心室出来的肺动脉可以从前面看到，而主动脉只能从后方看到。

### ■ 从背面观察心脏

- 左头臂静脉
- 主动脉弓
- 左肺动脉
- 左肺静脉
- 冠状静脉口
  运输心脏运动所产生的二氧化碳、新陈代谢物等，是静脉的汇集之处。
- 右头臂静脉
- 上腔静脉
- 右肺动脉
- 右肺静脉
  肺静脉只有在背面才能看得到。
- 下腔静脉

# 瓣膜的构造与刺激传导系统

为了防止血液逆流，在心房与心室之间有房室瓣膜，心室与动脉之间有动脉瓣膜。电流刺激经过窦房结、房室结和普肯耶纤维传导至心肌，使其收缩。

脑神经的奥秘⇨p82
自主神经系统⇨p88
心脏的构造⇨p160
搏动的奥秘⇨p164

## 瓣膜的构造与运行机制

心脏的心室的入口与出口处有防止血液逆流的瓣膜。这些心脏内的瓣膜呈褶皱状张开，瓣膜的表面覆盖有内皮细胞。

心房和心室的中间有房室瓣膜，又称为尖瓣。前部扁平，与结缔组织的腱索和心室内的乳头肌相连接。因为右侧房室瓣膜呈三瓣状，故称三尖瓣。左侧房室瓣膜成两瓣状，故称二尖瓣。房室瓣膜是为了防止心室收缩时送往动脉的血液回流。心室的心肌收缩时，乳头肌也会一起收缩拉动房室瓣膜，以帮助其闭合。

心室出口的瓣膜可以防止输送至动脉的血液逆流，右侧的叫做肺动脉瓣，左侧的叫做主动脉瓣。二者都有3瓣呈半月形的褶皱，向心室方向凸出。心室舒张时，输送至动脉的血液压力比心室内的压力要高，为了防止血液倒流至心脏，这时瓣膜闭合。心室收缩时，心室内的压力要比动脉内的压力要高，瓣膜打开，心室内的血液就可输送到动脉中了。

### ■ 4个瓣膜的作用

【心室舒张期】

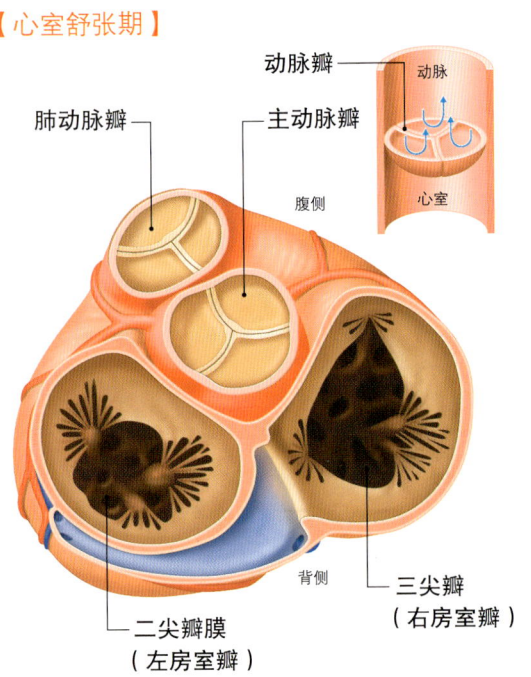

【心室收缩期】

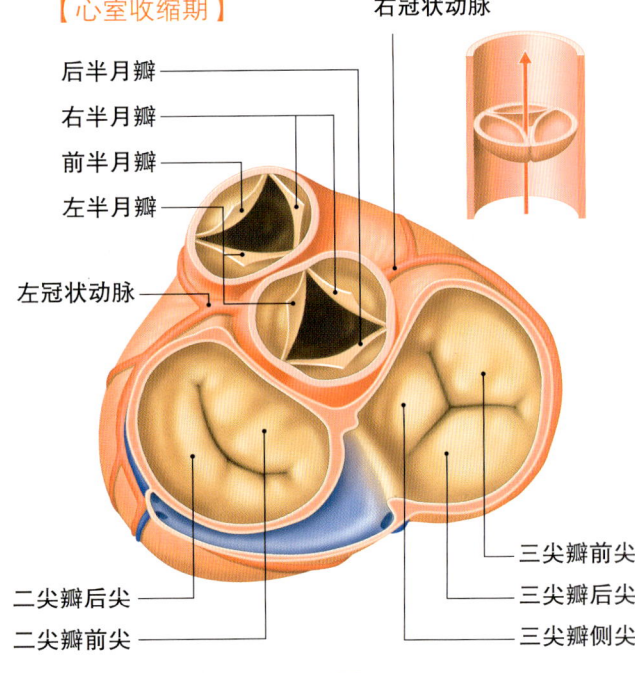

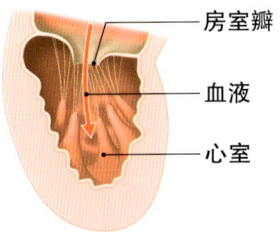

血液从心房流至心室时，房室瓣打开。为防止血液从动脉中逆流，动脉瓣闭合。

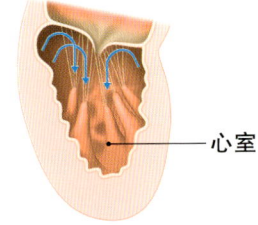

心室收缩时，房室瓣闭合，防止血液逆流至心房。而动脉瓣打开输送血液。

## 刺激传导方式

构成心脏心肌层的心肌细胞可以自发收缩，一个心肌细胞产生的收缩，传导至与其相邻的心肌细胞内，然后依次产生收缩。但是，如果心脏各部位任意收缩，就无法高效地输送血液。所以，心脏为了能够整体收缩，心肌细胞内具有一种叫做"刺激传导系统"的特殊心肌纤维，可以改变心脏刺激传导。

心脏刺激传导系统中，右心房的上腔静脉口内侧有窦房结，右心房的冠状静脉窦的开口附近的内侧壁有房室结，从房室结下行到心室中隔后端，分成房室束（希氏束）以及左束支和右束支。左束支和右束支是相互连结在一起的，左右的心室壁分布着普肯耶纤维。这些部位都具有可以自发产生刺激的功能，窦房结周期最快，所以是调整心跳的重要源泉。

窦房结产生的刺激从右心房壁的心肌传达到左心房壁的心肌，心房和心室的心肌之间并不连结，所以，心房肌的刺激传达不到心室肌。传达到右心房壁心肌的刺激环绕传导，最后传导至房室结。刺激从房室结开始，途经房室束，最后传达到普肯耶纤维，然后刺激又从普肯耶纤维开始，传达到左右心室肌。收缩的心肌可以自发舒张，这期间，房室结产生下一个刺激，按照上述同样的步骤，传导至心脏整体各部。

### ■ 电流刺激传导系统

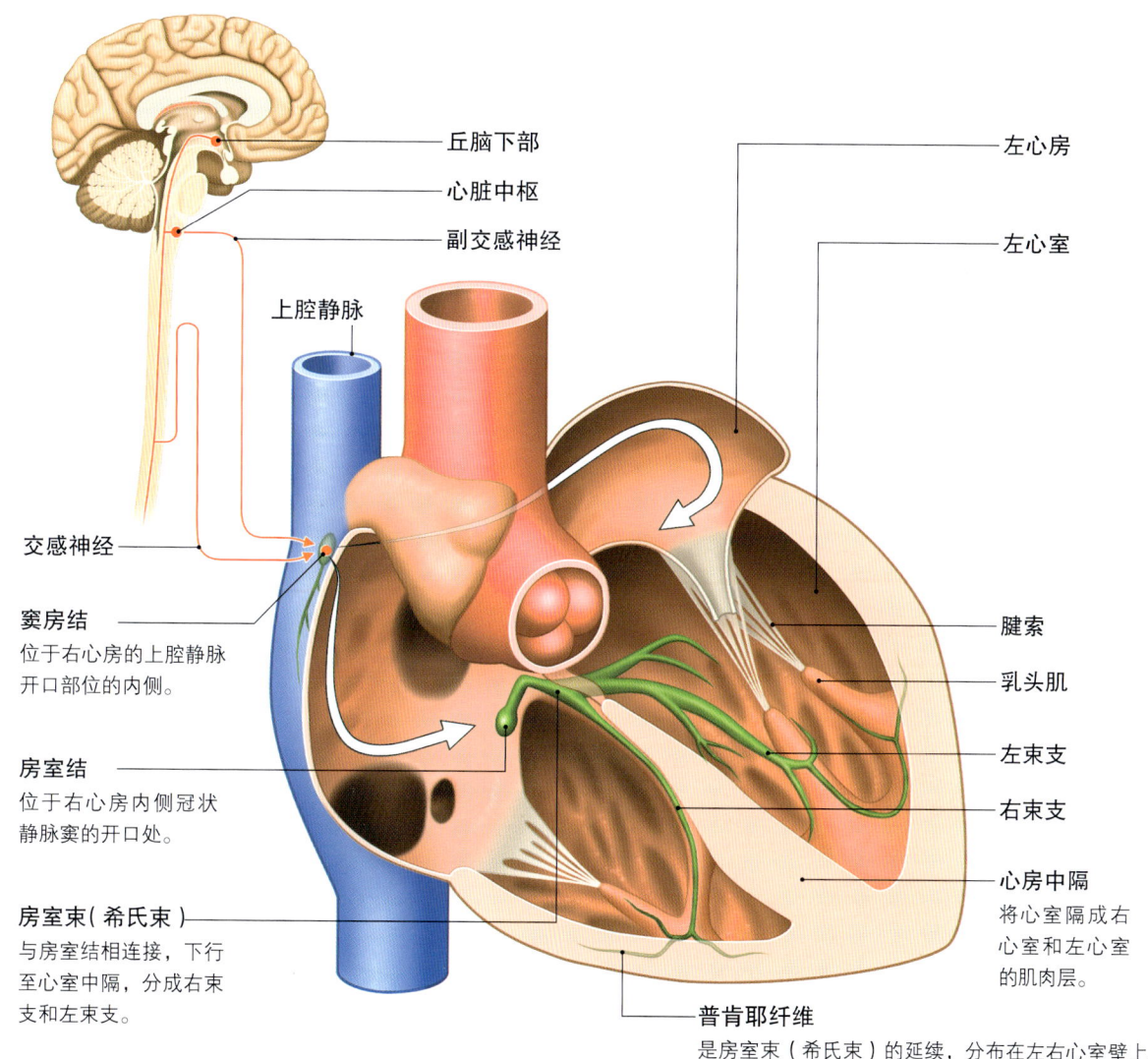

# 搏动的奥秘

通过电流刺激心肌，使心房和心室等部位出现反复收缩和扩张，血液在血管内循环流动。为防止血液逆流，通过心脏内的4个瓣膜的开合进行调节。

心脏的构造⇨p160
瓣膜的构造与刺激传导系统⇨p162

## 调节搏动刺激的传导方式

心脏的搏动受刺激传导系统调节，然而刺激根据如何传导，并传到何处，引起心脏发生以下5种变化，而这些变化也呈现出周期性的重复。各个周期的各个阶段，根据其具体现象命名。

### ❶ 心房收缩期（迟缓变化期）

窦房结产生的刺激，首先传导至右心房壁的心肌，紧接着传导至左心房壁的心肌，然后开始收缩。其结果是促使左右心房内的血液输送到左右心室。传导至右心房壁心肌的刺激接着传导至房室结，心室的舒张即结束。

### ❷ 等容收缩期

刺激从房室结经由房室束传至普肯耶纤维，再由普肯耶纤维开始传至左右心室的心肌，心室肌由心尖部分（心脏的下端）开始收缩，接着左右心室心肌开始收缩，如果右心室的内压比肺动脉的内压低，左心室内压也比大动脉的内压低，就无法打开肺动脉瓣和主动脉瓣，最终血液就无法被输送出去。而且，由于左右心室的内压比左右心房的内压高，各个房室瓣也处于封闭状态，血液囤积于心室内，因此使内压上升。

### ❸ 心室射血期

心室壁心肌收缩变得更加强烈时，右心室的内压会变得比肺动脉的内压高，并且，左心室的内压也会呈现比主动脉压力高的现象，而肺动脉瓣和主动脉瓣张开，血液借着压力从心室被输送至各动脉。

### ❹ 等容舒张期

收缩的心肌由于自发地产生舒张，左右心室的内压也渐渐变低。比肺动脉内压还要低时，肺动脉瓣就会关闭。比主动脉的内压低时，主动脉瓣关闭，而当心室的内压高于各心房内压时，房室瓣紧闭，导致血液无法流入。

### ❺ 舒张末期（急速充盈期）

由于左右心室继续舒张，内压也比各心室的内压低，房室瓣张开，血液也开始由心房流入心室。

紧接着，窦房结再次出现同样的刺激，由此将刺激传向心脏的整体，开始下一个刺激周期。

---

**专栏　心电图**

心肌收缩时，心肌细胞会产生局部电流。心电图就是记录这些电流的传导情况，右页中所示的波形图记录的是左脚腕"−"、右手腕"+"。心电图显示的波，按照顺序命名成pQRS波，p波是心房肌收缩时产生的，p和Q之间是刺激从房室结传输至房室束、普肯耶纤维的时间；QRS波是心肌兴奋传播至心室内时产生的；T波是心室肌舒张，并准备下一次收缩时产生的。

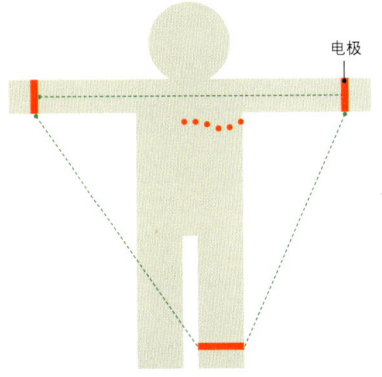

在右手腕、左手腕、左脚腕、胸部安放电极板。通过观察右手和左手、右手和左足、左手和右足的电位差，以及各部位单独的电位，判断心脏哪个部位有异常。

## ■ 刺激的传导方式和心脏的功能

### 刺激传导系统中的刺激传导方式

**❶ 心房收缩期**
- 窦房结
- 房室结
- 房室束（希氏束）

**❷ 等容收缩期**
- 右束支
- 左束支
- 普肯耶纤维

**❸❹❺ 舒张期**

心电图：p, Q, R, S, T

压力（主动脉·左心房·左心室）mmHg
- 主动脉瓣打开
- 主动脉瓣关闭
- 主动脉压
- 房室瓣关闭
- 房室瓣打开
- 左心房压
- 左心室压

心房收缩期 | 等容收缩期 | 心室射血期 | 等容舒张期 | 舒张末期 | 心房收缩期

**❶ 心房收缩期**
心房收缩。左右的房室瓣打开，心房内的血液流向心室。动脉瓣关闭。

**❷ 等容收缩期**
心室开始收缩。心室内压高于心房内压时，房室瓣就会关闭。动脉瓣也处于闭合状态。

**❸ 心室射血期**
心室内压高于主动脉压时，动脉瓣打开，血液从心室流入动脉。房室瓣关闭。

**❹ 等容舒张期**
心室内压低于主动脉压时，动脉瓣关闭。心室肌舒张，内压变低。血液流入心房。

### 心脏运动与血液流动

# 供给心脏养分的血管

心脏中，冠状动脉提供氧气含量丰富的动脉血。
静脉血聚集在心脏背面的冠状静脉内，流入右心房。

心脏的构造 ⇨ p160
瓣膜的构造与刺激传导系统 ⇨ p162

## ■心脏的动脉和静脉
（从正面观察）

为心脏提供血液的动脉和静脉一般在心房与心室之间的冠状沟内穿行，这些血管的分支在前后的室间沟内穿行。颜色较浅的部分表示的是后面的血管。

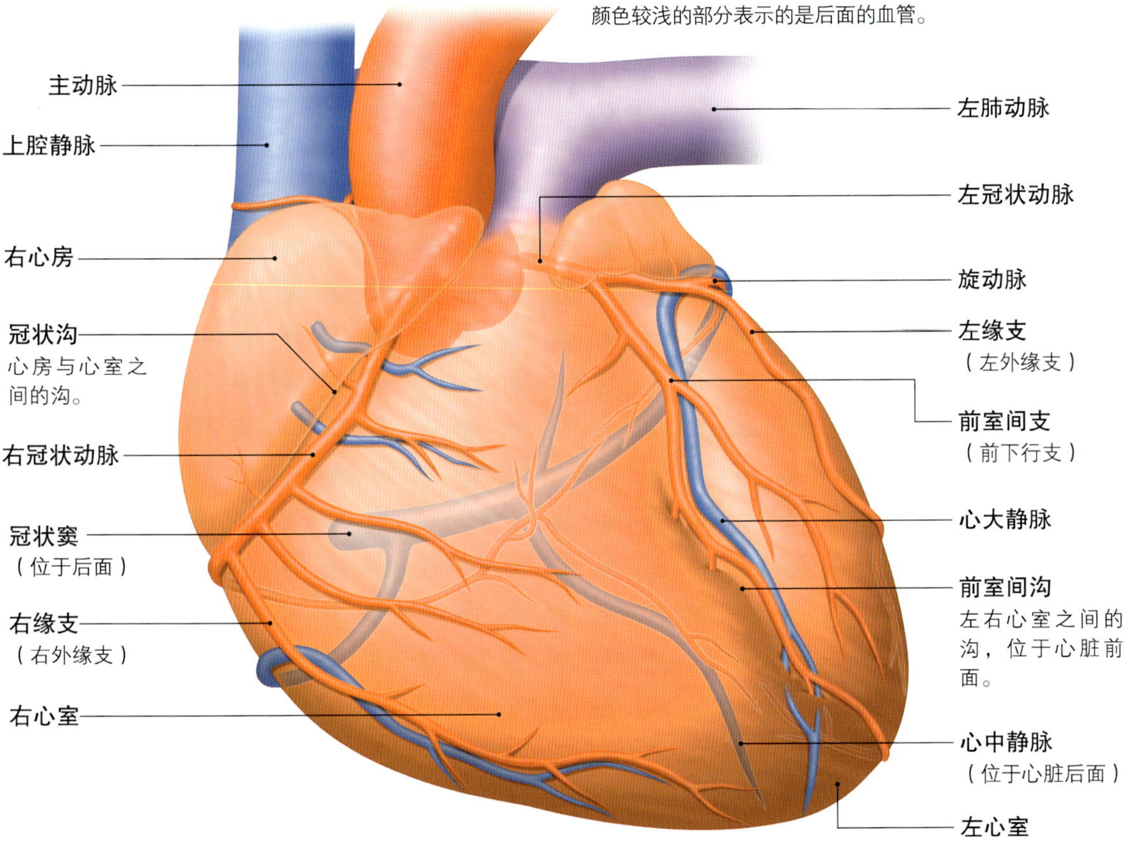

- 主动脉
- 上腔静脉
- 右心房
- 冠状沟
  心房与心室之间的沟。
- 右冠状动脉
- 冠状窦
  （位于后面）
- 右缘支
  （右外缘支）
- 右心室

- 左肺动脉
- 左冠状动脉
- 旋动脉
- 左缘支
  （左外缘支）
- 前室间支
  （前下行支）
- 心大静脉
- 前室间沟
  左右心室之间的沟，位于心脏前面。
- 心中静脉
  （位于心脏后面）
- 左心室

### 简明图解：左右冠状动脉的血液供给模式

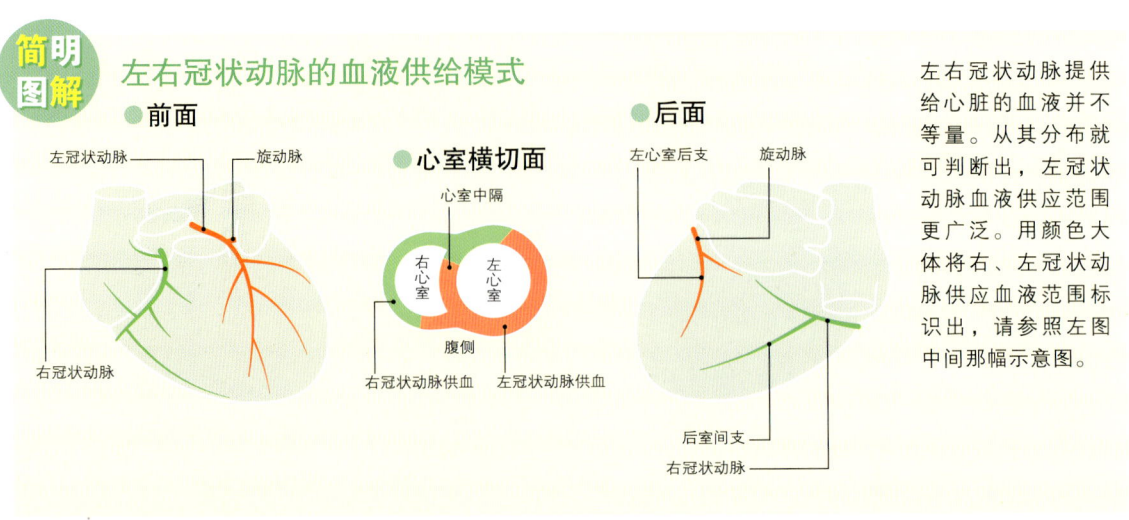

●前面
- 左冠状动脉
- 旋动脉
- 右冠状动脉

心室横切面
- 心室中隔
- 右心室
- 左心室
- 腹侧
- 右冠状动脉供血
- 左冠状动脉供血

●后面
- 左心室后支
- 旋动脉
- 后室间支
- 右冠状动脉

左右冠状动脉提供给心脏的血液并不等量。从其分布就可判断出，左冠状动脉血液供应范围更广泛。用颜色大体将右、左冠状动脉供应血液范围标识出，请参照左图中间那幅示意图。

## ■ 心脏的动脉和静脉

（从背面观察）

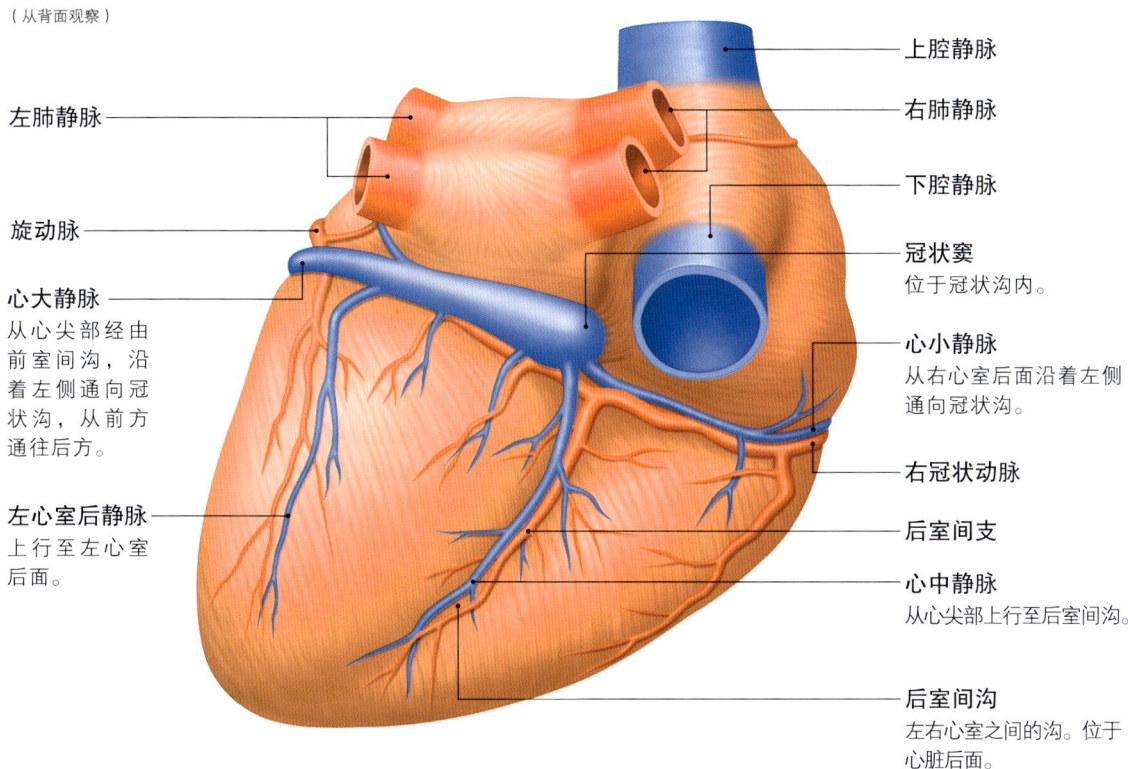

左肺静脉

旋动脉

心大静脉
从心尖部经由前室间沟，沿着左侧通向冠状沟，从前方通往后方。

左心室后静脉
上行至左心室后面。

上腔静脉

右肺静脉

下腔静脉

冠状窦
位于冠状沟内。

心小静脉
从右心室后面沿着左侧通向冠状沟。

右冠状动脉

后室间支

心中静脉
从心尖部上行至后室间沟。

后室间沟
左右心室之间的沟。位于心脏后面。

## 心脏表面的动脉和静脉

心壁上的心肌周期性收缩，需要一些能量。提供能量的就是为心壁提供血液的冠状动脉。主动脉瓣上侧分支出左右冠状动脉。从左半月瓣一侧分支出左冠状动脉，从右半月瓣一侧分支出右冠状动脉。

左冠状动脉沿冠状沟从前方环绕至后方的旋动脉、在前室间沟下分支出前室间支，为大部分左心室壁和右心室壁前内侧部提供血液。右冠状动脉沿冠状沟从前方环绕至后方右侧，在后室间沟下分支成出后室间支。为大部分右心室和左心室后内侧部提供血液。

冠状动脉供给的血液大部分最终都聚集在位于背侧冠状沟内的冠状窦内，然后注入右心房。冠状窦内聚集的静脉有心大静脉、右心室后静脉、心中静脉、心小静脉等。此外，一部分静脉不经过冠状窦直接注入右心房。

心脏上分布着丰富的血管。因为心脏一直都是跳动的，所以对氧气的需求量较大，如果动脉堵塞，周围的血液供给就不能满足需求。这是因为动脉供给血液领域内的心肌已经坏死，这就是心肌梗死。

## ■ 心肌的构造

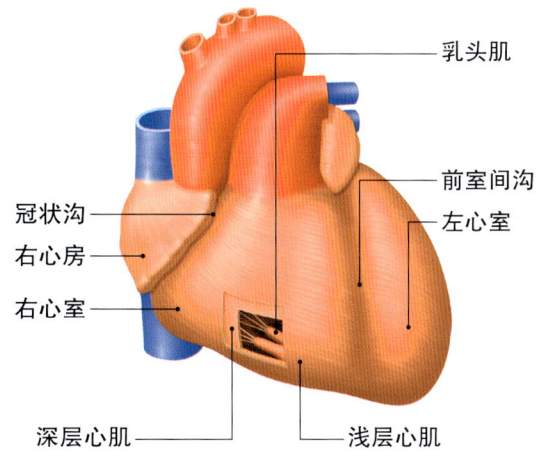

乳头肌

前室间沟

左心室

冠状沟

右心房

右心室

深层心肌

浅层心肌

心壁由心内膜、心肌层和心外膜3层构成。心房的心肌层分为浅层和深层两层，心室内还有一层中间层（但是，右心室心肌较少，几乎没有中间层）。分布在心肌层的心肌细胞构成网状，从心尖部以螺旋状缠绕心脏。

# 乳房的构造

乳房是脂肪组织发达的部位，内部有乳腺。哺乳期时，在乳汁分泌激素的作用下，产生乳汁的腺房非常发达，通过输乳管分泌乳汁。

全身的淋巴系统⇨p58

## ■ 乳房各部位名称

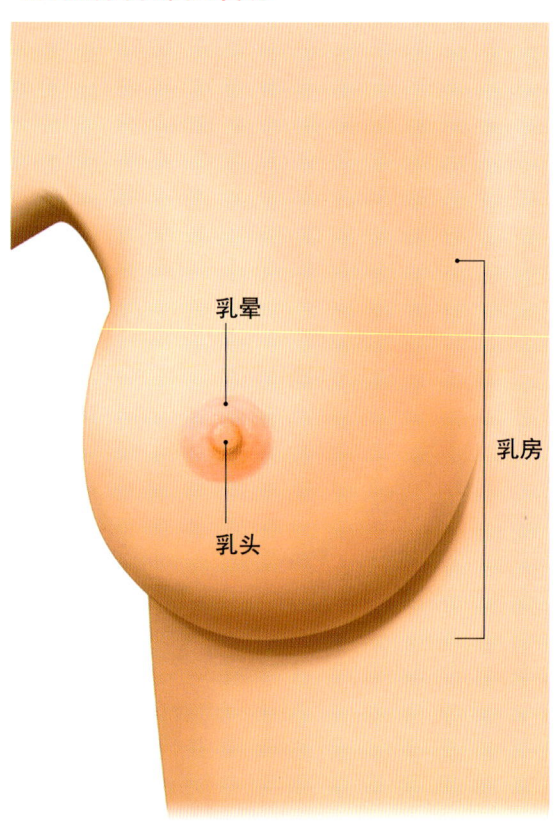

## 乳腺与淋巴结

女性的乳房是沉积覆盖在胸大肌筋膜表层上的脂肪组织，大致高度约在第3肋骨到第7肋骨间，位于胸骨和侧胸部之间的碗状结构，一般是左右对称。乳房接近中心部位色素沉着的是乳晕，乳晕中心隆起的部位是乳头。

乳房的脂肪组织内分布着乳腺。乳腺是皮肤顶浆分泌腺的变体，末端形成小叶（乳腺小叶），小叶内的输乳管是相通的，最终形成12~20根输乳管，在输乳管口处开口。因为乳腺受激素的影响较大，生理周期、妊娠期、哺乳期、断奶后等不同时期，其形状有很大变化。从非妊娠期月经到排卵之间的增殖期以及断奶后的乳腺都处于休止期。休止期的乳腺内几乎只有输乳管，不同部位的内腔内没有的上皮细胞呈束状分布。

妊娠期，从输乳管末端分化分支，顶端膨胀形成乳腺小叶。临近生产时，乳腺小叶的细胞变成乳腺细胞，开始分泌乳汁。哺乳期，在婴儿吮吸乳头、吸入乳汁这一动作的刺激下，脑垂体分泌的催乳激素的分泌量开始增加，促进乳汁分泌。断奶后，乳腺细胞开始退化，直至消失，然后只剩下输乳管。

输乳管一旦受到激素刺激，就会产生细胞分裂增殖，形成乳腺结节。因此，即使是受到错误刺激，细胞都会开始增殖，于是，发生乳腺癌。乳腺癌细胞通过淋巴管转移到其他部位，形成新的病灶。乳腺癌一般多发在乳房上外侧部位的乳腺上，因为这个部位淋巴密集，容易转移到腋下淋巴结内。

丰满的乳房是女性特有的器官，男性的乳房和乳腺停留在未发达的状态。如果给予适量的激素，男性的乳房和乳腺也会发育。

### 简明图解 各部位乳腺癌的发病几率

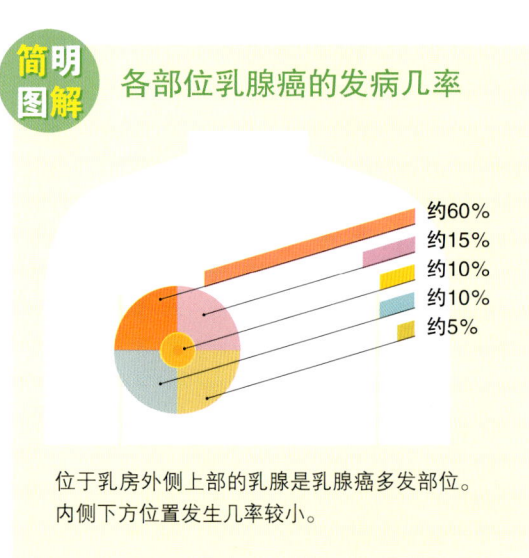

位于乳房外侧上部的乳腺是乳腺癌多发部位。内侧下方位置发生几率较小。

## ■乳房的构造

- 胸大肌
- 乳腺脂肪体
- 细输乳管
- 输乳管
- 输乳管窦
  输乳管中途膨胀的部位。幼儿吮吸积存在此的乳汁，吮吸没了后，聚集在乳腺叶管腔内的乳汁迅速流动。
- 输乳管口
- 腺房
  乳腺的终端部，腺房聚集在一起构成乳腺小叶。
- 乳腺小叶
- 肋骨

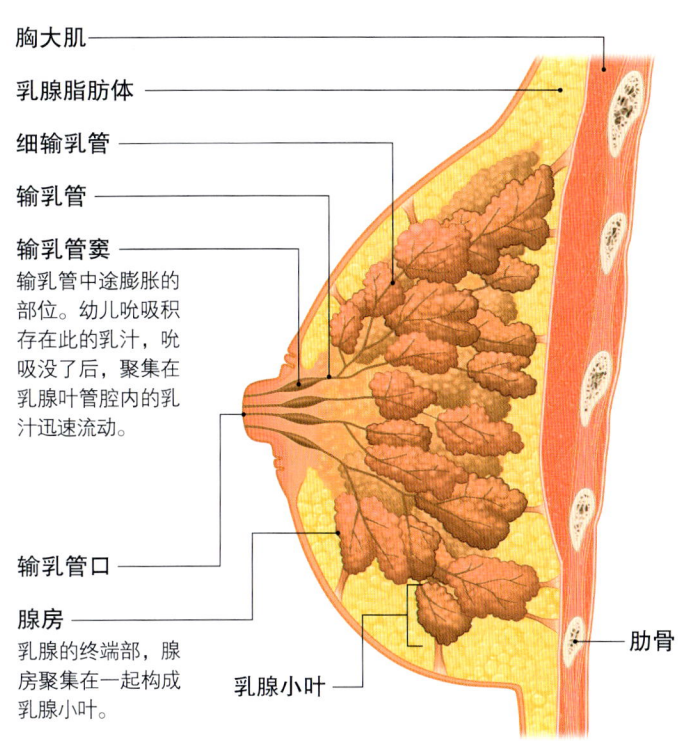

### 【哺乳期的乳腺】

- 腺房
- 乳腺叶
- 乳腺小叶
- 输乳管

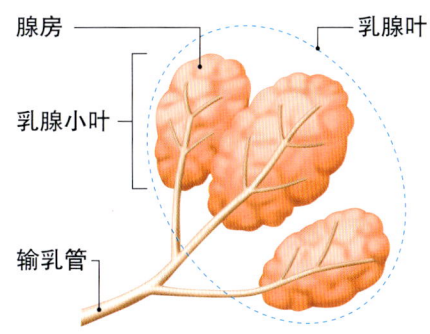

聚集着产生乳汁的乳腺细胞的腺房非常发达，形成乳腺小叶。乳汁通过输乳管分泌出来。

### 【非哺乳期的乳腺】

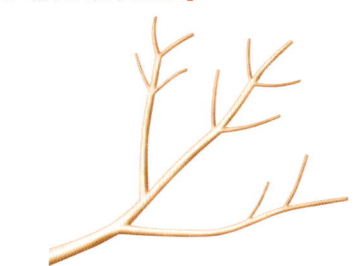

乳腺小叶不发达，只有输乳管。

## ■乳房周围的淋巴结

乳房的淋巴，内侧一部分穿过内侧的淋巴结，大多数通往外侧，经由其他的淋巴结，聚集在腋下淋巴结内。发生乳腺癌时，癌细胞进入淋巴内，随着淋巴液的流动，转移到腋下淋巴结内。

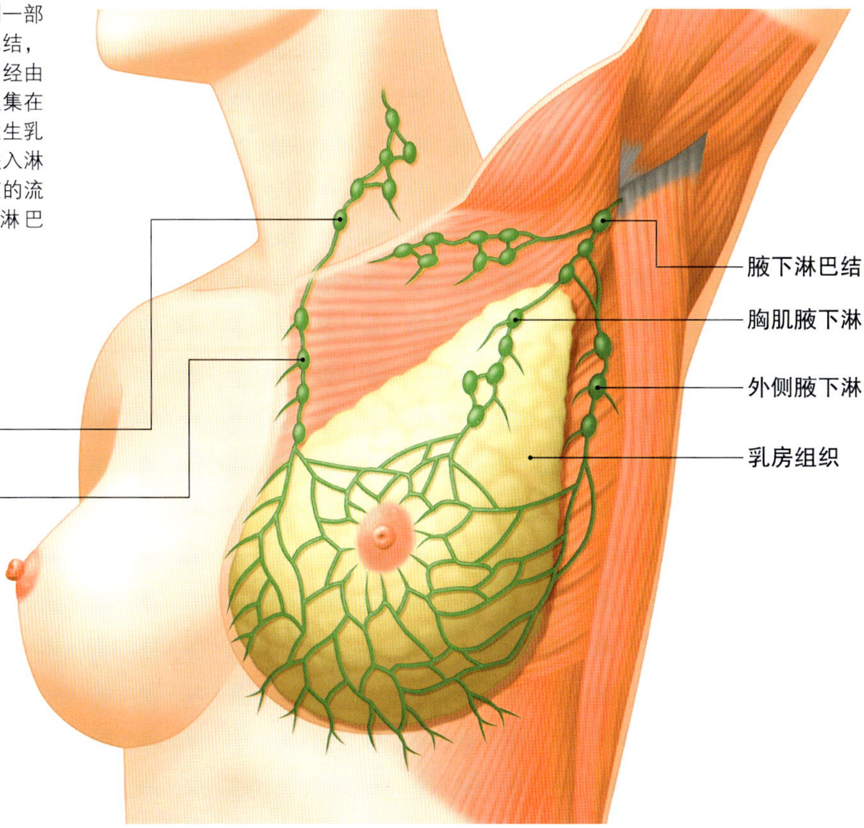

- 锁骨上淋巴结
- 乳房内淋巴结
- 腋下淋巴结
- 胸肌腋下淋巴结
- 外侧腋下淋巴结
- 乳房组织

# 第4章

## 腹部和背部

# 腹腔的外壁

腹部是指胸部以下的躯干。腹壁内的骨骼有腰椎。由前腹部、侧腹部以及腰部的肌肉所构成的腹壁包围着腹腔。根据肌肉的隆起程度，腹壁划分为不同区域。

胸壁⇨p150
脊柱⇨p174
骨盆⇨p176
上肢的骨骼和肌肉⇨p220、p222
下肢的骨骼和肌肉⇨p228、p230

## 腹部概观和前腹部、侧腹部的肌肉

所谓腹部，是指胸部以下的部分，也就是胸廓和骨盆之间，其中腹腔被腹壁包围着。除了背部腰椎，腹壁内没有骨骼，主要是肌肉。一般通过身体表面肌肉的隆起程度，划分腹壁。

腹壁的肌肉分为前腹部和侧腹部。在前腹部处，有与胸骨、肋骨和耻骨相连且可以上下移动的腹直肌。腹直肌是多腹肌，在各个腹肌之间有"肌腱"，腹肌发达的人可以看见穿过腹部的"条状凹陷"，也就是所谓的"腹肌裂开"这样一种状态。

在侧腹部处，有与肋间外肌、肋间内肌同一方向走向的腹外斜肌和腹内斜肌，其深层处有腹横肌。这3种肌肉的肌腱止点相互融合，形成包裹腹直肌的腹直肌鞘。另外，腹斜肌的肌腱止点的下方形成了腹股沟韧带。如果腹壁肌肉收缩，腹腔内压（腹压）就会升高，促进排便和排尿，同时也能向上推动横膈膜，促进呼气。

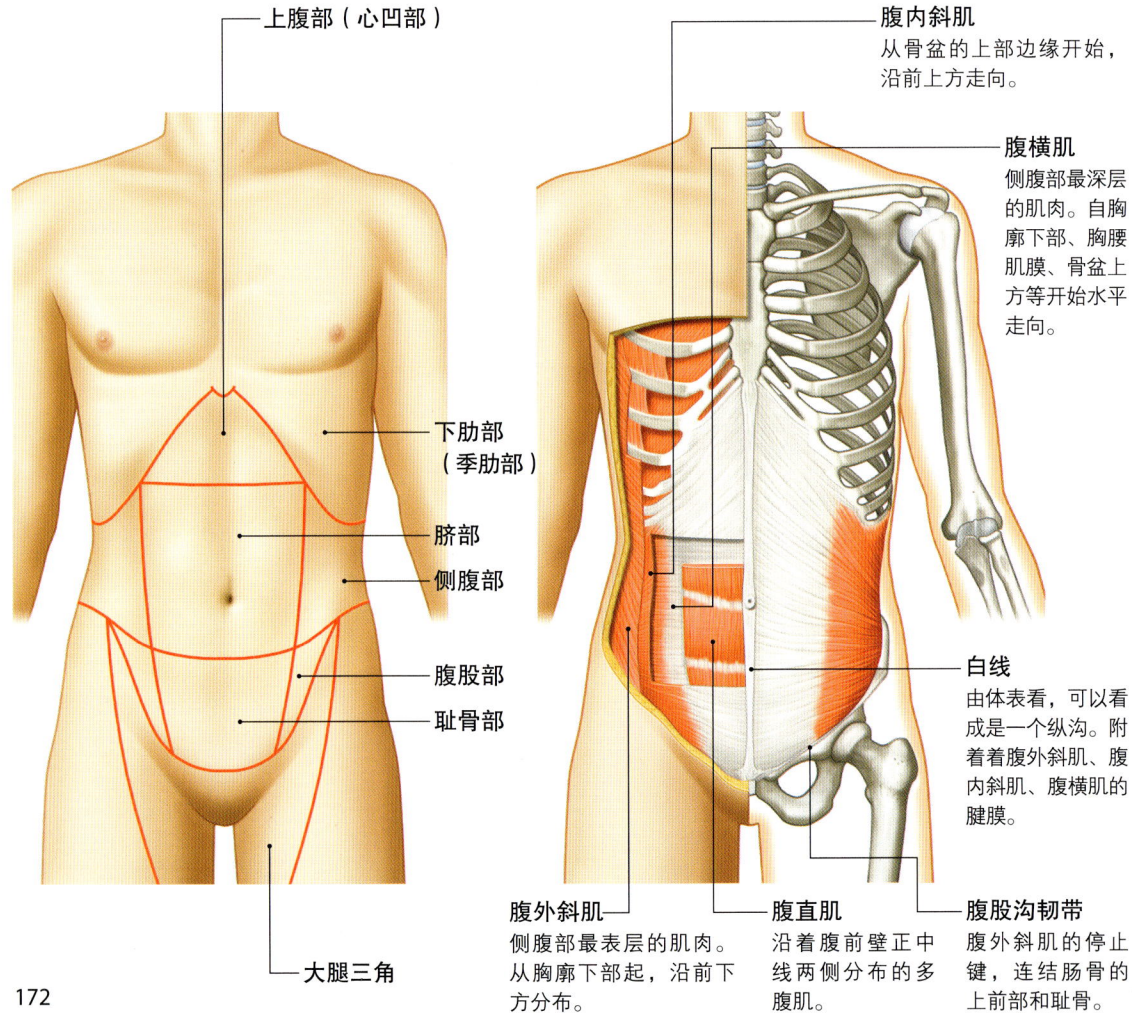

### ■腹部各部位名称

- 上腹部（心凹部）
- 下肋部（季肋部）
- 脐部
- 侧腹部
- 腹股部
- 耻骨部
- 大腿三角

### ■腹部主要的肌肉

**腹内斜肌** 从骨盆的上部边缘开始，沿前上方走向。

**腹横肌** 侧腹部最深层的肌肉。自胸廓下部、胸腰肌膜、骨盆上方等开始水平走向。

**白线** 由体表看，可以看成是一个纵沟。附着着腹外斜肌、腹内斜肌、腹横肌的腱膜。

**腹外斜肌** 侧腹部最表层的肌肉。从胸廓下部起，沿前下方分布。

**腹直肌** 沿着腹前壁正中线两侧分布的多腹肌。

**腹股沟韧带** 腹外斜肌的停止键，连结肠骨的上部和耻骨。

## 背部的肌肉

腹壁的后面是腰部。其中心部分是腰椎，两侧是从骨盆的上面和腰椎处开始的固有背肌，是竖脊肌的开始部位，包裹竖脊肌的胸腰筋膜是一种强韧的腱膜，形成壁垒。在后壁腹侧部位，始于第12根肋骨、第12根胸椎和腰椎，面向大腿骨小转子的大腰肌。

看一下p175的腹部的横切面，就可以了解前腹部、侧腹部、腰部的腹壁构造了。在背部，有支持脊柱的肌群，从这一肌群开始，左右两侧的侧腹部的肌肉形成肌肉层，前腹部有与脊柱的运动相关的腹直肌。

### 简明图解 腹部的区别（九大区域）

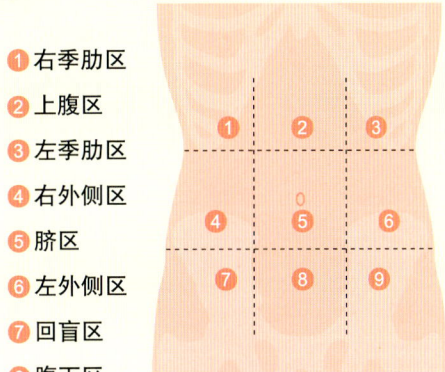

1. 右季肋区
2. 上腹区
3. 左季肋区
4. 右外侧区
5. 脐区
6. 左外侧区
7. 回盲区
8. 腹下区
9. 左肠骨区

临床上，为了表明腹部器官所在位置，一般把腹腔分为九大区域。

### ■背部各部位名称

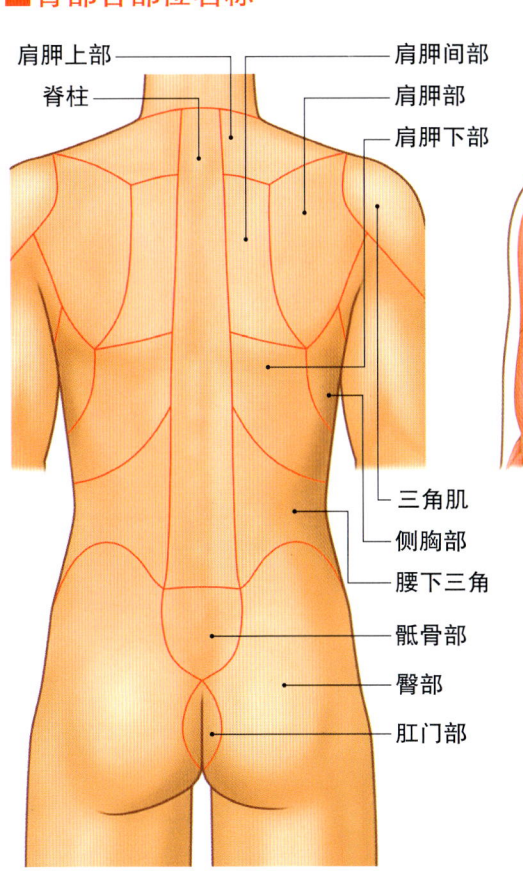

- 肩胛上部
- 脊柱
- 肩胛间部
- 肩胛部
- 肩胛下部
- 三角肌
- 侧胸部
- 腰下三角
- 骶骨部
- 臀部
- 肛门部

### ■背部主要肌肉

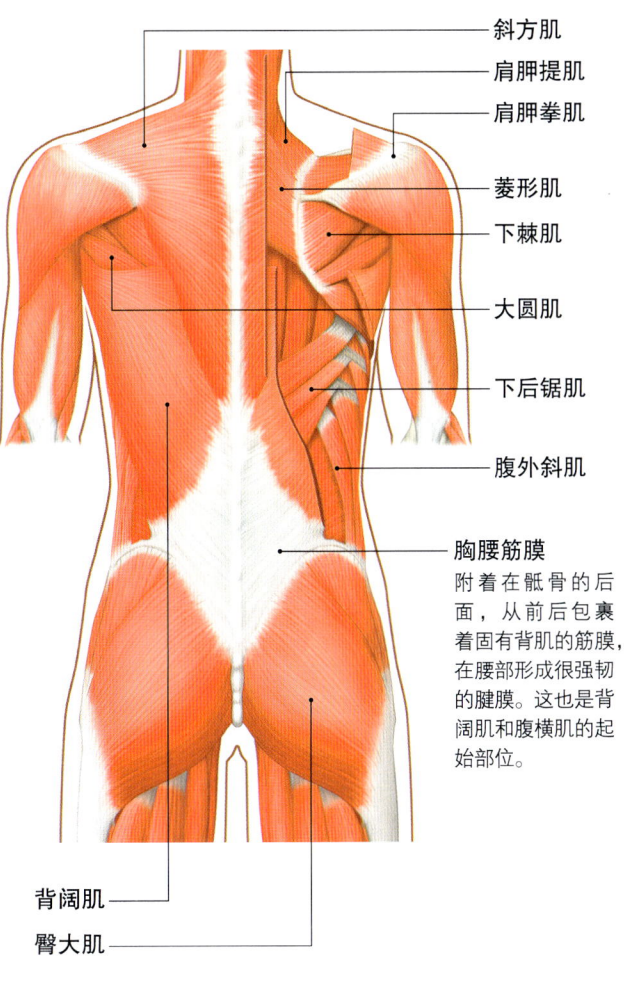

- 斜方肌
- 肩胛提肌
- 肩胛举肌
- 菱形肌
- 下棘肌
- 大圆肌
- 下后锯肌
- 腹外斜肌
- 胸腰筋膜

附着在骶骨的后面，从前后包裹着固有背肌的筋膜，在腰部形成很强韧的腱膜。这也是背阔肌和腹横肌的起始部位。

- 背阔肌
- 臀大肌

# 脊柱

**脊柱由7块颈椎、12块胸椎、5块腰椎、1块骶骨、2～5块尾椎连接而成。**

全身的骨骼⇨p30，32
脊髓神经的奥秘⇨p84
骨结构⇨p34
背部主要肌肉⇨p173

## 脊柱的构造

脊柱不是一块独立的骨头，而是由7块颈椎、12块胸椎、5块腰椎、5块骶椎（合为1块骶骨）、2～5块尾椎（合为1块尾骨）连接而成的。脊柱是身体的支柱，但它并不是直的，而是有4个弯曲，分别为颈椎前凸、胸椎后凸、腰椎前凸和骶椎后凸。

## 椎骨的形状

椎骨是由半圆柱状的椎体、附着在椎体上的半圆形的椎弓、以及椎骨上的突起（一个棘突、一对横突、上下各一对关节突）组成的。椎体和椎弓共同围成椎孔，各椎骨的椎孔连成贯穿脊柱的椎管。

椎骨之间不是只靠椎间盘连接而成的。椎间关节为平面关节，是通过上下的关节突连接而成的。

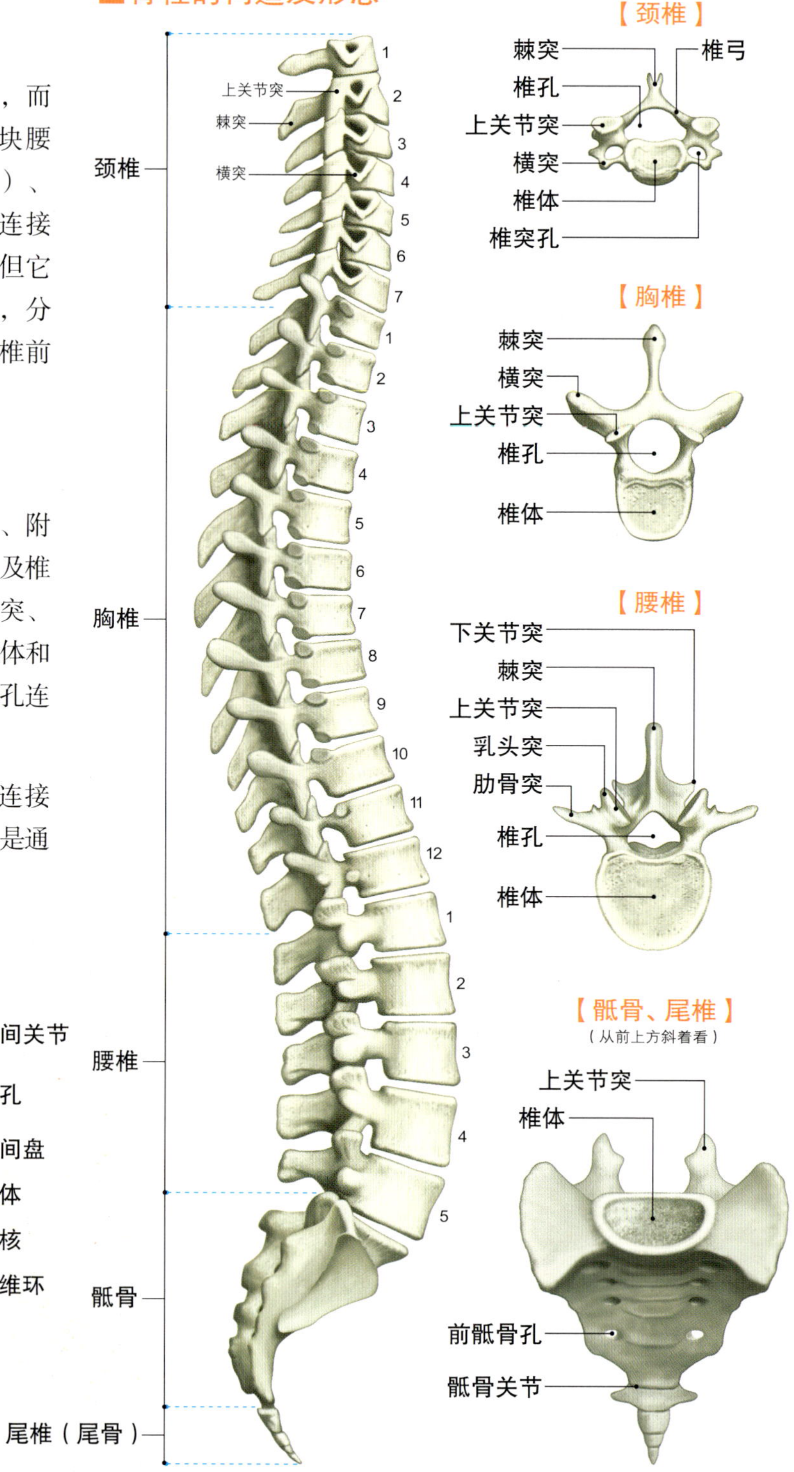

## ■脊柱的构造及形态

上关节突
棘突
横突
颈椎
胸椎
腰椎
骶骨
尾椎（尾骨）
【颈椎】
棘突
椎弓
椎孔
上关节突
横突
椎体
椎突孔
【胸椎】
棘突
横突
上关节突
椎孔
椎体
【腰椎】
下关节突
棘突
上关节突
乳头突
肋骨突
椎孔
椎体
【骶骨、尾椎】
（从前上方斜着看）
上关节突
椎体
前骶骨孔
骶骨关节

## ■椎间盘的构造

椎间关节
椎孔
椎间盘
椎体
髓核
纤维环

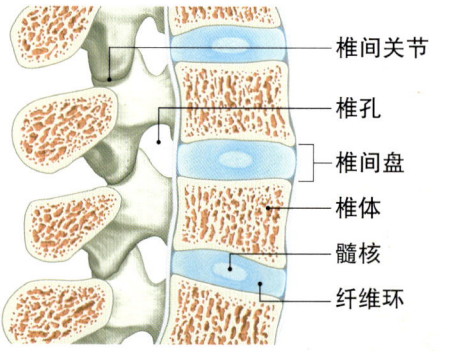

上下的椎体间是由椎间盘连接而成的。椎间盘以弹性胶状的髓核为中心，四周缠绕着纤维环。

## 固有背肌

椎骨的棘突和横突之间的沟里有肌肉群，称为固有背肌。这些肌肉群的作用是支撑脊柱以及上面的颅骨。

固有背肌包括深层的横突间肌、棘间肌、横突棘肌（回旋肌、多裂肌、半棘肌），浅层的竖脊肌（棘肌、最长肌、肠肋肌）以及最表层的板状肌。如下图所示，分为外侧肌肉群和内侧肌肉群两部分。竖脊肌的发达与否，可以从背部中线两侧的肌肉看出。如果发达，可以从体表观察到此处的肌肉。

### ■腹部、背部的肌肉（水平横切面）

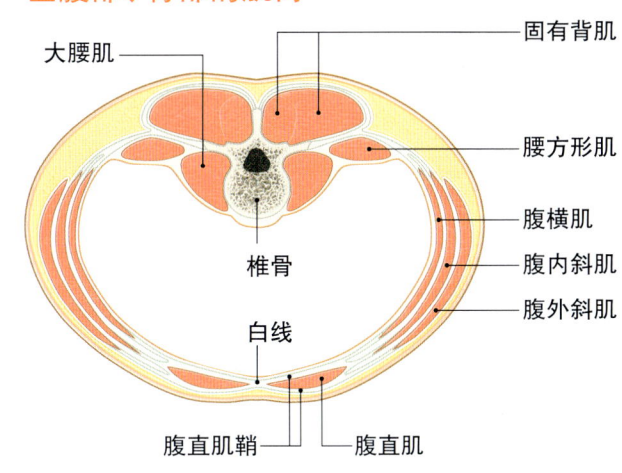

### ■固有背肌（外侧肌群）

横突外侧的肌肉群。

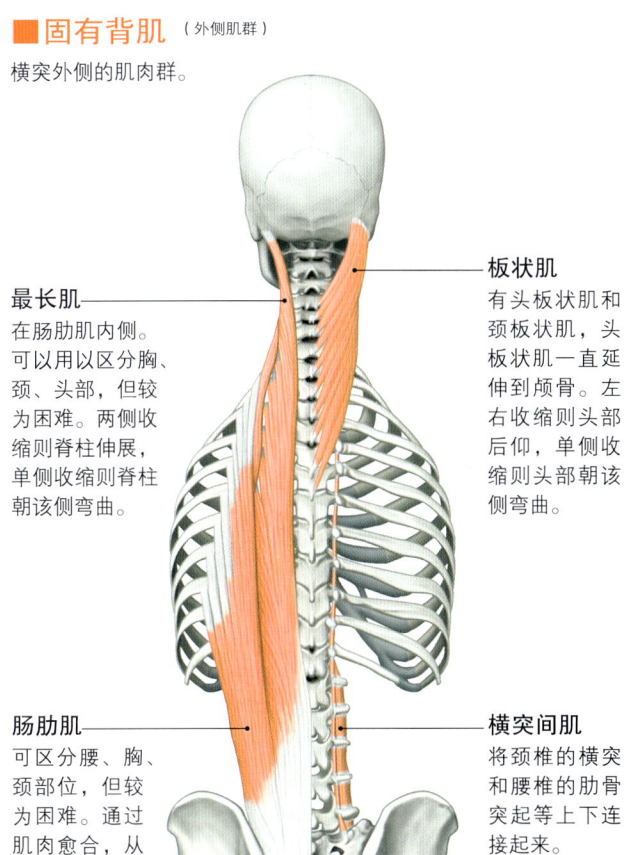

**最长肌**
在肠肋肌内侧。可以用以区分胸、颈、头部，但较为困难。两侧收缩则脊柱伸展，单侧收缩则脊柱朝该侧弯曲。

**肠肋肌**
可区分腰、胸、颈部位，但较为困难。通过肌肉愈合，从而连接骶骨和髂骨以及肋骨、颈椎的横突间。与最长肌作用相同。

**板状肌**
有头板状肌和颈板状肌，头板状肌一直延伸到颅骨。左右收缩则头部后仰，单侧收缩则头部朝该侧弯曲。

**横突间肌**
将颈椎的横突和腰椎的肋骨突起等上下连接起来。

### ■固有背肌（内侧肌群）

棘突和横突之间，以及各突起部位间的肌肉群。

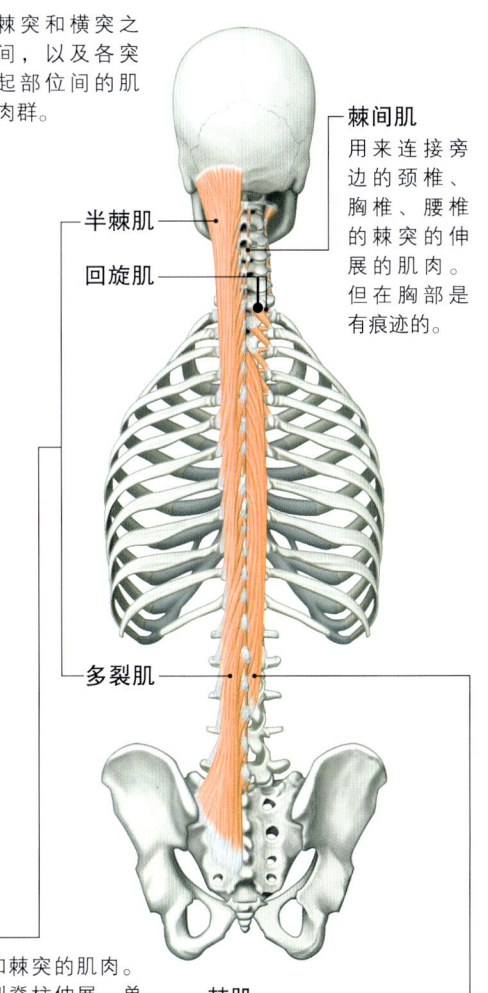

**棘间肌**
用来连接旁边的颈椎、胸椎、腰椎的棘突的伸展的肌肉。但在胸部是有痕迹的。

**横突棘肌**
连接横突和棘突的肌肉。两侧收缩则脊柱伸展，单侧收缩则向该侧弯曲，同时旋转。

**棘肌**
连接腰椎、胸椎、颈椎的棘突。如果两侧收缩，颈椎和胸椎就会伸展，如果只是单侧收缩，就向该侧弯曲。

# 骨盆

大骨盆作为腹腔的根据地，支撑着内脏。小骨盆容纳了膀胱、直肠等器官。男女的骨盆的形状是不同的，女性在妊娠时，为了支撑子宫，骨盆可以左右扩大。

全身的骨骼⇨ p30, p32
脊柱⇨ p174
下肢的骨骼和肌肉⇨ p228, p230

## 骨盆的构成

骨盆是由左、右髋骨和脊柱一部分的骶骨、尾骨以及其间的骨骼连接构成的。骶骨和髋骨通过骨盆内关节连接而成，但在平面关节上几乎无法移动。此外，左右髋骨的前下部通过软骨连接，被称为耻骨联合。

髋骨属于下肢带，其外侧的髋骨臼部位有大腿骨的大腿骨头，从而形成股关节。骨盆上有很多强韧的韧带，用来支撑骨盆，承受躯干以上的体重。

### ■构成骨盆的骨骼名称

**髋骨**
成人的髋骨是由髂骨、耻骨、坐骨联合而成的。

**髂骨**
构成髋骨的上半部分，为翼状的向外延伸的扁平状骨骼。

**耻骨**
构成髋骨的前下部。

**坐骨**
构成髋骨的后下部。坐在椅子上时与椅子面接触的部分。

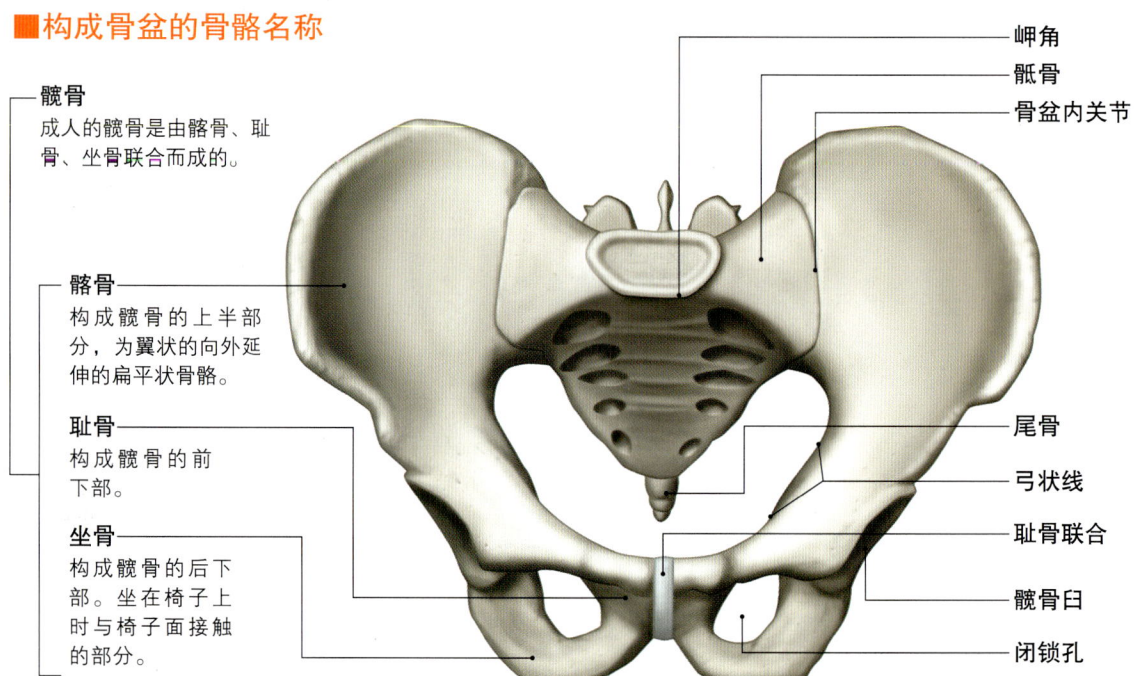

岬角
骶骨
骨盆内关节
尾骨
弓状线
耻骨联合
髋骨臼
闭锁孔

### 简明图解：骨盆腔各部位名称

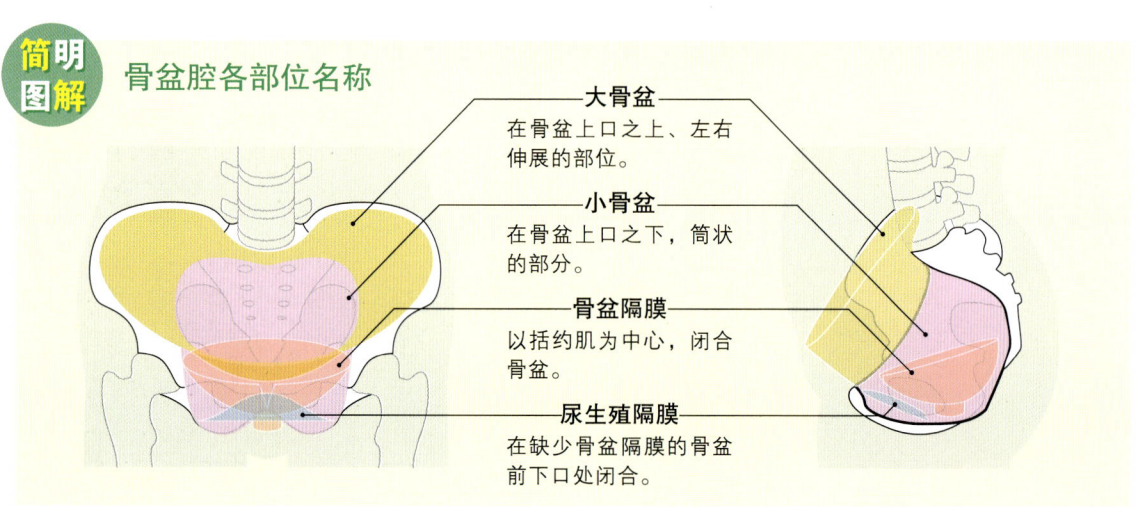

**大骨盆**
在骨盆上口之上、左右伸展的部位。

**小骨盆**
在骨盆上口之下，筒状的部分。

**骨盆隔膜**
以括约肌为中心，闭合骨盆。

**尿生殖隔膜**
在缺少骨盆隔膜的骨盆前下口处闭合。

## 大骨盆和小骨盆

整个骨盆为漏斗形，分为两部分：上方扩展的部分（大骨盆）和下方筒状的部分（小骨盆）。其边界部为骶骨前上方的岬角、髋骨向外侧扩展的弓状线以及连接耻骨联合的线（即分界线）。在腹腔内，大骨盆作为容器的一部分用来支撑腹部的内脏。腹腔向小骨盆扩展的部分叫盆腔，容纳着膀胱、直肠、子宫等器官与骨盆内脏。

小骨盆的入口称为骨盆上口，髋骨的下边缘和尾骨下边缘相连的线称为骨盆下口。骨盆下口是打开的状态，但除了一部分外，其他部分由通过肛门提肌形成的碗状的骨盆隔膜紧闭着。骨盆隔膜的中心，由男性的直肠（女性的直肠和阴道）贯穿。前方的开口部由以会阴深横肌为中心生成的尿生殖隔膜紧闭，被尿道贯穿。

男女性的骨盆差异很大，是因为妊娠时大骨盆起到支撑胎儿的作用，小骨盆是婴儿出生时通过的产道。一般来说，女性的骨盆中，大骨盆左右倾斜、较浅，骨盆上口是圆形或椭圆形；小骨盆左右倾斜、较浅。此外，左右耻骨下部的耻骨下角较大。与之相对，男性的骨盆因为没有这方面的作用，因此大骨盆较深，岬角前突明显，骨盆上口是圆形或心形，小骨盆狭小且较深，耻骨下角较小。观察骨骼标本时，通过这些特征可以判断性别。

### ■ 骨盆隔膜

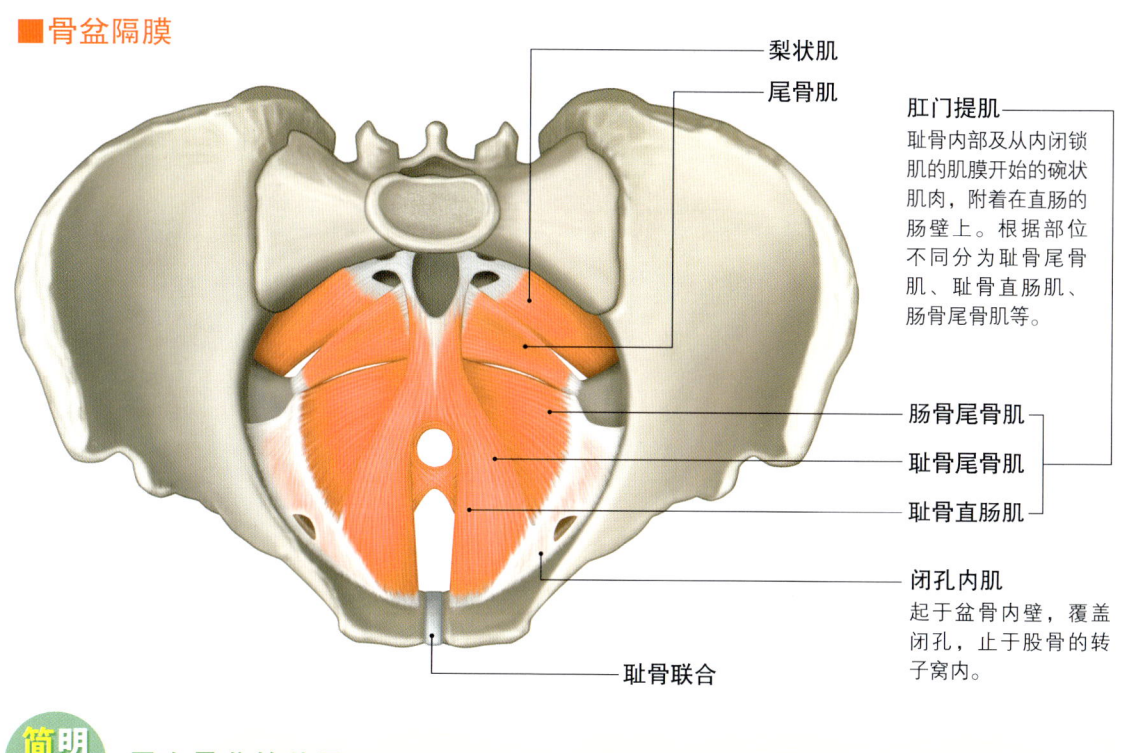

梨状肌
尾骨肌
肛门提肌
耻骨内部及从内闭锁肌的肌膜开始的碗状肌肉，附着在直肠的肠壁上。根据部位不同分为耻骨尾骨肌、耻骨直肠肌、肠骨尾骨肌等。
肠骨尾骨肌
耻骨尾骨肌
耻骨直肠肌
闭孔内肌
起于盆骨内壁，覆盖闭孔，止于股骨的转子窝内。
耻骨联合

### 简明图解 男女骨盆的差异

● 女性
大骨盆左右倾斜较浅，骨盆上口是圆形或椭圆形，小骨盆左右倾斜较浅。

骨盆上口
耻骨下角
90°～110°

● 男性
大骨盆较深，岬角前突明显，骨盆上口是圆形或心形，小骨盆狭小且较深，耻骨下角较小。

70°

# 腹腔的内脏 ❶

以横膈膜为顶端的腹腔，几乎收纳了全部消化系统和泌尿系统的器官。多数器官的表面和腹腔壁上都覆盖着腹膜。

消化系统概述 ⇒ p62　　小肠 ⇒ p188
腹腔的内脏② ⇒ p180　　大肠 ⇒ p190
胃 ⇒ p184　　　　　　　肝脏 ⇒ p192

## 腹腔内脏

腹腔内收纳了大部分消化系统和泌尿系统。腹腔的"天花板"是横膈膜，因此腹腔上部的器官由肋骨覆盖着。此外，下方朝骨髓腔内扩展延伸，位于小骨盆内。

这些内脏大多被腹膜包围。腹膜呈连续状，覆盖在腹壁内面的壁层腹膜和器官表面的脏层腹膜。脏层腹膜和壁层腹膜之间的膜叫间膜，有胃间膜、肠间膜等。

## 被腹膜包裹的器官

大部分消化管道（胃、空肠、回肠、阑尾、横结肠、乙状结肠）几乎都被腹膜包裹，通过间膜与后腹壁相连。这些器官的位置并不固定，容易移动。此外，肝脏有一部分附着在横膈膜上，其他部分被腹膜包裹。脾脏虽然不属于消化系统，但几乎整个被腹膜包裹着的。

与之相对，升结肠、降结肠都是一侧附着在后腹壁，只有前面的部分被腹膜覆盖。此外，十二指肠和脾脏在后腹膜下的位置。

### ■前腹壁打开后的样子

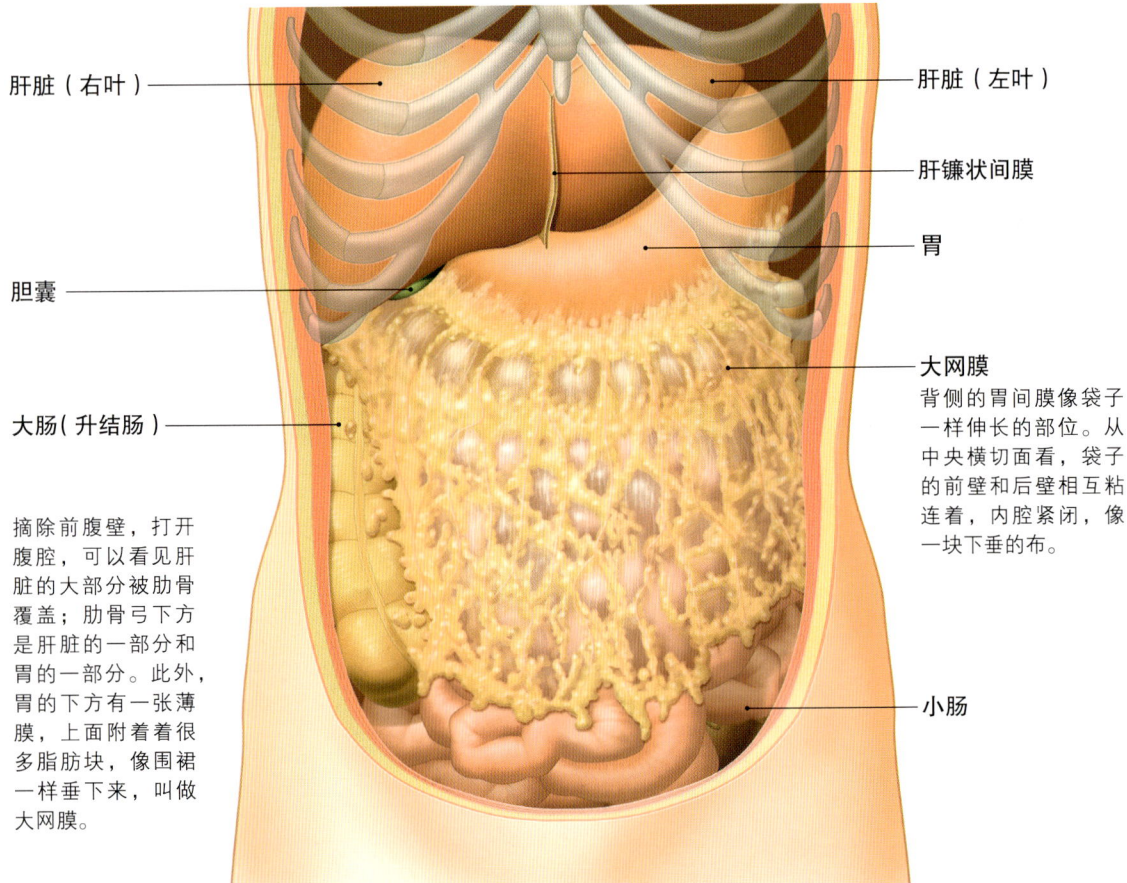

肝脏（右叶）
胆囊
大肠（升结肠）
肝脏（左叶）
肝镰状间膜
胃
大网膜
小肠

摘除前腹壁，打开腹腔，可以看见肝脏的大部分被肋骨覆盖；肋骨弓下方是肝脏的一部分和胃的一部分。此外，胃的下方有一张薄膜，上面附着着很多脂肪块，像围裙一样垂下来，叫做大网膜。

大网膜
背侧的胃间膜像袋子一样伸长的部位。从中央横切面看，袋子的前壁和后壁相互粘连着，内腔紧闭，像一块下垂的布。

## ■ 腹膜及腹膜腔（腹部水平横切面）

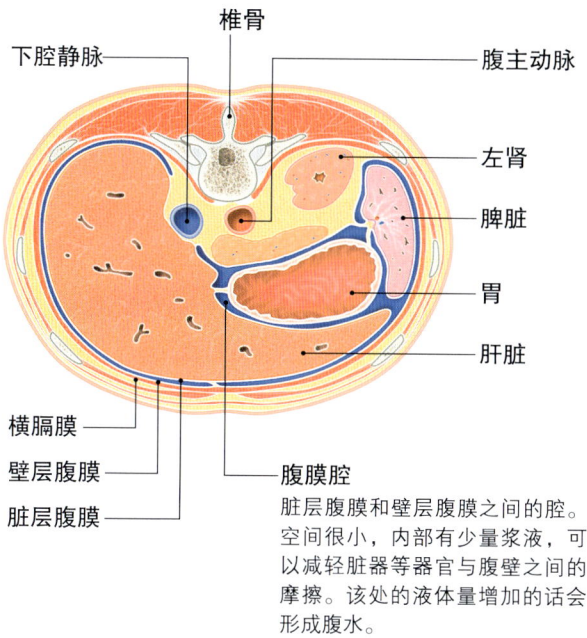

脏层腹膜和壁层腹膜之间的腔。空间很小，内部有少量浆液，可以减轻脏器等器官与腹壁之间的摩擦。该处的液体量增加的话会形成腹水。

### 简明图解 腹膜内器官与腹膜后器官（模型图）

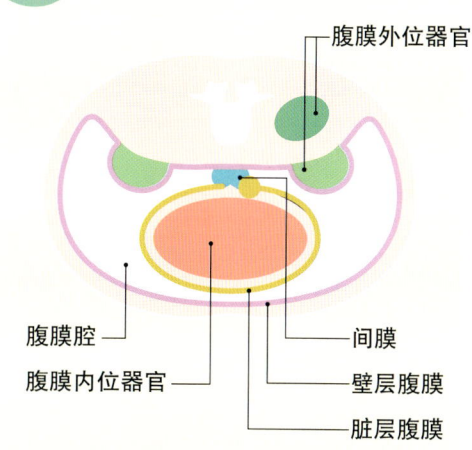

像胃和肝脏这样被腹膜包裹着、从后腹壁上挂在间膜的器官叫腹膜内位器官。相对，腹膜腔后方的腹膜不覆盖、或者只覆盖一部分的器官叫腹膜外位器官。

## ■ 大网膜的去除

去除大网膜的话就能看到腹部内脏。上方是肝脏和胃、胃的正下方是横结肠。横结肠下方是小肠在盘绕着。

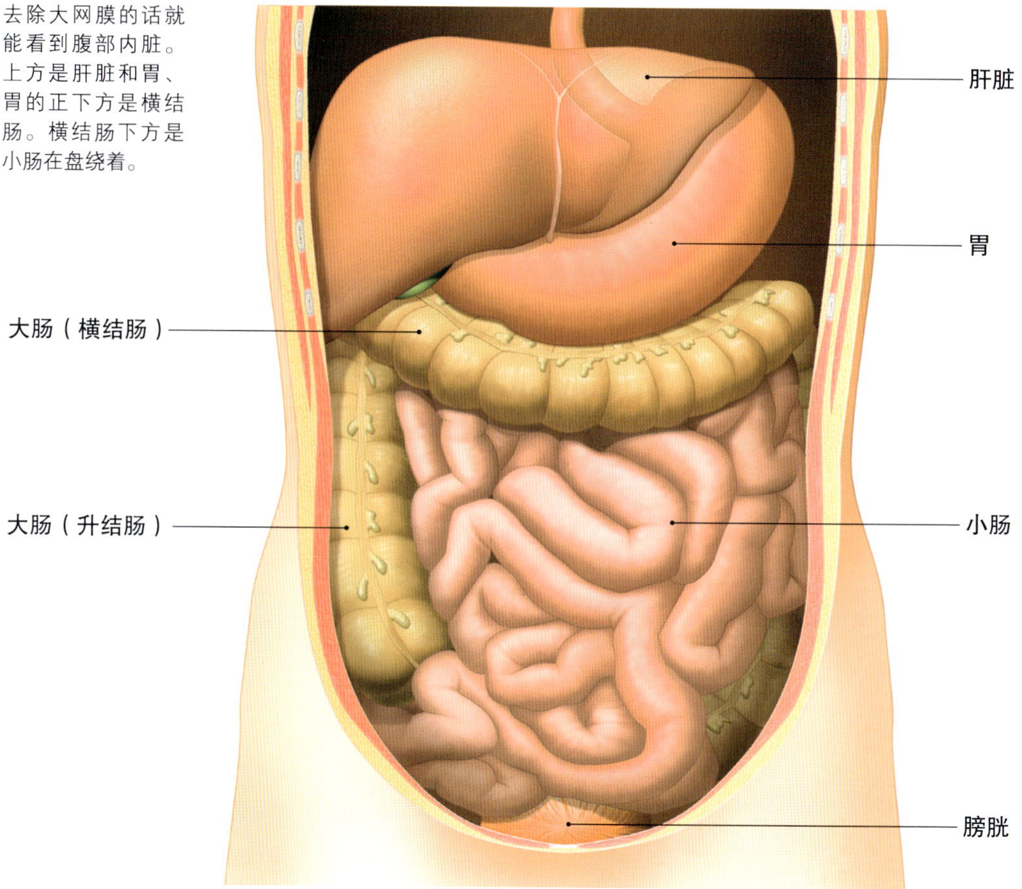

# 腹腔的内脏 ❷

腹腔的脏器中，位于腹膜后方的称为腹膜后器官。包括肾脏、肾上腺、腹主动脉、下腔静脉、十二指肠、胰腺等。

腹部血管⇨p63　　腹腔的内脏①⇨
泌尿系统⇨p70　　p178
肾上腺⇨p72　　　肾脏⇨p200

## 腹膜及腹膜后器官

后腹壁层的腹膜和肌肉之间称为腹膜后隙。由于该处的脏器位于腹膜后方，因此被称为腹膜后器官。腹膜后器官，分为生长于腹膜后隙的一次腹膜后器官（肾脏、肾上腺、输尿管、腹主动脉、下腔静脉、交感神经干等），和像消化系统器官（十二指肠、胰腺）那样，被原来的腹膜包裹着，但在产生的过程中附着在后腹壁，生长在了腹膜后隙的位置上的二次腹膜后器官。

膀胱只有其后上部被腹膜覆盖。虽然位于腹膜下方，但由于不是在腹膜后隙，所以不属于腹膜后器官。子宫的大半部分都被腹膜包裹，输卵管和卵巢几乎全部被腹膜包裹着。

### ■ 腹膜后器官及肠间膜

将腹壁上的附着物后腹壁和脏器之间的间膜切除，并去除有间膜的脏器。只留下消化管道附着在后腹壁上的部分。

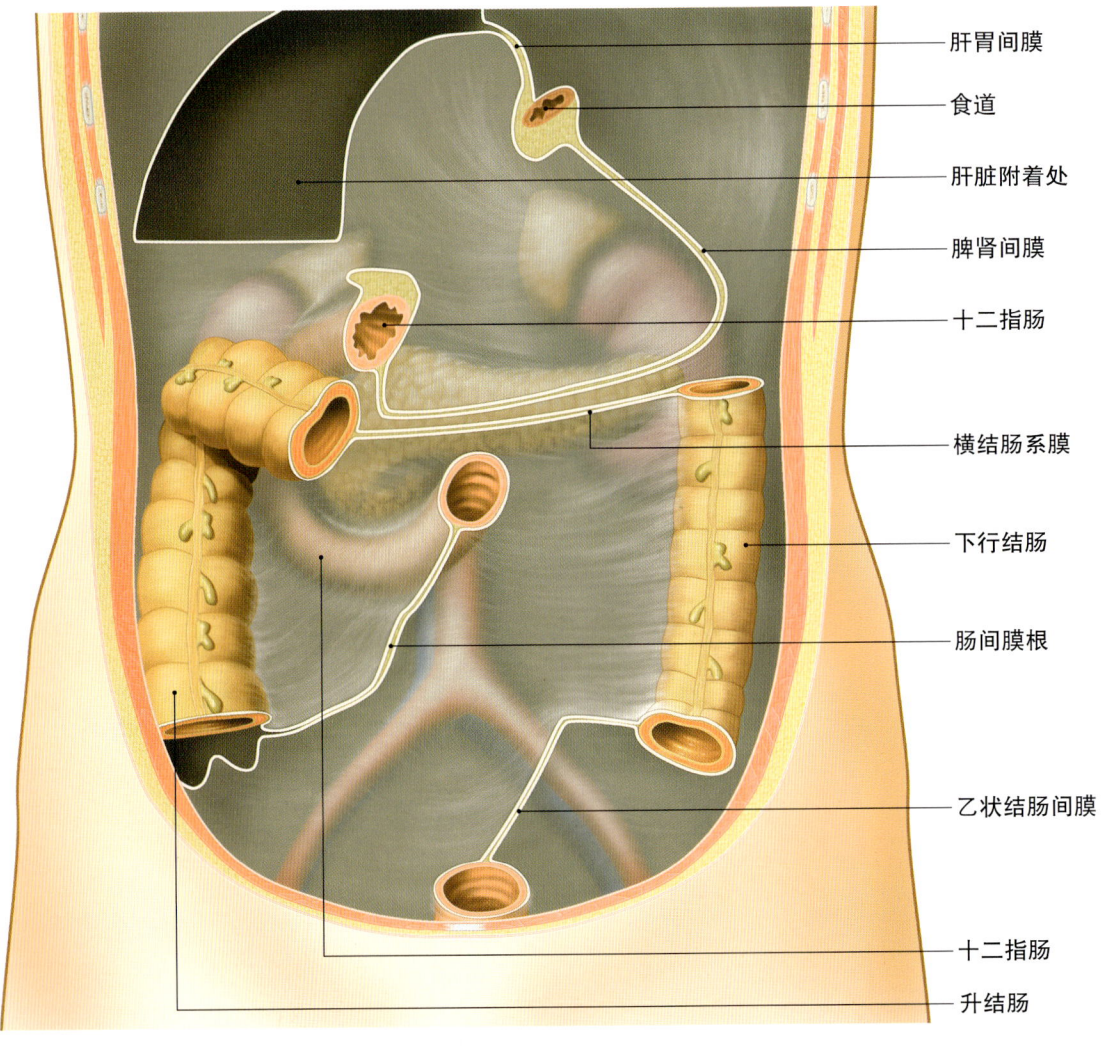

- 肝胃间膜
- 食道
- 肝脏附着处
- 脾肾间膜
- 十二指肠
- 横结肠系膜
- 下行结肠
- 肠间膜根
- 乙状结肠间膜
- 十二指肠
- 升结肠

## 位于腹膜后隙的腹膜后器官

位于腹膜后隙的肾脏、肾上腺、输尿管、腹主动脉、下腔静脉等腹膜后器官，是不需要切开腹膜就能找到的。腹膜对切开等伤害和刺激反应较为敏感，腹膜之间经常会造成粘连。可以通过腹膜下组织，从侧腹部到达腹膜后隙的腹膜后器官。

■ 腹膜和肠间膜（中央横切面）

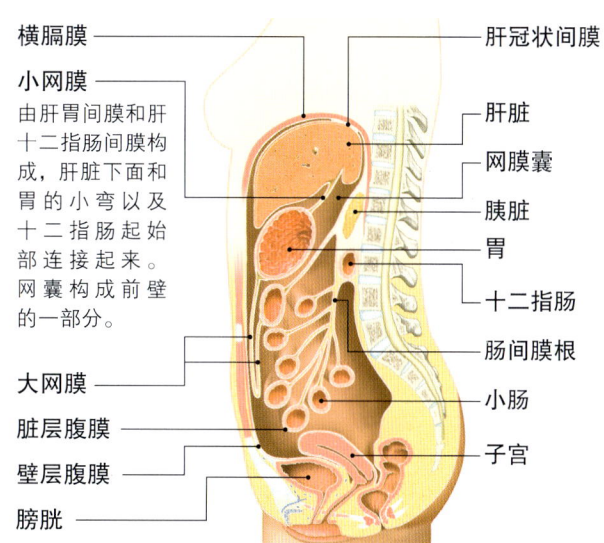

横膈膜
小网膜 由肝胃间膜和肝十二指肠间膜构成，肝脏下面和胃的小弯以及十二指肠起始部连接起来。网囊构成前壁的一部分。
大网膜
脏层腹膜
壁层腹膜
膀胱
肝冠状间膜
肝脏
网膜囊
胰脏
胃
十二指肠
肠间膜根
小肠
子宫

■ 腹膜下产生的器官

腹膜下方有大血管和泌尿系统的器官、肾上腺等。这些本来是腹膜下产生的器官。

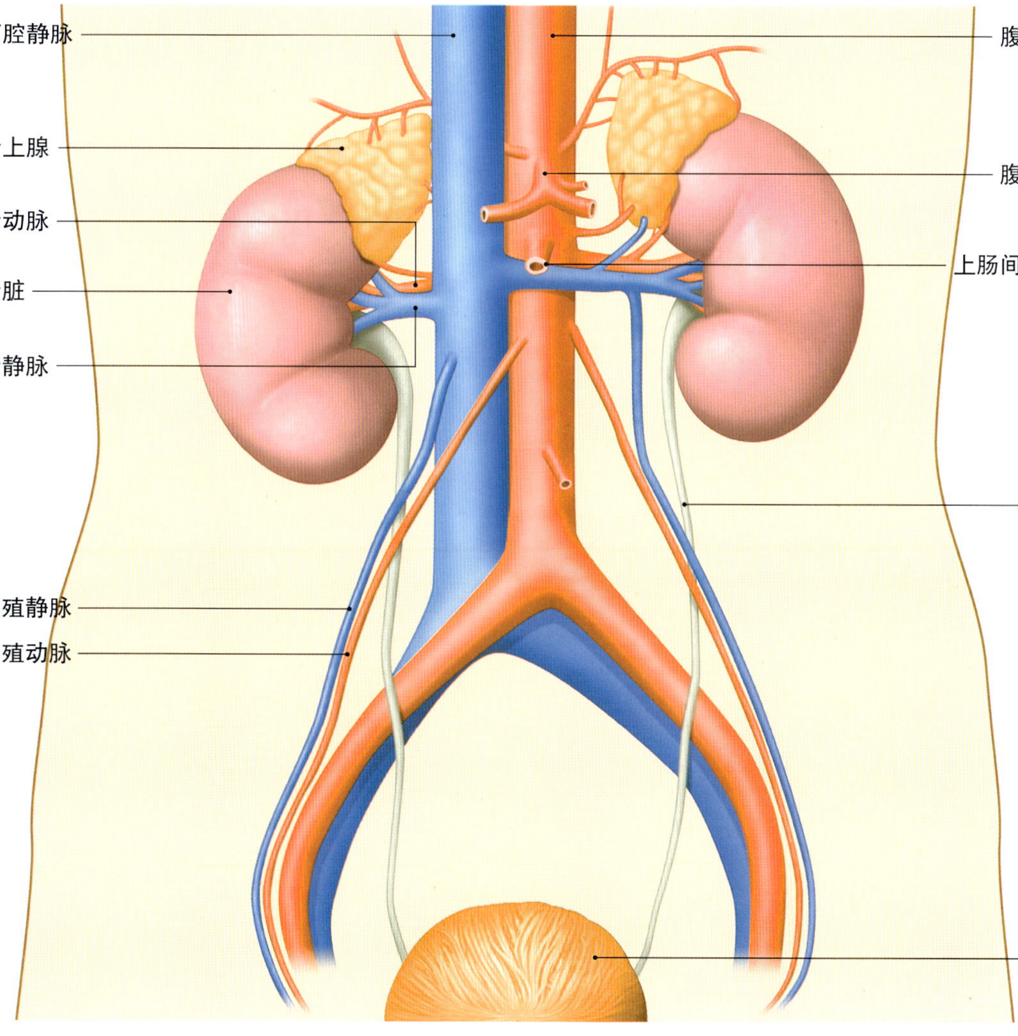

下腔静脉
肾上腺
肾动脉
肾脏
肾静脉
生殖静脉
生殖动脉

腹主动脉
腹腔动脉
上肠间膜动脉
输尿管
膀胱

# 消化管的位置关系与功能

消化管是从口腔通入小肠的部分，它将碳水化合物分解成单糖，将蛋白质分解成氨基酸，将脂肪分解成单甘酯并吸收。

消化系统概述⇨ p62
消化与吸收的结构⇨ p64
胃部和十二指肠⇨ p184

### ■胃、小肠、大肠的位置关系

消化器官是指从口腔到肛门的连续性管道，依次分为咽、食道、胃、小肠、大肠。食物可在胃中暂时储存，再一点点地输送到小肠中，在这里完成最基本的消化和吸收过程。大肠可以吸收食物中残留的水分，形成粪便。

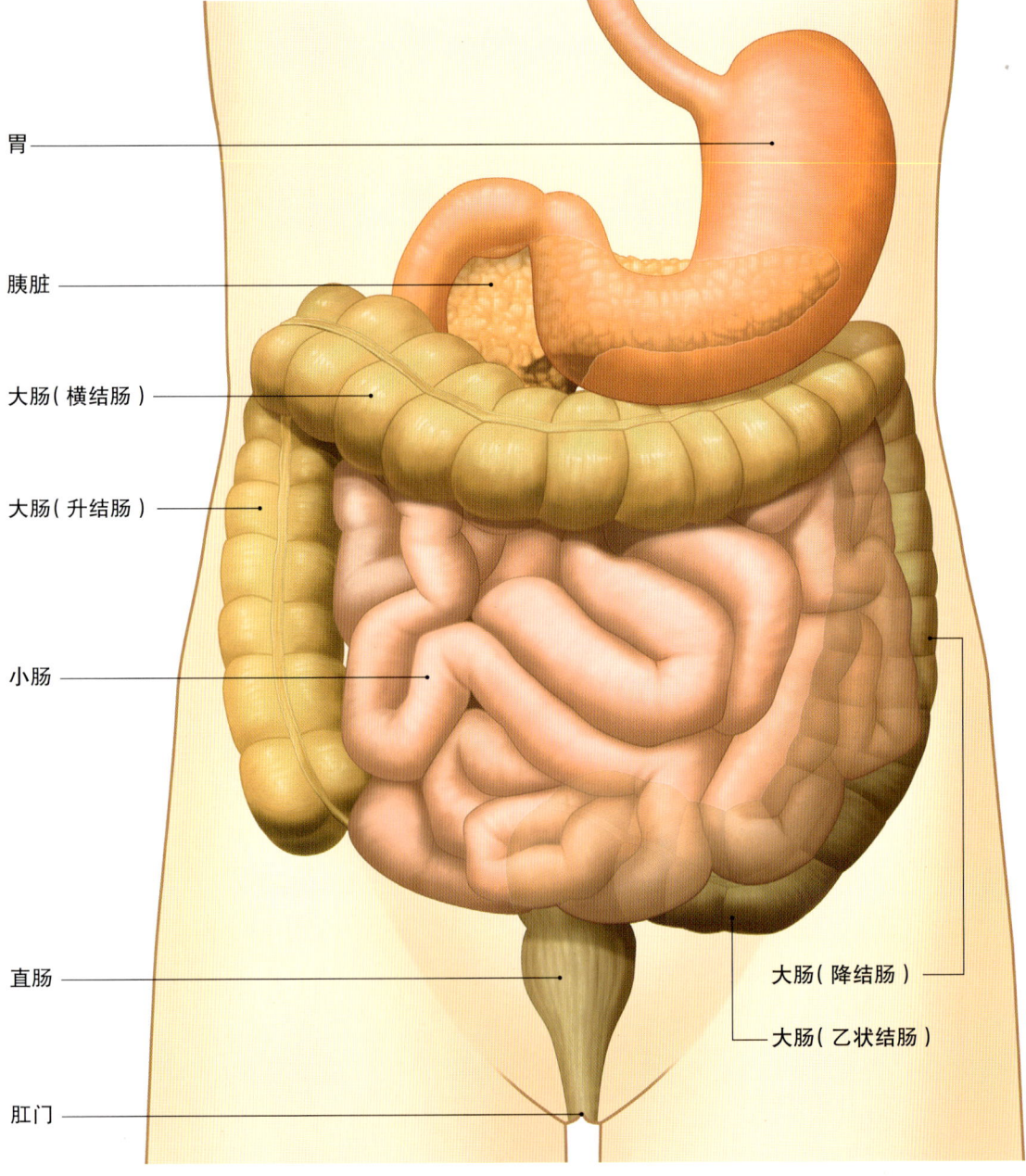

## 简明图解 营养成分的消化

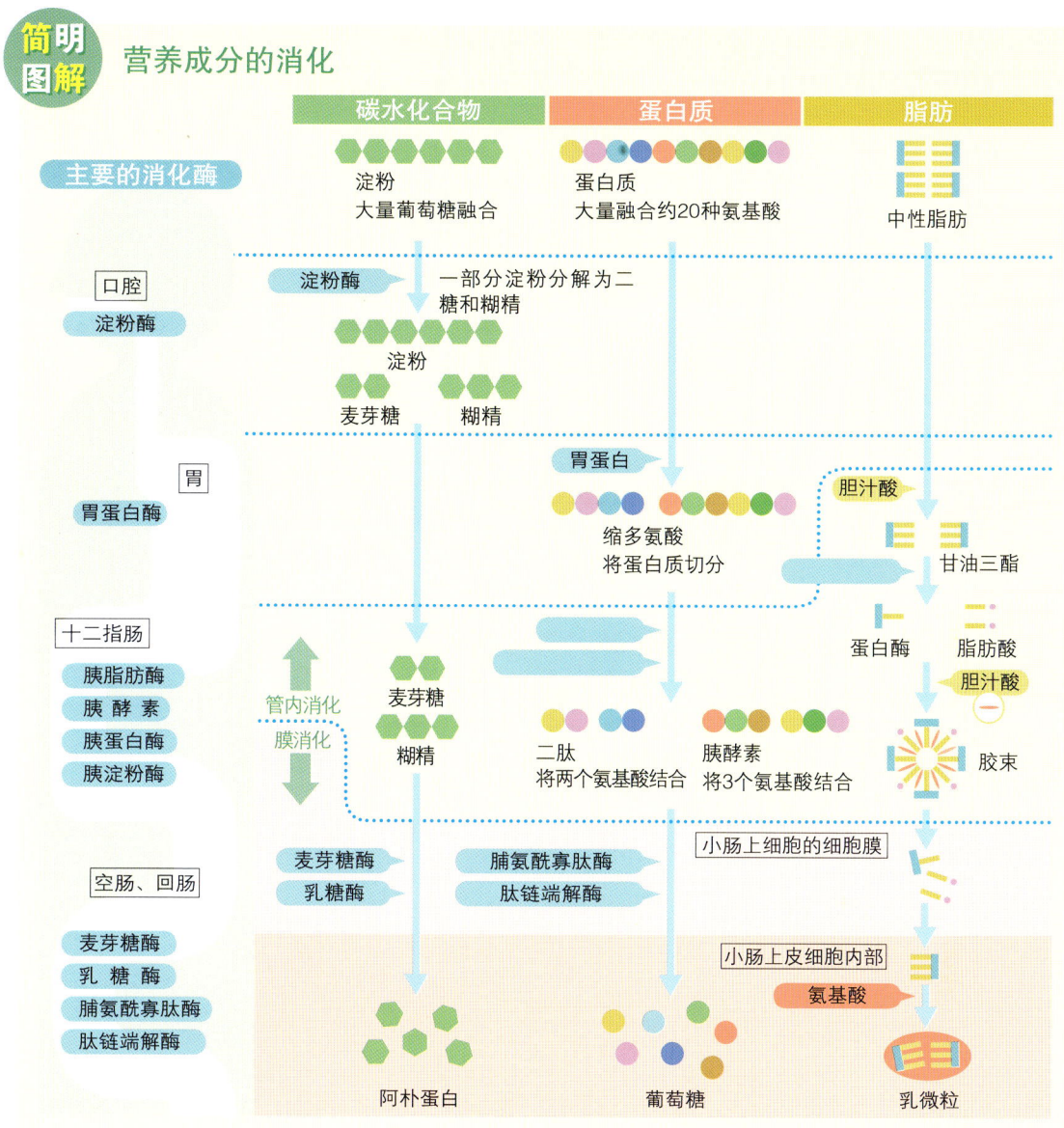

## 3种营养成分的消化过程

碳水化合物经过唾液和胰液的中淀粉酶分解形成二糖（麦芽糖等）。二糖在小肠上皮细胞表面的麦芽糖酶和乳糖酶的作用下分解为单糖（葡萄糖等），在上皮细胞内吸收。因浓度不同从上皮细胞流出，从毛细血管经由门静脉输送至肝脏。

蛋白质被胃液中的胃蛋白酶和由胃酸变化而成的多肽分解。在小肠中经胰酵素的再次分解，在小肠上皮细胞表面经多重酶的再度分解形成氨基酸和迪肽、胰酵素，并在上皮细胞内吸收。迪肽和胰酵素在细胞内分解为氨基酸后，进入毛细血管，经过门静脉输送到肝脏。

类脂质（中性脂肪）是由甘油三酯转化而成的。经胆汁酸的分解形成细小的颗粒，经胰液中的脂肪酶分解形成蛋白酶和脂肪酸。与胆汁酸混合后形成胶束。在上皮细胞表面从胶束中游离的蛋白酶和脂肪酸，通过细胞膜进入上皮细胞内，再合成甘油三酯。这是一种叫做脱辅基蛋白汇集而成的集合体（乳糜微粒），从上皮细胞分泌至体内，然后进入淋巴管。

# 胃部和十二指肠

食物通过食管进入胃，在胃内被彻底搅拌，并与胃黏膜分泌的胃液充分混合后，被送至十二指肠。胃的入口叫贲门，出口叫幽门。胃的肌层由3层平滑肌组成。

消化与吸收的奥秘⇨p64
消化管的运动⇨p66
消化管的位置和功能⇨p182
胃黏膜⇨p186

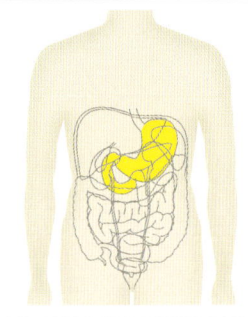
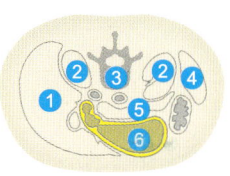

❶肝脏　❷肾脏　❸椎骨
❹脾脏　❺胰脏　❻胃

## 胃的形状和功能

胃位于上腹部偏左侧。在横膈膜的下部、肝脏左叶的后面。覆盖在胃表面的腹膜，与连接胃及其周围的内脏器官的大网膜、小网膜等相连接。

胃的入口连接食道，称为贲门。出口的右下方与十二指肠相连接，称为幽门。胃的左侧边缘称为大弯，右侧边缘称为小弯。在大弯处有宽阔的、向下垂的腹膜褶皱，覆盖在生物体肠的前面。在小弯、肝脏的肛门之间有叫小网的膜，其右端是通向肝脏的血管和总胆管的通道。在小网膜和胃的背面被腹膜覆盖的部分称为网囊。

胃壁由黏膜层、肌层、浆膜层3层组成。黏膜的表面有胃腺。胃腺在贲门的周围、胃体和幽门的周围所表现的性质不同。肌层的平滑肌内部分为斜肌层、环肌层、纵肌层3部分。当胃收缩时，可以看到由平滑肌收缩引起的黏膜上纵向皱纹。副交感神经分布于胃腺中，促进胃酸的分泌。

胃可以暂时储存从食道输送来的食物。食物在胃内被彻底搅拌，并与胃黏膜分泌的胃液混合，然后一点一点被送到十二指肠。胃腺分泌的胃液有防止胃中食物腐坏的功能，同时还有助于蛋白质的消化。

## 十二指肠的构造和功能

十二指肠是小肠最前面的部分，紧贴腹后壁，介于胃与空肠之间，连接胃的幽门。十二指肠的长度约为25cm，呈C字形。分为上部、降部、水平部、升部4部分。

在降部的左侧黏膜上，有十二指肠大乳头（乏特乳头）。总胆管和胰管在这里汇合、开口。十二指肠上半部的黏膜下层有分泌强碱性黏液的十二指肠腺。

十二指肠可将从胃中输送来的强酸性的食物与强碱性的分泌液中和，同时还有保护黏膜、注入胆汁和胰液完成营养物最原始的消化的过程。

### 简明图解　胃各部位的名称

左侧大膨胀的边缘部分称为大弯，右侧凹陷的边缘称为小弯。胃的主体是胃体、贲门左侧的呈半圆形的部分，称为胃底部。幽门分为幽门前庭部分和幽门管。

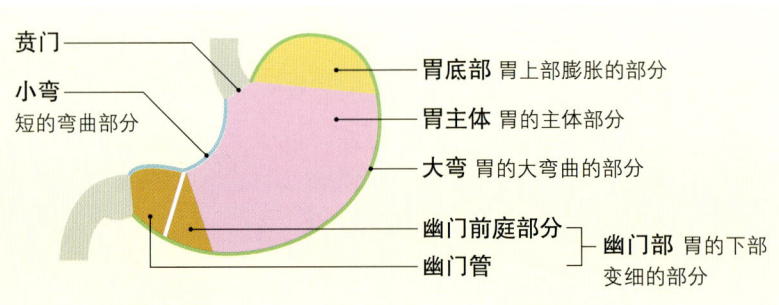

贲门
小弯　短的弯曲部分
胃底部　胃上部膨胀的部分
胃主体　胃的主体部分
大弯　胃的大弯曲的部分
幽门前庭部分
幽门管
幽门部　胃的下部变细的部分

## ■ 胃部和十二指肠

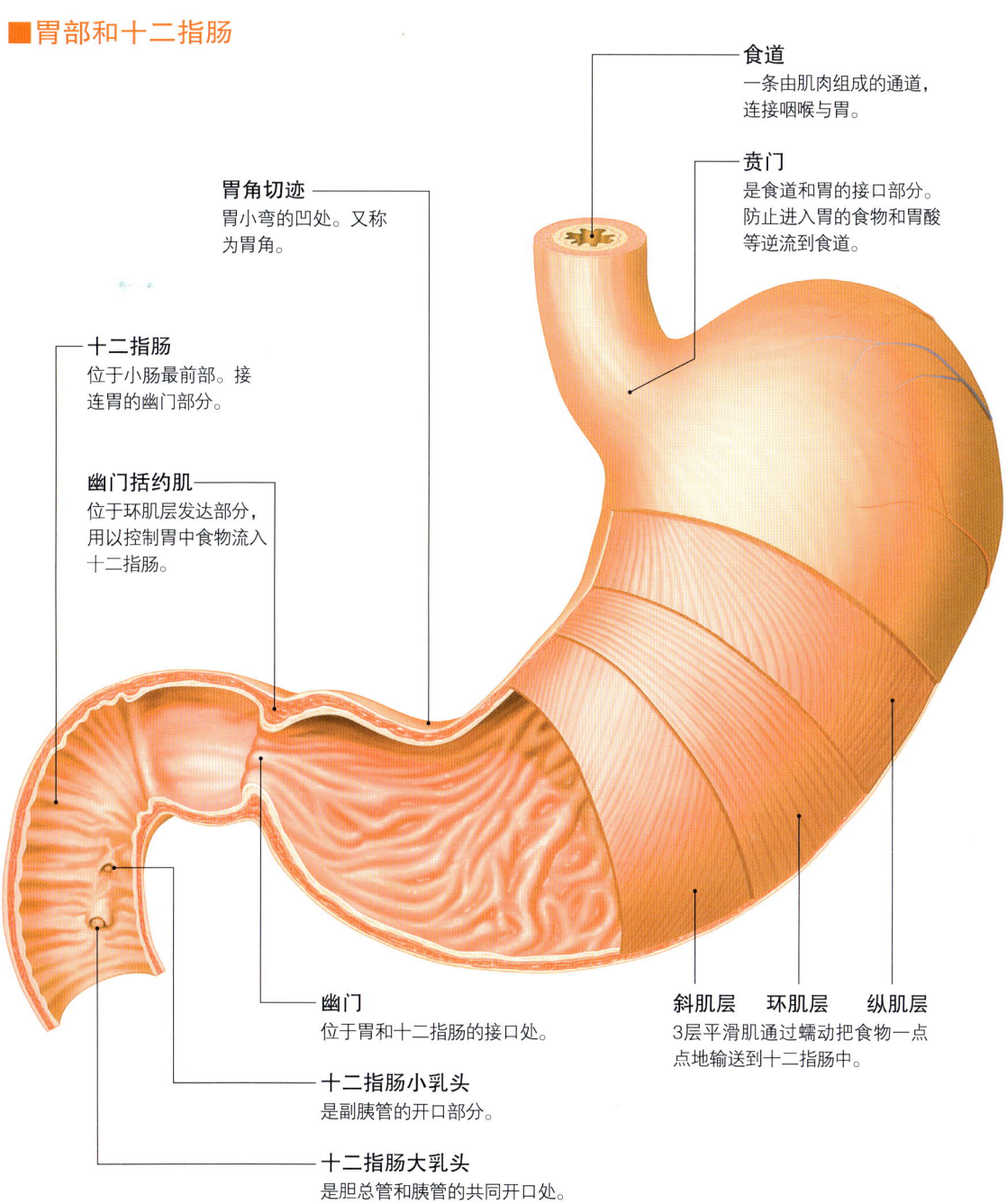

**食道**
一条由肌肉组成的通道，连接咽喉与胃。

**贲门**
是食道和胃的接口部分。防止进入胃的食物和胃酸等逆流到食道。

**胃角切迹**
胃小弯的凹处。又称为胃角。

**十二指肠**
位于小肠最前部。接连胃的幽门部分。

**幽门括约肌**
位于环肌层发达部分，用以控制胃中食物流入十二指肠。

**幽门**
位于胃和十二指肠的接口处。

**十二指肠小乳头**
是副胰管的开口部分。

**十二指肠大乳头**
是胆总管和胰管的共同开口处。

**斜肌层　环肌层　纵肌层**
3层平滑肌通过蠕动把食物一点点地输送到十二指肠中。

---

### 专栏　胃下垂是怎么引起的？

胃下垂是指站立时，胃的下缘抵达盆腔，胃小弯弧线最低点降至髂嵴连线以下，称为胃下垂。通过照X光线，如果发现胃角切迹进入到骨盆内，则可诊断为胃下垂。

胃下垂形成的原因是由于胃壁的平滑肌的吊力低下引起的。多发生于消瘦的女性身上。由于胃蠕动速度慢，会有胃腹胀以及食欲不振的感觉。但如果没有痛感的话则不用治疗。可以通过腹肌运动或全身运动来调节。

**胃下垂的胃**

胃角切迹
骨盆

第4章——腹部和背部

# 胃黏膜

胃腺的泌酸细胞分泌出强酸性胃液，副细胞分泌出黏液保护胃黏膜。
主细胞中也会分泌出有助于蛋白质消化的胃蛋白酶原。

消化与吸收的奥秘⇨p64
胃肠道的位置关系和功能⇨p182
胃部和十二指肠⇨p184

■ 胃壁的构造（切面放大图）

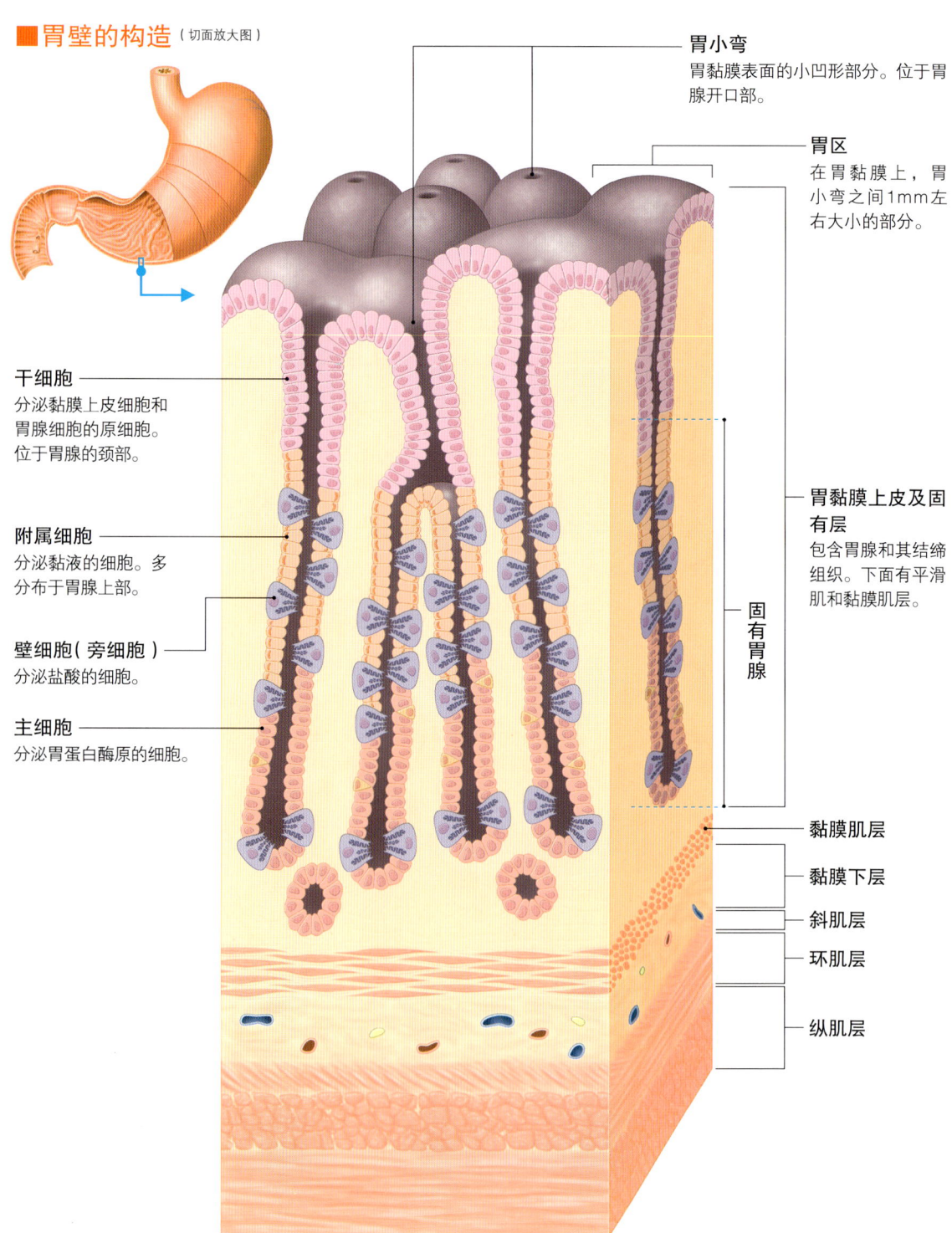

**胃小弯**
胃黏膜表面的小凹形部分。位于胃腺开口部。

**胃区**
在胃黏膜上，胃小弯之间1mm左右大小的部分。

**干细胞**
分泌黏膜上皮细胞和胃腺细胞的原细胞。位于胃腺的颈部。

**附属细胞**
分泌黏液的细胞。多分布于胃腺上部。

**壁细胞（旁细胞）**
分泌盐酸的细胞。

**主细胞**
分泌胃蛋白酶原的细胞。

**胃黏膜上皮及固有层**
包含胃腺和其结缔组织。下面有平滑肌和黏膜肌层。

固有胃腺

黏膜肌层
黏膜下层
斜肌层
环肌层
纵肌层

## 胃腺的构造和功能

胃的黏膜处可以看到大小约1mm的地方，其低洼处的一端叫胃小凹，在这里有3~7个原有胃腺开口，一天分泌出2~3L的胃液，胃的表层黏膜被黏膜上皮细胞（黏液细胞）所覆盖，原有的胃腺几乎是笔直管状，在胃腺壁处有分泌胃液的3种类型的外分泌细胞和血液中分泌激素的内分泌细胞。由于胃的表层的黏液细胞只存活4~7天就会消失，这时胃腺的颈部一带就会有干细胞分裂加以补充。

原有的胃腺的外分泌细胞包括副细胞、壁细胞、主细胞这3种类型。

副细胞一般都分布在胃腺颈部，分泌黏蛋白这样一种物质。黏蛋白是一种在肽的中心处富含糖分的物质，能够产生一种黏糊糊的黏液，这种黏液能够溶于水，保护黏膜表层。

壁细胞多分布在胃腺上半部，分泌盐酸。陷进细胞的表层，在细胞内能够分泌细管，这种细胞膜能够合成盐酸，因此胃液呈现出pH值为1~2的强酸性。这种细胞另外还能产生有助于维生素$B_{12}$的内因子。如果通过手术摘除胃，由于萎缩性胃炎失去胃腺的话，就会因为不能够吸收维生素$B_{12}$而引起恶性贫血。

主细胞主要分布在胃腺的下半部分，分泌一种消化酶（胃蛋白酶原）这是一种蛋白质。胃蛋白酶原在胃液呈酸性的环境下，转化成胃蛋白酶，蛋白酶可以改变蛋白质，防止食物腐烂，而且有助于蛋白质在小肠内的消化和吸收。

内分泌细胞主要分布在胃腺底部和颈部，能感知胃液的成分，分泌血液中的激素。具有代表性的是幽门腺内分泌细胞所分泌的促胃激素，这种促胃液素能够作用于胃腺的细胞，刺激胃酸分泌，并且刺激细胞增殖。

### ■ 幽门附近壁的构造（截面放大图）

幽门部有幽门腺，分泌促胃液素。过了幽门就是十二指肠，十二指肠上没有胃黏膜有肠绒毛。十二指肠的黏膜，下面有十二指肠腺，分泌碱性黏液。

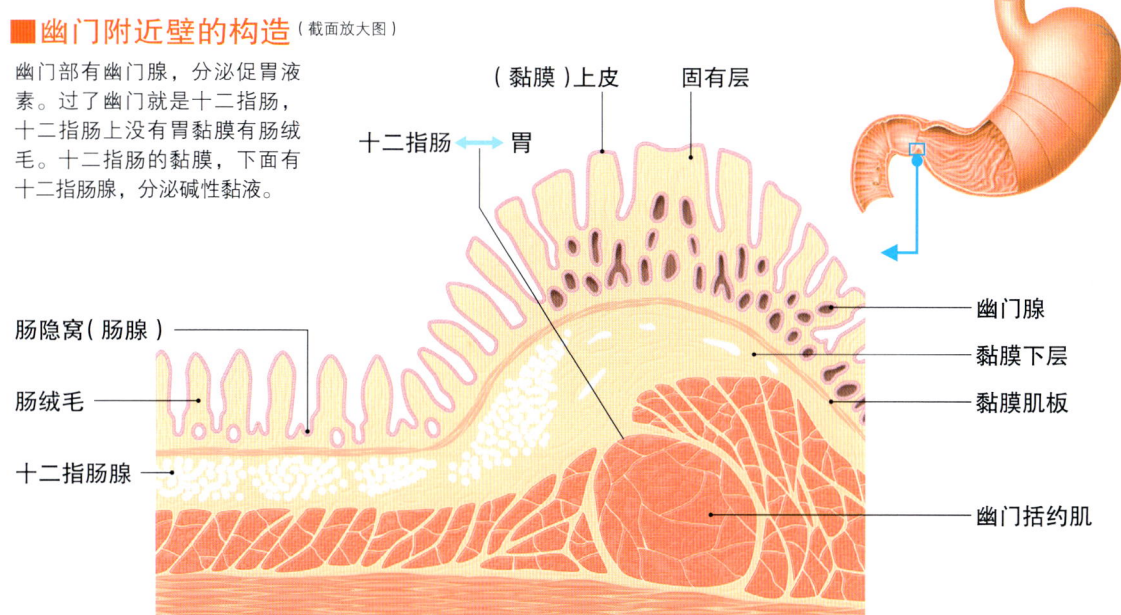

### ■ 主要的消化管激素

| 激素的名字 | 分泌部位 | 功能 |
| --- | --- | --- |
| 促胃液素 | 胃 | 促进盐酸和胃蛋白酶的分泌、促进胃的运动 |
| 胃抑制肽 | 空肠 | 抑制胃液分泌和胃的运动，提高胰岛素的分泌 |
| 肠促胰液肽 | 十二指肠 | 促进胰液分泌，中和胃输送至肠部的胃酸 |
| 促胰酶素（胆囊收缩素） | 十二指肠 | 抑制胃部东西的排出，促进胆囊收缩和胰液分泌 |

3D人体解剖图

# 小肠的构造

小肠的长度达六米以上，分为十二指肠、空肠和回肠。覆盖小肠壁的黏膜处有绒毛密集分布着，这些绒毛可以扩大小肠的表面积，让肠道更好地吸收营养成分。

淋巴组织⇨p60
消化管的运动⇨p66
腹腔的内脏①⇨p178
胃部和十二指肠⇨p184

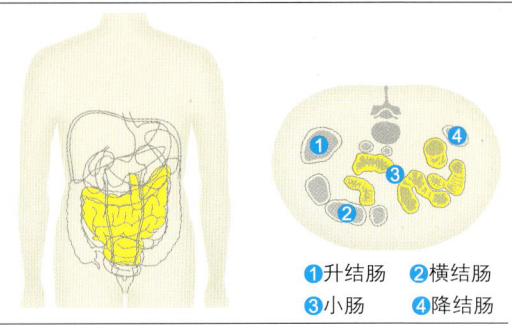

❶升结肠　❷横结肠
❸小肠　　❹降结肠

## 小肠的长度

小肠虽然分为十二指肠、空肠和回肠这3个部分，不过大部分是回肠。空肠和回肠的表面被腹膜覆盖，从后腹壁被肠间膜悬挂，能够在腹腔的内部自由运动。胃间膜的根部从上腹部的十二指肠的末端开始，延伸到腹部的盲肠大约25cm处，就像有很多褶皱的窗帘一样。围绕其末端的空肠和回肠的长度是6m。

## 小肠的内壁

小肠的内壁主要分为黏膜、肌层和浆膜。

黏膜在肠的内腔处隆起，能够产生出肉眼能看得见的环形褶皱。另外，在黏膜处生长出许多肠绒毛这样的细小突起，令人感到有一种天鹅绒般轻轻飘浮的感觉。肠绒毛之间有一个叫做肠腺的凹坑。肠绒毛和肠腺的表面被一层

### ■小肠的截面

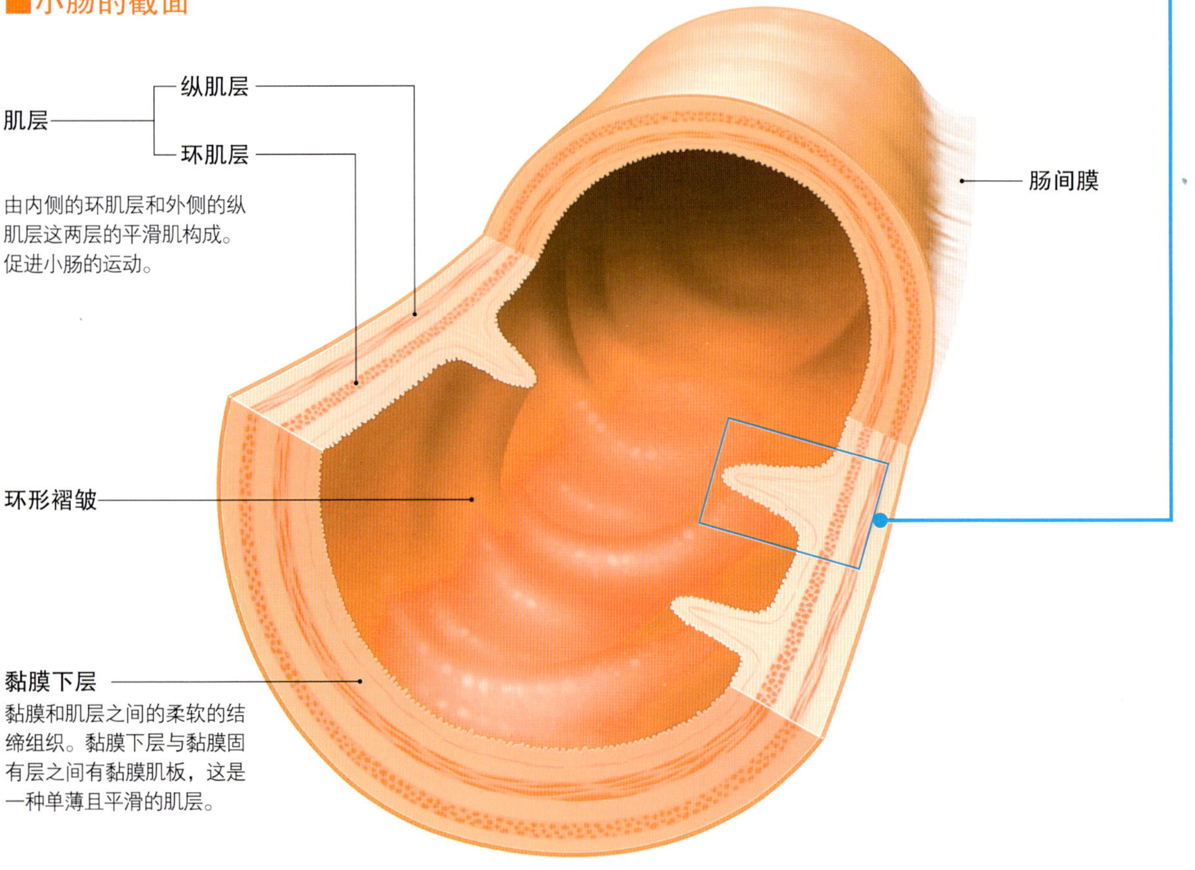

**肌层**
- 纵肌层
- 环肌层

由内侧的环肌层和外侧的纵肌层这两层的平滑肌构成。促进小肠的运动。

**环形褶皱**

**黏膜下层**
黏膜和肌层之间的柔软的结缔组织。黏膜下层与黏膜固有层之间有黏膜肌板，这是一种单薄且平滑的肌层。

**肠间膜**

🔹 小肠上皮细胞所覆盖,到处分泌着黏液的杯细胞也在其中。

小肠上皮细胞的表面处,生长出许多细小细胞隆起,这叫做微绒毛,微绒毛可以进一步扩大细胞膜的表面积。小肠上皮细胞的寿命大约一周左右,之后旧的细胞从肠绒毛顶端开始脱落,新的小肠上皮细胞开始在肠腺的上部进行细胞分裂来补充细胞个数。

黏膜上皮下部的结缔组织中,聚集着叫做淋巴小结的小淋巴组织。小淋巴组织既能在小肠内进行免疫反应,又能吸收蛋白质和脂肪。在回肠处由于许多淋巴小结聚集在一起,用肉眼就能够看见,因此被称为集合淋巴小结。

肌层是由内侧的环肌层和外侧的纵肌层两层平滑肌构成的。肌层之间聚集着神经细胞,形成奥尔巴赫神经丛,向平滑肌传导指令,带动肠的运动。

浆膜是由上皮组织组成的一层腹膜。分泌清爽的浆液,这样内脏器官之间运动时,就不会相互摩擦了。

空肠和回肠能进行营养的消化和吸收。为了能够更好地消化和吸收,它们有必要扩大表面积。空肠、回肠的长度是6m,但通过环状褶皱、肠绒毛和肠腺以及小肠上皮细胞的微绒毛这些结构,肠的内腔所接触的表面积变得非常大,达到200m²。

■ 十二指肠的黏膜
(放大图)

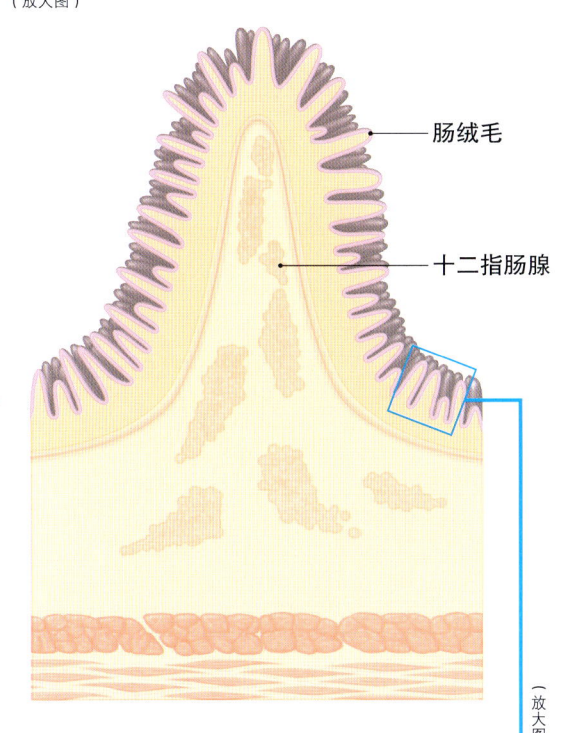

■ 肠绒毛的截面

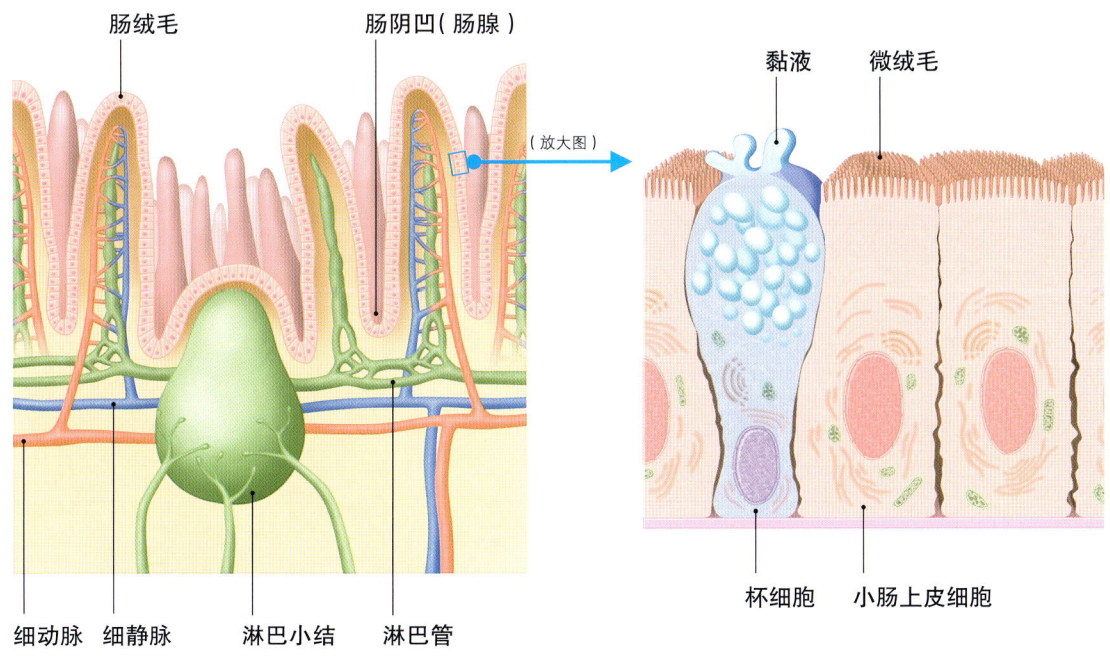

# 大肠、肛门的构造与功能

大肠分为盲肠、结肠、直肠3个部分。大肠吸收小肠输送来的消化过的残余物中的水分，在此形成粪便，经由肛门排出体外。
肛门处的括约肌极其发达。

淋巴组织⇨p60
消化与吸收的奥秘⇨p64
消化管的运动⇨p66

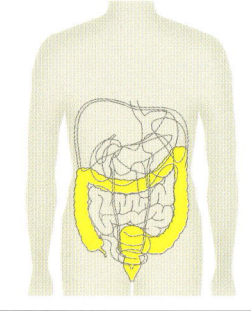

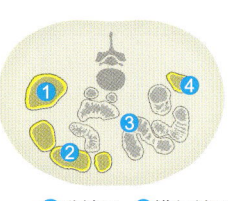

❶升结肠　❷横行结肠
❸小肠　　❹降结肠

## 吸收水分、消化管的最后部分

大肠连接小肠，是消化管的最后部分，分为盲肠、结肠、直肠3个部分。

盲肠位于右下腹部，侧面连接回肠，接口处形同花瓣，有防止食物逆流的作用。盲肠边上有长约6~8cm的阑尾。阑尾是淋巴组织聚集的部位，有防御生物体的作用。过度的防御反应会引发阑尾炎，情况严重的时，还会导致阑尾破裂从而引起腹膜炎。发生腹膜炎后，可以通过服用抗生素治愈，也可通过手术治疗。

结肠由升结肠、横结肠、降结肠、乙状结肠组成，大致环绕腹部一周。结肠壁上有3条纵向的结肠带。这是结肠壁上3个纵向分布的平滑肌汇集之地。外科手术时，可以通过这一特殊印记来区分结肠。

直肠位于大肠的最末端，长约20cm，环绕在骨盆内，下段是肛门，向外张开。

大肠吸收小肠输送来的消化过的残余物中的水分，在此形成粪便，由肛门排出体外。进食后，通过小肠的蠕动，将食物送入大肠，在大肠开始反射性的大型蠕动，结肠里的食物残留物被挤压到旁边的直肠里，这时就会产生排大便的感觉，接收到大脑的命令之后进行排便。肛门处有非常发达的环状平滑肌构成内肛门括约肌。通过意识可以调节外侧的外肛门括约肌。另外，肛门黏膜处是静脉密集的部位，容易引起痔疮出血。

 排便与神经的关系

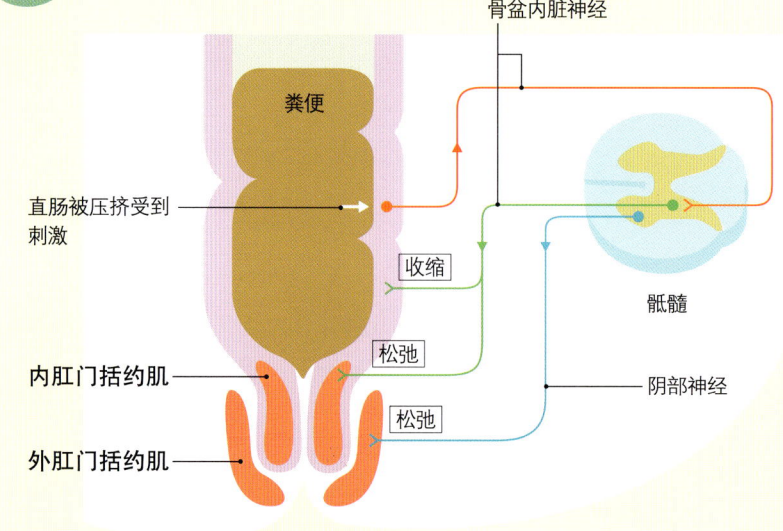

结肠内的消化物输送至直肠内，直肠受到压迫、伸展，刺激直肠壁。这种刺激传送至大脑，就有了便意。此外，通过骶髓的反射，直肠壁的平滑肌收缩，内肛门括约肌松弛，这样大便就欲排出体外。但是外肛门括约肌会反射性地收缩，所以不会产生排便。通过大脑下达命令，配合有意识地排便动作，外肛门括约肌就会变松弛，这样才实现真正的排便。

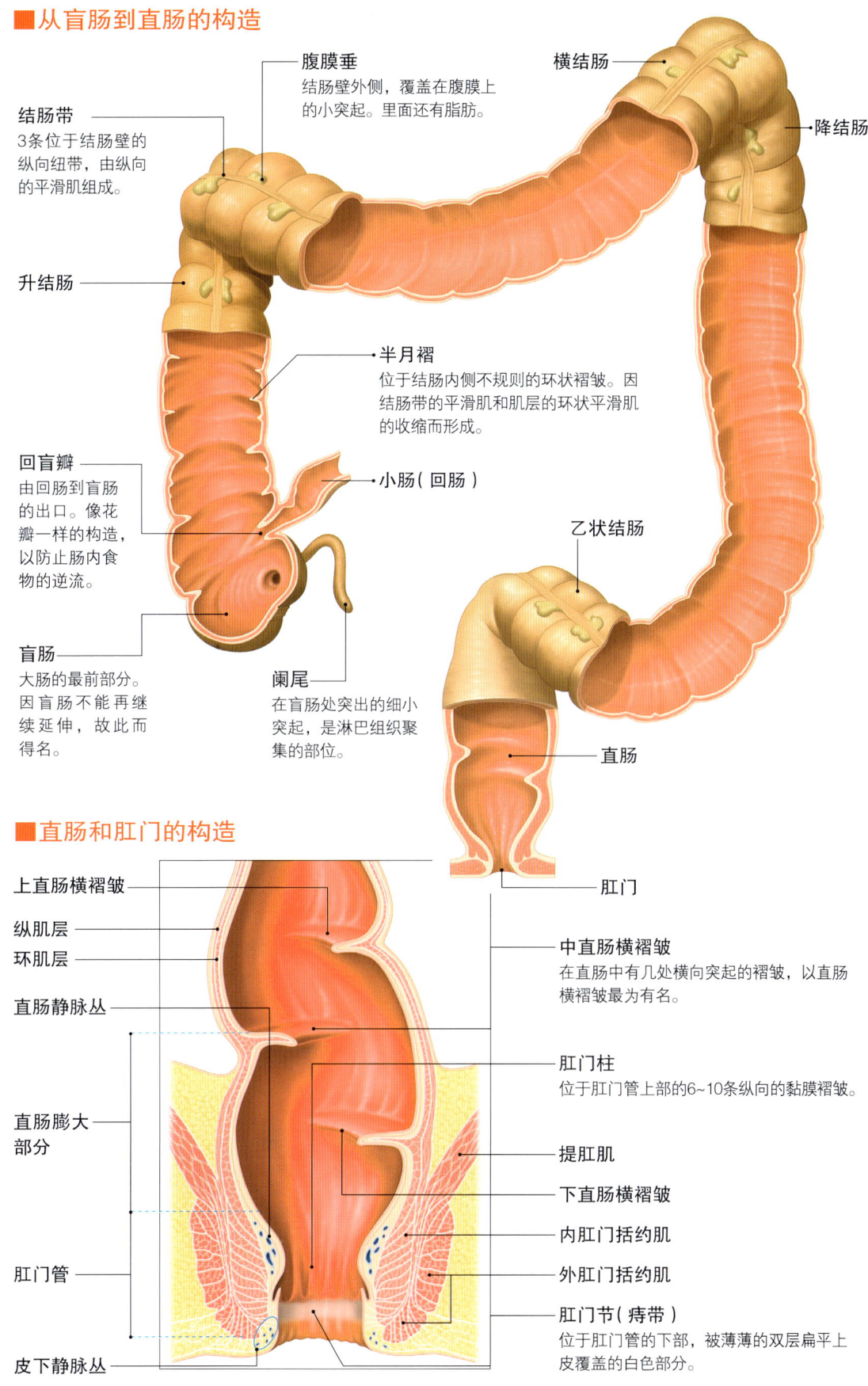

# 肝脏的构造

肝是人体最大也是最重要的消化器官。重约1kg。大致分为左叶和右叶。
由消化器官输送而来的静脉血在门静脉处汇集，输送到肝脏中。

腹腔的内脏 ⇨ p178, p180
肝脏的功能 ⇨ p194

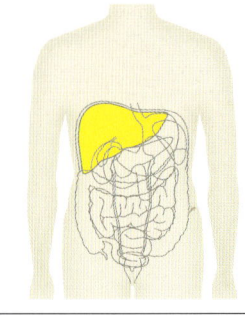
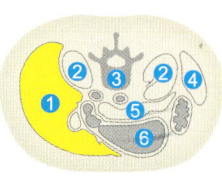

❶肝脏 ❷肾脏 ❸椎骨
❹脾脏 ❺胰脏 ❻胃

## 肝脏的概况

肝脏位于右上腹部，重约1kg，是除皮肤以外人体最大的内脏器官。肝脏被肋骨所遮挡，只有胸骨下方的一部分能接触到身体的表面。

肝脏的上方与横膈膜的下凹处相连接，呈现圆形膨胀突起。肝脏下方有凹凸形状，与胃、结肠、肾脏等内脏器官的连接处呈现凹状。肝脏后端中央处相对凹下，下腔静脉嵌在其中。这里有3条肝静脉，直接注入到下腔静脉之中。肝脏下方的前端有胆囊。下方的中间部分是稍凹陷的肝门。固有肝动脉、门静脉、总肝管都将进入肝脏。肝门和胃小弯之间由叫做小网的间膜相连接。肝脏表面大致被腹膜所覆盖，上面和后面一部分没有腹膜，有连接横膈膜的肝裸区。

### ■肝脏的底面

肝脏底面连接腹部的内脏器官，有凹凸不平的小坑。在肝脏右叶和左叶之间，有尾状叶和方形叶。中央部位有肝门，血管和肝管都由此进入肝脏。

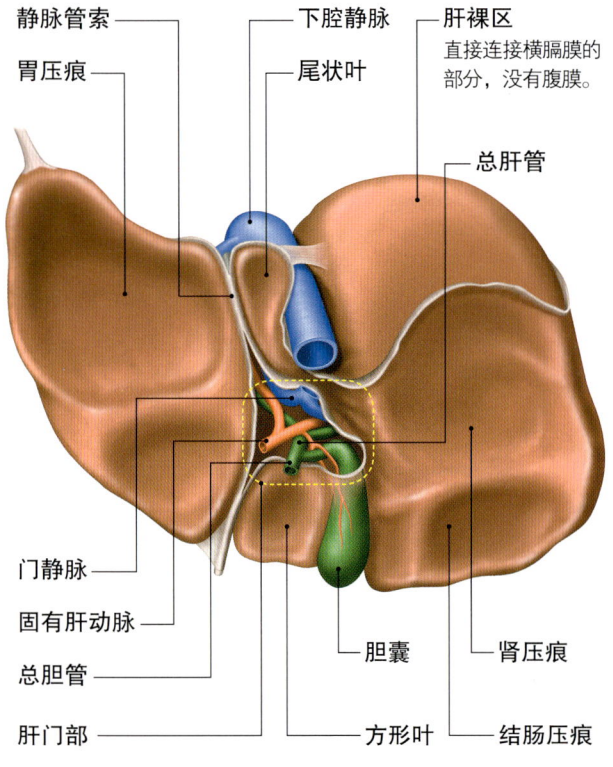

静脉管索
胃压痕
下腔静脉
尾状叶
肝裸区 直接连接横膈膜的部分，没有腹膜。
总肝管
门静脉
固有肝动脉
总胆管
肝门部
胆囊
方形叶
肾压痕
结肠压痕

### 简明图解 肝部

从正面看，肝脏分为两部分（右叶和左叶）、从下面看，肝脏分为4个部分（右叶、左叶、尾状叶、方形叶）。以肝脏内部的血管和胆管的走向为基准，可将肝脏分为8个区域。

● 前面

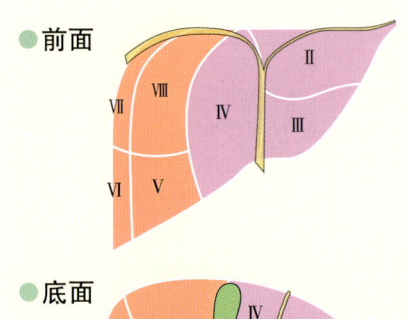

● 底面
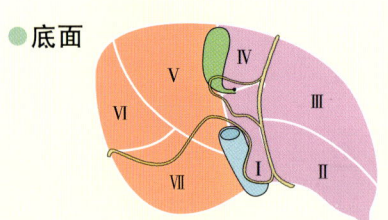

| 区域 Ⅰ 后区域 | 区域 Ⅴ 右内侧前区域 |
| 区域 Ⅱ 左外侧后区域 | 区域 Ⅵ 右外侧前区域 |
| 区域 Ⅲ 左外侧前区域 | 区域 Ⅶ 右外侧后区域 |
| 区域 Ⅳ 左内侧区域 | 区域 Ⅷ 右内侧后区域 |

## 肝脏的组织结构

从正面看，肝脏以镰状韧带为界分为右叶和左叶。从下面看，可以看到右叶和左叶之间的尾状叶和方形叶，肝门就位于这4个器官交错处。从正面看，尾状叶和方形叶嵌在右叶内，但实际上从肝脏内部血管和胆管的分支来看，它们和左叶的关系更为密切。细分血管和胆管的分支可以分为8个部分。进行肝脏外科手术时，如果有必要，很多情况下会将某一部分作为一个单位切除掉。

除肝固有动脉之外，门静脉的血液也会流入肝脏。门静脉收集腹部消化器官（胃、小肠、大肠、胰脏）和脾脏中的血液，然后将血液输送到肝脏。肠胃吸收的营养成分便集中于此，肝脏在代谢营养成分方面，发挥着重大作用。

### ■肝脏和门静脉

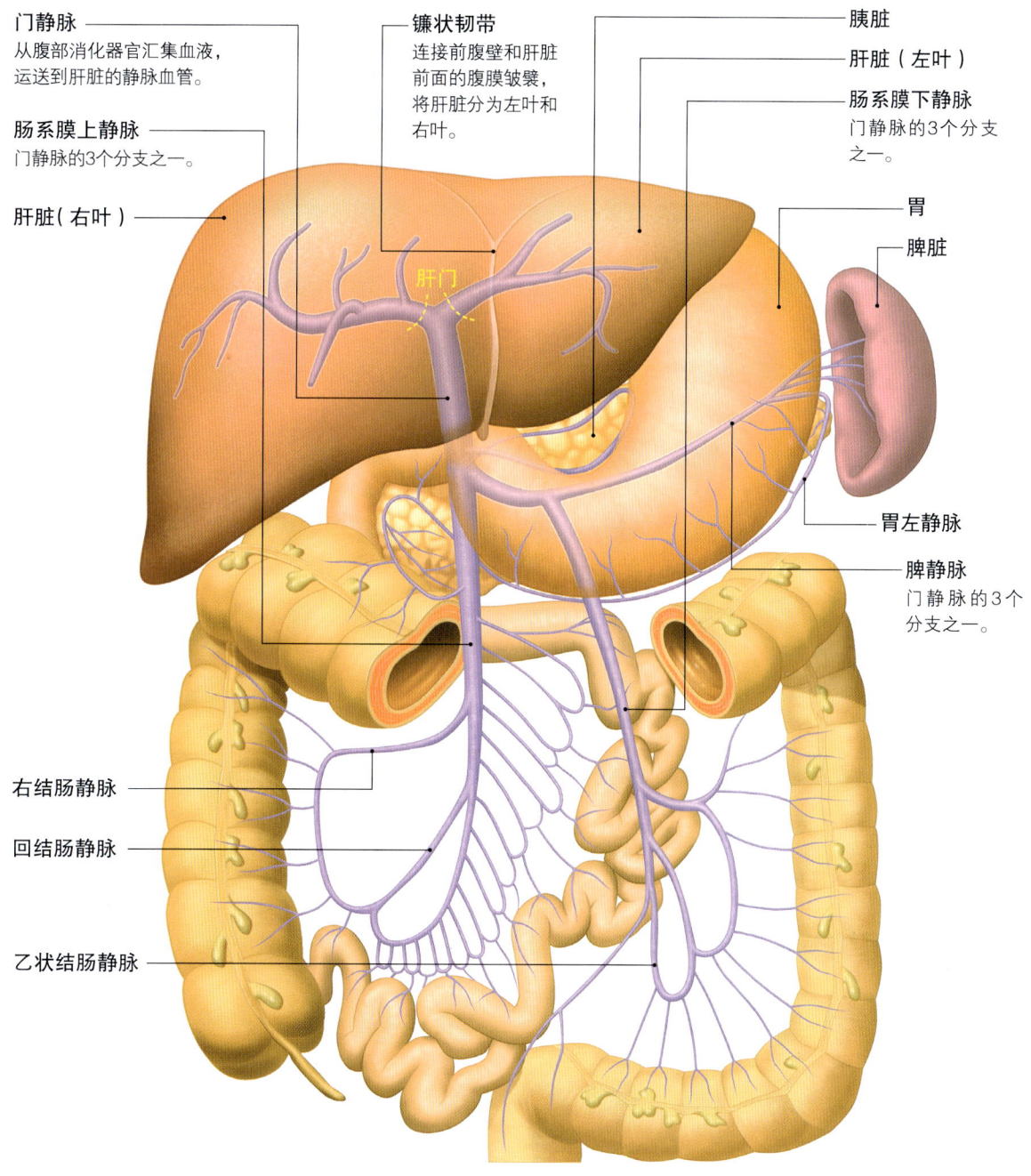

- **门静脉**：从腹部消化器官汇集血液，运送到肝脏的静脉血管。
- **肠系膜上静脉**：门静脉的3个分支之一。
- **肝脏（右叶）**
- **镰状韧带**：连接前腹壁和肝脏前面的腹膜皱襞，将肝脏分为左叶和右叶。
- **胰脏**
- **肝脏（左叶）**
- **肠系膜下静脉**：门静脉的3个分支之一。
- **胃**
- **脾脏**
- **胃左静脉**
- **脾静脉**：门静脉的3个分支之一。
- **右结肠静脉**
- **回结肠静脉**
- **乙状结肠静脉**

# 肝脏的功能

肝脏由呈六角形的肝小叶构成。肝脏有很多功能，如将营养成分转化为人体可吸收的营养，排除毒素，分泌胆汁等。

肝脏的构造⇨ p192

## 肝小叶的内部构造

肝脏组织是由大小约1mm、六角形的肝小叶构成。肝小叶周围有格利森鞘（小叶间结缔组织），分布着固有肝动脉、门静脉、胆管的分支。

肝小叶中间是中心静脉，中心静脉是肝静脉的分支。在肝小叶的内部，肝细胞构成向四周呈放射状排列成一行行的肝细胞索。在肝细胞索内，肝细胞有序排列，每列肝细胞中间分布着肝血窦。

肝血窦是不规则扩张的血管，构成血管壁的内皮细胞上有很大的孔，肝细胞可以直接接触血液的液体成分。血液从格利森鞘（小叶间缔结组织）流入肝小叶，经由洞状毛细血管流入中心静脉。肝血窦中的枯否氏细胞能吞噬血液中的异物。

相邻两条肝细胞之间的间隙由毛细胆管打开着。这些毛细胆管与格利森鞘的小叶间胆管相连，负责肝脏内胆汁的排泄。

### ■ 肝小叶的构造

**肝脏三联管**

**小叶间动脉**
位于肝小叶边缘的格利森鞘内的动脉，固有肝动脉的分支。

**小叶间静脉**
位于肝小叶边缘的格利森鞘内的静脉门静脉的分支。

**小叶间胆管**
位于肝小叶边缘的格利森鞘内的胆管的分支。

**肝血窦（血窦）**
肝小叶中通往中心静脉的不规则的毛细血管。

**肝细胞**

**枯否氏细胞**
位于肝血窦内的一种巨噬细胞。

**中心静脉**
位于肝小叶中心的肝静脉的分支。

## 简明图解 肝组织的区别与血液循环

肝小叶是肝脏构造的单位，但功能单位之一却是三角形的门管小叶。门管小叶是"肝脏三联管"的中心，连接旁边的3条中心静脉。另一个功能单位是肝腺泡，肝腺泡是"肝脏三联管"中的两条血管和两条中心静脉形成的一个菱形区域。

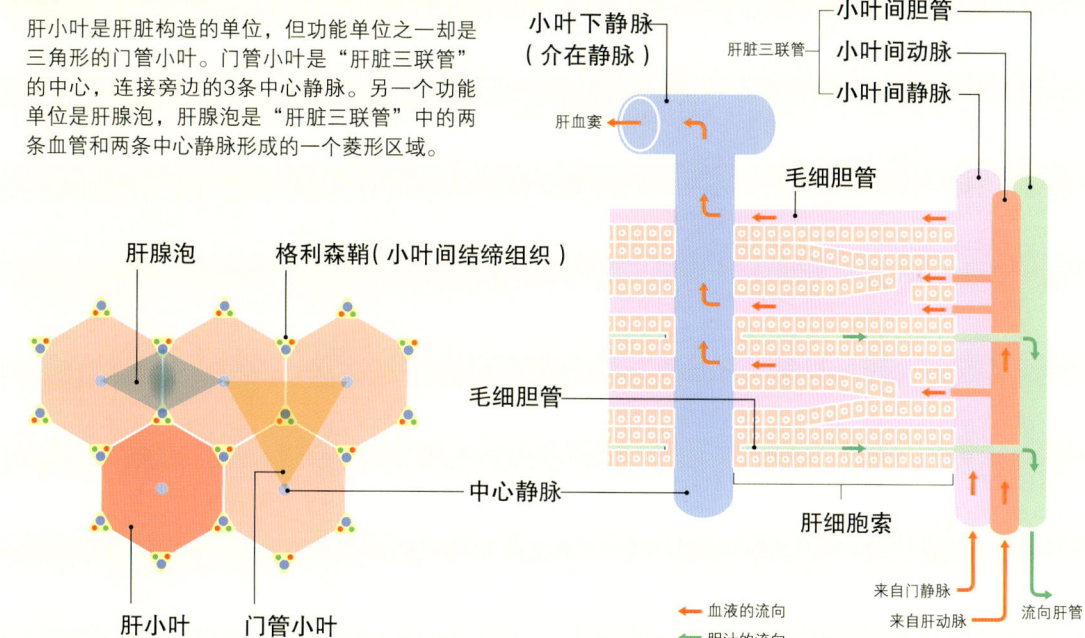

## 门静脉和胆管的功能

肝脏功能很多而且十分复杂。其功能大致可以分为与门静脉相关的功能，以及与胆管相关的功能两种。

门静脉从肠胃获取血液运送到肝脏，将肠胃吸收的营养成分集中到肝脏。但是这些营养成分以固有形式存在，无法被人体吸收。肝脏的功能就是转化集中来的营养成分，使之能够被人体吸收。

例如，肝脏可以将葡萄糖暂时储存为肝糖，使血糖值处于稳定状态；可以合成和分解氨基酸，并将产生的氨转化为尿素；可以合成脂肪酸和胆固醇；可以合成氨基酸以及血浆中的大部分的蛋白质等。肝脏是重要营养成分的代谢中枢，发挥着重大作用。

胆管将肝脏分泌的胆汁运送到大肠。肝脏集中人体不需要的物质，生成胆汁，排泄到大肠内。脂溶性的物质需要转化了水溶性物质排泄，但这一化学反应过程中会产生对人体有害的成分，肝脏此时便发挥解毒作用，将这些有毒物质转化为无毒物质。肝脏和肾脏是人体最重要的排泄器官。

### ■肝脏的功能

**糖的代谢**

收集葡萄糖，以肝糖的形式暂时储存，稳定血液中的葡萄糖浓度（血糖值）。

**蛋白质的代谢**

合成氨基酸，使其流入血液当中。将分解氨基酸时产生的氨转化为对人体无害的尿素。

**脂质的代谢**

合成脂肪酸、胆固醇等。向血液中输送蛋白质。

**合成血浆中的蛋白质**

合成白蛋白、球蛋白等血浆中大部分的蛋白质，并输送到血液中。

**维生素、激素的代谢**

储存维生素A。将维生素D活性化。
分解类固醇激素。

**解毒**

为更好地排泄脂溶性物质，通过酸化、还原等处理，将其变成水溶性物质。

**生成胆汁**

将人体不需要的物质分泌到胆汁内，排泄到大肠。胆汁含有促进脂肪消化的成分。

# 胆囊的构造

肝脏内生成的胆汁通过总肝管、胆囊管储存到胆囊中，同时被浓缩。在人体摄入食物的时候，胆汁经由胆囊管、胆总管输送至十二指肠内。胆汁经过的路线叫做胆道。

肝脏的构造⇨p192
肝脏的功能⇨p194
胰脏的构造和功能⇨p198

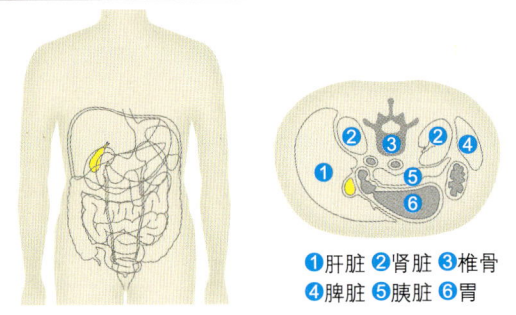

❶肝脏 ❷肾脏 ❸椎骨
❹脾脏 ❺胰脏 ❻胃

## 胆管的路线

运送肝脏内生成的胆汁的路线被称为胆道。其中包含的血管叫做胆管。

肝脏内的小叶间胆管合并，在肝门处形成肝管。左右肝管合并后形成总肝管，流出肝脏。总肝管中途与跟胆囊相连的胆囊管合并，形成胆总管。胆总管流入胰脏，和主胰管合并后，朝向十二指肠壁上的十二指肠大乳头开口，开口处周围是一圈"括约肌"。

## 胆汁的浓缩

从肝脏搬运出来的胆汁被暂时储存在胆囊内，只在人体摄入食物时被运往大肠。

胆囊的作用是吸收胆汁中的水分，浓缩胆汁。这样一来，胆汁酸、胆固醇等成分过剩，就会在人体内沉淀，形成胆结石。在处理这种情况时，就要溶解结石，或通过手术摘除胆囊。

### 简明图解 胆汁流动

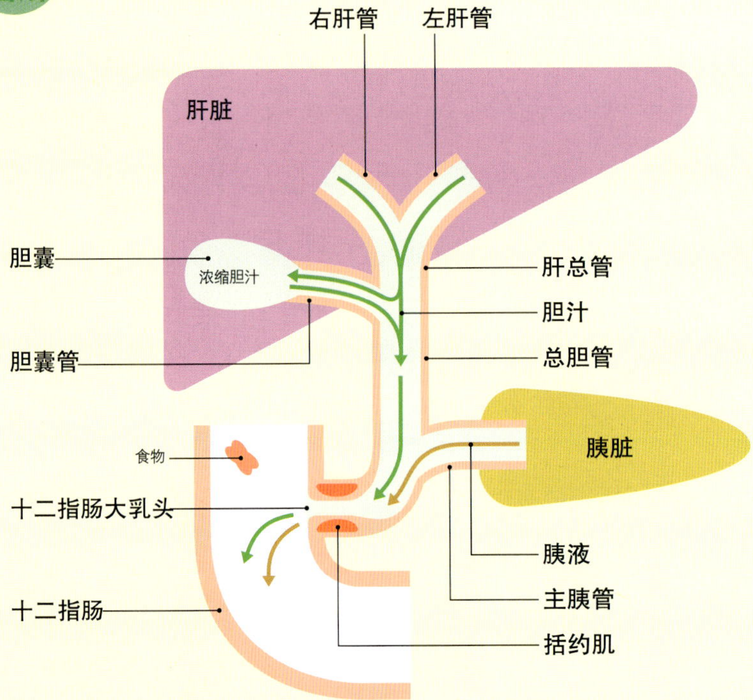

肝脏内生成的胆汁流入肝总管后，因为平时出口处的括约肌是关闭的，无法从十二指肠流出。因此，胆汁被暂时储存在胆囊内，水分被吸收水分后浓缩。而当人体摄入食物的时候，小肠的内分泌细胞就会分泌出一种叫做胆囊收缩素的激素，在出口处，括约肌打开的同时胆囊收缩，将胆汁输送到十二指肠。

## ■ 胆囊和胆道

从肝脏延伸出的肝总管，以及从胆囊延伸出的胆囊管合并成为总胆管。总胆管进入胰脏后，与主胰管合并，在十二指肠大乳头处开口。开口处周围分布着括约肌。运送胆汁的整个路线称为胆道。

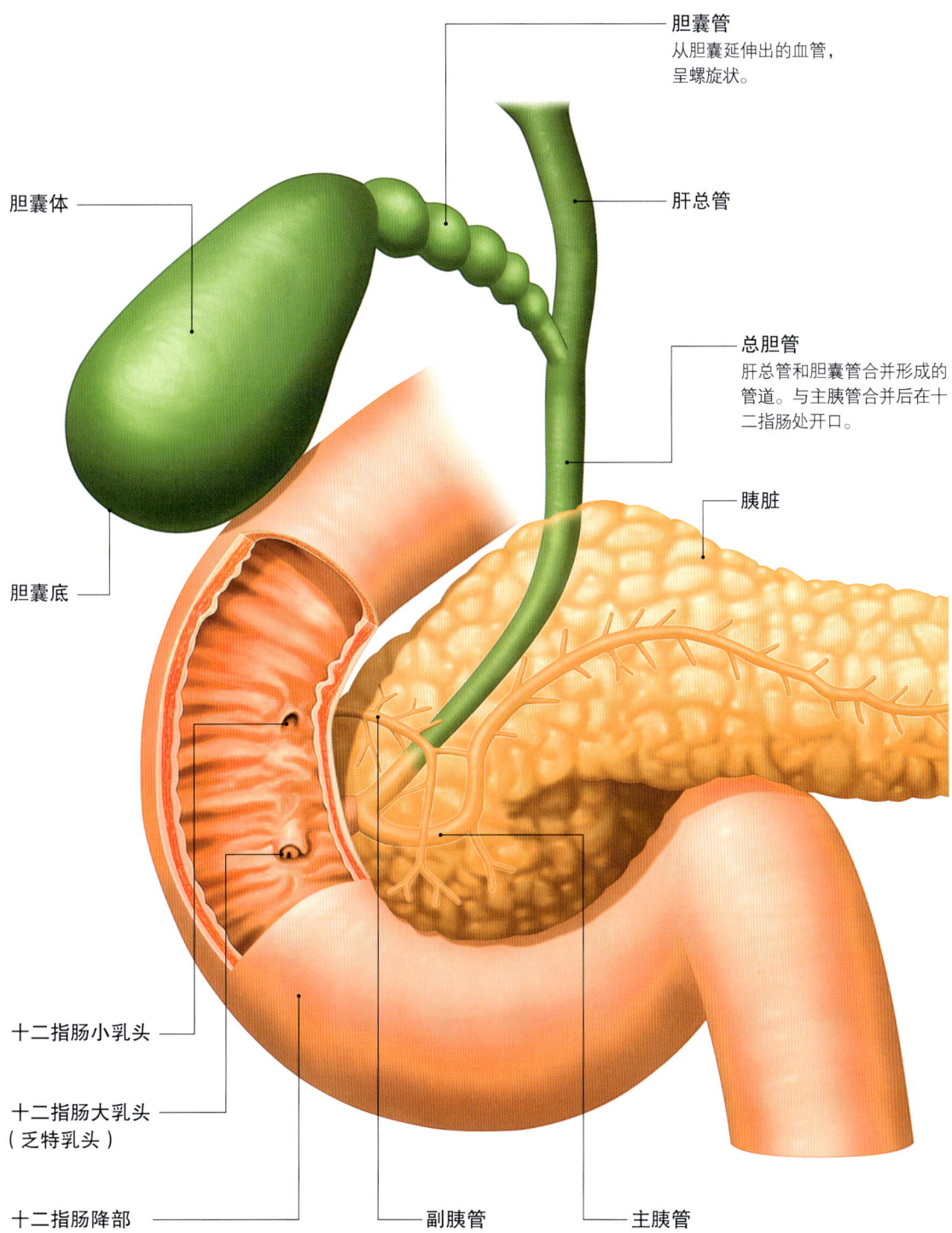

**胆囊管**
从胆囊延伸出的血管，呈螺旋状。

**肝总管**

**胆囊体**

**总胆管**
肝总管和胆囊管合并形成的管道。与主胰管合并后在十二指肠处开口。

**胰脏**

**胆囊底**

**十二指肠小乳头**

**十二指肠大乳头**
（乏特乳头）

**十二指肠降部**

**副胰管**

**主胰管**

第4章——腹部和背部

# 胰脏的构造与功能

含大量消化酵素的胰液，通过胰管分泌到十二指肠内。
另外，散布在胰脏的朗格汉斯细胞群，合成胰岛素等激素，并被输送到血液中。

内分泌系统概述①⇨p72
胆囊的构造⇨p196

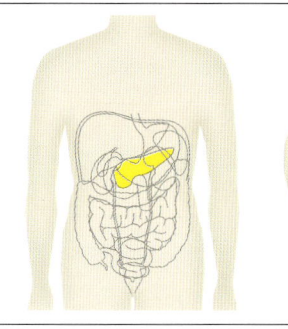
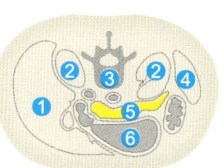

❶肝脏 ❷肾脏 ❸椎骨
❹脾脏 ❺胰脏 ❻胃

### ■ 胰脏各个部位的名称

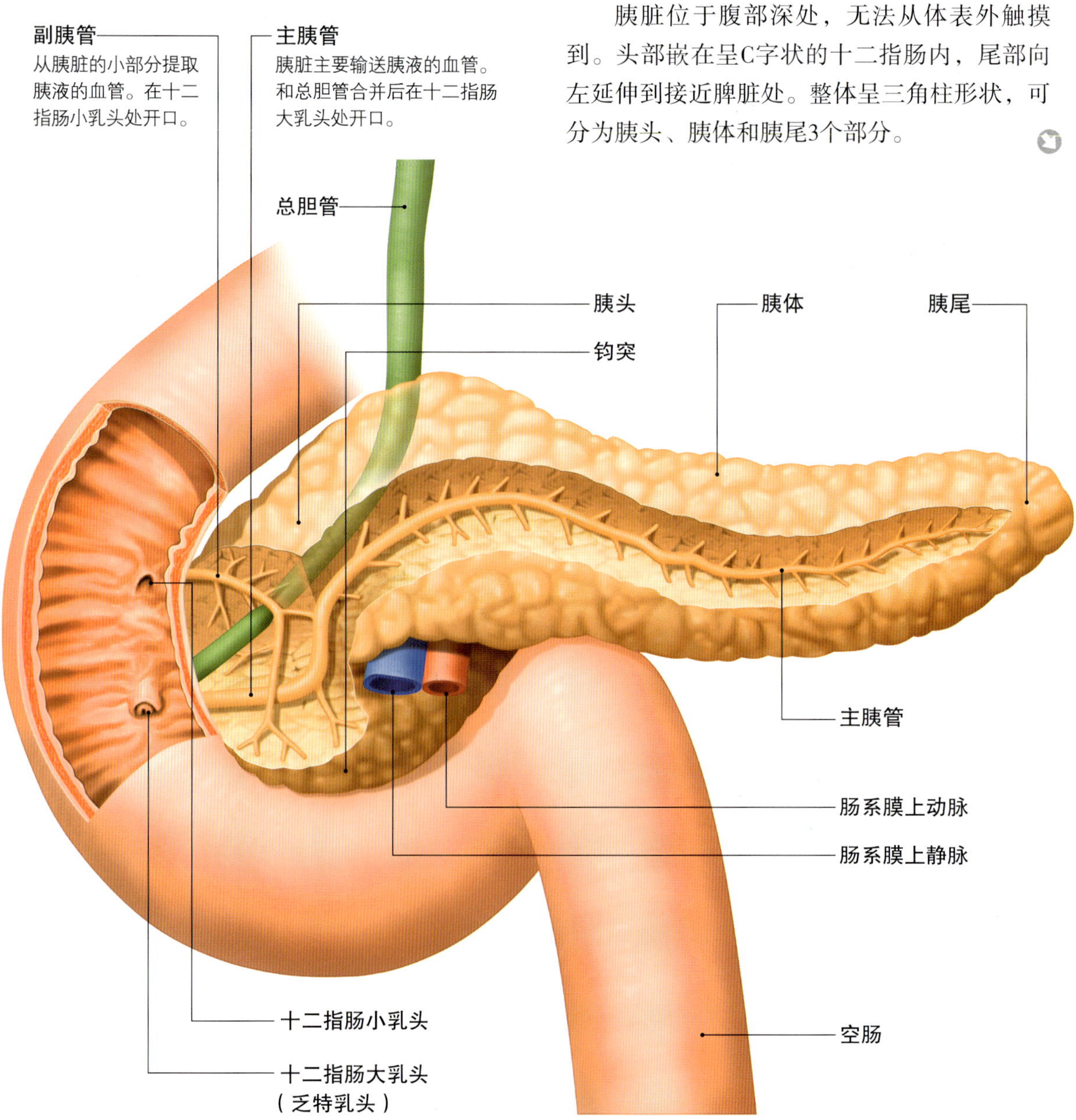

### 胰脏的形态和各部位的名称

胰脏位于腹部深处，无法从体表外触摸到。头部嵌在呈C字状的十二指肠内，尾部向左延伸到接近脾脏处。整体呈三角柱形状，可分为胰头、胰体和胰尾3个部分。

副胰管
从胰脏的小部分提取胰液的血管。在十二指肠小乳头处开口。

主胰管
胰脏主要输送胰液的血管。和总胆管合并后在十二指肠大乳头处开口。

总胆管

胰头
钩突
胰体
胰尾
主胰管
肠系膜上动脉
肠系膜上静脉
空肠
十二指肠小乳头
十二指肠大乳头
（乏特乳头）

## ■ 朗格汉斯细胞群的构造

朗格汉斯细胞群散布在胰脏组织中，是内分泌细胞的组织，也叫胰岛。向血液中输送胰岛素、胰高血糖素等重要激素。

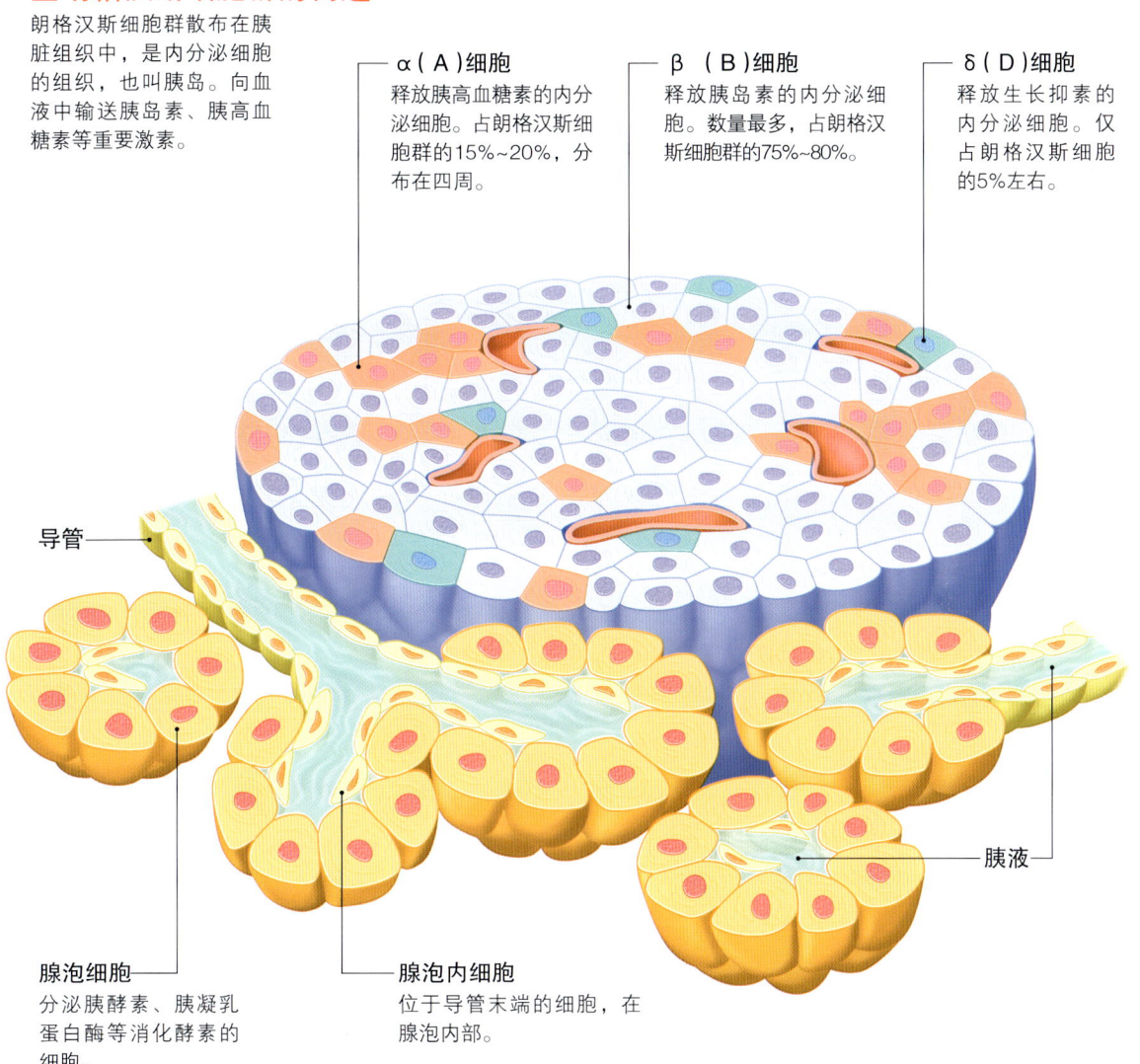

α（A）细胞
释放胰高血糖素的内分泌细胞。占朗格汉斯细胞群的15%~20%，分布在四周。

β（B）细胞
释放胰岛素的内分泌细胞。数量最多，占朗格汉斯细胞群的75%~80%。

δ（D）细胞
释放生长抑素的内分泌细胞。仅占朗格汉斯细胞的5%左右。

导管

腺泡细胞
分泌胰酵素、胰凝乳蛋白酶等消化酵素的细胞。

腺泡内细胞
位于导管末端的细胞，在腺泡内部。

胰液

　　胰脏的组织细胞由肠提供胰液的外分泌部和向血液中输送激素的内分泌部（朗格汉斯细胞群）构成。外分泌部的组织由腺泡和导管组成，将含有消化酵素的胰液输送到十二指肠。输送胰液的血管分为主胰管和副胰管，主胰管和总胆管合并后在十二指肠大乳头处开口。小肠黏膜分泌的促胰液、胆收缩素，会刺激胰液的分泌。胆收缩素舒张十二指肠大乳头开口部的括约肌，使胰液能够流入十二指肠内。

## 胰脏的功能

　　胰液促进小肠消化营养成分的同时，还能够中和胃液中的酸性以保护胃黏膜。

　　内分泌组织的细胞聚集在一起，成片状散布在胰脏中，于是形成朗格汉斯细胞群（胰岛）。人体胰脏内的朗格汉斯细胞群的数量多达100万个以上。

　　朗格汉斯细胞群内有3种代表性的内分泌细胞。α（A）细胞分泌的胰高血糖素，能够将储存在细胞内的肝糖以葡萄糖的形式释放，增加血糖值。β（B）细胞分泌的胰岛素，促进细胞吸收葡萄糖，降低血糖值。一旦胰岛素的功能下降，就会造成血糖值上升，导致糖尿病。δ（D）细胞分泌的生长抑素，能够抑制朗格汉斯细胞群的激素分泌。

# 肾脏的构造

肾脏为成对左右分布的扁豆状器官，基本功能是生成尿液。
肾脏外侧为皮质，内侧为髓质，髓质由椎体构成。分布着肾小体、肾小管和血管。

泌尿生殖系统概述⇨p70
尿液形成的奥秘⇨p202

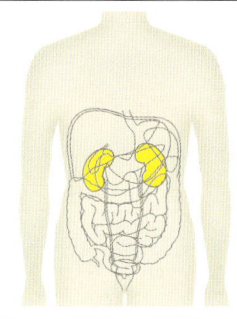
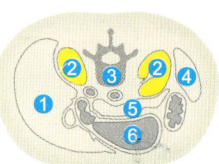

❶肝脏 ❷肾脏 ❸椎骨
❹脾脏 ❺胰脏 ❻胃

## ■肾脏的内部构造

肾实质分为位于被囊一侧的皮质和位于内部肾窦一侧的髓质。髓质由十几个椎体组成，头部和收集管相连，收集尿液。

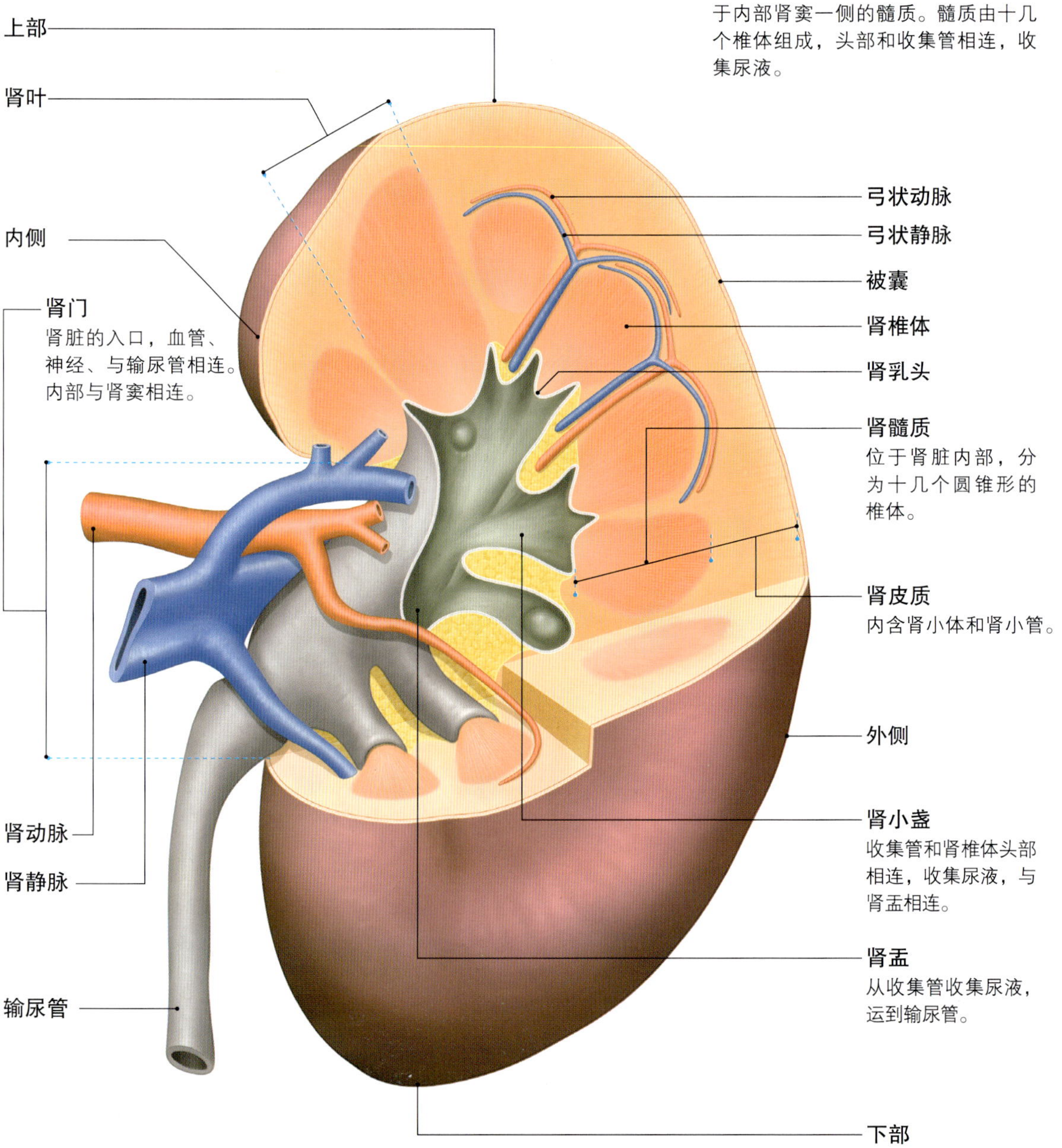

- 上部
- 肾叶
- 内侧
- 肾门
  肾脏的入口，血管、神经、与输尿管相连。内部与肾窦相连。
- 肾动脉
- 肾静脉
- 输尿管

- 弓状动脉
- 弓状静脉
- 被囊
- 肾椎体
- 肾乳头
- 肾髓质
  位于肾脏内部，分为十几个圆锥形的椎体。
- 肾皮质
  内含肾小体和肾小管。
- 外侧
- 肾小盏
  收集管和肾椎体头部相连，收集尿液，与肾盂相连。
- 肾盂
  从收集管收集尿液，运到输尿管。
- 下部

## 生成尿液、成对的扁豆状器官

肾脏位于脊柱的左右两侧，每个重量大约是130g。扁豆状结构外侧覆盖着一层结实的被膜。内部有一个较大的腔，叫做肾窦。脊柱侧稍有凹陷的部位被称作肾门，血管和尿管通过肾门出入肾窦。血管在肾窦中产生大量分支，分布在肾脏内。

肾实质分为肾皮质和肾髓质。肾皮质占据了面向被膜外部的面积，肾髓质由十几个圆锥状的肾椎体构成。肾椎体的尖端突向肾窦的部位叫做肾乳头。一个肾椎体和它周围的肾皮质是肾脏的一个很小的单位，称肾小叶。人类的肾脏是拥有许多个肾小叶的多叶肾。

在肾皮质和和肾髓质中，肾小体、肾小管以及血管分布整齐，它们的功能就是生成尿液。肾皮质内有肾小体（肾小球和肾小囊）和弯曲流向的肾小管（近曲端小管和远曲端小管），肾髓质内直行的肾小管（髓襻和集合管）。粗血管（弓状动静脉）流经肾皮质和肾髓质的结汇处，在此处，分支（小叶间动脉）伸展至肾皮质一侧。肾小管从肾小体延伸出来，往返于肾皮质和肾髓质，到达肾乳头。始于肾小体的肾小管主干道部分称作肾单位，汇合后会形成集合管。肾脏内产生的尿液，全部从肾乳头输送出去。

尿液的输送线路包括肾小盏、肾盂、输尿管。肾小盏位于血管分支的尖端，附在肾乳头处，接受尿液。多个肾小盏汇合在一起，形成面积较大的部分称作肾盂。肾盂到肾门之间，逐渐变细，形成输尿管，从肾脏延伸出来。输尿管一直把尿液输送到膀胱。

### ■ 肾皮质与肾髓质的构造图

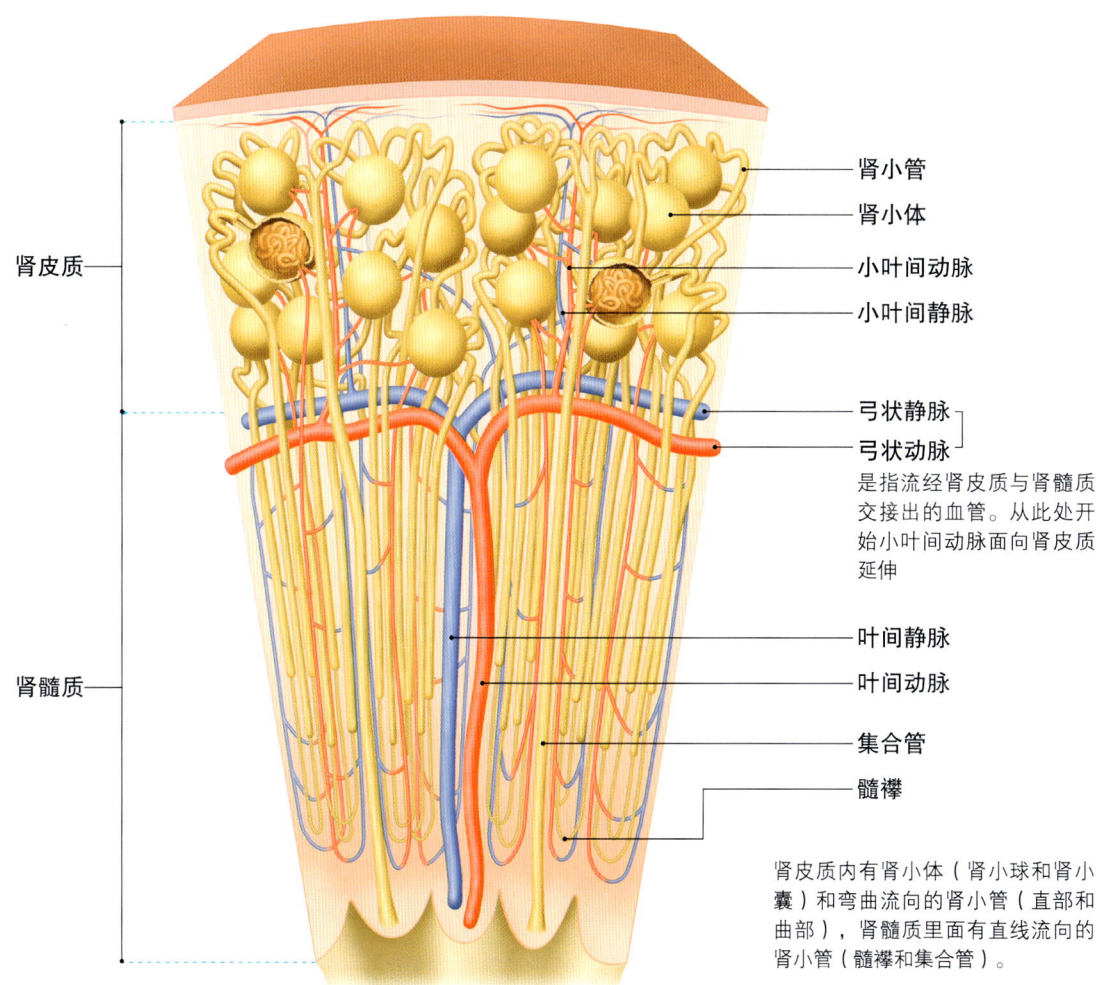

肾皮质内有肾小体（肾小球和肾小囊）和弯曲流向的肾小管（直部和曲部），肾髓质里面有直线流向的肾小管（髓襻和集合管）。

弓状动脉：是指流经肾皮质与肾髓质交接出的血管。从此处开始小叶间动脉面向肾皮质延伸

# 尿液形成的奥秘

在肾小球中血液中，过滤出大量的水分，通过输尿管输送。在输送过程中，原尿中的各种营养物质在肾小管中被再次吸收，然后形成的尿被排出集合管。

肾脏的构造⇨p200
膀胱与排尿反射⇨p204

## ■肾的造构

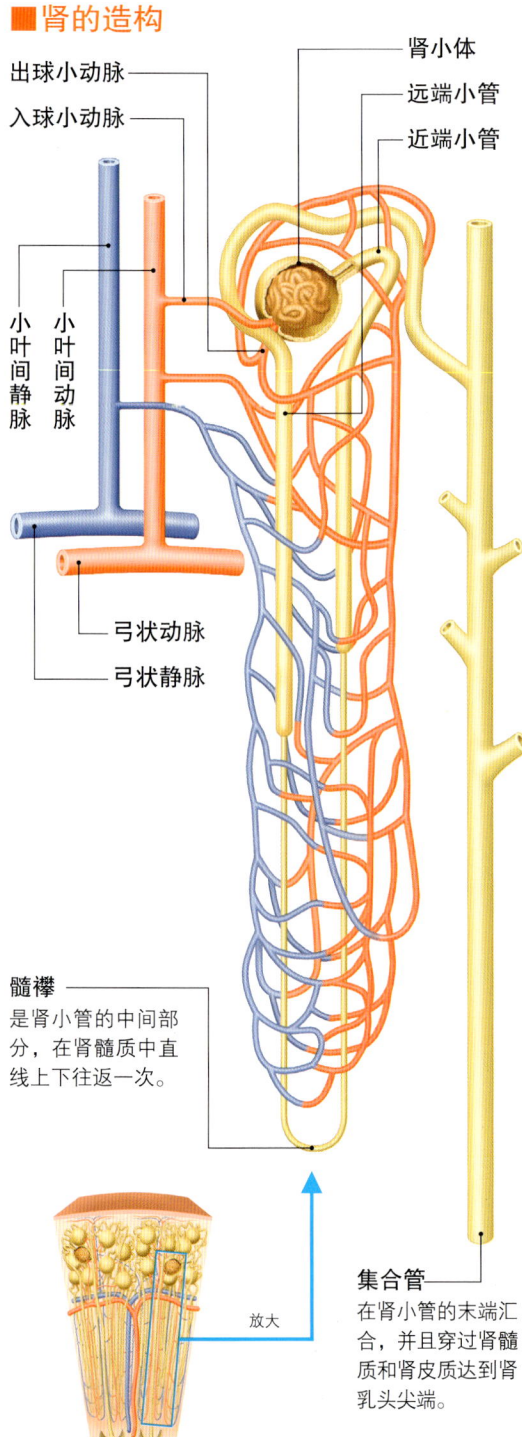

出球小动脉
入球小动脉
肾小体
远端小管
近端小管
小叶间静脉
小叶间动脉
弓状动脉
弓状静脉
髓襻
是肾小管的中间部分，在肾髓质中直线上下往返一次。
放大
集合管
在肾小管的末端汇合，并且穿过肾髓质和肾皮质达到肾乳头尖端。

## ■肾小体的结构

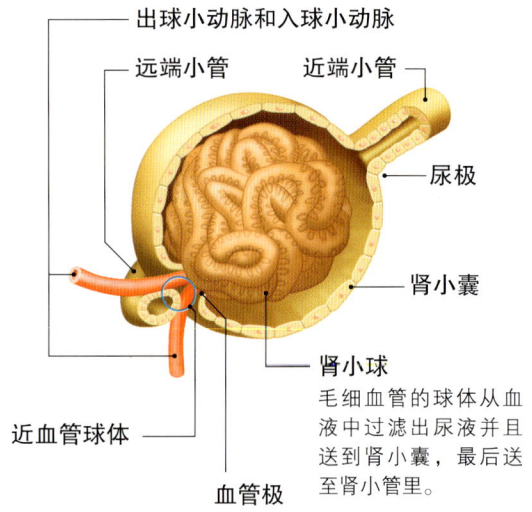

出球小动脉和入球小动脉
远端小管
近端小管
尿极
肾小囊
肾小球
毛细血管的球体从血液中过滤出尿液并且送到肾小囊，最后送至肾小管里。
近血管球体
血管极

### 生成尿液的机制

肾脏是通过肾小球的过滤和肾小管的再吸收两个阶段才生成尿液的。肾小球一天可以从血液中过滤出200L尿液。肾小管中99%的尿液被吸收后返回血液，最终过滤出的尿液的量为1.5L左右。看起来有点浪费，通过这种方式仅仅改变一下肾小管的功能，就可以大幅度地改变过滤出尿液量及尿液的成分。与人的身体状态与水分和盐分的吸收与流失相结合，肾脏具有调节尿液的量与成分、保持体内环境的功能。

裹住肾小球的袋状器官称作肾小囊，它与肾小球一起形成肾小体。从肾小体的血管极开始出现出球小动脉和入球小动脉、在此处肾小球呈下垂状态。在血管极中，同一个肾小球附带的远端肾小管配有近血管球体，它的功能是可以调节肾小球的压力和过滤量。肾小管壁与近端小管相连接。

肾小管在肾皮质中是呈弯曲流向（近位曲

## 简明图解 肾单位的作用

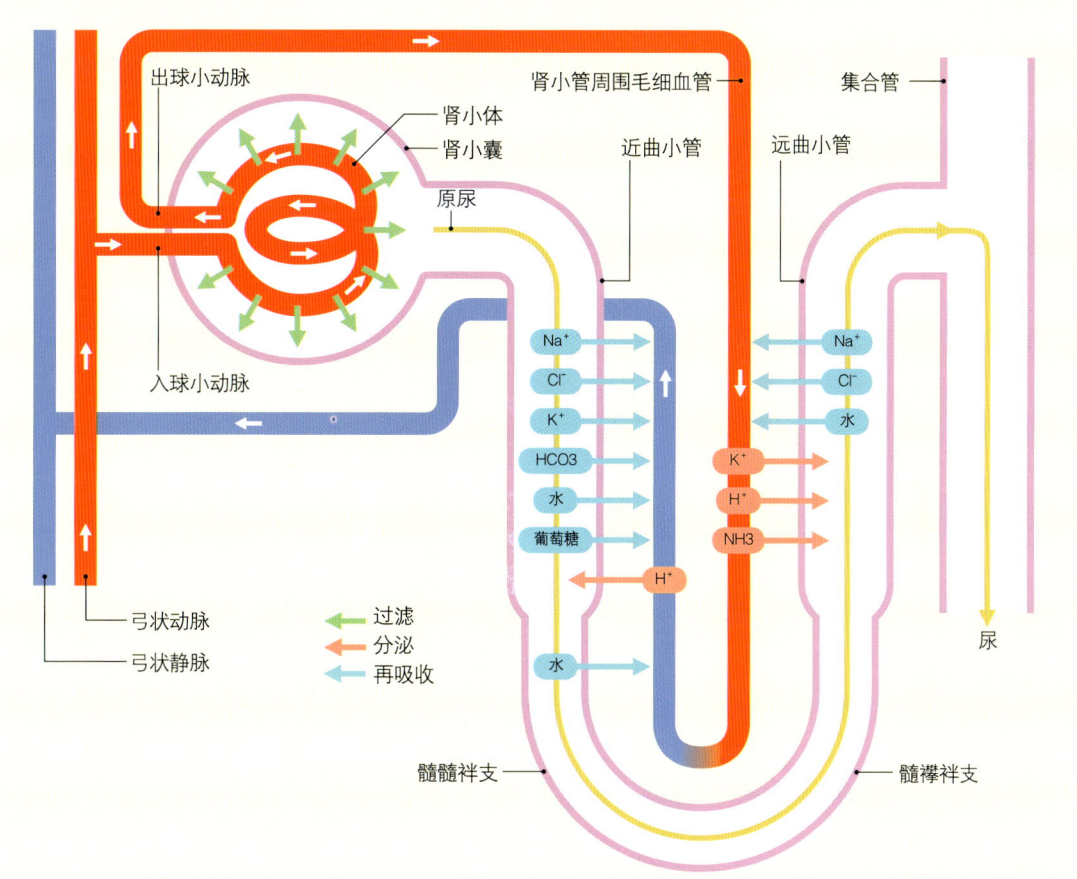

部）的肾髓质往返一次（髓襻），在肾皮质曲部（远位曲部）汇合，并贯穿肾皮质和肾髓质（集合管）。根据肾小管壁的性质，肾小管可分为近端小管、中间小管、远端小管和集合管。根据流向所分的分节与根据管壁性质分出的分节稍有差异。

### 肾小管位置不同，其作用也不同

在近曲小管中，被过滤出的原尿的一半以上都会被再吸收，原尿中所富含的营养成分几乎都被回收。中间小管的血管壁很薄，形成了髓襻下部。远端小管位于髓襻的上部和远位曲部，具有再吸收盐分以及稀释尿液的功能。集合管则受激素影响，调节尿的最终成分。

从中间小管到集合管的部位相互配合，在髓质中储存钠和尿素，产生极强的渗透压。髓质中较高的渗透压有利于制造浓缩的尿液。集合管穿过髓质流向肾乳头顶端时，周围较高的渗透压可以去除水分，最终形成较高浓度的尿。

调节尿的分量与成分，主要是在集合管里进行。一种叫做血管加压素的激素作用于集合管的细胞，可以提高透水性，产生较高浓度的尿。从肾上腺皮质产生的醛固酮，其功能是作用于集合管的细胞，增强钠的再吸收，并把盐分储存在体内，提升血压。在集合管还分布一些闰细胞，其主要功能是改变形成尿液过程中的酸和碱的分泌量，以及调节体内的酸碱度。

从肾小球旁器中会产生肾素这种物质。肾素作用于血浆中的蛋白质有助于产生血管紧缩素Ⅱ（AⅡ）。AⅡ可以使全身动脉的平滑肌收缩，并升高血压。这一构造可以保障肾小球过滤过程中所需的血压，也是造成高血压的原因。

# 膀胱与排尿反射

尿储存在膀胱后，膀胱壁渐渐扩张，相应的刺激就会传送给大脑。
大脑发出调整括约肌的命令后就会停止排尿。
做好准备后，大脑的指令消失就会发生排尿反射。

泌尿生殖系统概述⇨p70
自主神经系统⇨p88
肾脏的构造⇨p200
尿液形成的奥秘⇨p202

## 排尿的时机

肾窦内部的肾盂变成细细的漏斗状，输尿管始于肾门处。输尿管被腹膜覆盖，沿后腹壁下行穿过总髂动静脉进入骨盆内。左右两侧的输尿管到达膀胱后外侧部，倾斜着穿过膀胱壁。

输尿管中途会有3个比较狭窄的部位容易形成尿结石梗阻：①从肾盂移到输尿管之间的部分；②经过总髂动静脉的部位；③穿过膀胱壁的部位。

膀胱是袋状形的平滑肌，位于腹壁的最低端，处于耻骨结合处最靠后的位置。膀胱中一旦储存尿液就会向上涌，按下腹壁的下方就会压迫膀胱。

膀胱黏膜是由移行上皮组成的，它具有很强的伸缩性，在膀胱中一旦有尿液聚积，移行上皮会变薄、伸长，面积扩张。膀胱黏膜的后方有两个开口部（输尿管口），其下部中间位置有通向尿道的出口，称为内尿道口。这3个口所夹住的地方叫做膀胱三角，它与其他的部位不同，这一位置的黏膜弹性小，不易伸展。

膀胱肌层由平滑肌组成。内尿道口周围因流向和性质不同，形成内尿道括约肌。外尿道括约肌则处于尿道穿过骨盆底的尿生殖隔膜的地方，它是指围绕尿道分布的括约肌。

膀胱中一旦储存尿，膀胱壁就会相应扩张，信息通过骨盆内脏神经传到腰、脊髓的排尿中枢。在没有做好排尿准备的情况下，来自大脑皮质的指令会使交感神经兴奋、膀胱壁的平滑肌松缓、内尿道括约肌收缩，以此储存尿液。

做好排尿的准备后，大脑皮质的指令消失，就会引起排尿反射。排尿反射发生以后，排尿中枢的副交感指令被传达到膀胱壁，使平滑肌收缩、内尿道括约肌松缓。阴部神经所控制的外尿道括约肌同时也松缓，从而进行排尿。

### 简明图解 蠕动运动引起的尿运动

肾小盏、肾盂、输尿管壁中的平滑肌比较发达。平滑肌中的细胞连接在一起交换信息，在上部产生的兴奋逐渐传给下部。与此同时，收缩的幅度形成蠕动运动，把尿液从上部输送到下部。

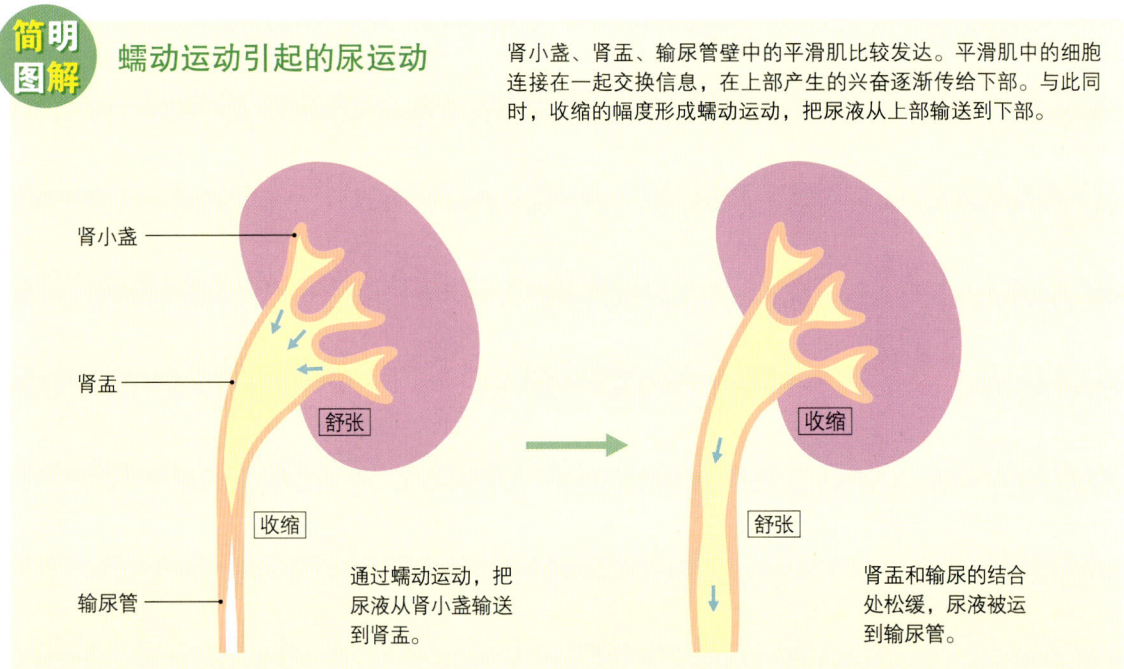

## ■排尿反射的结构

尿液压迫膀胱壁所产生的刺激传达给大脑从而感觉出尿意，另一方面大脑发出控制排尿的指令。排尿时，来自大脑的控制就会消失，由于排尿反射膀胱壁的平滑肌就会收缩，内尿道括约肌弛缓，就开始进行排尿。

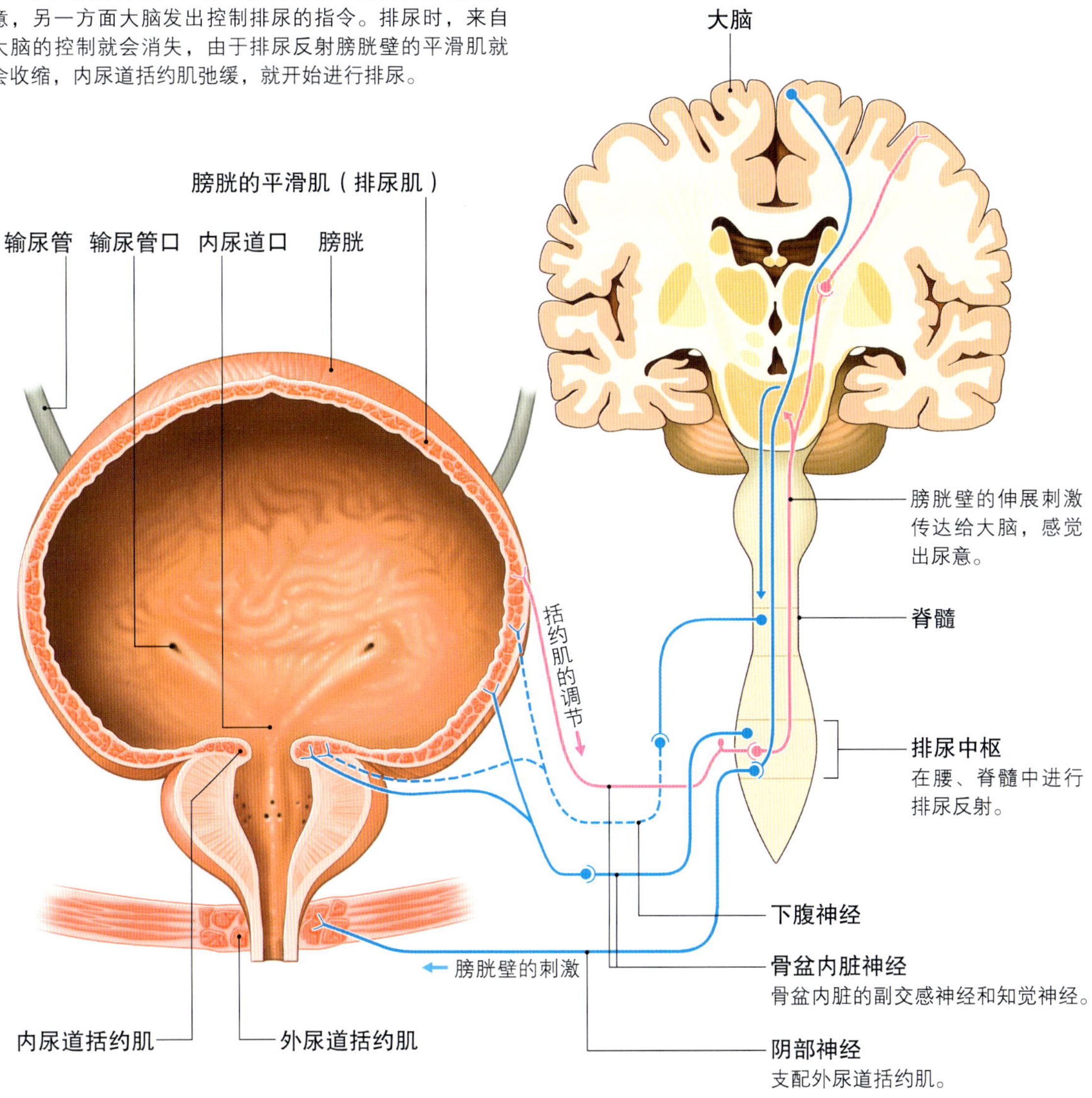

**图中标注：**
- 大脑
- 膀胱的平滑肌（排尿肌）
- 输尿管
- 输尿管口
- 内尿道口
- 膀胱
- 括约肌的调节
- 膀胱壁的伸展刺激传达给大脑，感觉出尿意。
- 脊髓
- 排尿中枢：在腰、脊髓中进行排尿反射。
- 膀胱壁的刺激
- 下腹神经
- 骨盆内脏神经：骨盆内脏的副交感神经和知觉神经。
- 内尿道括约肌
- 外尿道括约肌
- 阴部神经：支配外尿道括约肌。

---

### 专栏　男女尿道的差异

男性和女性的尿道在长度上有很大差别。男性的尿道贯穿于阴茎，长度为16~20cm，分为前列腺部、膈膜部、海绵体部3个部分。女性尿道长约4cm，开口于阴道前庭。随着年龄的增长男性，尿道会出现前列腺肥大、尿路不通畅。尿道受到强烈压迫时，会产生排尿困难、尿不净、尿频等不适感。情况较严重时，可通过切除部分前列腺或激光治疗。

女性的尿道容易引起细菌感染，发生尿道炎、膀胱炎的几率很高。得了膀胱炎之后，会引起肾盂肾炎。

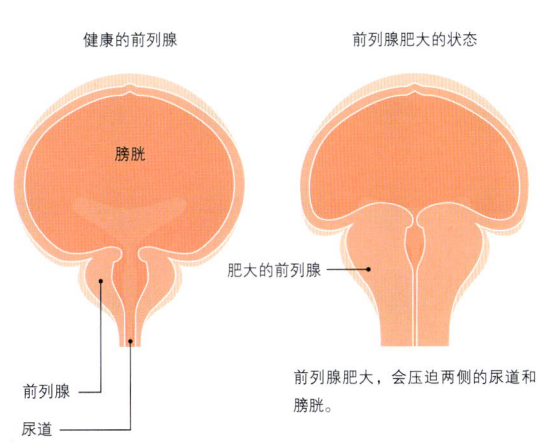

健康的前列腺 / 前列腺肥大的状态
膀胱　前列腺　尿道　肥大的前列腺
前列腺肥大，会压迫两侧的尿道和膀胱。

# 男性生殖器 ❶

精子是由阴囊内部的睾丸产生的,通过输精管运输。
输精管经过很长的路线,开口于尿道口。
阴茎作为性交器官是由海绵体构成的。

泌尿生殖系统概述⇨p70
自主神经系统⇨p88
男性生殖器②⇨p208

## 男性生殖器的构造

男性生殖器是由睾丸、输精管、精囊腺、阴茎组成的,它们的功能分别是产生精子、运输精子、分泌精液等。

睾丸位于阴囊中,呈卵状,长度为4~5cm,表面被结实的腹膜覆盖。附睾附于睾丸上面,从附睾开始运输精子。附睾中有弯弯曲曲的小管子。附睾向下移动变细,与输精管连接。

输精管经过较长时间的复杂运输过程,从阴囊开始朝上方移行,通过斜穿腹部肌肉的腹股沟管,穿过膀胱侧面后,开始移到后方。穿过尿道之后,开始下行,在膀胱的下方直接进入前列腺,到达尿道开口处。从此处开始,一直到尿道的末端的通道,是运输精子和尿液的。

产生精液成分的外分泌腺有3种:精囊腺是一对袋状的腺体,紧附于处在输尿管和尿道连接处的射精管上,它的功能是分泌精囊液,精液的大部分成分都是精囊液;前列腺位于膀胱的正下方,围绕在尿道周围,分泌占精液20%~30%的前列腺液;尿道球腺位于尿生殖隔膜内,在海绵的基部周围,开口于尿道。

阴茎由两种海绵体构成。阴茎海绵体于阴茎上部的左右两侧,构成阴茎的本体。它

## ■男性生殖器的各部位名称(正面)

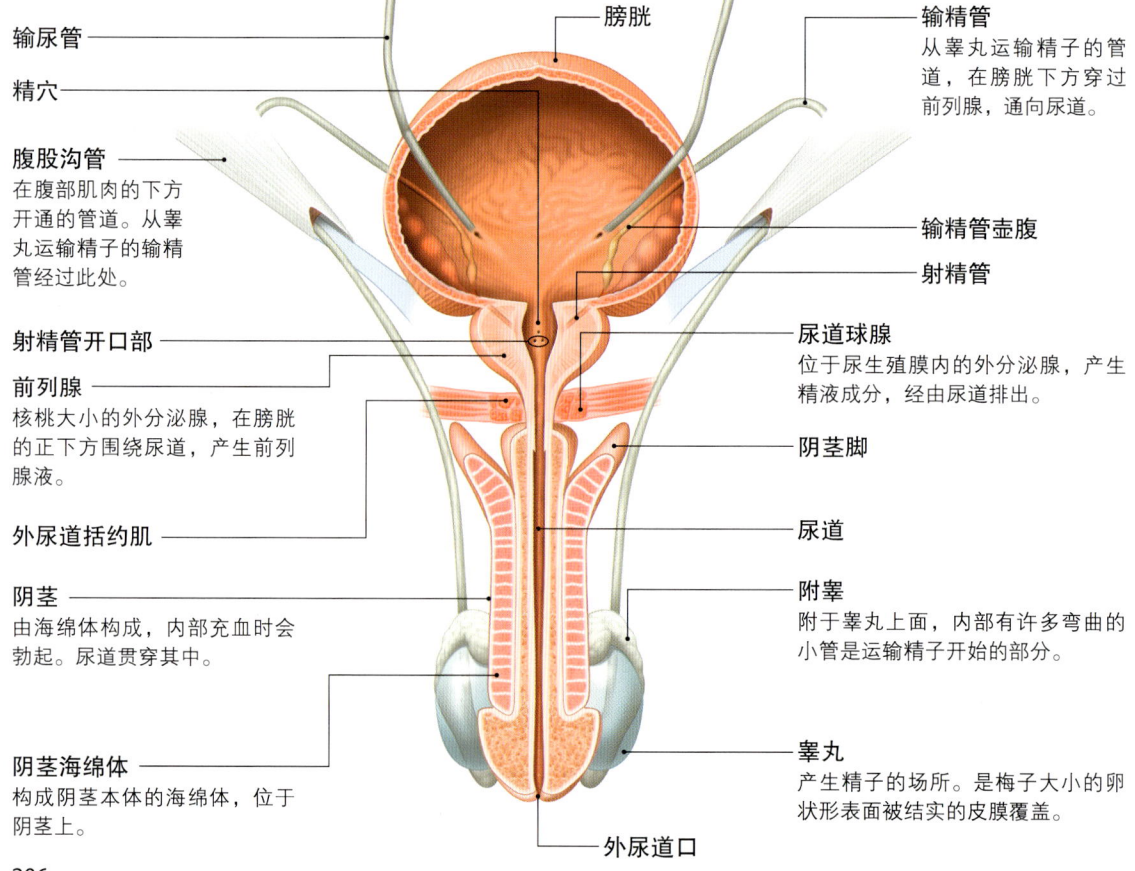

的后方分为左右两部分，被骨盆固定。另一种是尿道海绵体，位于阴茎的下方，尿道贯穿于其全长。尿道海绵体的前端呈蘑菇头状展开，被称为龟头，是非常敏感的部位。后方膨胀起来的部分称尿道球。海绵体的内部呈海绵状，表面被一层结实的皮膜覆盖。身体产生性兴奋时，由于自主神经的作用会引起海绵体动脉的扩张，海绵体内部充血从而压迫皮膜，阴茎就会勃起。

### 专栏 腹股沟疝气

腹股沟指位于腹部与大腿连接的部位。腹股沟管贯穿于其周围的腹壁。腹股沟疝是指原本处于腹腔内的大肠，穿过腹股沟管出现在皮下的情况。男性一般会有这种疾病，尤其是在小孩和中老人之间。用手按的话大肠会回到腹腔内，只要大肠不打弯的话就没有疼痛感。只要动个小手术就可以把疝气口关闭。

## ■ 男性生殖器的各部位名称（矢状面）

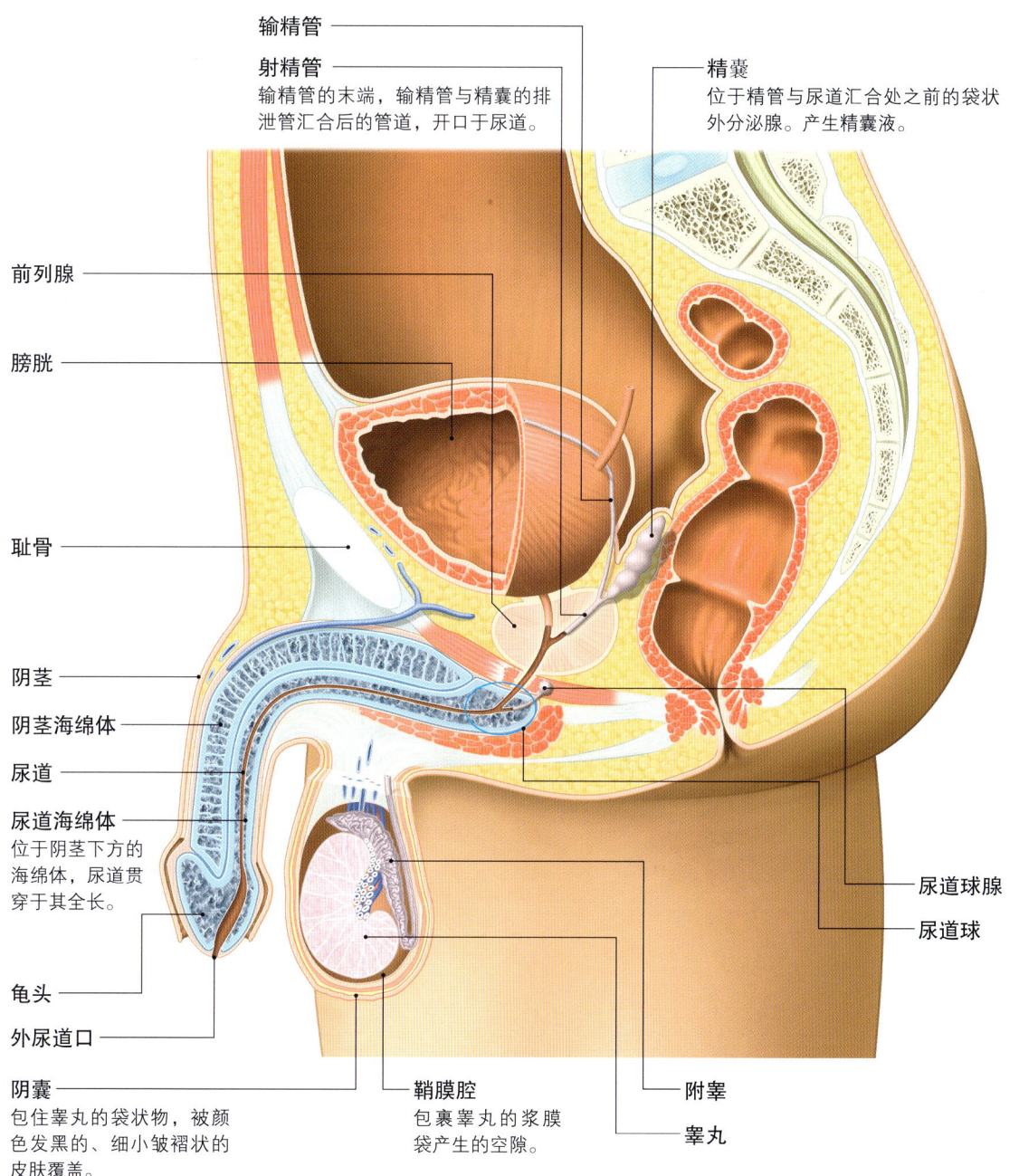

- 输精管
- 射精管：输精管的末端，输精管与精囊的排泄管汇合后的管道，开口于尿道。
- 精囊：位于精管与尿道汇合处之前的袋状外分泌腺。产生精囊液。
- 前列腺
- 膀胱
- 耻骨
- 阴茎
- 阴茎海绵体
- 尿道
- 尿道海绵体：位于阴茎下方的海绵体，尿道贯穿于其全长。
- 龟头
- 外尿道口
- 阴囊：包住睾丸的袋状物，被颜色发黑的、细小皱褶状的皮肤覆盖。
- 鞘膜腔：包裹睾丸的浆膜袋产生的空隙。
- 尿道球腺
- 尿道球
- 附睾
- 睾丸

# 男性生殖器 ❷

睾丸被坚韧的皮膜覆盖,在其内部的许多弯曲的精曲小管中,精祖细胞不断分裂产生精子。精子主要由包含基因的核的头部和具有运动能力的尾部组成。

男性生殖器①⇨ p206

## 产生精子的原因

睾丸呈微扁的椭圆形,表面有一层坚厚的纤维膜,其上方是附睾。睾丸网位于睾丸的出口,从睾丸网发出多条睾丸输出小管把精子运输到附睾的上部。在附睾中有一条弯曲的附睾管。附睾尾部与输精管相连接。

在睾丸内部,从睾丸白膜伸出来的睾丸纵膈将睾丸分成200~300个睾丸小叶,睾丸小叶含有盘曲的精曲小管,精曲小管的上皮能产生2~4条个精子。精曲小管与输精管相连接,把一根精曲小管伸直大约70~80cm。

曲精小管壁被基底膜包裹,它的外侧有分泌男性激素的莱迪希细胞,内部有产生精子的精细胞和支持细胞。支持细胞又称赛托利细胞,呈圆柱状,作用主要是机械的支持精细胞或给精细胞提供营养。

未经过分化的精细胞称为精祖细胞,位于曲细精管壁的最底部。精祖细胞不断分裂,一部分

## ■ 睾丸的构造

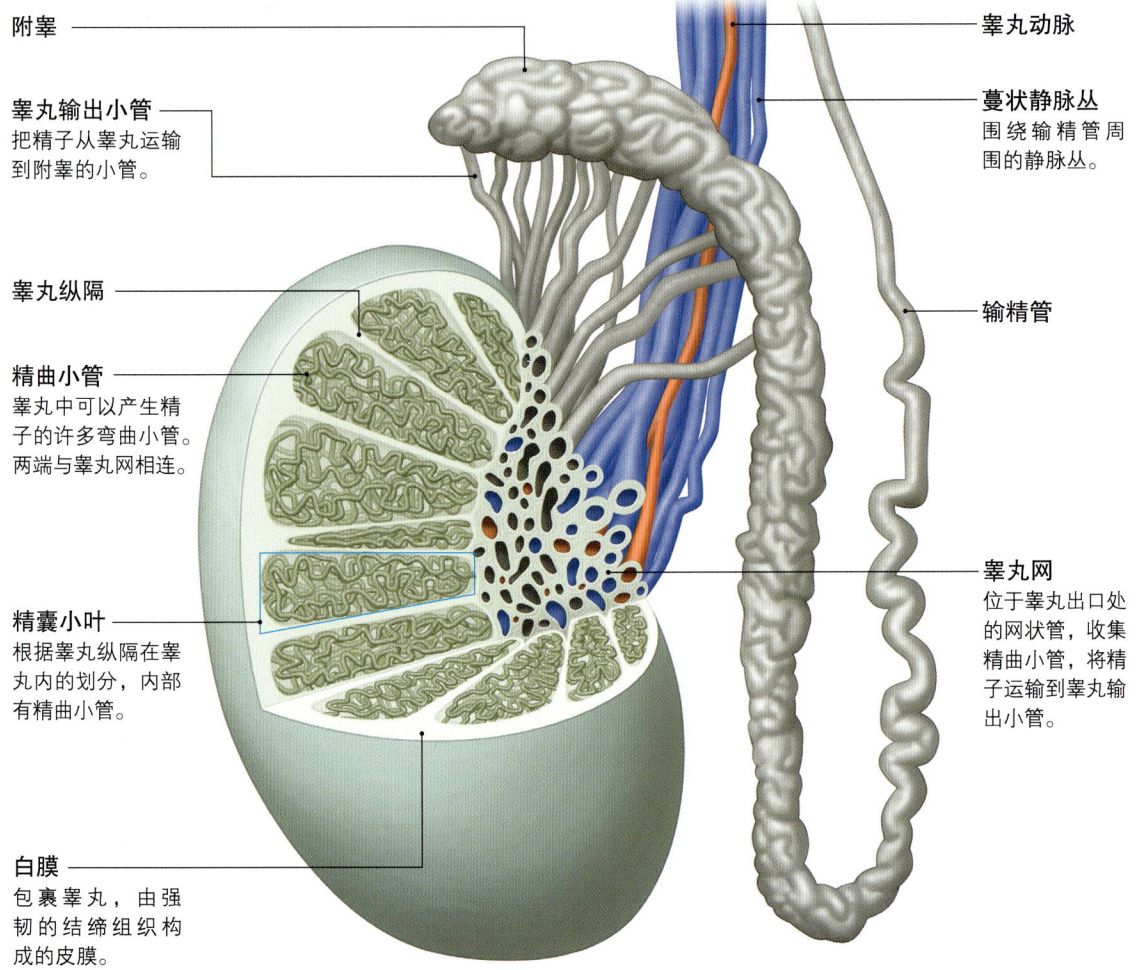

附睾

睾丸输出小管
把精子从睾丸运输到附睾的小管。

睾丸纵隔

精曲小管
睾丸中可以产生精子的许多弯曲小管。两端与睾丸网相连。

精囊小叶
根据睾丸纵隔在睾丸内的划分,内部有精曲小管。

白膜
包裹睾丸,由强韧的结缔组织构成的皮膜。

睾丸动脉

蔓状静脉丛
围绕输精管周围的静脉丛。

输精管

睾丸网
位于睾丸出口处的网状管,收集精曲小管,将精子运输到睾丸输出小管。

变为一次精母细胞，开始进行减数分裂。经第一次减数分裂后形成二次精母细胞，经第二次减数分裂后形成精子细胞。随着各种细胞进行不断的分裂，精细胞逐渐向曲细精管的内腔移动。精子细胞经过分化、变形，最终变成精子。

精子是由小小的头部和长长的鞭毛组成的特殊的细胞。精子的头部有含有遗传因子的核和可以进入卵子的尖体。精子的头部和中部由细细的颈相隔，中部有线粒体，用以提供运动所需的能量。尾部是长长的鞭毛，鞭毛摇动使精子向卵子游进。

包含人类在内的哺乳动物的精巢，是由强韧的结缔组织被膜覆盖而成，称为睾丸。

> **专栏 精子的产生**
>
> 青春期以前的精巢的曲细精管内腔是关闭的，并不能生成精子。曲细精管内腔慢慢张开，伴随着青春期的开始，也开始产生精子，并且一生都不会绝精。精祖细胞变成精母细胞，经过减数分裂变为精子，大概需要64天（还有一种说法是需要72天）。
>
> 一次射精射出的精液量约为3.5ml，约含精子数4亿个（每ml约1亿2000万个），实际能到达卵子周围的有50~200个，只有一个能受精。但当精液中的精子浓度在每ml2000万个以下时，会导致不孕不育。

## ■ 曲细精管的构造

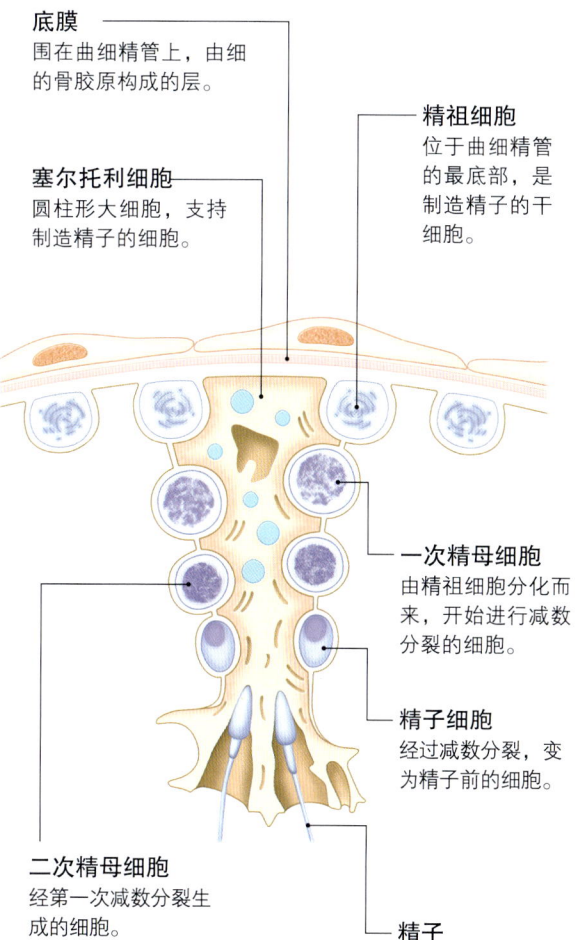

**底膜**
围在曲细精管上，由细的骨胶原构成的层。

**塞尔托利细胞**
圆柱形大细胞，支持制造精子的细胞。

**精祖细胞**
位于曲细精管的最底部，是制造精子的干细胞。

**一次精母细胞**
由精祖细胞分化而来，开始进行减数分裂的细胞。

**精子细胞**
经过减数分裂，变为精子前的细胞。

**二次精母细胞**
经第一次减数分裂生成的细胞。

**精子**

## ■ 精子的构造

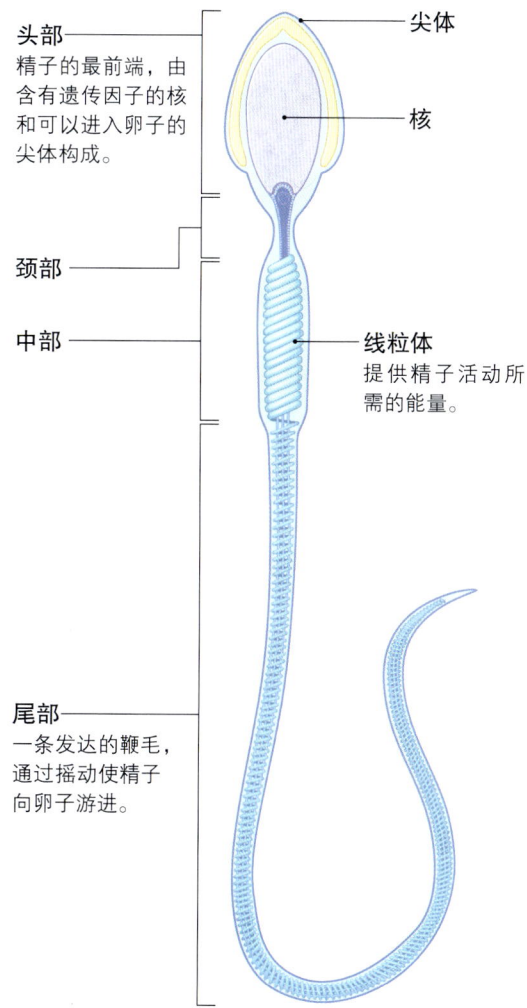

**头部**
精子的最前端，由含有遗传因子的核和可以进入卵子的尖体构成。

**尖体**

**核**

**颈部**

**中部**

**线粒体**
提供精子活动所需的能量。

**尾部**
一条发达的鞭毛，通过摇动使精子向卵子游进。

# 女性生殖器 ❶

女性生殖器官多位于由两侧盆骨围成的宽大的盆腔内。从子宫向左右伸展的边缘沿输卵管分布。输卵管下面是卵巢，能够生产卵子。子宫的下部与阴道相连接。

内分泌系统概述⇨p72
骨盆⇨p176
女性生殖器❷⇨p212
受精的奥秘⇨p214

## 女性生殖器的构造

女性的生殖器官由生产卵子的卵巢、输送卵子和培育胎儿的输卵管、外分泌腺以及作为交接器的外阴部组成。

女性生殖器大部分都在骨盆中，前面是膀胱，后面是直肠，女性生殖器就夹在其中。在叫做子宫广间膜的宽阔腹膜的褶皱中央部分有子宫，从子宫的两侧向左右伸展褶皱的边缘，并沿输卵管分布。

在骨盆的侧壁附近，子宫广间膜的后面有卵巢。卵巢是长约3~4cm的长圆形体，被腹膜覆盖。卵巢中，有叫做卵细胞的小袋子，里面可以储存卵子。卵子受到下垂体激素的刺激开始成熟，每个月排出一个卵子。

子宫的下部通过阴道与外阴部相连。

### ■ 女性内生殖器的各部分名称（后面）

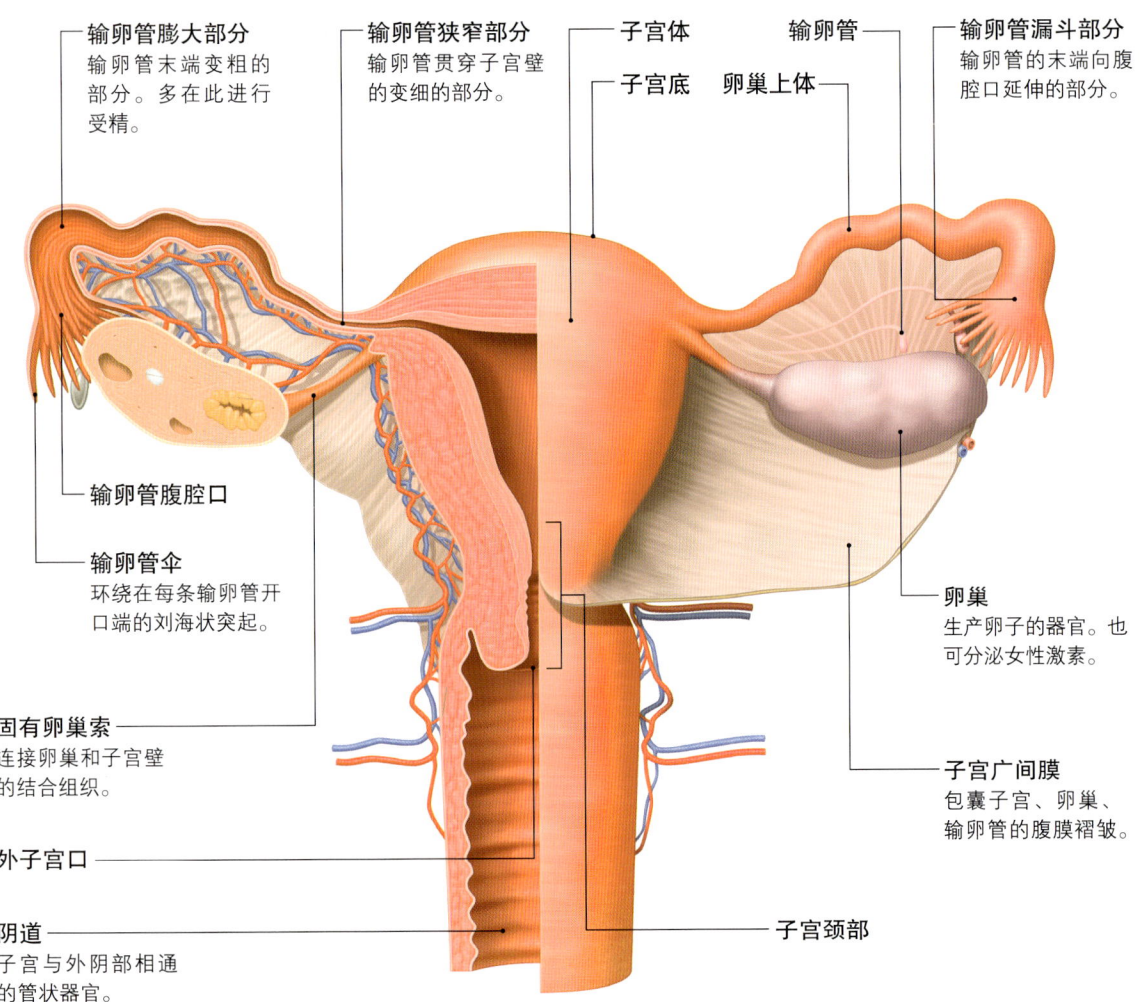

- **输卵管膨大部分**：输卵管末端变粗的部分。多在此进行受精。
- **输卵管狭窄部分**：输卵管贯穿子宫壁的变细的部分。
- **子宫体**
- **子宫底**
- **输卵管**
- **卵巢上体**
- **输卵管漏斗部分**：输卵管的末端向腹腔口延伸的部分。
- **输卵管腹腔口**
- **输卵管伞**：环绕在每条输卵管开口端的刘海状突起。
- **固有卵巢索**：连接卵巢和子宫壁的结合组织。
- **外子宫口**
- **阴道**：子宫与外阴部相通的管状器官。
- **卵巢**：生产卵子的器官。也可分泌女性激素。
- **子宫广间膜**：包囊子宫、卵巢、输卵管的腹膜褶皱。
- **子宫颈部**

## 子宫的构造

输卵管是由平滑肌组成的管道，在卵巢的附近有开口部分，沿子宫广间膜的上边缘到达子宫。由输卵管漏斗部分、输卵管膨大部分、输卵管狭窄部分3个部分组成。输卵管漏斗部分的边缘广阔，附有叫做输卵管伞的刘海状突起。输卵管漏斗部分覆盖在卵巢之上，将排出的卵子吸入输卵管。卵子在输卵管腺毛的作用下，缓慢地向子宫移动，在输卵管漏斗处与精子汇合，在输卵管膨大部分进行受精。

子宫长约7~8cm，宽4cm，厚3cm，子宫壁由厚实的平滑肌组成。内部由黏膜包围，是中空性结构。子宫在子宫广间膜的中央部分，上部与左右的输卵管相连，下端与阴道相连。

子宫壁由黏膜、筋层、浆膜3层组成。子宫的黏膜称为内膜，每逢月经周期都会增殖，为受精卵植入子宫做准备。筋层由平滑筋构成，在怀孕期会随着胎儿的生长而增大，在分娩的时候又会因生出胎儿而收缩。子宫的表面是浆膜，被腹膜覆盖。

子宫下端变细的部分叫子宫颈，在阴道的上部突起。阴道里面被由双层扁平上皮构成的结实的黏膜覆盖。阴道壁由平滑肌构成，外侧是骨盆底部的结缔组织。阴道的开口部分周围是阴道前庭，在这里有叫做大前庭腺的外分泌腺向外张开，分泌液体使黏膜变得润滑，有利于性行为的顺利完成。

### ■女性生殖器官的各部分名称（中央切面）

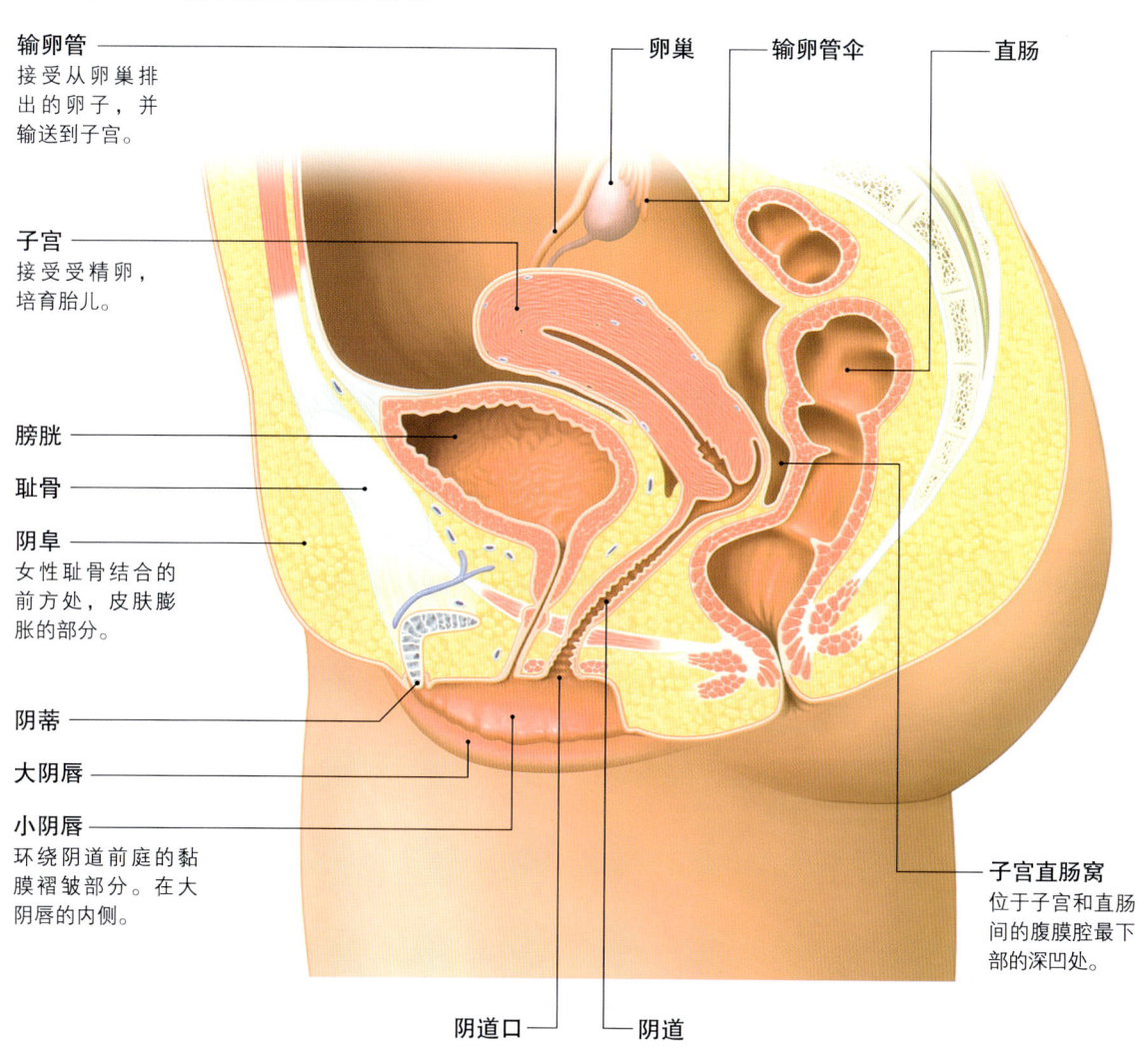

**输卵管** 接受从卵巢排出的卵子，并输送到子宫。

**子宫** 接受受精卵，培育胎儿。

**膀胱**

**耻骨**

**阴阜** 女性耻骨结合的前方处，皮肤膨胀的部分。

**阴蒂**

**大阴唇**

**小阴唇** 环绕阴道前庭的黏膜褶皱部分。在大阴唇的内侧。

**卵巢**

**输卵管伞**

**直肠**

**子宫直肠窝** 位于子宫和直肠间的腹膜腔最下部的深凹处。

**阴道口**　**阴道**

# 女性生殖器❷

在阴阜和会阴之间是女性的外生殖器，尿道口和阴道口向外张开。在骨盆的出口处有各种各样的肌肉支撑内脏。

骨盆⇨p176
大肠、肛门的构造和功能⇨p190
女性生殖器❷⇨p210

## ▍女性外生殖器的构造

外阴部（外生殖器）是生物体的构成器官之一，以生殖后代为目的。男性生殖器包含阴茎和阴囊，女性生殖器包含从耻骨到会阴的器官。

耻骨结合的前部皮肤膨胀的部分叫阴阜，是外阴部最前面的部分。阴阜往后一直延伸到会阴，左右的皮肤向外张开的部分叫大阴唇，在大阴唇中间的狭窄空间叫阴裂（阴门）。

在阴裂中，叫做小阴唇的左右边的黏膜褶皱呈纵向分布，在这期间的空隙是阴道前庭。小阴唇的前端被包皮（阴核龟头）覆盖，小阴唇的后端左右称为阴道前庭的后端。在阴道前庭处，外尿道口在前，阴道口在后，向外张开。

骨盆的上半部称为大骨盆，横向张开支撑腹部的内脏。下半部称为小骨盆，呈圆筒状，骨盆的内脏都在这里面，同时骨盆还是消化器官、泌尿器官、生殖器官的通道。小骨盆的出口以骨骼肌为主体由隔膜分开，从下面支撑骨盆里的内脏。

骨盆出口的隔板有两条。前半部的隔板称为尿生殖隔膜，由会阴深横肌和其上下的隔膜组成。这个隔膜由左右的耻骨肌和坐骨下支开始出现，在正中部的有连接尿道和阴道的通孔。后半部的隔板称为骨盆隔膜，以提肛肌为主。这个隔膜由小骨盆的内部开始出现，在肛门的周围聚集，有使肛门不向下脱落的作用。

### ■外阴部的各部分名称

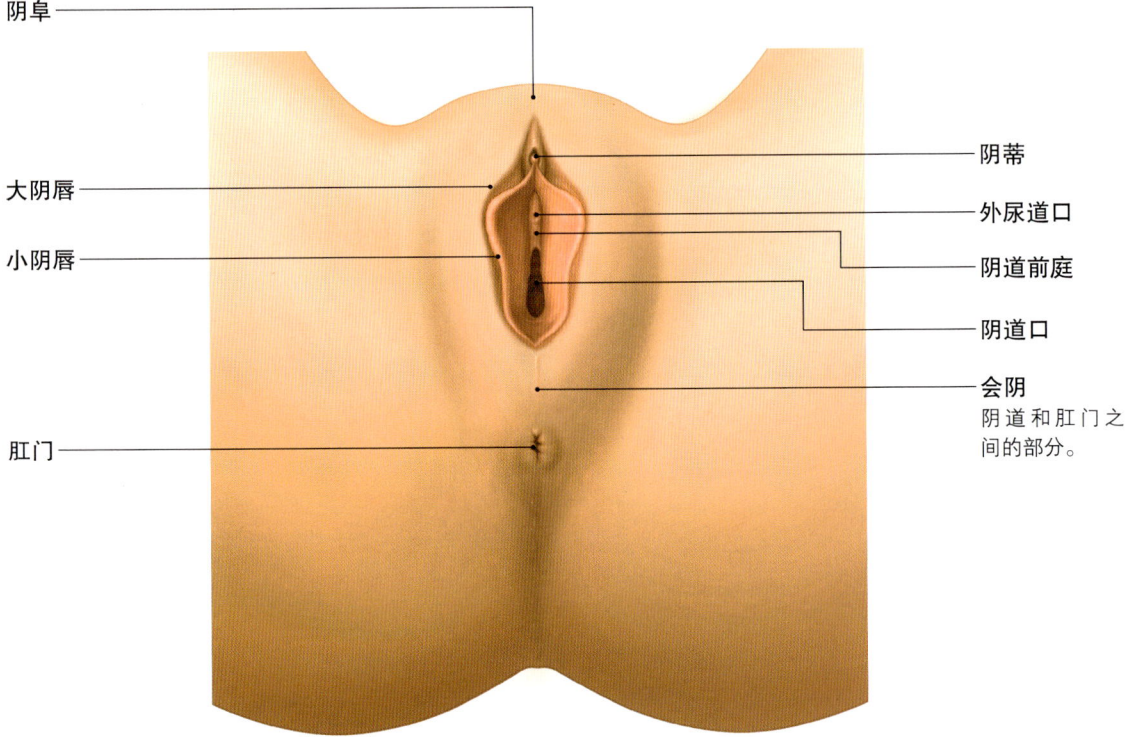

阴阜
大阴唇
小阴唇
肛门
阴蒂
外尿道口
阴道前庭
阴道口
会阴 阴道和肛门之间的部分。

## 专栏 男女生殖器的对照表

男女生殖器官从发生学的由来来看，如右图所示。睾丸和卵巢以及外阴部的男女构造中，精管和卵管、子宫等管状的构造物（称为生殖管）并不对应。在胚子期间，生殖器中会形成中肾管(午非管)和副中肾管(苗勒管)。男性的生殖管由中肾管开始形成，女性的生殖管由中肾旁管开始形成。最后都会退化消失，只会变为痕迹器官留存下来。

| 男性 | 女性 |
|---|---|
| 精巢 | 卵巢 |
| 精巢上体管 | 卵巢上体管* |
| 精管 | 输卵管 |
| 精巢垂* | 卵管、子宫 |
| 前列腺小室* | 阴道 |
| 前列腺 | 尿道腺、尿道旁腺 |
| 尿道球腺 | 大前庭腺 |
| 阴茎 | 阴核 |
| 阴茎龟头 | 阴核龟头 |
| 阴茎海绵体 | 阴核海绵体 |
| 尿道海绵体 | 前庭球 |
| 阴茎的腹侧 | 小阴唇 |
| 阴囊 | 大阴唇 |

＊标记是退化器官

## ■外阴部周围的肌肉

骨盆的出口由肌肉包围形成隔膜，支撑骨盆的内脏器官。在前面的阴道和尿道张口的部位有以会阴深横肌为主体形成的泌尿生殖隔膜，在后面肛门周围的部分有以提肛肌为主体形成的骨盆隔膜。

(A 坐骨结节)

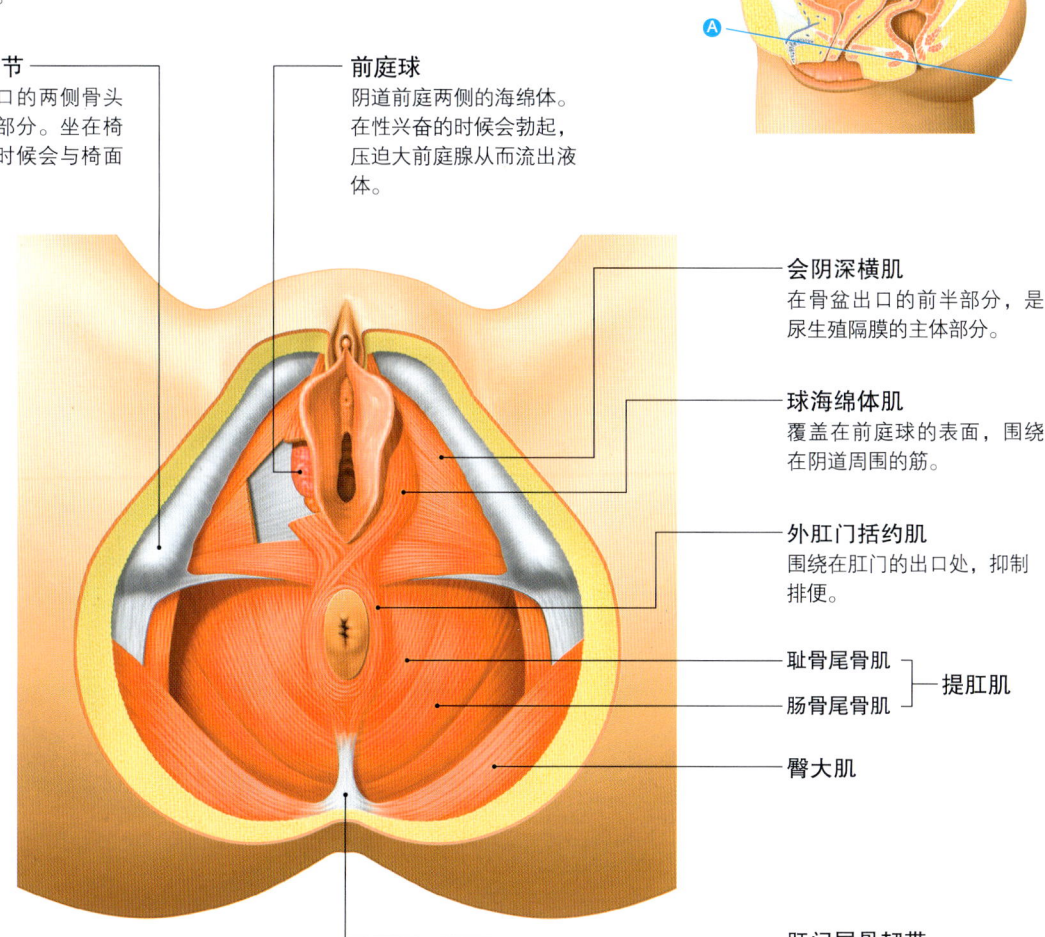

**坐骨结节**
骨盆出口的两侧骨头突起的部分。坐在椅子上的时候会与椅面接触。

**前庭球**
阴道前庭两侧的海绵体。在性兴奋的时候会勃起，压迫大前庭腺从而流出液体。

**会阴深横肌**
在骨盆出口的前半部分，是尿生殖隔膜的主体部分。

**球海绵体肌**
覆盖在前庭球的表面，围绕在阴道周围的筋。

**外肛门括约肌**
围绕在肛门的出口处，抑制排便。

耻骨尾骨肌 ─┐
          ├─ 提肛肌
肠骨尾骨肌 ─┘

臀大肌

肛门尾骨韧带

# 受精的奥秘

与生殖有关的激素的变化周期约为一个月,它的变化使卵巢和子宫发生各种各样的变化。受精后,受精卵植入子宫内膜,开始妊娠。

内分泌系统概述⇨ p72, p74
男性生殖器②⇨ p208
女性生殖器⇨ p210, p212

■ 受精卵的成长

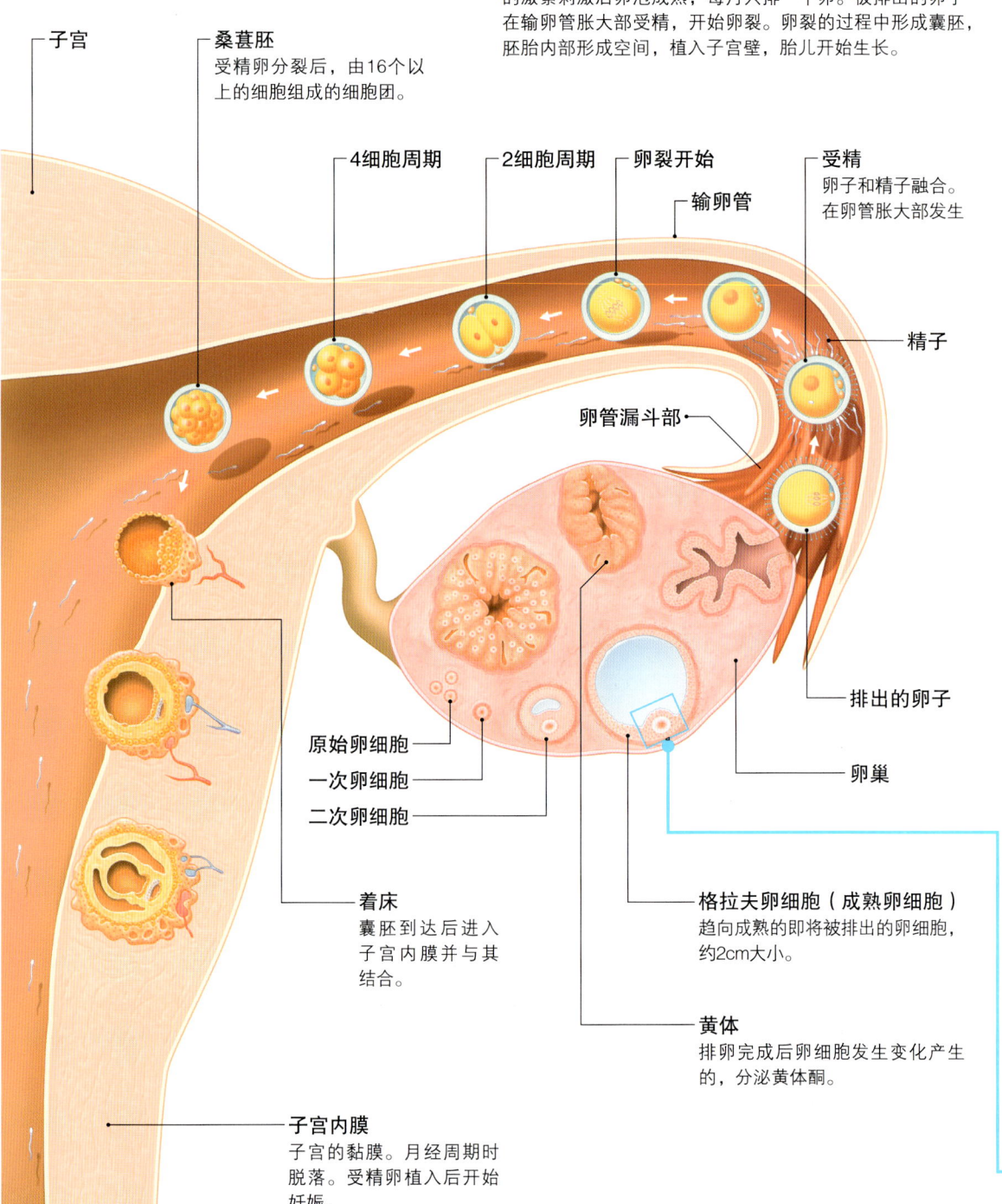

## 简明图解 性周期

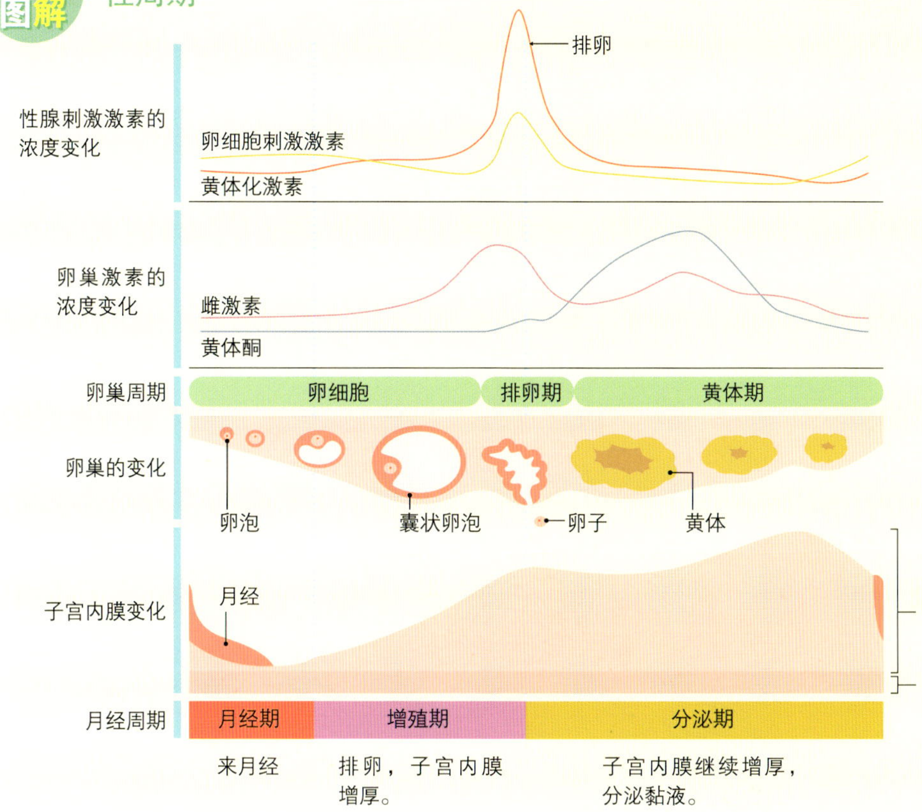

左图表示激素的分泌量与卵巢、子宫内膜变化的关系。女性的基础体温在卵泡期为低温期，以排卵为界限开始转向高温期。性周期大约是28天，从第14日起排卵开始增加。

子宫内膜由机能层（表层）和基底层（深层）组成，只有机能层呈周期性变化。基底层在月经时也残留着。

**性腺刺激激素的浓度变化**：卵细胞刺激激素、黄体化激素

**卵巢激素的浓度变化**：雌激素、黄体酮

**卵巢周期**：卵细胞 | 排卵期 | 黄体期

**卵巢的变化**：卵泡、囊状卵泡、卵子、黄体

**子宫内膜变化**：月经

**月经周期**：月经期 | 增殖期 | 分泌期

- 来月经
- 排卵，子宫内膜增厚。
- 子宫内膜继续增厚，分泌黏液。

## 性周期和受精

卵巢和子宫的变化周期为一个月，称为性周期。下丘脑、下垂体和卵巢分泌激素并呈周期性。

成熟女性在子宫内膜周期性脱落的同时，子宫出血并从阴道流出，即月经，该周期大约为一个月。月经时，卵巢中有15~20个卵泡开始成熟，开始分泌雌激素。期间只有一个卵泡完全成熟，月经周期的第14日左右，下垂体释放出大量的黄体化激素和卵泡刺激激素。受此影响，在分泌出大量雌激素的同时排出卵细胞，剩余的卵细胞停止成熟过程并消失。

在此期间，子宫内膜增殖变厚。排卵结束后卵泡变为黄体，释放出黄体酮。该激素抑制了子宫内膜的增殖，并向子宫内释放分泌物，从而做好植入受精卵的准备。没有植入受精卵时，黄体退化，性激素分泌量减少，子宫内膜坏死，开始下一个月经周期。

排出的卵子从输卵管漏斗部进入输卵管，输卵管的纤毛使其从输卵管中徐徐通向子宫。精子到达后，在输卵管胀大部进行受精。

受精卵持续进行卵裂，变为囊胚时，植入子宫内膜。由受精卵产生的营养膜的细胞分泌出性腺刺激激素，卵泡的黄体要持续分泌11~12周的性激素。之后胎盘开始分泌大量的黄体酮。

【卵丘】（放大图）

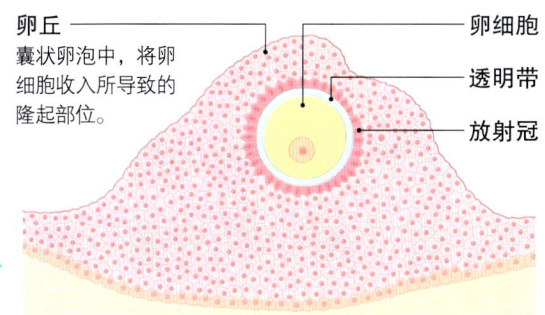

- 卵丘：囊状卵泡中，将卵细胞收入所导致的隆起部位。
- 卵细胞
- 透明带
- 放射冠

# 胎儿的血液循环

胎儿为了接受来自胎盘的氧气,从心脏通向肺部几乎没有血液,而是通过迂回路使右心室和左心房相连结。迂回路在孩子出生的同时关闭,开始进行肺呼吸。

循环器官系统概述⇨p46
全身的血管⇨p48、p50
女性生殖器⇨p210、p212

### ■胎儿和胎盘

胚胎在母亲的子宫里,各种器官开始成形、身体成长,慢慢长大。下图是出生前10个月大小的胎儿,浮在羊水中头向下,通过脐带和附着子宫壁的胎盘连在一起。

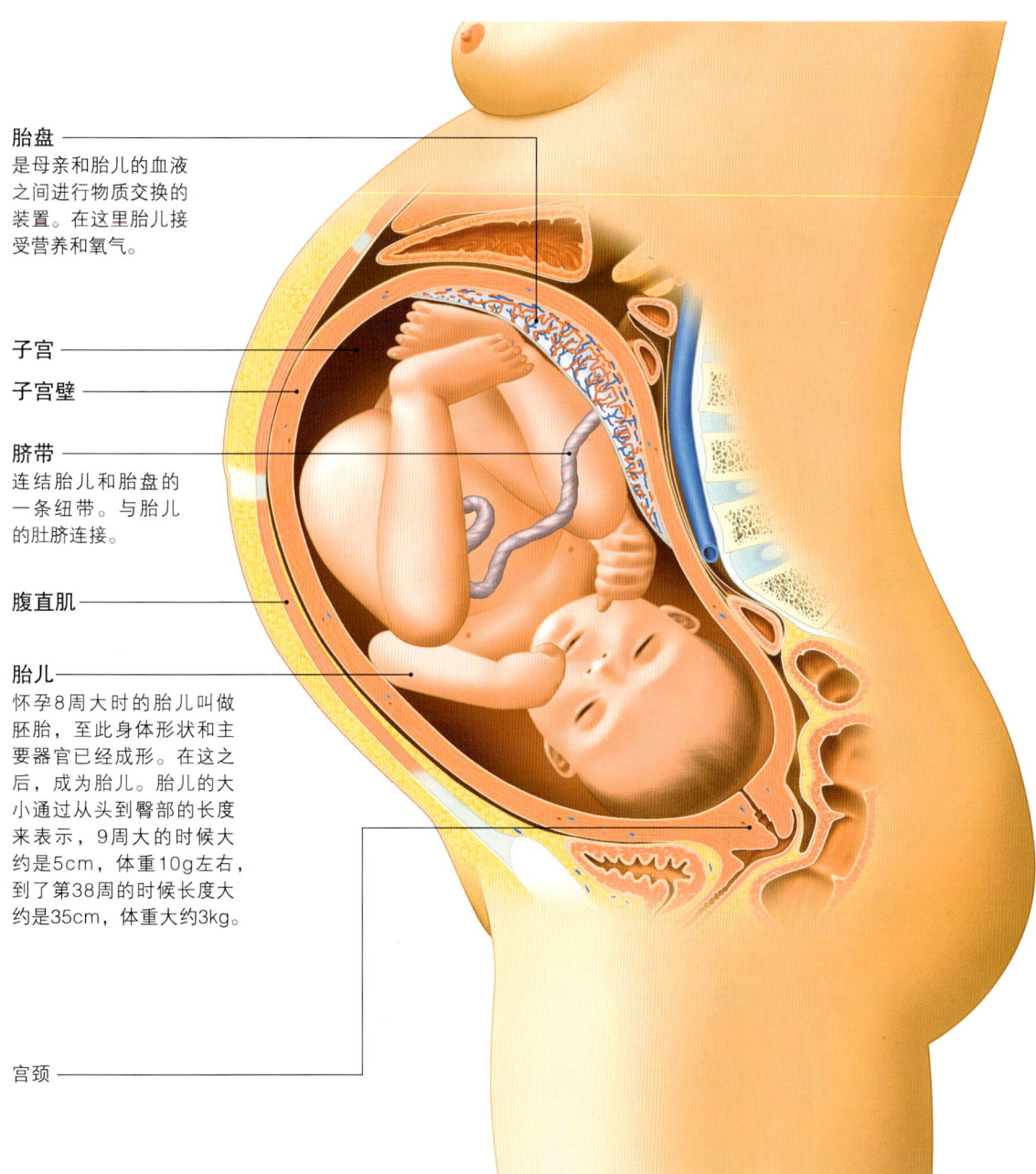

**胎盘**
是母亲和胎儿的血液之间进行物质交换的装置。在这里胎儿接受营养和氧气。

**子宫**

**子宫壁**

**脐带**
连结胎儿和胎盘的一条纽带。与胎儿的肚脐连接。

**腹直肌**

**胎儿**
怀孕8周大时的胎儿叫做胚胎,至此身体形状和主要器官已经成形。在这之后,成为胎儿。胎儿的大小通过从头到臀部的长度来表示,9周大的时候大约是5cm,体重10g左右,到了第38周的时候长度大约是35cm,体重大约3kg。

**宫颈**

## 胎儿的心脏和血液循环

（*代表胎儿所特有的东西）

## 脐动脉和脐静脉

胎儿不用肺呼吸，而是通过胎盘从母体处接受氧和营养。因此，胎儿的循环系统与成年人的不一样，而且分娩后能够直接转变成肺呼吸。

由胎儿的身体向胎盘输送的血液，通过髂内动脉分支的脐动脉流出。通过胎盘流回的血液的脐静脉，面向肝脏的下方，血液通过静脉管进入下腔静脉，流入右心房。

从右心室流出的血液，成年人是通过肺部输送出去。但胎儿通过肺部流淌的血液极其少，几乎所有的血液都不通过肺部。

胎儿的血液几乎不通过肺，从右心室穿过动脉的迂回路有两条。第一条迂回路是通过心房间隔中部的卵圆孔，血液由右心房流回左心房。第二条是依靠动脉管，血液从肺动脉通过主动脉弓。通过这两条迂回路，胎儿的循环系统不通过肺，能够将胎盘中富含氧和营养的血液输送到全身。

一旦分娩接触到户外空气的话，胎儿立即开始呼吸空气，空气进入肺部开始扩张。通过这一刺激，随着动脉管的关闭，肺部开始通过血液，最后流回左心房的血液关闭就像阀门一样的卵圆孔，两条迂回路就关闭了。脐动脉和脐静脉不久也关闭了。就这样胎儿的循环系统快速地转变成成年人的循环系统。

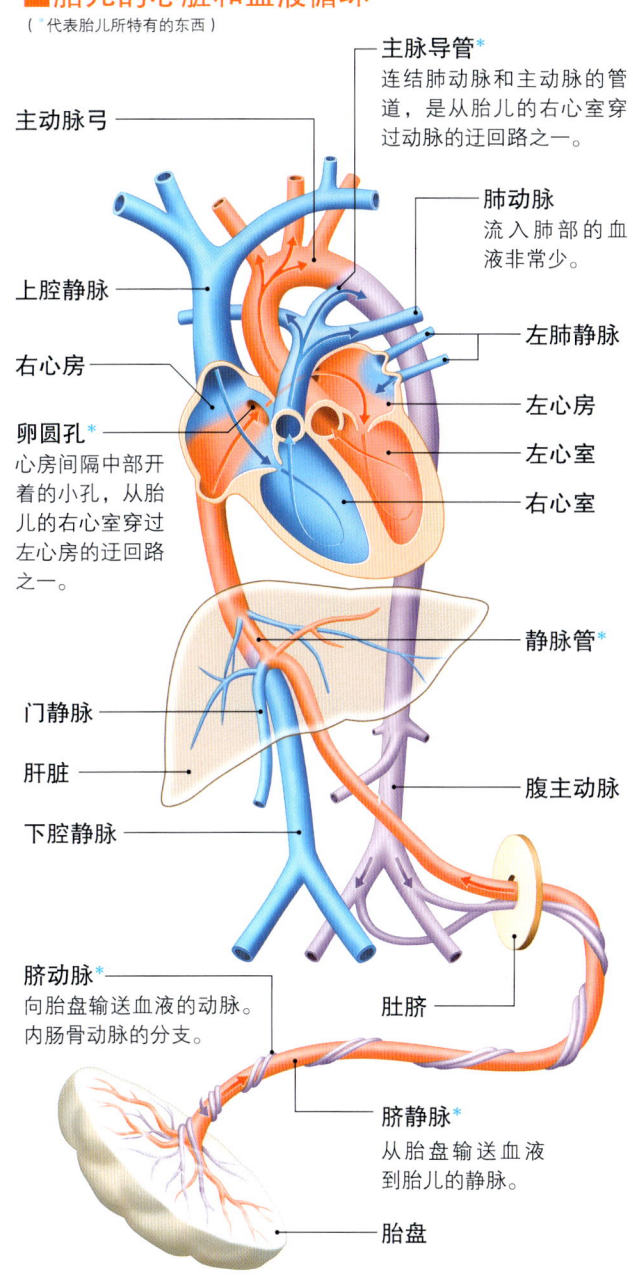

### 简明图解 胎盘构造

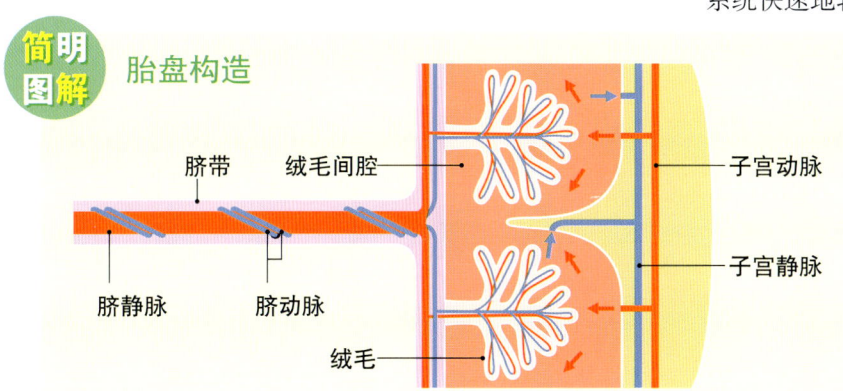

胎盘的胎儿一侧叫做绒毛膜，向外送出细小的分支出来的绒毛。绒毛浸在母胎的血液中，胎儿的血管进入绒毛中。虽然由于绒毛壁分开的母亲和胎儿的血液没有夹杂在一起，却可以通过薄壁来进行物质交换。

# 第5章

## 上肢和下肢

# 上肢的骨骼与肌肉（正面）

上肢正面有使前臂、手指弯曲，前臂内收的肌群（屈肌群）。

全身的骨骼⇨p30，p32
全身的肌肉⇨p38，p40
胸部各部位的名称与肌肉⇨p150
手部的骨骼与肌肉⇨p226

## 上肢正面

上肢正面有使前臂各关节弯曲的肌肉。上臂有让肘关节弯曲的肱二头肌和上臂肌，胳膊弯曲时，肱二头肌隆起形成一个肌肉疙瘩。肘前区（肘关节的前面）凹陷下去的部位叫做肘窝。

上臂有使指关节和远位指关节弯曲的肌肉。这些肌肉可分为浅层和深层，深层有远端关节，也就是止于远节指骨让中节指骨弯曲的肌肉，以及止于中节指骨或者手腕骨让手腕弯曲的肌肉。

另外，上臂骨远端尺侧有连接内侧上髁与桡骨，让前臂旋前的旋前圆肌。肱二头肌的肌腱位于桡骨的内侧，肱二头肌收缩，桡骨就可旋转活动，这样前臂就向外转动了。

## ■ 上肢各部位名称

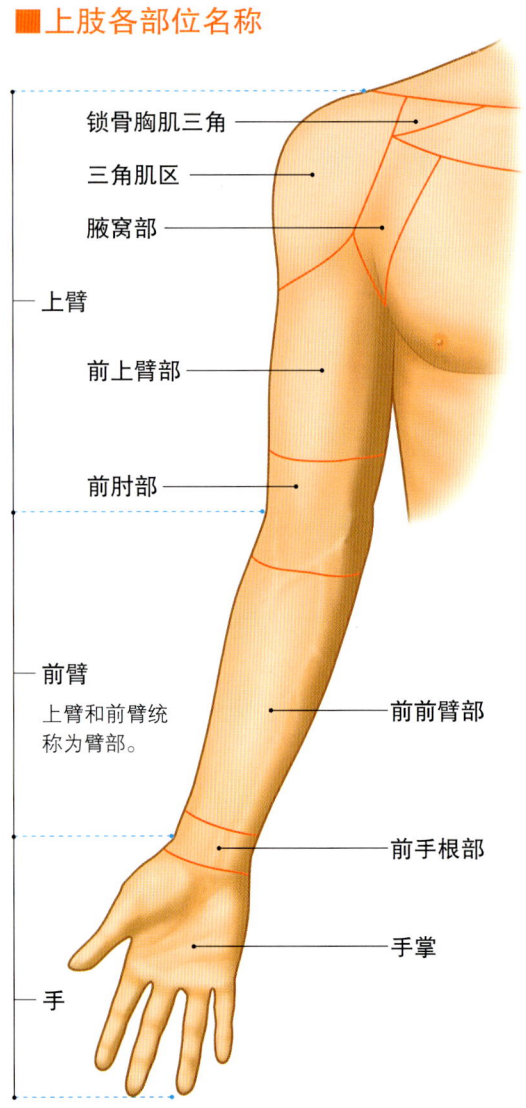

- 锁骨胸肌三角
- 三角肌区
- 腋窝部
- 上臂
- 前上臂部
- 前肘部
- 前臂（上臂和前臂统称为臂部。）
- 前前臂部
- 前手根部
- 手掌
- 手

## ■ 上肢的肌肉（浅层）

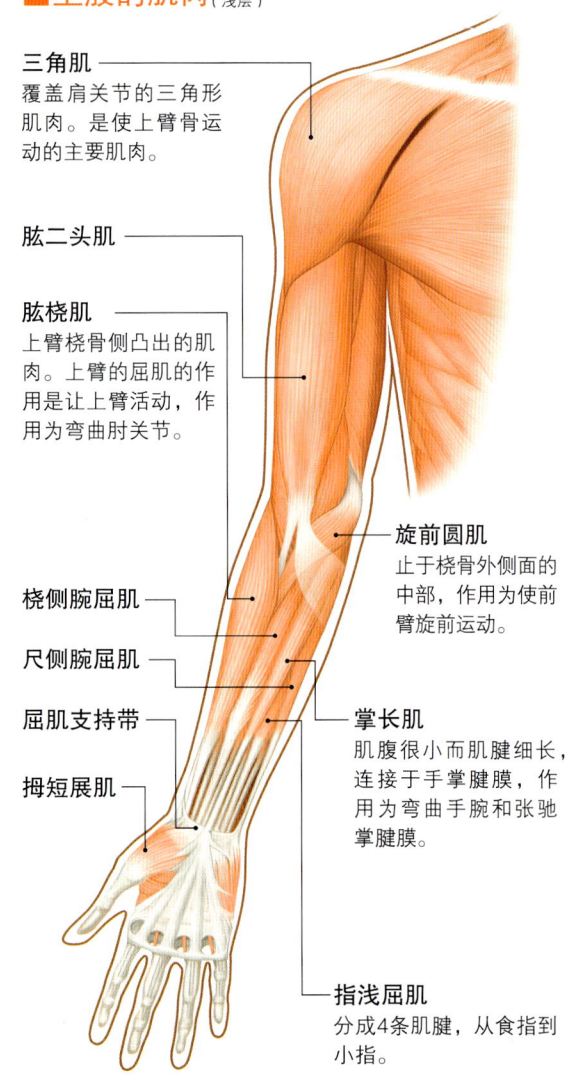

**三角肌**
覆盖肩关节的三角形肌肉。是使上臂骨运动的主要肌肉。

**肱二头肌**

**肱桡肌**
上臂桡骨侧凸出的肌肉。上臂的屈肌的作用是让上臂活动，作用为弯曲肘关节。

**旋前圆肌**
止于桡骨外侧面的中部，作用为使前臂旋前运动。

**桡侧腕屈肌**

**尺侧腕屈肌**

**屈肌支持带**

**拇短展肌**

**掌长肌**
肌腹很小而肌腱细长，连接于手掌腱膜，作用为弯曲手腕和张驰掌腱膜。

**指浅屈肌**
分成4条肌腱，从食指到小指。

## 简明图解 上肢主要的肌肉（正面）

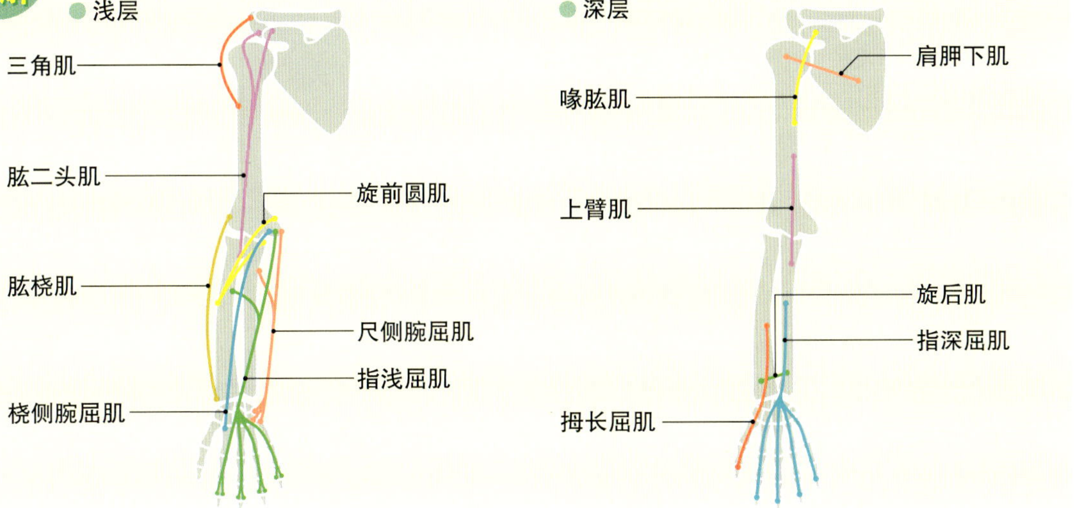

### ●浅层
- 三角肌
- 肱二头肌
- 肱桡肌
- 桡侧腕屈肌
- 旋前圆肌
- 尺侧腕屈肌
- 指浅屈肌

### ●深层
- 肩胛下肌
- 喙肱肌
- 上臂肌
- 旋后肌
- 指深屈肌
- 拇长屈肌

## ■上肢的肌肉（深层）

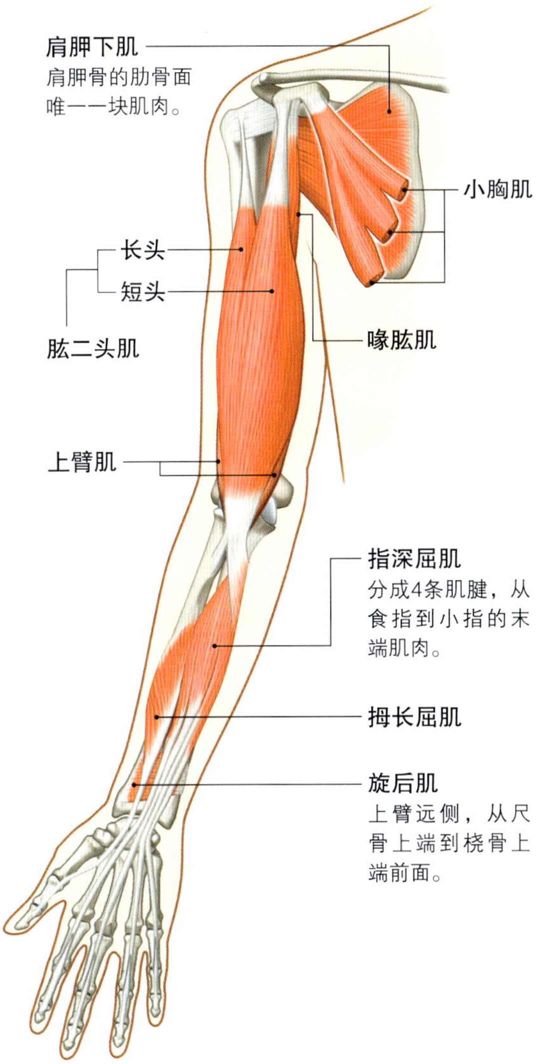

- **肩胛下肌**：肩胛骨的肋骨面唯一一块肌肉。
- 小胸肌
- **肱二头肌**：长头、短头
- 喙肱肌
- 上臂肌
- **指深屈肌**：分成4条肌腱，从食指到小指的末端肌肉。
- 拇长屈肌
- **旋后肌**：上臂远侧，从尺骨上端到桡骨上端前面。

## ■上肢的骨骼

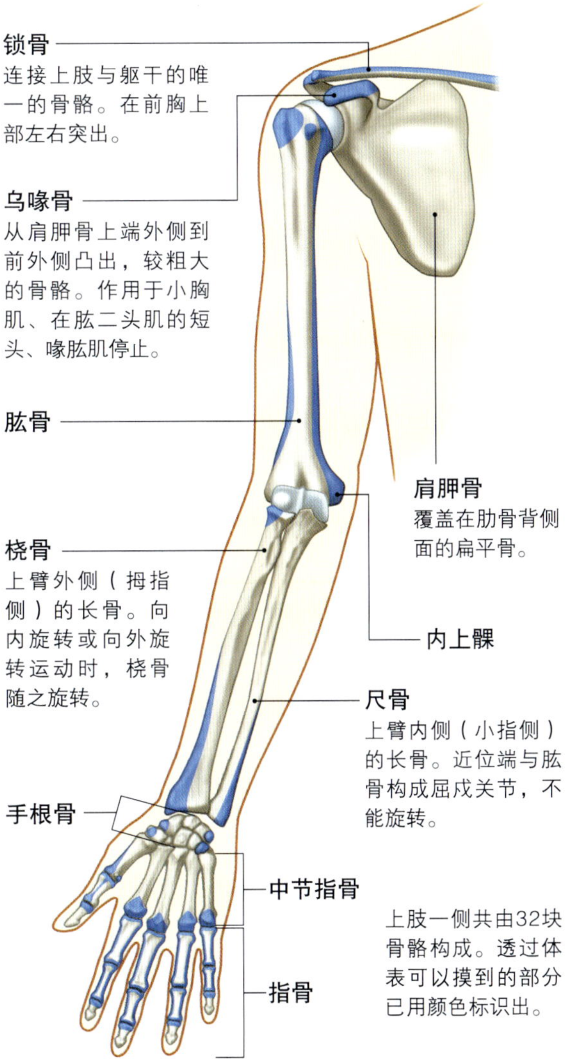

- **锁骨**：连接上肢与躯干的唯一的骨骼。在前胸上部左右突出。
- **乌喙骨**：从肩胛骨上端外侧到前外侧凸出，较粗大的骨骼。作用于小胸肌、在肱二头肌的短头、喙肱肌停止。
- **肱骨**
- **肩胛骨**：覆盖在肋骨背侧面的扁平骨。
- **桡骨**：上臂外侧（拇指侧）的长骨。向内旋转或向外旋转运动时，桡骨随之旋转。
- 内上髁
- **尺骨**：上臂内侧（小指侧）的长骨。近位端与肱骨构成屈戍关节，不能旋转。
- 手根骨
- 中节指骨
- 指骨

上肢一侧共由32块骨骼构成。透过体表可以摸到的部分已用颜色标识出。

# 上肢的骨骼与肌肉（背面）

上肢的背面有使上臂、手指伸展、让上臂旋转的肌群（伸肌群）。

全身的骨骼⇨p30, p32
全身的肌肉⇨p38, p40
背部各部位的名称与肌肉⇨p172
手部的骨骼与肌肉⇨p226

## 上肢背面

上肢背面有让上肢各关节伸展的肌肉。

上臂部只有肱三头肌。这块肌肉正如其名共有3个肌头，始于肩胛骨和肱骨，止于尺骨的鹰嘴，主要作用为伸展上臂。

上臂有手关节和指关节的伸肌。背侧的肌群主要分为浅层和深层两部分，拇指以外的各根手指各对应一块伸肌，止于中节指骨及远节指骨。浅层中，止于中节指骨，伸展手腕的叫手腕伸肌。

始于肩胛骨后面止于肱骨的冈上肌、冈下肌、小圆肌的肌腱与止于肋骨面终于肩胛下肌的肌腱共同包住肱骨，固定肩关节。这些肌腱统称为旋转肌腱板。

### ■ 上肢各部位名称

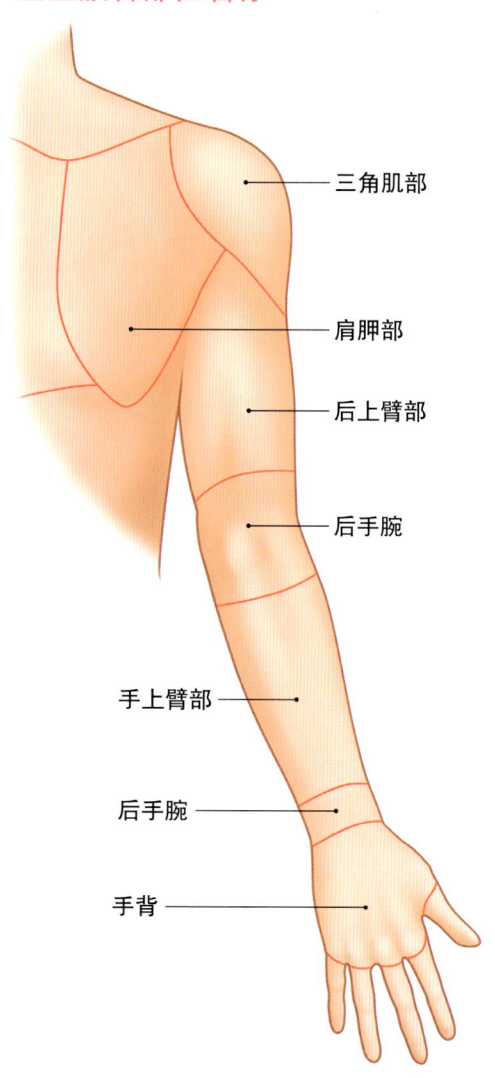

- 三角肌部
- 肩胛部
- 后上臂部
- 后手腕
- 手上臂部
- 后手腕
- 手背

### ■ 上肢的肌肉（浅层）

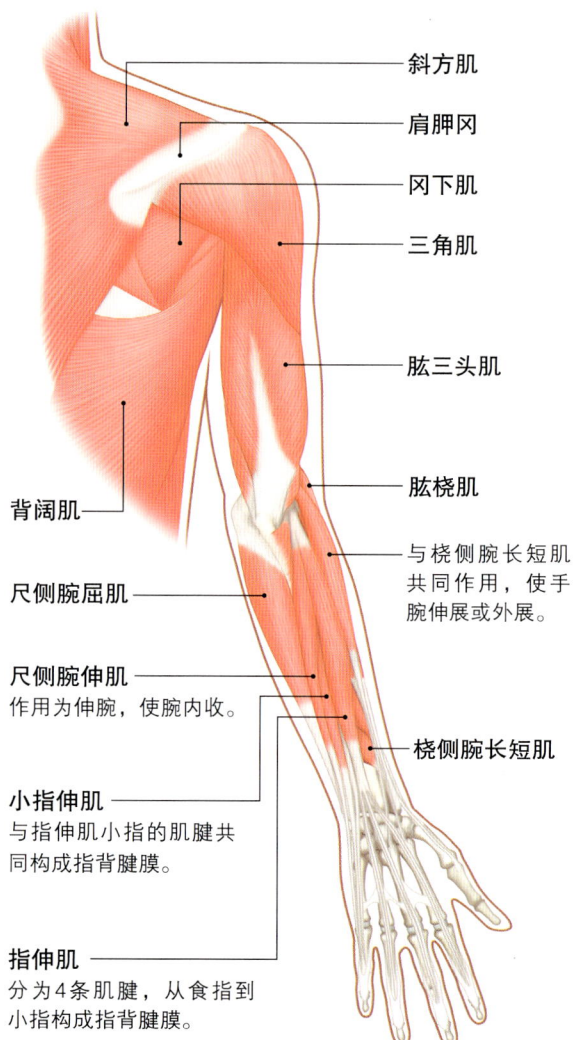

- 斜方肌
- 肩胛冈
- 冈下肌
- 三角肌
- 肱三头肌
- 肱桡肌
- 背阔肌
- 尺侧腕屈肌
- 尺侧腕伸肌
  作用为伸腕，使腕内收。
- 小指伸肌
  与指伸肌小指的肌腱共同构成指背腱膜。
- 指伸肌
  分为4条肌腱，从食指到小指构成指背腱膜。
- 与桡侧腕长短肌共同作用，使手腕伸展或外展。
- 桡侧腕长短肌

## 简明图解 上肢主要的肌肉（背面）

● 浅层
- 三角肌
- 肱三头肌
- 尺侧腕屈肌
- 尺侧腕伸肌
- 桡侧腕长短肌
- 桡侧腕长伸肌
- 小指伸肌
- 指伸肌

● 深层
- 冈上肌
- 冈下肌
- 大圆肌
- 小圆肌
- 旋后肌
- 拇长展肌
- 示指伸肌
- 拇长旋肌
- 拇短伸肌

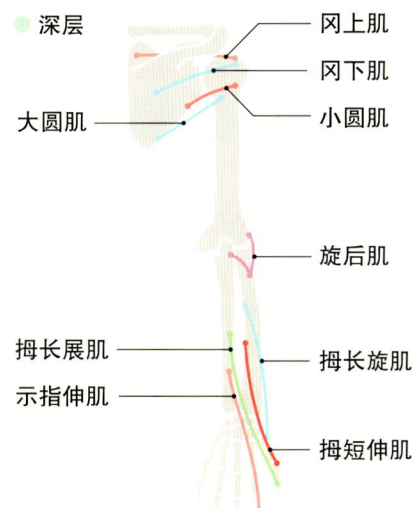

## ■ 上肢的肌肉（深层）

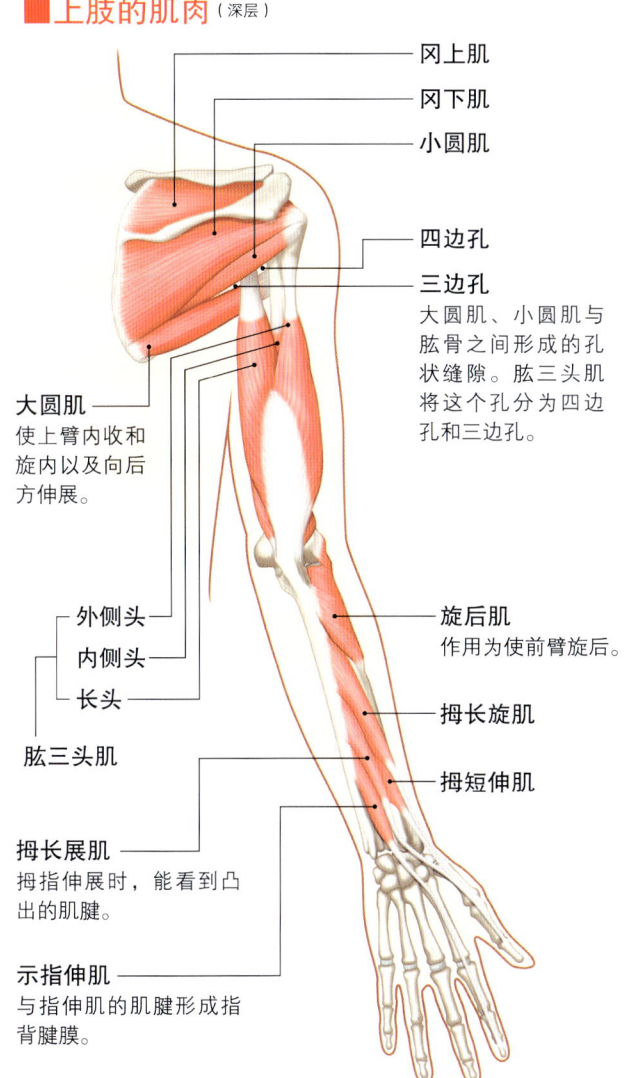

- 冈上肌
- 冈下肌
- 小圆肌
- 四边孔
- 三边孔　大圆肌、小圆肌与肱骨之间形成的孔状缝隙。肱三头肌将这个孔分为四边孔和三边孔。
- 大圆肌　使上臂内收和旋内以及向后方伸展。
- 外侧头
- 内侧头
- 长头
- 肱三头肌
- 旋后肌　作用为使前臂旋后。
- 拇长旋肌
- 拇短伸肌
- 拇长展肌　拇指伸展时，能看到凸出的肌腱。
- 示指伸肌　与指伸肌的肌腱形成指背腱膜。

## ■ 上肢的骨骼

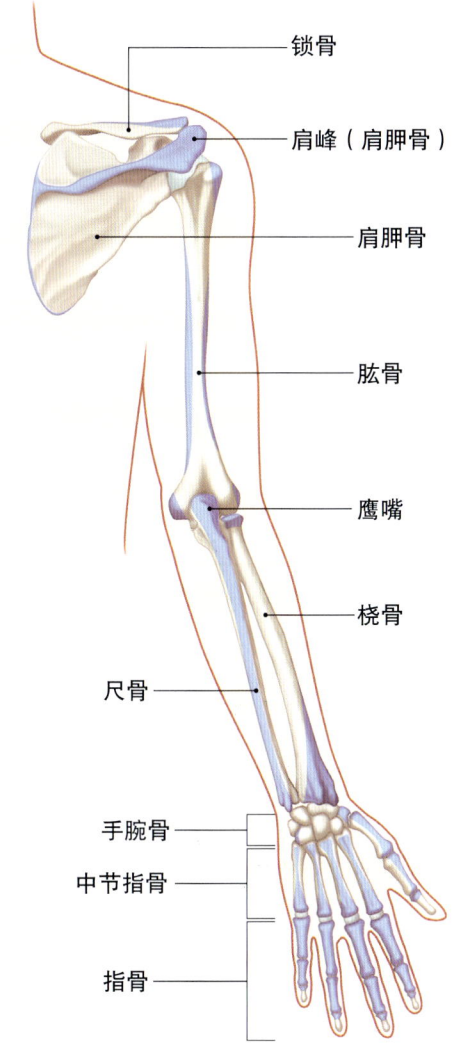

- 锁骨
- 肩峰（肩胛骨）
- 肩胛骨
- 肱骨
- 鹰嘴
- 桡骨
- 尺骨
- 手腕骨
- 中节指骨
- 指骨

# 上肢的血管与神经

上肢的动脉每一处都有不同的名称,还有许多分支,最终汇集于末端。静脉分为两种,一种是伴随动脉走向的伴行静脉,另一种是分布于皮下组织的皮静脉。

全身的血管⇨p48, p50
全身主要的神经⇨p77
上肢的骨骼与肌肉⇨p220, p222

## 上肢的动脉

通往上肢的动脉有锁骨下动脉。锁骨下动脉到达上臂后改称为腋动脉、肱动脉,在胳膊肘处改称为桡动脉、尺动脉。分别分布在前臂的桡骨侧和尺骨侧,在手掌处形成掌浅弓和掌深弓。

这些动脉在中途形成大量分支,在肩关节和肘关节处形成侧副管。

## 上肢的静脉

上肢的静脉分为与动脉相互伴行的伴行静脉(深静脉)和不与动脉伴行而深埋在皮下的皮下静脉。

伴行静脉通常有两根以上,其命名与动脉相同。但是,到了腋静脉处以后就变成了一根。

皮下静脉起始于手指的背侧,并在手背形成手背静脉网,然后形成贵要静脉和头静脉。

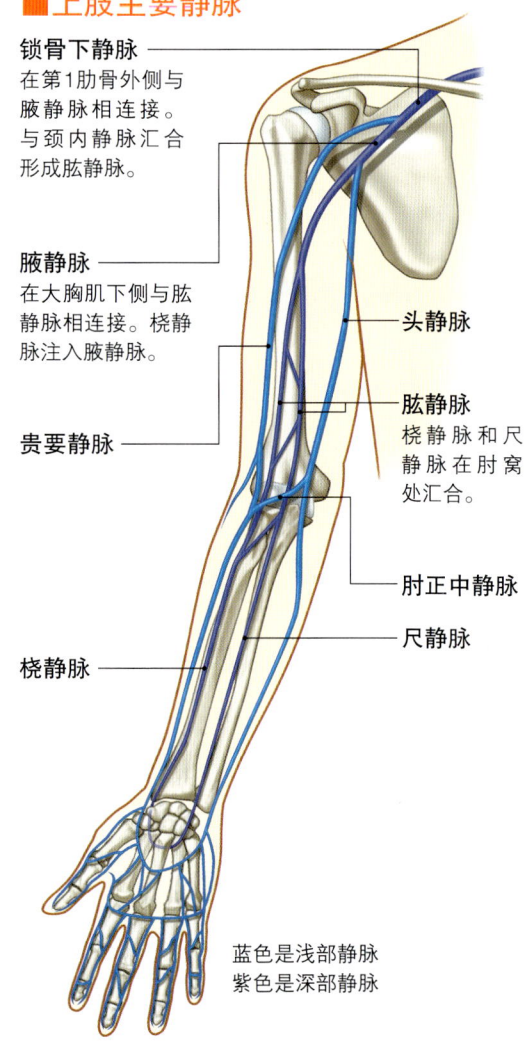

### ■ 上肢主要动脉

**锁骨下动脉**
左侧是主动脉弓的分支,右侧是头臂干的分支,锁骨下是腋动脉。

**腋动脉**
大圆肌下方是头臂干。其分支分别朝向腋窝处、三角肌和肩胛部。

**骨间总动脉**

**桡动脉**
沿着前臂的桡骨侧分布。桡动脉到达手腕处,因为其分布在桡骨前端与桡侧腕屈肌腱之间的皮下,所以在这个位置可以感觉到脉搏。

**肱深动脉**

**肱动脉**
在肘窝处,肱动脉分为桡动脉和尺动脉。其分支多朝向前后的上臂、肘部。上臂下方的肱二头肌内侧也可以摸到脉搏。

**尺动脉**
沿着前臂的尺骨侧分布。

**掌深弓**

**掌浅弓**

### ■ 上肢主要静脉

**锁骨下静脉**
在第1肋骨外侧与腋静脉相连接。与颈内静脉汇合形成肱静脉。

**腋静脉**
在大胸肌下侧与肱静脉相连接。桡静脉注入腋静脉。

**贵要静脉**

**桡静脉**

**头静脉**

**肱静脉**
桡静脉和尺静脉在肘窝处汇合。

**肘正中静脉**

**尺静脉**

蓝色是浅部静脉
紫色是深部静脉

在腋窝处，肘正中静脉连接贵要静脉和头静脉，然后贵要静脉注入腋静脉，头静脉注入肱静脉。但是不同人的皮下静脉也不尽相同。

## 上肢的神经

上肢分布臂神经丛。主要的神经有肌皮神经、正中神经、桡神经、尺神经。

肌皮神经支配着上臂的屈肌运动和前臂桡侧的皮肤知觉。

正中神经支配上臂的大部分屈肌和大鱼际肌的运动，以及手掌桡侧的皮肤知觉。

尺神经支配着尺侧的屈肌和小鱼际肌、一部分大鱼际肌的运动以及手掌尺侧的皮肤知觉。

### ■上肢主要的神经

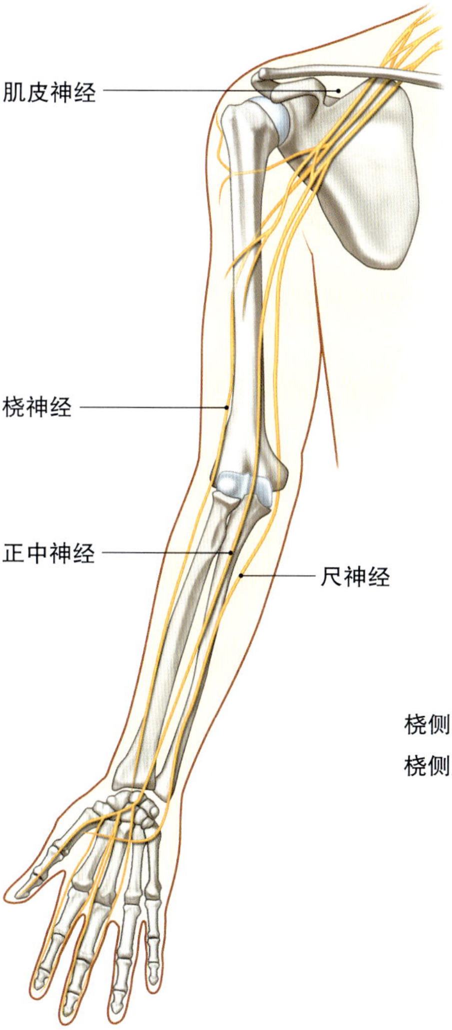

桡神经支配着上臂和前臂所有的伸肌、以及上臂、前臂、手掌桡侧的皮肤知觉。

### ■右上肢的横切面

上臂（右图A部）和前臂（右图B部）的横切面。血管在肌肉与肌肉之间的结缔组织里穿行。虽说上肢和下肢中心有一根像轴一样的骨头，但是通过这个横切面可以发现，尺骨等骨骼比较靠近上臂的表皮。

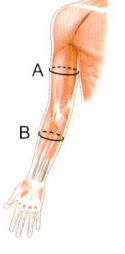

【上臂】
（上图A的横切面）

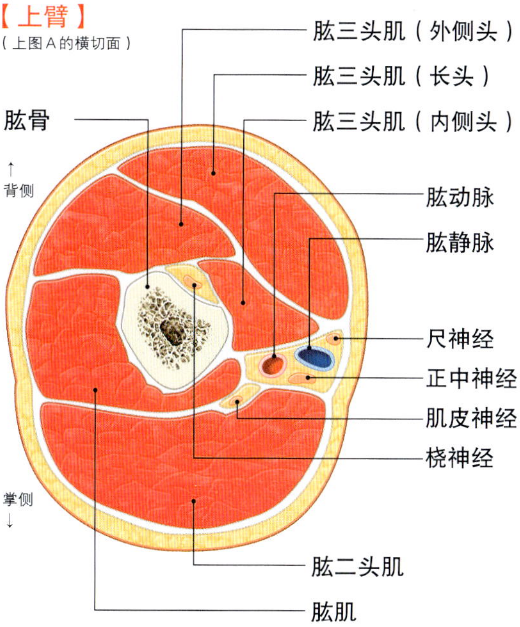

肱骨　肱三头肌（外侧头）
　　　肱三头肌（长头）
　　　肱三头肌（内侧头）
　　　肱动脉
　　　肱静脉
　　　尺神经
　　　正中神经
　　　肌皮神经
　　　桡神经
　　　肱二头肌
　　　肱肌

【前臂】
（上图B的横切面）

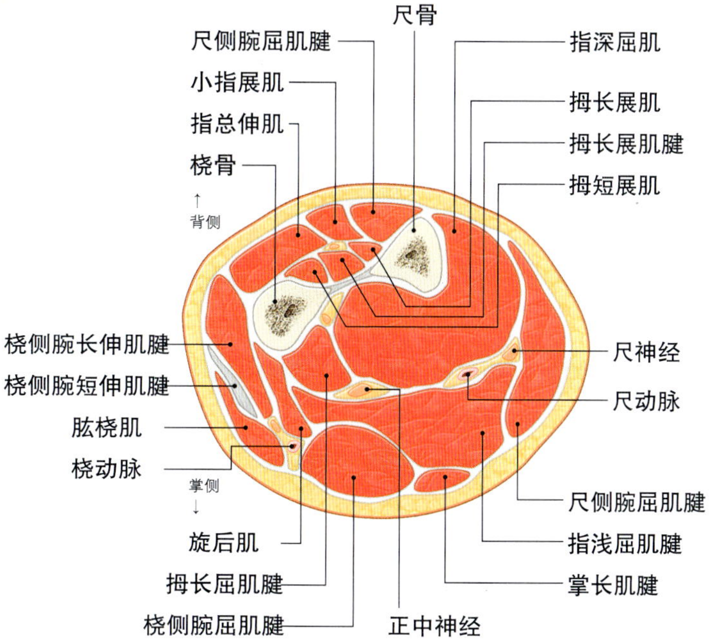

尺骨　指深屈肌
尺侧腕屈肌腱　拇长展肌
小指展肌　拇长展肌腱
指总伸肌　拇短展肌
桡骨
桡侧腕长伸肌腱　尺神经
桡侧腕短伸肌腱　尺动脉
肱桡肌
桡动脉　尺侧腕屈肌腱
旋后肌　指浅屈肌腱
拇长屈肌腱　掌长肌腱
桡侧腕屈肌腱　正中神经

肌皮神经
桡神经
正中神经
尺神经

# 手臂的骨骼与肌肉

手上的很多细小的骨骼构成了手指。
每根手指上都附有可以自由弯曲、伸展的肌肉。
因此，手指可以进行细小的运动。

肌肉辅助装置 ⇨ p44
上肢的骨骼和肌肉 ⇨ p220，p222

## 手骨

手上有大量的小骨骼。手腕处近端和远端分别分布着4个腕骨，近端的腕骨与上臂骨构成腕关节，远端的腕骨与掌骨构成腕掌间关节。

掌骨与5根手指相对应，共有5根，与骨骼之间的肌肉共同构成手掌。掌骨的远端与指骨相互连接。

拇指指骨有两根，其他手指各有3根。分别是与掌骨构成掌骨间关节（MP关节）的远节指骨、其次是中节指骨以及末端的近节指骨。拇指没有中节指骨，拇指上的指骨关节叫做指节间关节（IP关节）。其他4根手指远端的关节叫做远端指骨间关节（DIP关节），近端的关节叫做近端指骨间关节（PIP关节）这些动脉在中途形成大量分支，在肩关节和肘关节处形成侧副管。

## 屈肌支持带与伸肌支持带

上臂的指屈肌与指伸肌延伸至手。这些肌腱起到固定位置的作用，肌腱被腱鞘包裹，手腕处有强韧的结缔组织形成的屈肌支持带和伸肌支持带。屈肌支持带与骨骼之间的空隙叫做腕管位。腕管位穿过9根屈肌腱和正中神经。

## 手肌

手上分布着可以让手指灵活运动的肌肉。拇指和小指根部隆起的部分，分别叫做大鱼际肌和小鱼际肌。这些肌肉可以让手指内转、外转、弯曲、对掌（拇指与其他4根手指接触）。

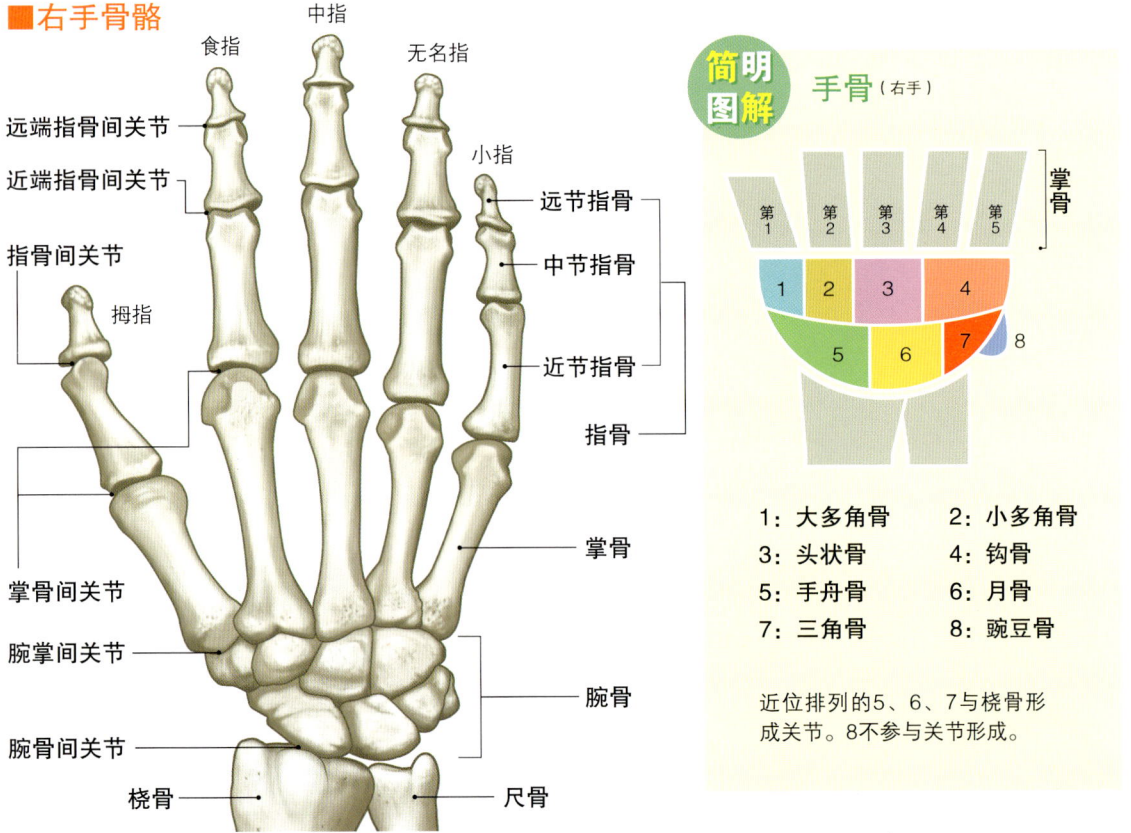

■ 右手骨骼

简明图解 手骨（右手）

1：大多角骨　2：小多角骨
3：头状骨　　4：钩骨
5：手舟骨　　6：月骨
7：三角骨　　8：豌豆骨

近位排列的5、6、7与桡骨形成关节。8不参与关节形成。

## ■ 右手掌的肌腱与肌肉

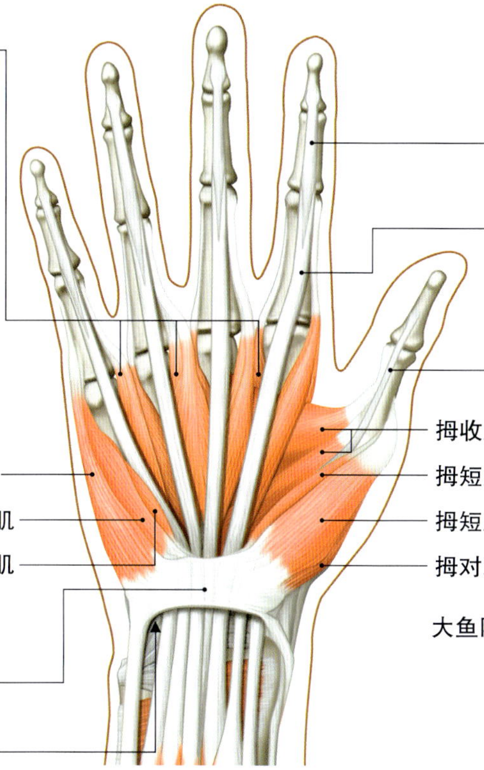

【从桡侧观察右手手指】

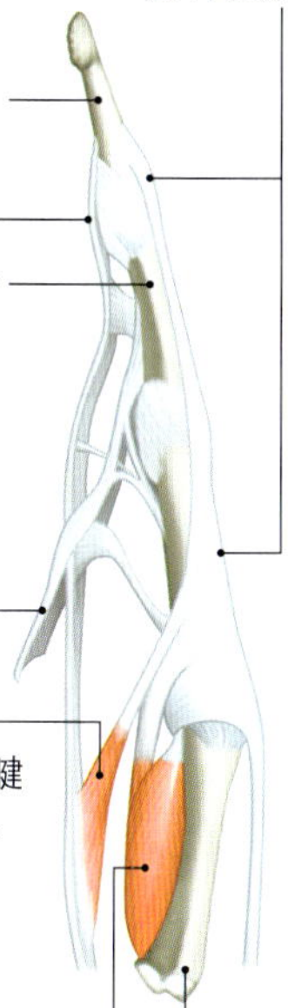

**骨间掌侧肌**
共3块。始于位于第2掌骨的尺侧、第4和第5掌骨的桡侧，止于食指尺侧、无名指与小指桡侧的指背腱膜。

- 指背腱膜
- 末节指骨
- 指深屈肌腱
- 中节指骨
- 指浅屈肌腱
- 拇长屈肌腱
- 拇收肌
- 拇短屈肌
- 拇短展肌
- 拇对掌肌
- 大鱼际肌

**蚓状肌**
始于指深屈肌腱止于指背腱膜。

- 骨间肌
- 掌骨

- 小指展肌
- 小指端屈肌
- 小指对掌肌
- 小鱼际肌
- 屈肌支持带
- 腕管位

指浅屈肌的肌肉抵止腱分成两股附着在中节指骨的近位处，指深屈肌腱穿过其间，到达末节指骨的近端。

## ■ 右手的肌腱

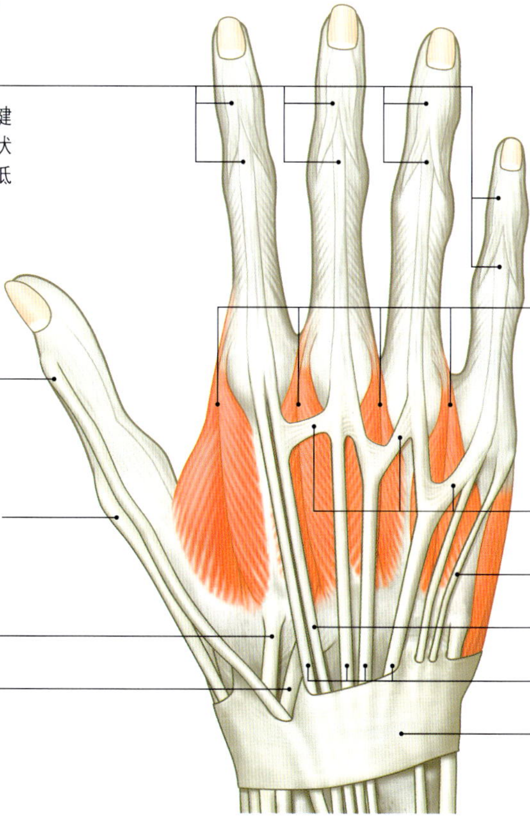

**指背腱膜**
指伸肌的肌肉抵止腱是一种膜状物。蚓状肌和骨间肌的肌肉抵止腱相互融合。

**骨间背侧肌**
共4块。是二头肌，始于各掌骨间相邻骨面，止于食指桡侧、中指尺侧和桡侧、无名指尺侧，与近节指骨连接后附着上指背腱膜。

**腱纽**
指总伸肌的肌肉抵止腱之间的韧带状结缔组织。具体作用尚不明确，但是可以加强无名指与小指的伸展。

- 拇长伸肌腱
- 拇长展肌腱和拇短展肌
- 桡侧腕长伸肌腱
- 桡侧腕短伸肌腱
- 小指伸肌腱
- 食指伸肌腱
- 指总伸肌腱
- 伸肌支持带

第5章　上肢和下肢

227

# 下肢的骨骼与肌肉（正面）

下肢的大腿前面有以股四头肌为主体的伸肌群。小腿前方的伸肌群可以让足部弯曲、脚趾伸展。小腿前面的皮下有胫骨。

全身的骨骼⇨p30, p32
全身的肌肉⇨p38, p40
腹腔的外壁⇨p172
骨盆⇨p176
足部的骨骼和肌肉⇨p234

## 大腿正面

大腿正面有可以让大腿弯曲、外转、内转，并让小腿伸展的肌肉。其中最大的肌肉就是股四头肌，这块肌肉正如其名，共有4个肌头，分别是股直肌、股内侧肌、股中间肌、股外侧肌。这块肌肉止于胫骨，抵止腱是膝盖韧带。小腿弯曲时，膝盖韧带通过膝关节与骨骼接触，接触部位形成的籽骨就是膝盖骨。

## 小腿正面

小腿正面有可以让脚部弯曲、脚趾伸展的肌肉。因为肌肉附在胫骨的外侧，所以从前面可以触摸到胫骨。因为小腿前面没有肌肉，如果用力击打这一部位，会有强烈的痛感。这个部位也被称为"阿喀琉斯的脚踝。"

### ■ 下肢各部位名称

大腿部
- 前大腿部
- 大腿三角
- 前膝部

小腿部
- 前小腿部
- 后小腿部

足部
- 足背

### ■ 下肢的肌肉

**阔筋膜张肌** — 中间与髂胫束相连接，随着阔筋膜（覆盖在大腿的膜）的伸展，大腿可弯曲和内旋。

**缝匠肌** — 始于从大腿前面的上外侧，沿着下内侧倾斜。

**髂胫束**

**股直肌**

**股外侧肌**

**股内侧肌** — 以上3块肌头与股中间肌合称为股四头肌。

**腓骨长肌**

**腓骨短肌** — 始于外踝后方，止于足底，作用是使足底弯曲和外翻。

**腹股沟韧带**

**腰大肌**

**耻骨肌**

**长收肌**

**股薄肌** — 两者都属于让股关节内转的内转肌肉群。

**髌韧带（膝腱）** — 股四头肌尾端的肌腱。

**腓肠肌**

**胫骨前肌** — 作用是使足部弯曲和内翻。

**比目鱼肌**

**拇长伸肌** — 分为4根肌腱，形成第2脚趾到第5脚趾的指背腱膜。其作用是分别让脚趾伸展和足部弯曲。

## ■ 内骨盆肌群

始于第12胸椎到第5腰椎的腰大肌与髂肌汇合构成叉腰肌，穿过腹股沟韧带下侧的肌腔隙到达大腿，止于小转子。股骨向前上方抬高（股关节弯曲）时发挥作用。

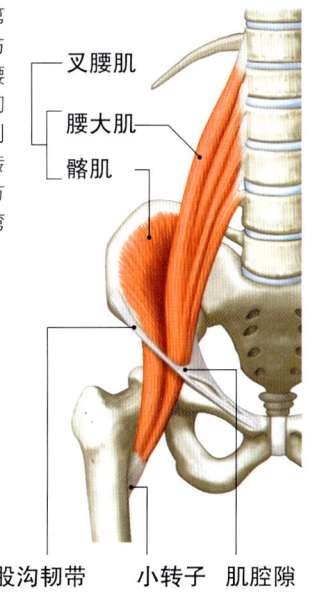

叉腰肌
腰大肌
髂肌
腹股沟韧带　小转子　肌腔隙

## ■ 股关节构造

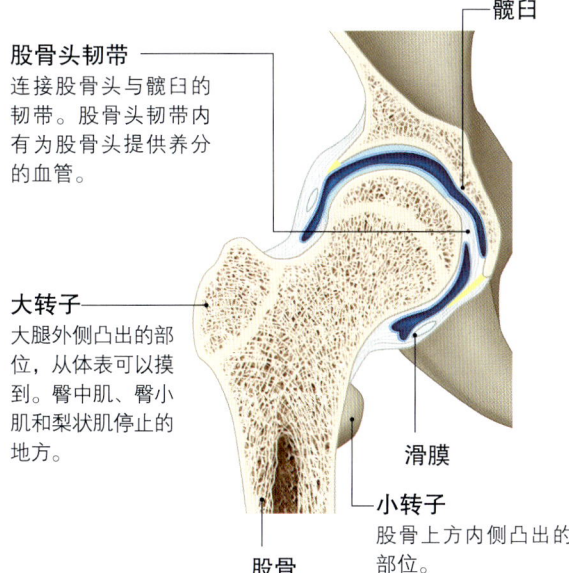

**髋臼**

**股骨头韧带**
连接股骨头与髋臼的韧带。股骨头韧带内有为股骨头提供养分的血管。

**大转子**
大腿外侧凸出的部位，从体表可以摸到。臀中肌、臀小肌和梨状肌停止的地方。

滑膜

**小转子**
股骨上方内侧凸出的部位。

股骨

## ■ 下肢的骨骼（一侧由31块骨骼构成）

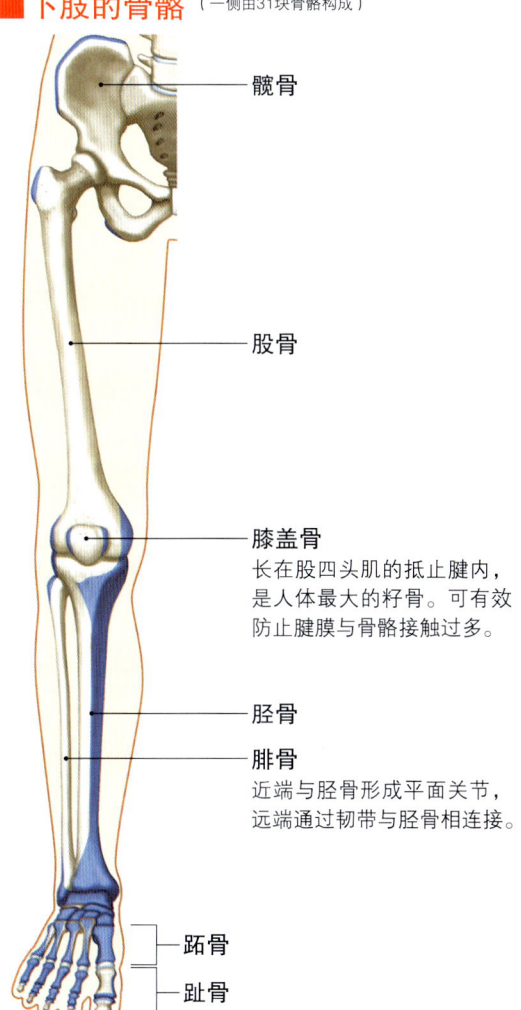

髋骨

股骨

**膝盖骨**
长在股四头肌的抵止腱内，是人体最大的籽骨。可有效防止腱膜与骨骼接触过多。

胫骨

**腓骨**
近端与胫骨形成平面关节，远端通过韧带与胫骨相连接。

跖骨
趾骨

## 简明图解　下肢主要的肌肉（正面）

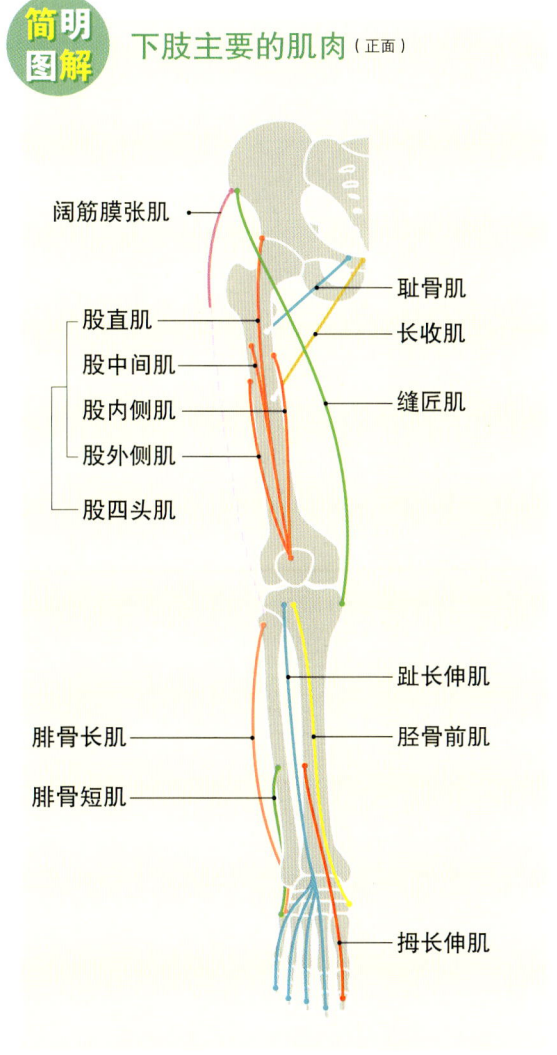

阔筋膜张肌
耻骨肌
股直肌
长收肌
股中间肌
缝匠肌
股内侧肌
股外侧肌
股四头肌

趾长伸肌
腓骨长肌
胫骨前肌
腓骨短肌

拇长伸肌

# 下肢的骨骼与肌肉（背面）

下肢的大腿背面有可以让小腿弯曲、大腿伸展的肌肉。
内侧面还有可以让大腿内转的内转肌群。
小腿背面还有让足部和脚趾弯曲的肌肉。

全身的骨骼⇨ p30, p32
全身的肌肉⇨ p38, p40
背部的各部位名称与肌肉⇨ p173
足骨的骨骼与肌肉⇨ p234

## 大腿背面

大腿背面的肌肉大多连接髋骨坐骨结节与胫骨、腓骨，因此，这些肌肉的作用不仅仅可以让小腿弯曲，还可以让大腿伸展。内侧的股薄肌、半腱肌以及前侧的缝匠肌止于胫骨的内侧髁附近，这3块肌腱形同鹅掌，因此被称为鹅足。外侧有股二头肌，这块肌肉的短头只有一个，起始于股骨。

大腿后面的屈肌肌群中，半膜肌和半腱肌统称为股二头肌，或称为腿后腱（可分为内侧腿后腱、外侧腿后腱）

## 大腿内侧的内转肌群

夹在大腿前面的肌肉和后面的肌肉之间有内转肌群。这一肌群包括耻骨肌、长收肌、短收肌、大收肌。这些肌肉可以让大腿内转。

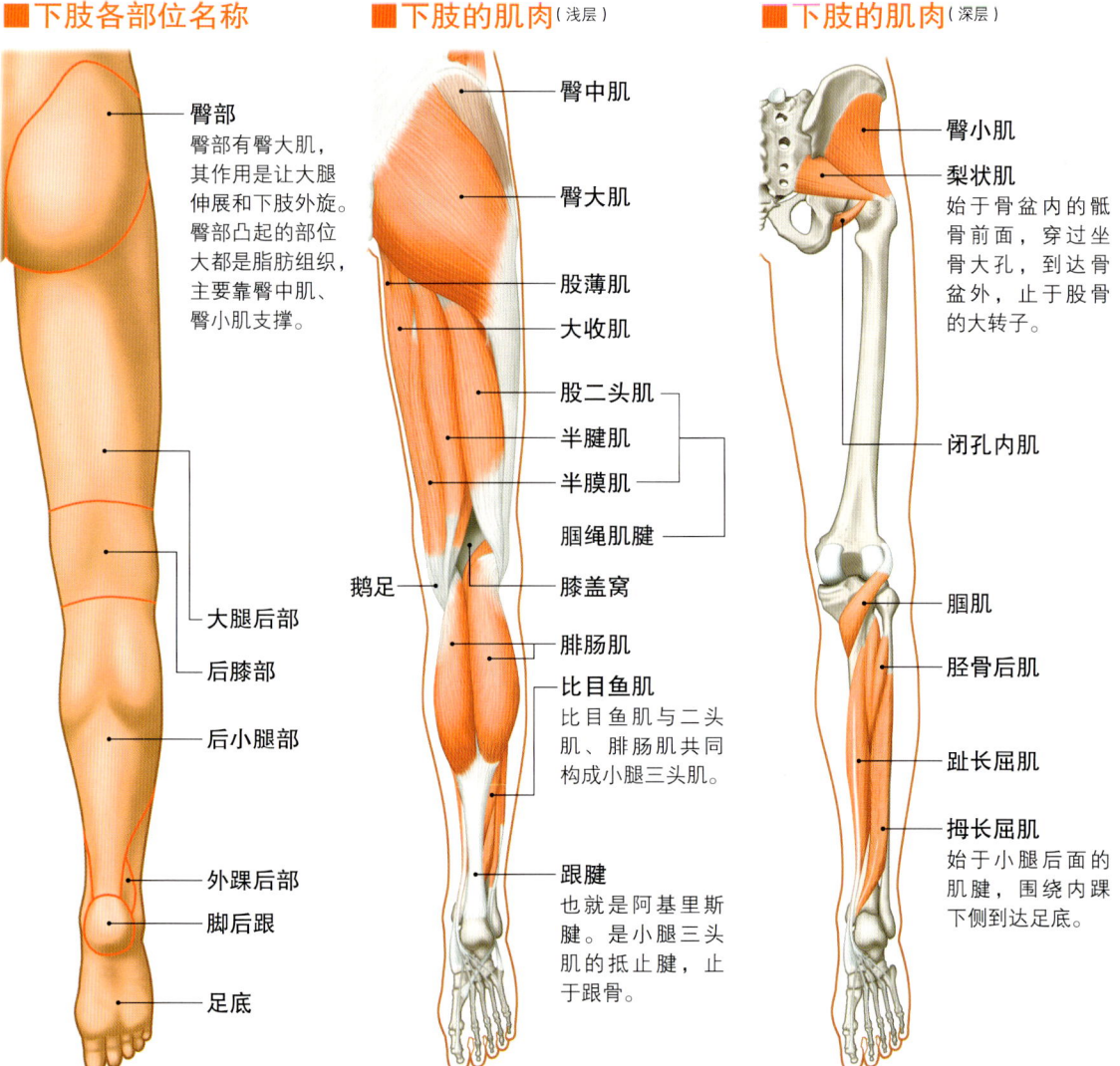

■ 下肢各部位名称

臀部
臀部有臀大肌，其作用是让大腿伸展和下肢外旋。臀部凸起的部位大都是脂肪组织，主要靠臀中肌、臀小肌支撑。

大腿后部
后膝部
后小腿部
外踝后部
脚后跟
足底

■ 下肢的肌肉（浅层）

臀中肌
臀大肌
股薄肌
大收肌
股二头肌
半腱肌
半膜肌
腘绳肌腱
鹅足
膝盖窝
腓肠肌
比目鱼肌
比目鱼肌与二头肌、腓肠肌共同构成小腿三头肌。
跟腱
也就是阿基里斯腱。是小腿三头肌的抵止腱，止于跟骨。

■ 下肢的肌肉（深层）

臀小肌
梨状肌
始于骨盆内的骶骨前面，穿过坐骨大孔，到达骨盆外，止于股骨的大转子。
闭孔内肌
腘肌
胫骨后肌
趾长屈肌
拇长屈肌
始于小腿后面的肌腱，围绕内踝下侧到达足底。

## 小腿背面

小腿后面浅层有构成腿肚的小腿三头肌。这块肌肉由二头肌、腓肠肌和比目鱼肌共同组合而成。这块肌肉的抵止腱是跟腱（阿基里斯腱），止于跟骨。深层有指长屈肌和胫骨后肌等肌肉，其作用是让足底弯曲、脚趾弯曲。

## 膝盖窝

膝盖后面的凹陷就是膝盖窝。上方的内侧壁有半膜肌、外侧壁有股二头肌，下壁由腓肠肌的内侧头和外侧头构成。

### ■膝关节的韧带（右侧膝关节的后面）

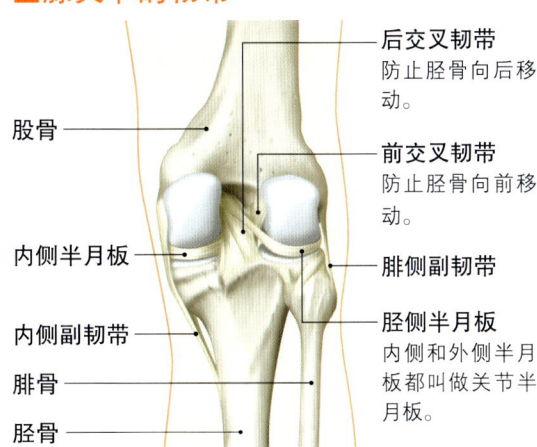

膝关节就是股骨和胫骨之间的关节，跟腓骨没有关系。形成关节窝的胫骨上关节面的凹陷较浅，由于内侧半月板和外侧半月板，凹陷加深。而且关节内还有前后交叉韧带，可有效防止骨骼移动。

### ■下肢的骨骼

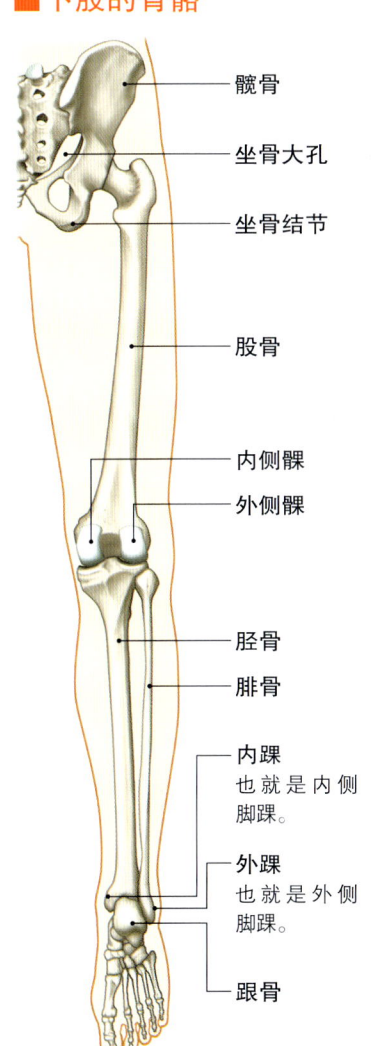

### 简明图解 下肢主要的肌肉（背面）

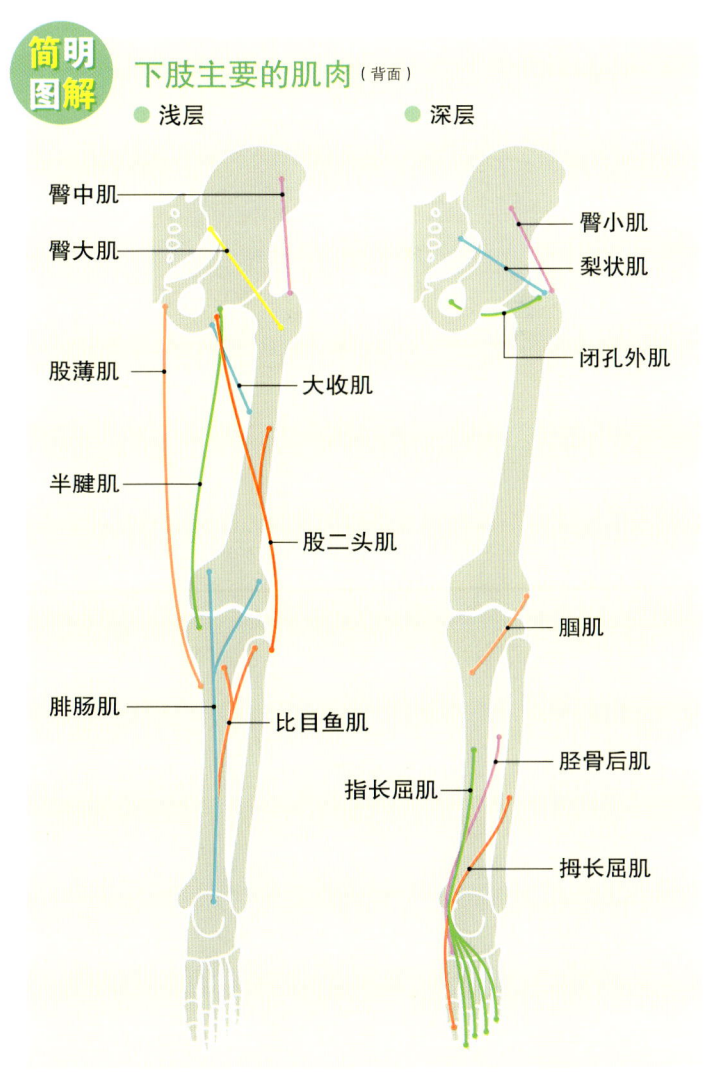

# 下肢的血管与神经

下肢分布着很多由股动脉分支而成的动脉。
静脉分为伴行静脉和皮下静脉。
延伸至脚趾的坐骨神经是人体内最长的神经。

全身的血管⇨p48, p50
全身主要的神经⇨p77
下肢的骨骼和肌肉⇨p228, p230

## 下肢的动脉

　　分布在下肢的动脉基本上都是股动脉的分支。股动脉是外肠骨动脉的延长，分支成股深动脉后，穿过大收肌抵止腱上的裂孔，绕至大腿后侧，进入膝盖窝后，改称为腘动脉。然后，腘动脉分成胫前动脉和胫后动脉，胫前动脉主要分布在腿前侧，胫后动脉及其分支腓动脉都分布在腿后侧。

## 下肢的静脉

　　下肢的静脉主要由与动脉伴行的伴行静脉（深静脉）和分布在皮下的皮下静脉构成。从腿后外侧的静脉网延伸出的小隐静脉上升到小腿后侧，到达膝盖窝，在这里注入腘静脉。

　　腿后内侧的静脉网形成大隐静脉，从小腿内侧上升至大腿内侧，然后在腹股沟韧带下，穿过阔筋膜上的隐静脉裂孔，最后注入股静脉。

### ■下肢主要的动脉（背面）

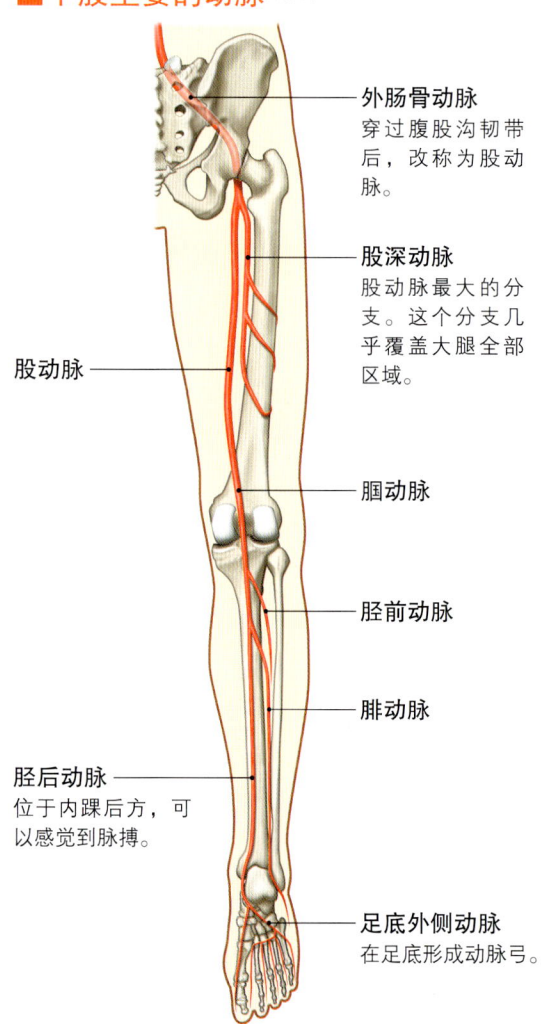

- **外肠骨动脉**：穿过腹股沟韧带后，改称为股动脉。
- **股深动脉**：股动脉最大的分支。这个分支几乎覆盖大腿全部区域。
- 股动脉
- **腘动脉**
- **胫前动脉**
- **腓动脉**
- **胫后动脉**：位于内踝后方，可以感觉到脉搏。
- **足底外侧动脉**：在足底形成动脉弓。

### ■下肢主要的静脉（背面）

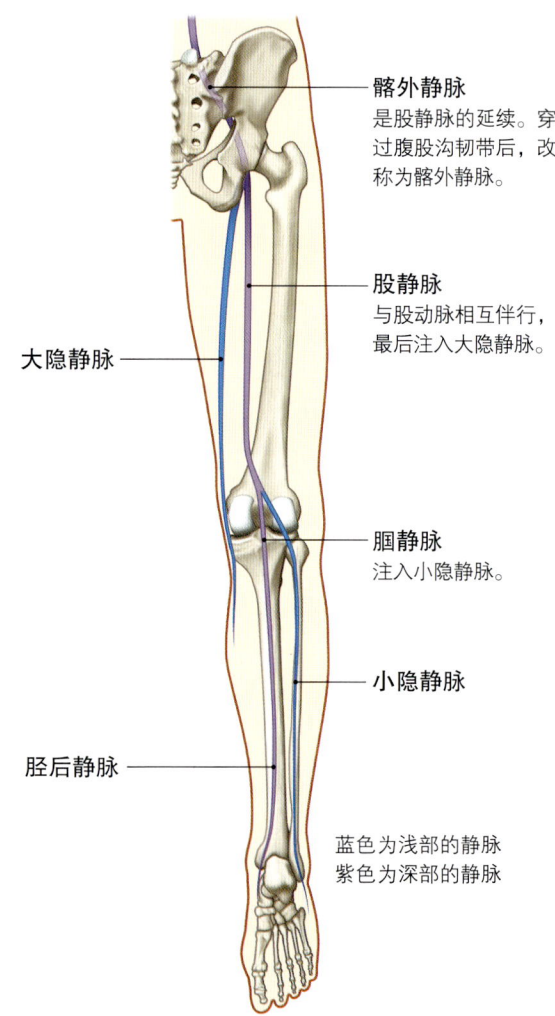

- **髂外静脉**：是股静脉的延续。穿过腹股沟韧带后，改称为髂外静脉。
- **股静脉**：与股动脉相互伴行，最后注入大隐静脉。
- 大隐静脉
- **腘静脉**：注入小隐静脉。
- **小隐静脉**
- **胫后静脉**

蓝色为浅部的静脉
紫色为深部的静脉

## 下肢的神经

下肢分布着腰神经丛和骶神经丛的分支。

其中最具代表的就是腰神经丛延伸出的股神经，它与股动静脉共同穿过腹股沟韧带，到达大腿前面，支配大腿的伸肌、大腿前面和小腿内侧的皮肤。

从骶神经丛延伸出的坐骨神经是人体最长的神经。坐骨神经穿过梨状肌的下侧，从坐骨大孔到达下肢带的后面，然后延续到大腿后侧，在大腿屈肌群处形成分支，进入膝盖窝后，分支出腓总神经和胫神经。

腓总神经支配小腿的伸肌群、小腿外侧和脚背的皮肤。胫神经支配小腿的屈肌群和足底的肌群、小腿后面和足底的皮肤。

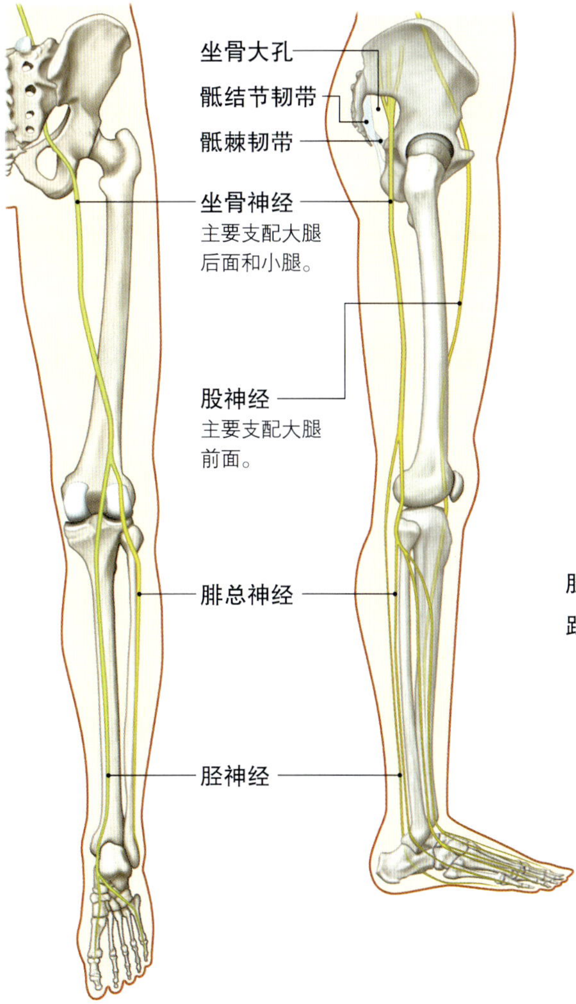

### ■ 右下肢的横切面

大腿部（右图A）和小腿部（右图B）的横切面。小腿的胫骨就在皮下，前面没有可以缓冲撞击的肌肉。这一部位骨骼外的骨膜上分布着感觉神经，所以一旦遭到撞击就会感觉到强烈疼痛。

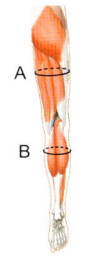

【大腿部】
（上图A的横切面）

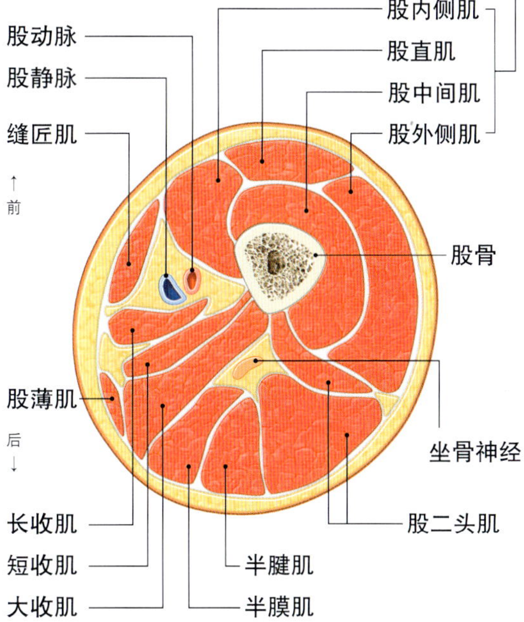

股动脉
股静脉
缝匠肌
↑
前

股薄肌
后
↓

长收肌
短收肌
大收肌

股四头肌
股内侧肌
股直肌
股中间肌
股外侧肌

股骨

坐骨神经

股二头肌
半腱肌
半膜肌

【小腿部】
（上图B的横切面）

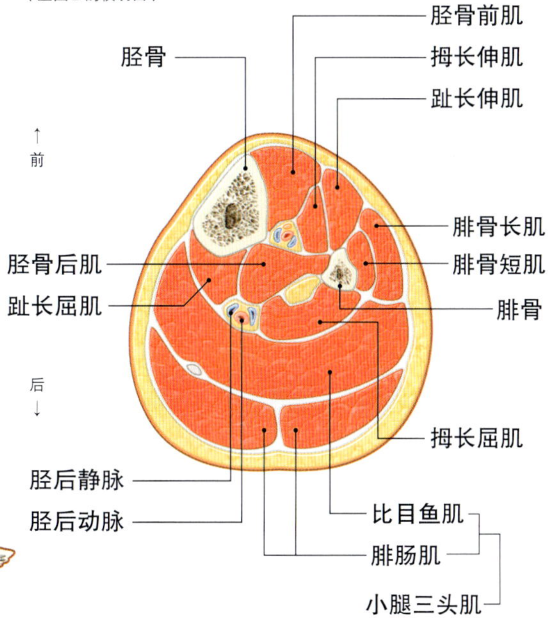

胫骨
↑
前

胫骨后肌
趾长屈肌

后
↓

胫后静脉
胫后动脉

胫骨前肌
拇长伸肌
趾长伸肌

腓骨长肌
腓骨短肌
腓骨

拇长屈肌

比目鱼肌
腓肠肌
小腿三头肌

### ■ 下肢主要的神经（背面和右侧面）

坐骨大孔
骶结节韧带
骶棘韧带

坐骨神经
主要支配大腿后面和小腿。

股神经
主要支配大腿前面。

腓总神经

胫神经

# 足部的骨骼与肌肉

足骨有很多构成脚趾的细小骨骼。
每根脚趾都与肌腱相连接，可以弯曲或伸展。
足骨排列呈弓状，主要起到支撑体重的作用。

肌肉辅助装置⇒p44
下肢的骨骼和肌肉⇒p228, p230

## 足骨

足骨由7块跗骨、5块跖骨和14块趾骨构成。跗骨中的距骨与小腿的胫骨和腓骨构成踝关节。

趾骨与手骨一样，脚拇指只有近节指骨和远节指骨两根，其他脚趾有近节指骨、中节指骨、远节指骨3根。

## 足部肌肉和肌腱

足部有让脚趾运动的小腿肌肌腱。这些肌腱由脚背上下的伸肌支持带和后内侧的屈肌支持带固定。通过支持小腿到脚趾间伸肌和屈肌的支带的部位有腱鞘，其具有减少摩擦的作用。

此外，与手一样，足部从跗骨、跖骨到趾骨都有肌群，参与脚趾运动。

### ■右足骨（足背侧）

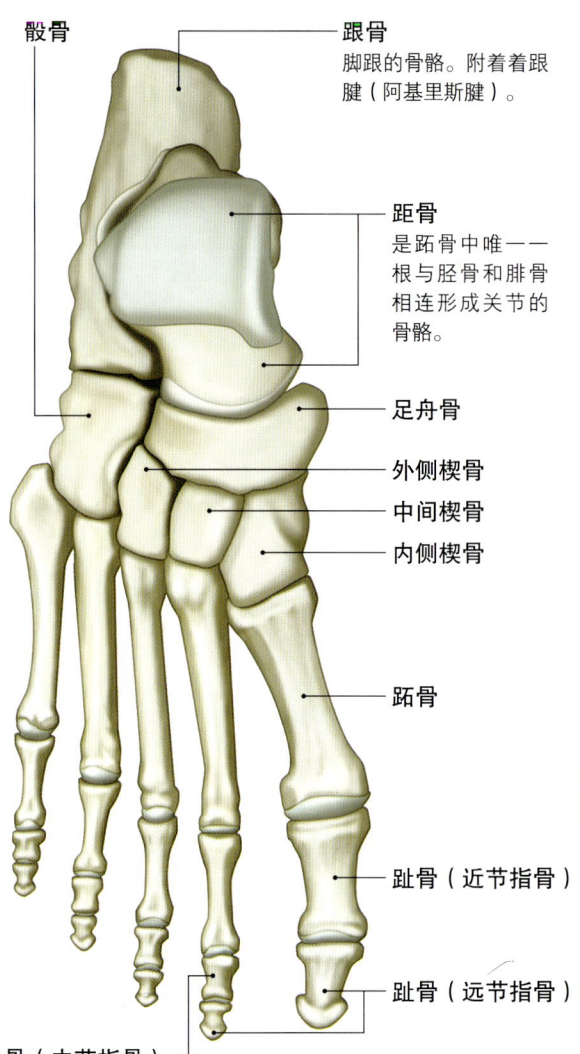

- 骰骨
- 跟骨：脚跟的骨骼。附着着跟腱（阿基里斯腱）。
- 距骨：是跗骨中唯一一根与胫骨和腓骨相连形成关节的骨骼。
- 足舟骨
- 外侧楔骨
- 中间楔骨
- 内侧楔骨
- 跖骨
- 趾骨（近节指骨）
- 趾骨（远节指骨）
- 趾骨（中节指骨）

### ■左足的肌肉和肌腱

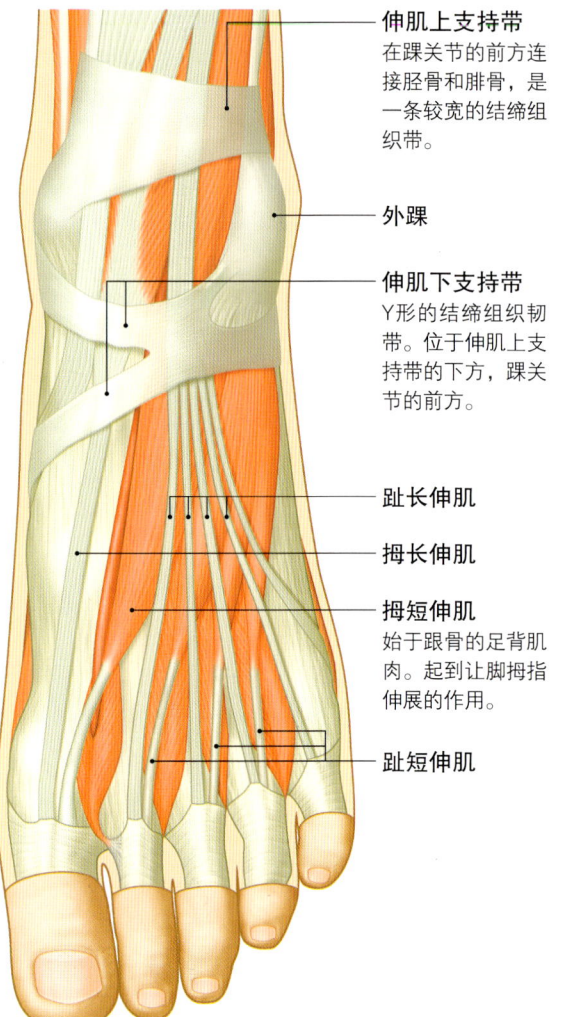

- 伸肌上支持带：在踝关节的前方连接胫骨和腓骨，是一条较宽的结缔组织带。
- 外踝
- 伸肌下支持带：Y形的结缔组织韧带。位于伸肌上支持带的下方，踝关节的前方。
- 趾长伸肌
- 拇长伸肌
- 拇短伸肌：始于跟骨的足背肌肉。起到让脚拇指伸展的作用。
- 趾短伸肌

### ■右足的肌肉和肌腱

内踝和跟骨之间有屈肌支持带，穿过其下侧的趾屈肌肌腱进入脚底。脚底从跟骨到第2、3、4、5脚趾都有指短屈肌。

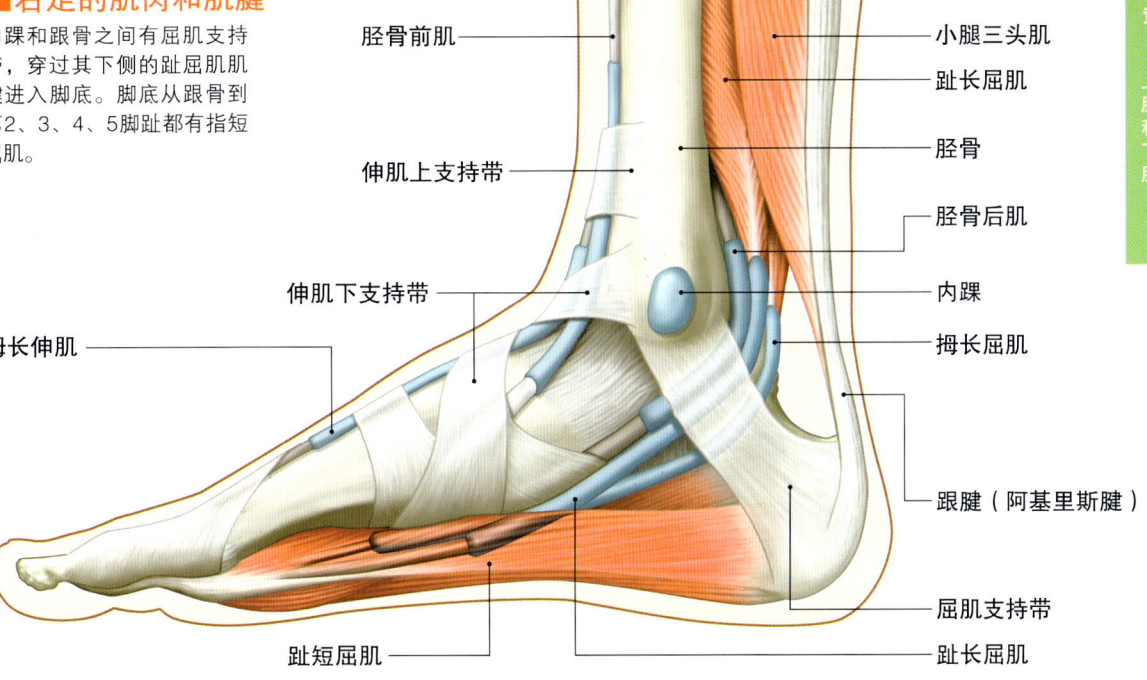

### ■右足骨

从内侧观察足部骨骼，可以看到足骨呈弓状排列。足舟骨和内侧楔骨形成的空间构成足弓。

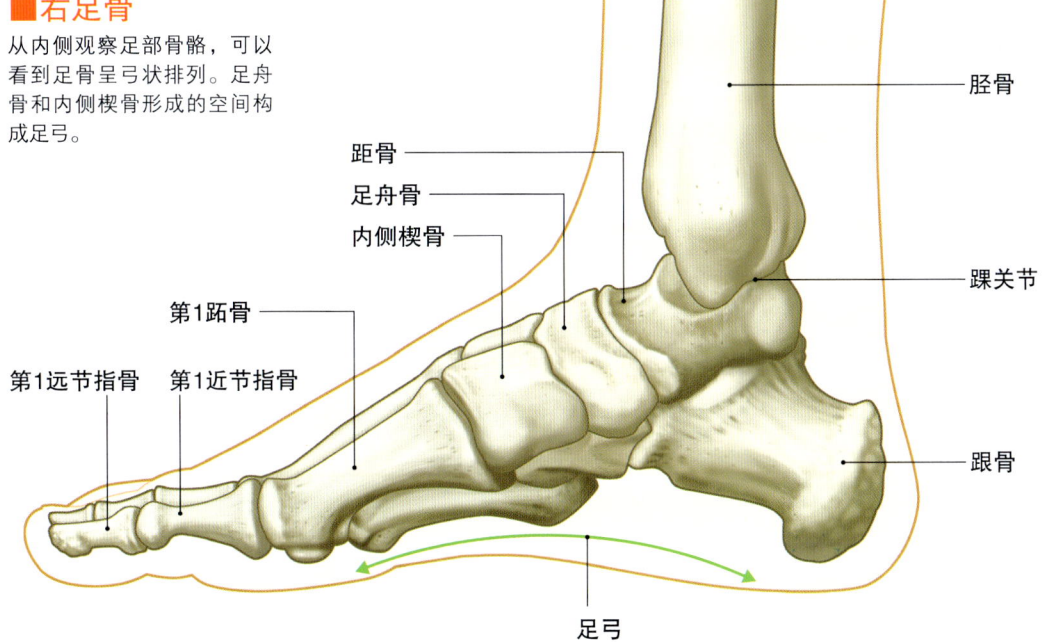

## 足弓

从侧面观察足骨，可以发现跟骨、距骨远位侧趾骨接触地面，其他的跗骨都不接触地面。

也就是说，横向和纵向都有一个弧度，于是足骨的排列形成一个弓状。这就叫做足弓，它起到分散支撑体重的作用，因为这部位的骨骼不接触地面，所以骨骼呈弓状。扁平足的足弓弧度较小。

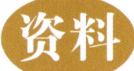 **人体相关数据**

| | | | |
|---|---|---|---|
| 全体 | 骨量 | 骨骼所占体重的比例 | 20% |
| | 肌肉量 | 肌肉所占体重的比例 | 40% |
| | 皮肤 | 皮肤所占体重的比例 | 14% |
| | 水分总量 | 身体的总水分（平均体重） | 60%（男性）、50%（女性）、75%（幼儿） |
| | | 细胞内水分总量（平均体重） | 40%（男性）、35%（女性）、45%（幼儿） |
| | | 细胞外水分总量（平均体重） | 20%（男性）、15%（女性）、30%（幼儿） |
| | | 组织间的体液量（平均体重） | 15%（男性）、11%（女性）、26%（幼儿） |
| | | 血浆量 | 5%（男性）、4%（女性）、4%（幼儿） |
| | | 每日水分摄入量 | 2200ml、其他代谢水300ml |
| | | 每日水分排泄量 | 2500ml |
| 运动系统 | 骨骼 | 全身骨骼的数量 | 约200块（除去小耳骨和籽骨） |
| | | 躯干（颅骨、脊柱、胸廓），四肢（上肢、下肢）骨骼的种类和数量 | 颅骨15种23块，脊柱5种27~30块、胸廓3种37块，上肢3种64块、下肢8种62块 |
| | 肌肉 | 全身骨骼肌的数量 | 约400块 |
| 循环系统 | 血管 | 动脉的直径 | 上行主动脉2.0~3.2cm，下行大动脉1.6~2.0cm |
| | | 静脉的直径 | 主静脉2.0cm，粗静脉0.5~1.0cm |
| | | 毛细血管的粗度 | 5~10μm |
| | | 全身的血液量 | 占体重的1/12~1/13 |
| | | 血液的成分 | 血球45%、血浆55%（水91%） |
| | | 红细胞的成分 | 水约64%、血红蛋白34%、其他2% |
| | | 正常血压 | 高压小于130mmHg、低压小于85mmHg |
| | 心脏 | 一次心输出量（安静时） | 40~100ml（约70ml） |
| | | 每分钟心输出量（安静时） | 5~7ml/分 |
| | | 心跳数（安静时） | 60~90次/分 |
| 呼吸系统 | 喉头 | 长度（男性） | 4.1cm |
| | | 长度（女性） | 3.3cm |
| | 气管 | 长度（直径） | 9.0~12.0cm |
| | | 粗度 | 2.0~2.5cm |
| | 支气管 | 粗度（内径） | 2mm以下 |
| | 肺 | 右肺的高度 | 24~25cm |
| | | 右肺的重量（男性） | 650~720g |
| | | 右肺的重量（女性） | 480~510g |
| | | 左肺的高度 | 25~26cm |
| | | 左肺的重量（男性） | 540~630g |
| | | 左肺的重量（女性） | 390~450g |
| | | 肺活量（男性） | 3~4L |
| | | 肺活量（女性） | 2~3L |
| | | 肺气总量（男性） | 4~5L |
| | | 肺气总量（女性） | 3~4L |

| 系统 | 器官 | 项目 | 数值 |
|---|---|---|---|
| 呼吸系统 | 肺 | 残余气量 | 1L |
| | | 呼吸次数 | 12~15/分 |
| | | 肺泡的数量 | 2~7亿个 |
| | | 肺泡的大小 | 直径200μm |
| | | 肺泡的表面积 | 90~100m² |
| 消化系统 | 口 | 唾液分泌量（一日） | 1L |
| | | 牙齿的数量 | 恒牙32颗、乳牙20颗 |
| | 咽头 | 长度 | 12cm |
| | 食道 | 长度 | 25cm（切牙食道上端13cm） |
| | | 粗度（外径） | 1.5~2.0 cm |
| | | 食物通过时间（到达胃） | 8~12秒 |
| | 胃 | 大小、容量（男性） | 1407.5（最大2417.5）ml |
| | | 大小、容量（女性） | 1275.0（最大2081.25）ml |
| | | 大弯（男性） | 48.99cm |
| | | 大弯（女性） | 42.4cm |
| | | 胃液分泌量（一日） | 2~3L |
| | | 食物通过时间（到达十二指肠） | 液体10分钟、固体3小时 |
| | 小肠 | 全长 | 6.5~7.5cm |
| | | 十二指肠的长度 | 25~30cm |
| | | 十二指肠的粗度（直径） | 4~6cm |
| | | 空肠+回肠的长度 | 6~7m |
| | | 空肠的长度 | 2.4~2.8m |
| | | 空肠的粗度（直径） | 4.0cm |
| | | 回肠的长度 | 3.6~4.2m |
| | | 回肠的粗度（直径） | 3.0m |
| | | 肠液的分泌量（一日） | 2.5L |
| | | 黏膜表面积 | 200~500m² |
| | | 肠绒毛的长度 | 0.4~1.0mm |
| | | 肠绒毛的宽度 | 0.6mm |
| | | 肠绒毛的厚度 | 0.1mm |
| | | 肠绒毛表面积（吸收面） | 200m² |
| | 大肠 | 长度 | 1.6~1.7m |
| | | 粗度 | 开头部位7.5cm（最后部位较细） |
| | | 阑尾的长度 | 6~8cm |
| | | 升结肠的长度 | 20cm |
| | | 横结肠的长度 | 50cm |
| | | 降结肠的长度 | 25cm |
| | | 乙状结肠的长度 | 45cm |
| | | 直肠的长度 | 20cm |

| | | | |
|---|---|---|---|
| 消化系统 | 肝脏 | 大小 | 宽25cm、高15cm、厚7cm |
| | | 重量 | 1200g |
| | | 血液供给量 | 肝动脉25%、门动脉75% |
| | 胆囊 | 大小 | 长8cm、宽3cm |
| | | 容积 | 30~50ml |
| | | 胆汁分泌量（一日） | 0.5L |
| | 胰脏 | 长度（男性） | 16.02cm |
| | | 宽度（男性） | 3.08cm |
| | | 胰脏的宽度（男性） | 5.33cm |
| | | 厚度（男性） | 1.81cm |
| | | 长度（女性） | 13.72cm |
| | | 宽度（女性） | 2.88cm |
| | | 胰脏的宽度（女性） | 4.81cm |
| | | 厚度（女性） | 1.64cm |
| | | 重量 | 74g |
| | | 胰液分泌量（一日） | 1L |
| 泌尿系统 | 肾脏 | 长度（男性） | 10cm |
| | | 宽度（男性） | 5cm |
| | | 厚度（男性） | 3cm |
| | | 重量（男性） | 130g |
| | | 血流量 | 1.2~1.3L/分，约为心输出量的1/4 |
| | | 原尿（一日） | 约200L |
| | | 尿量（一日） | 1~1.5L |
| | | 尿的成分 | 水95%、固体成分（尿素、尿酸等）5% |
| | 膀胱 | 平均（最小~最大）的容量（男性） | 470（256.0~810.0)ml |
| | | 平均（最小~最大）的容量（女性） | 391.2(213.3~675.0)ml |
| | | 尸体（男性）的容量 | 200~300ml |
| | 输尿管 | 长度 | 25~30ml |
| | | 粗度（直径） | 4~7mm |
| | 尿道 | 长度（男性） | 16~20cm |
| | | 长度（女性） | 4cm |
| 生殖系统 | 精巢 | 平均重量 | 8.42g |
| | | 平均容量 | 7.87ml |
| | | 右精巢的重量 | 8.39g |
| | | 右精巢的容量 | 7.84ml |
| | | 左精巢的重量 | 8.45g |
| | | 左精巢的容量 | 7.91ml |
| | 精囊 | 右精囊的长度 | 33mm |
| | | 右精囊的宽度 | 14mm |

| | | | |
|---|---|---|---|
| 生殖系统 | 精囊 | 右精囊的重量 | 2.3g |
| | | 左精囊的长度 | 30mm |
| | | 左精囊的宽度 | 13mm |
| | | 左精囊的重量 | 2.2g |
| | 阴茎 | 长度 | 8.62cm |
| | | 周长 | 8.27cm |
| | 精子 | 全长 | 50~70μm |
| | | 颈部的长度 | 3~5μm |
| | | 头部的宽度 | 2~3μm |
| | | 数量 | 1亿2000万（每ml），一次射精量3.5ml |
| | | 受精时间 | 阴道内2小时、宫颈内48小时、子宫内24小时 |
| | 卵巢 | 右卵巢的长度 | 2.7~3.7cm |
| | | 右卵巢的宽度 | 1.0~1.9cm |
| | | 右卵巢的厚度 | 0.7~1.1cm |
| | | 左卵巢的长度 | 2.5~3.9cm |
| | | 左卵巢的宽度 | 1.2~1.7cm |
| | | 左卵巢的厚度 | 0.6~1.1cm |
| | 输卵管 | 全长 | 7~15cm |
| | | 输卵管狭窄部的长度 | 3~5cm |
| | | 输卵管狭窄部的宽度 | 0.2~0.3cm |
| | | 膨大部的长度 | 6~10cm |
| | 子宫 | 全长 | 7.0cm |
| | | 子宫宫体长度 | 4.5cm |
| | | 宫颈长度 | 2.5cm |
| | | 最大宽度 | 4.3cm |
| | | 厚度 | 2.5cm |
| | 阴道 | 长度 | 前阴道壁6.1cm、后阴道壁7.6cm |
| | | 直径 | 0.17~0.22cm |
| | 卵子 | 数量 | 每次排卵一颗 |
| | | 总数 | 20万个（其中约400个成熟） |
| | | 受精时间 | 6~24个小时 |
| 神经系统 | 大脑 | 大小、重量 | 长径16~18cm、占体重2% |
| | | 大脑皮层的厚度 | 1.5~4.5 cm |
| | | 血液供给量 | 心跳排出量的15% |
| | | 氧气消耗量 | 约占全身（一分钟250ml）的20% |
| | 小脑 | 大小 | 左右径10cm、矢状径5cm、高3cm |
| | | 重量 | 约120g |
| | 脑脊髓液 | 总量 | 150ml |
| | | 脑室内的含量 | 35ml |

| 神经系统 | 脊髓 | 长度（男性） | 43 cm |
|---|---|---|---|
| | | 长度（女性） | 40~41 cm |
| | | 宽度 | 1.0~1.3 cm |
| | | 重量 | 25~27 g |
| 感觉系统 | 皮肤 | 厚度（表皮、真皮） | 1~4mm |
| | | 面积 | 1.6cm$^2$ |
| | | 重量 | 3kg（算上皮下组织共9kg） |
| | | 寿命 | 部位不同寿命也不同，约15~30天 |
| | | 感觉受体的数量（每1cm$^2$） | 触点在手指和脸上有100多个，大腿上约有10个。温点1个，冷点10个以下，痛点约100~200个。 |
| | 头发 | 总数（男性） | 约10万根 |
| | | 密度（每1cm$^2$） | 头顶119根、前头182根、后头172根、侧头130根 |
| | | 生长速度（一个月） | 15~20mm |
| | 毛发 | 头发以外的总数 | 2万根 |
| | 指甲 | 生长速度 | 全部再生一次需要100天 |
| | 汗腺 | 数量 | 500万~1000万 |
| | 眼睛 | 横直径 | 2.5cm |
| | | 重量 | 7~8g |
| | | 视细胞的数量 | 杆状体1亿个以上，锥状体400~700万个 |
| | 耳朵 | 外耳道的长度 | 上壁24mm，下壁27mm |
| | | 鼓膜的长径 | 9.36mm |
| | | 鼓膜的短径 | 8.4mm |
| | | 鼓膜的厚度 | 0.1mm |
| | | 内耳大小（耳蜗全长） | 30mm |
| | | 内耳大小（耳蜗内径） | 0.2~0.3mm |
| | | 听力（可听范围） | 20~20000Hz |
| | | 听力（会话领域） | 200~4000Hz |
| | 鼻子 | 嗅细胞的寿命 | 1个月 |
| | 口 | 味蕾的大小 | 长70μm、宽20~40μm |
| | | 味蕾的数量 | 2000~3000个 |
| | | 味细胞的寿命 | 平均10.5天 |

# 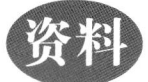 组织的种类及其作用

构成身体的要素叫做器官，脑、心脏、骨骼、肌肉等是具有特定形状和功能的器官。组成器官的材料就是组织。组织由形态相似、功能相同的一群细胞和细胞间质组合而成。根据细胞和细胞间质的特征，组织可以分为右侧四大类。

| 组织的种类 | |
|---|---|
| ■上皮组织 | ■肌肉组织 ⇨ p45 |
| ■支持组织 | ■神经组织 ⇨ p78 |

## 上皮组织

覆盖在体表和腔体表面的组织叫做上皮组织。为了防止身体内部的物质外漏，细胞排列致密，几乎没有细胞间质。

● 上皮组织的主要种类

[单层扁平上皮]
由一层薄薄的扁平细胞组成。多分布在肺泡、腹膜等部位。血管内壁上皮叫做内皮。

[单层柱状上皮]
由一层圆柱状组织构成。多分布在胃和肠的黏膜内。

[假复层纤毛柱状上皮]
由一层高度不一的细胞构成。多分布在呼吸系统的气管和支气管内。

[复层扁平上皮]
由多层细胞构成，表面的细胞是扁平细胞。多分布在表皮、口腔到食道、阴道等部位。

[变移上皮]
由多层正方体或长方体细胞构成，伸展时，细胞的形状、层次和数量会发生变化。多分布在膀胱和输尿管内。

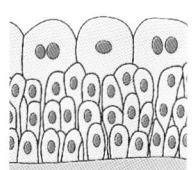
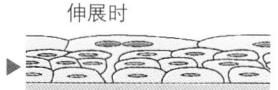
伸展时

## 支持组织

存在于组织和器官之间，是机械地支持身体的组织。按照细胞间质的特征，可以分为结缔组织、骨组织、软骨组织等。

● 结缔组织
细胞间质内含有大量胶原纤维等纤维状蛋白质，中间有纤维芽细胞、巨噬细胞、脂肪细胞等。

疏松结缔组织模型图

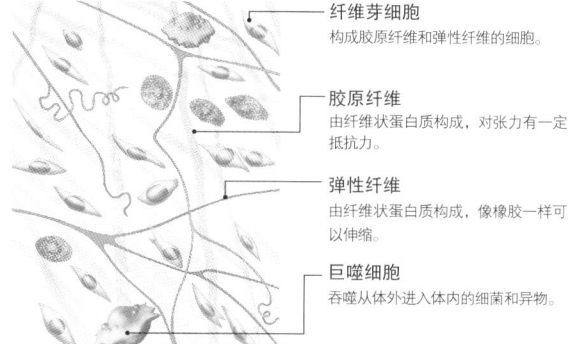

纤维芽细胞：构成胶原纤维和弹性纤维的细胞。
胶原纤维：由纤维状蛋白质构成，对张力有一定抵抗力。
弹性纤维：由纤维状蛋白质构成，像橡胶一样可以伸缩。
巨噬细胞：吞噬从体外进入体内的细菌和异物。

[疏松结缔组织]
纤维组织较为疏松，柔软易变形。多分布在皮下和黏膜上。

[纤维性结缔组织]
这类组织的主要成分是排列致密的胶原纤维，主要分布在肌腱、韧带和真皮内。

[弹性结缔组织]
主体是弹性纤维，极富弹力。多分布在项韧带、在主动脉壁上。

● 骨组织
细胞间质内沉淀有胶原纤维、磷酸钙和碳酸钙。构成骨层板等层状结构。

● 软骨组织
细胞间质内沉淀着胶原纤维、黏多糖类，比骨组织更软。分为透明软骨（软肋骨、气管软骨、鼻软骨）、弹性软骨（耳郭等）、纤维软骨（椎间盘、耻骨结缔）等种类。

透明软骨模型图

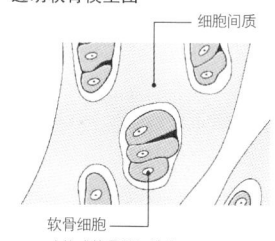

细胞间质
软骨细胞（构成软骨的细胞）

## 卷末复习笔记

复印后,自己设定问题填写。

**设问示例**
● 试用不同颜色标识出颅骨、脊柱、上肢骨、下肢骨。

### ■全身的骨骼(正面)

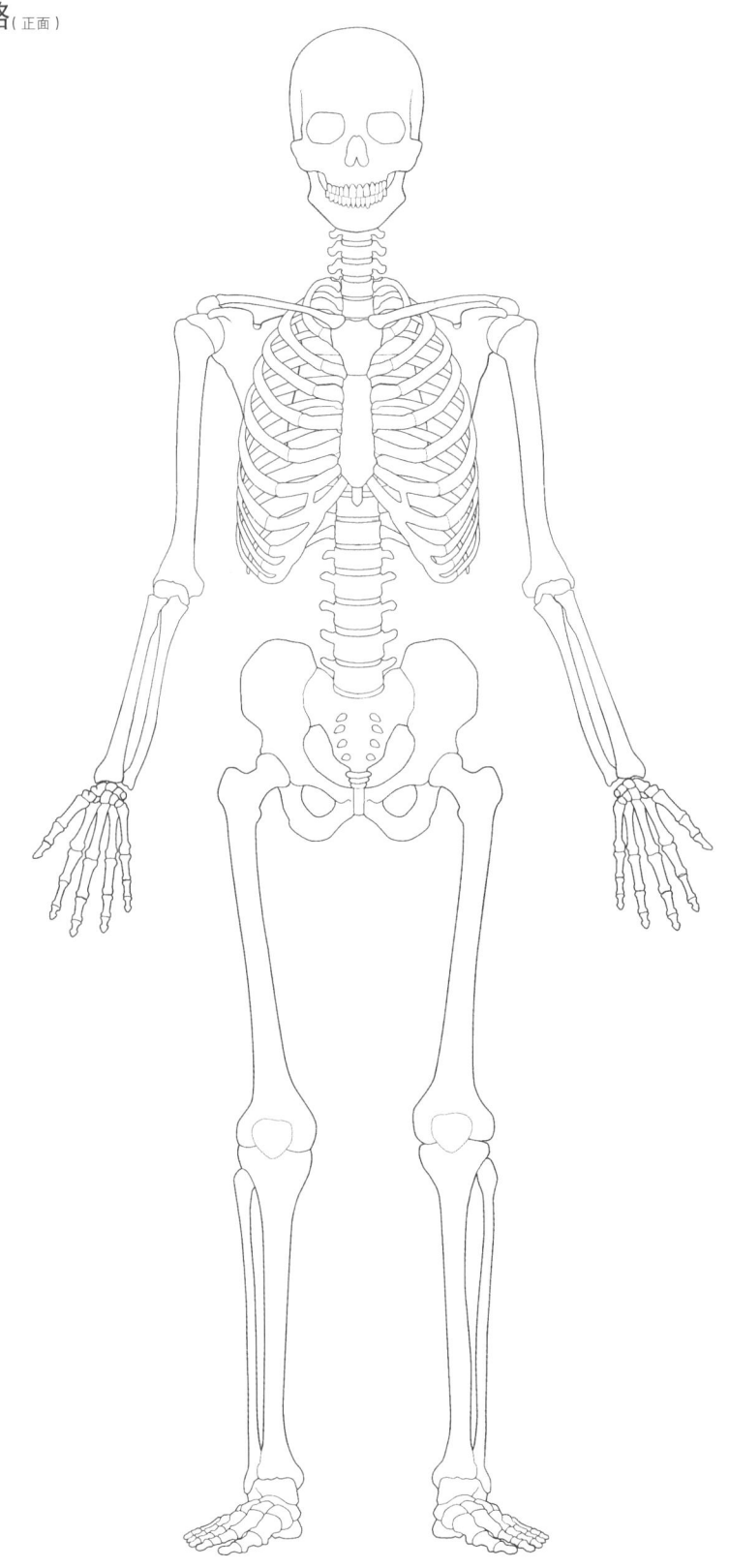

- 分别写出构成上肢、下肢、胸廓、骨盆的骨骼。
- 复习关节的种类，以及代表性关节。
- 标识出上肢和下肢的主要肌肉的起始点和终止点。

## ■ 全身的骨骼（后面）

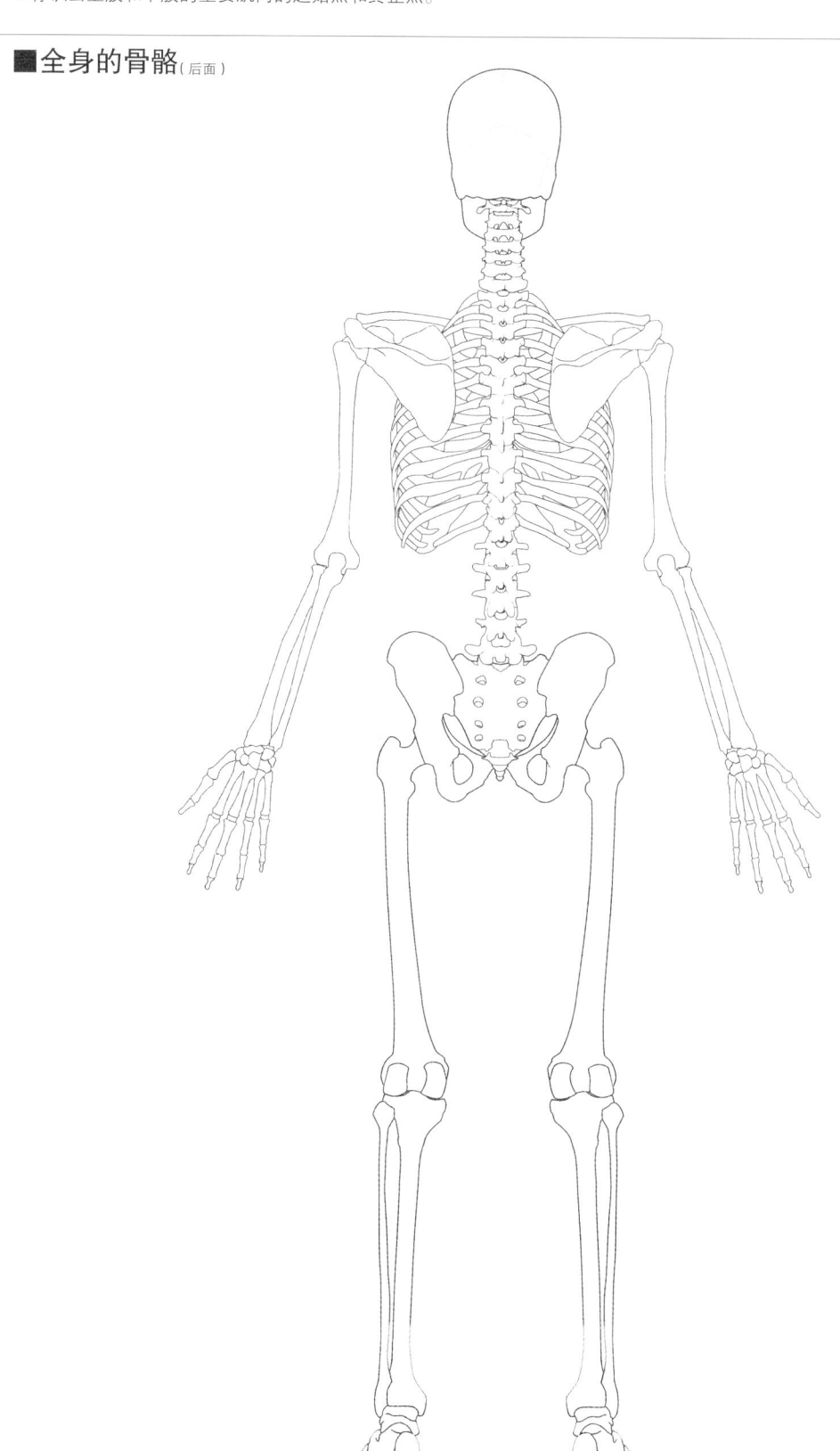

# 3D人体解剖图

设问示例　●试着分别填写各个动脉的名称。
　　　　　●试总结大脑动脉环的构成。

## ■全身的动脉

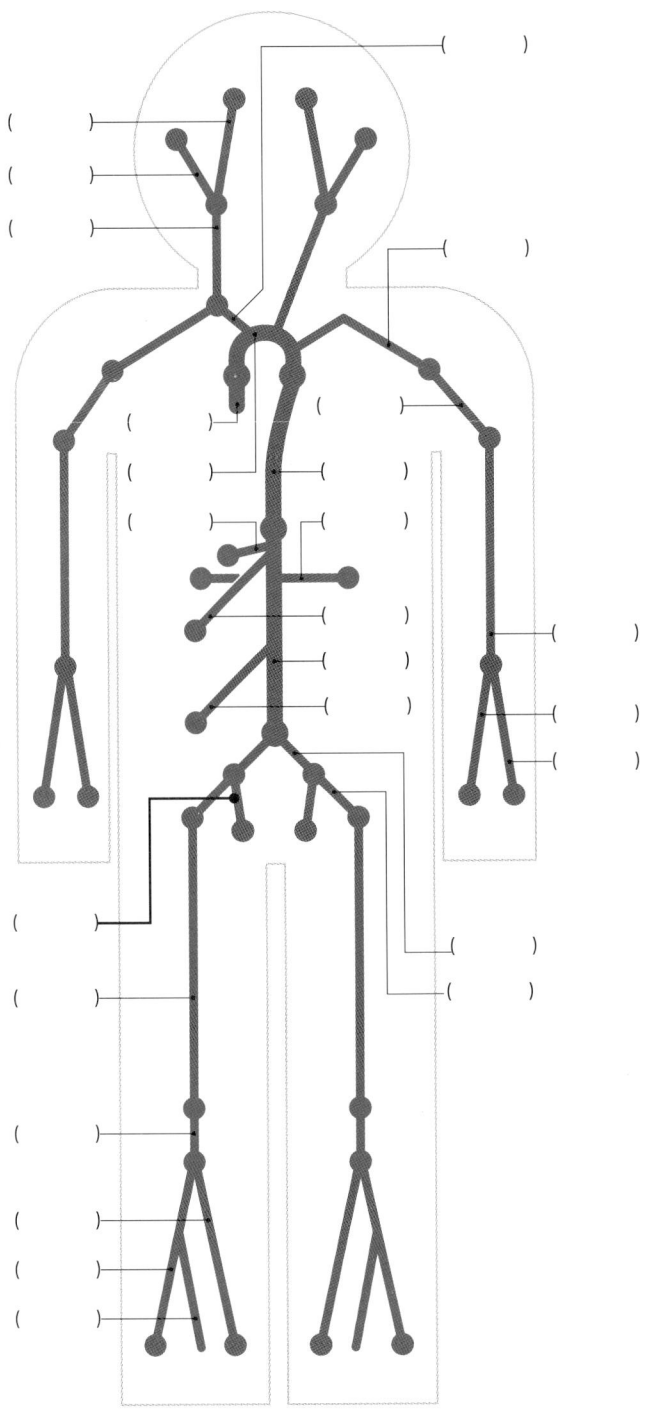

■头部主要的动脉

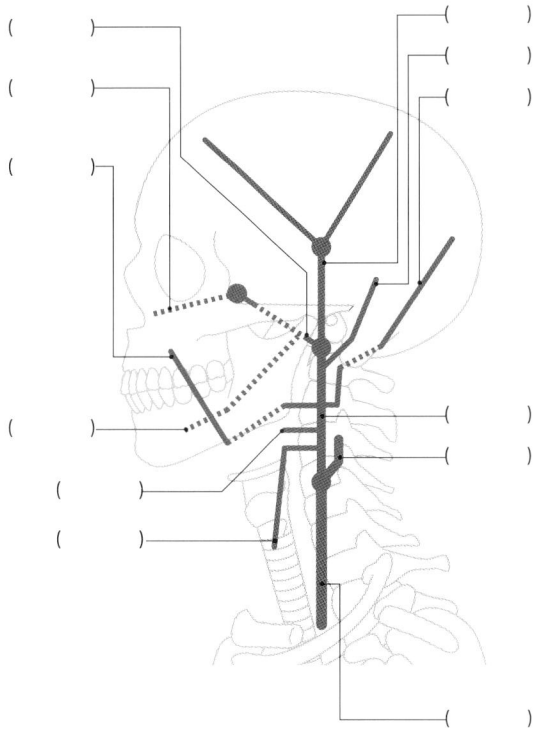

■腹部主要的动脉

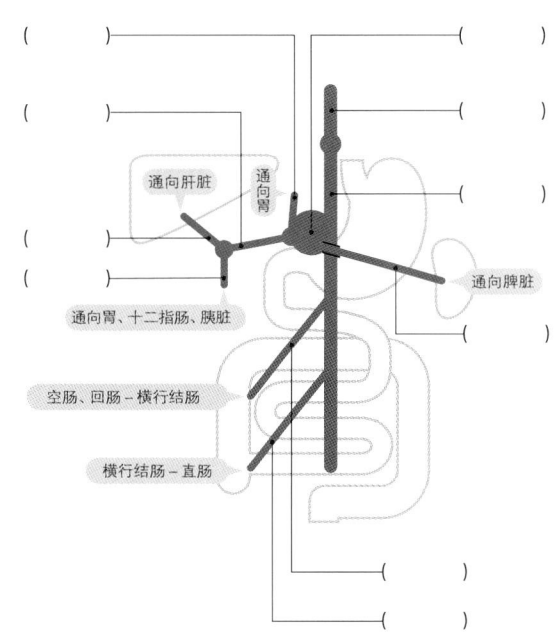

# 3D人体解剖图

设问示例　●试填写各个静脉的名称。
　　　　　●试总结硬脑膜静脉窦的构成。

## ■全身的静脉

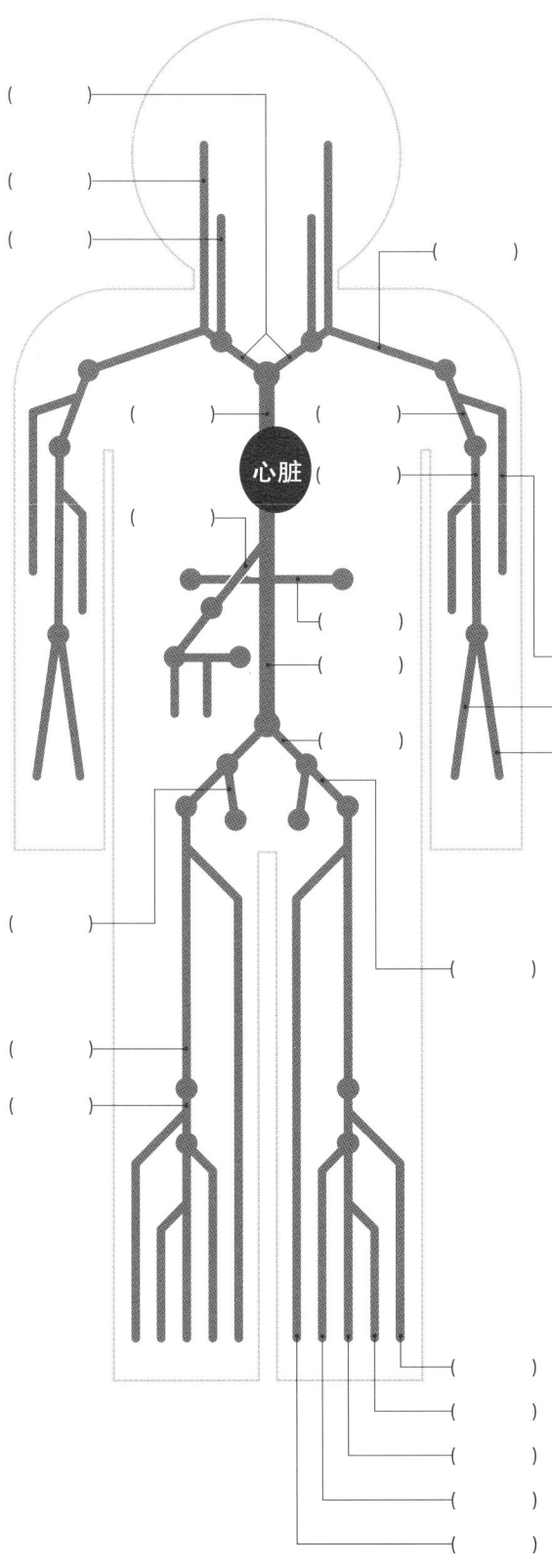

■头部主要静脉

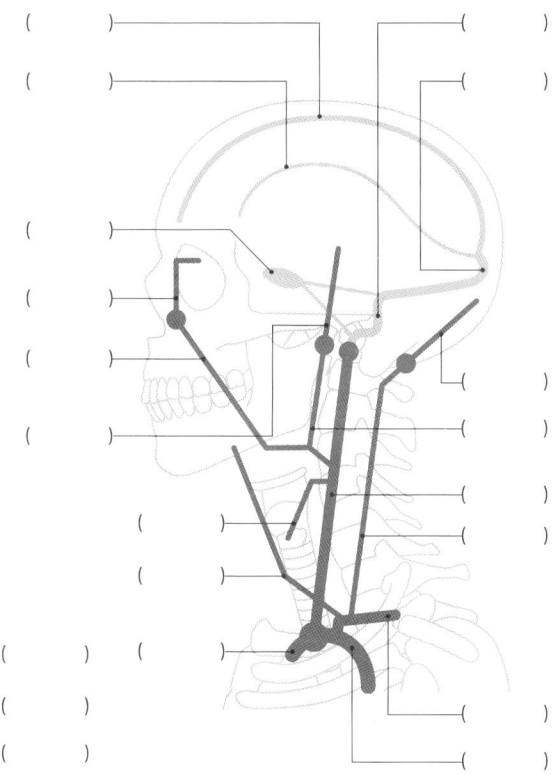

■腹部主要静脉

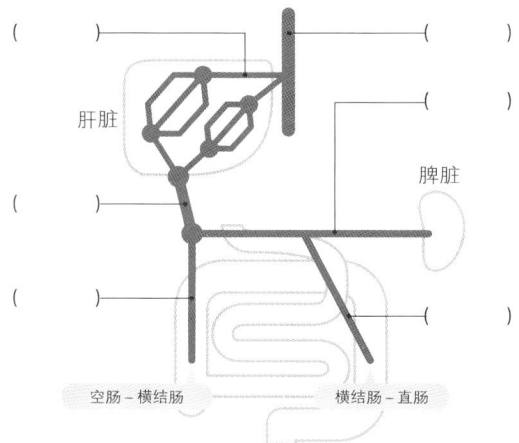

## ■脑的底面

设问示例
● 填写脑神经的名称和走向，并写出其功能。
● 用不同颜色分别涂出大脑、小脑和脑干。

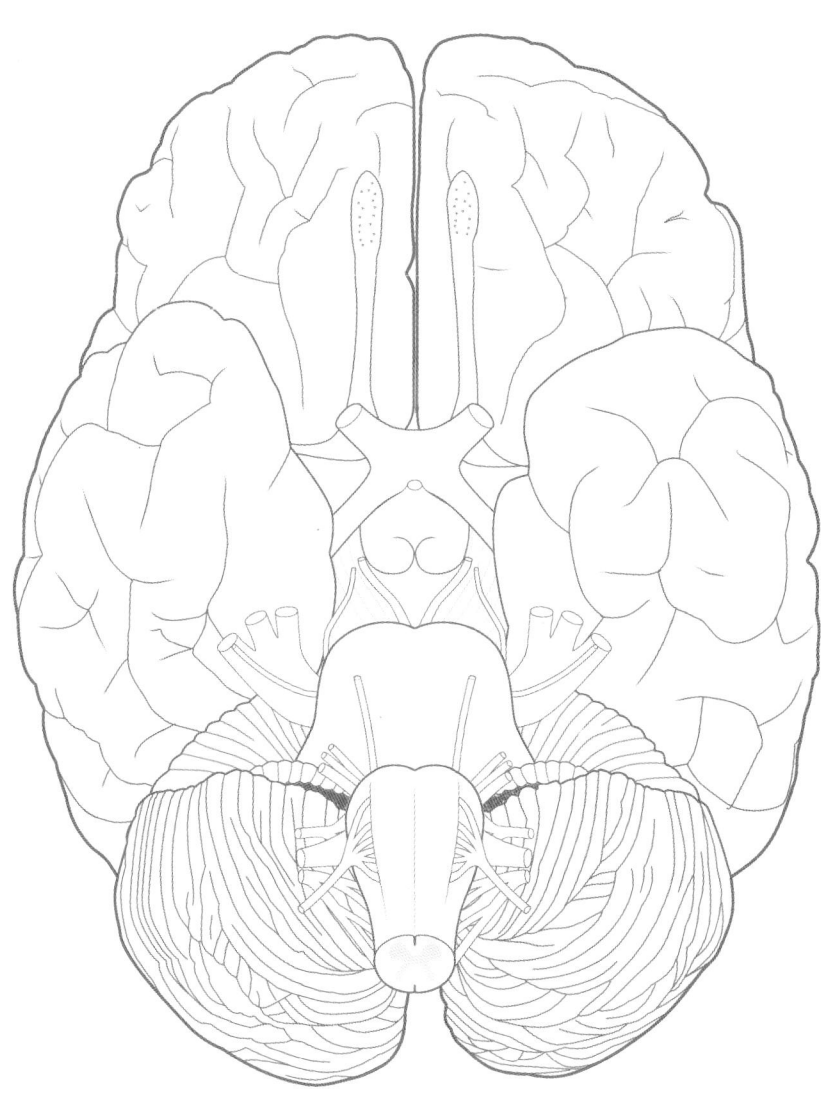

■ 脑正中切面

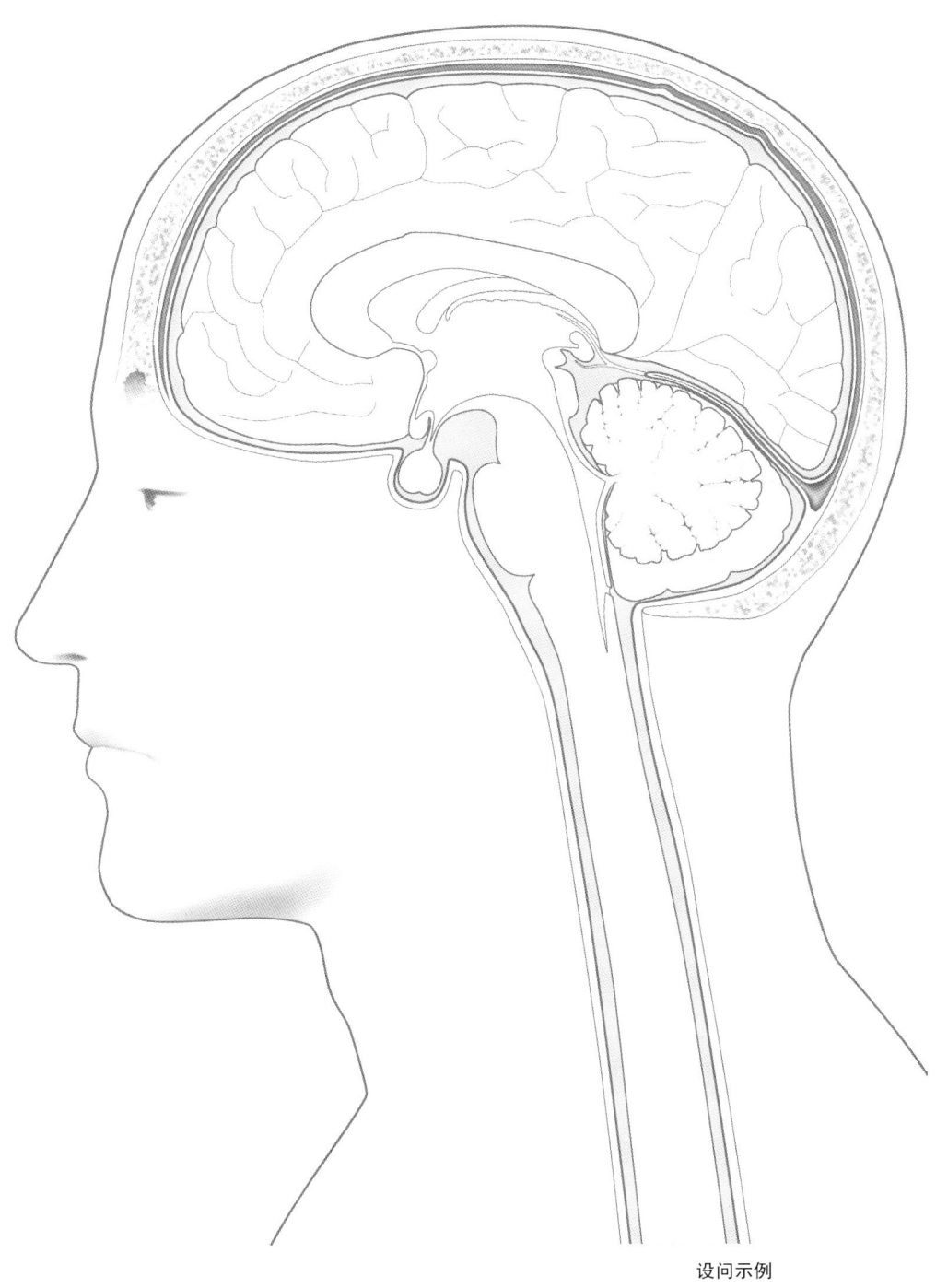

**设问示例**
- 标识出脑的各部位名称。
- 用不同颜色分别涂出大脑、小脑和脑干。

# 3D人体解剖图

## ■呼吸系统

设问示例
- 填写属于呼吸系统的器官的名称。
- 用不同颜色分别涂出上咽头、中咽头、下咽头。
- 用不同颜色分别涂出上呼吸道和下呼吸道。
- 在鼻腔附近标识出鼻窦的开口部位。
- 卷末复习笔记

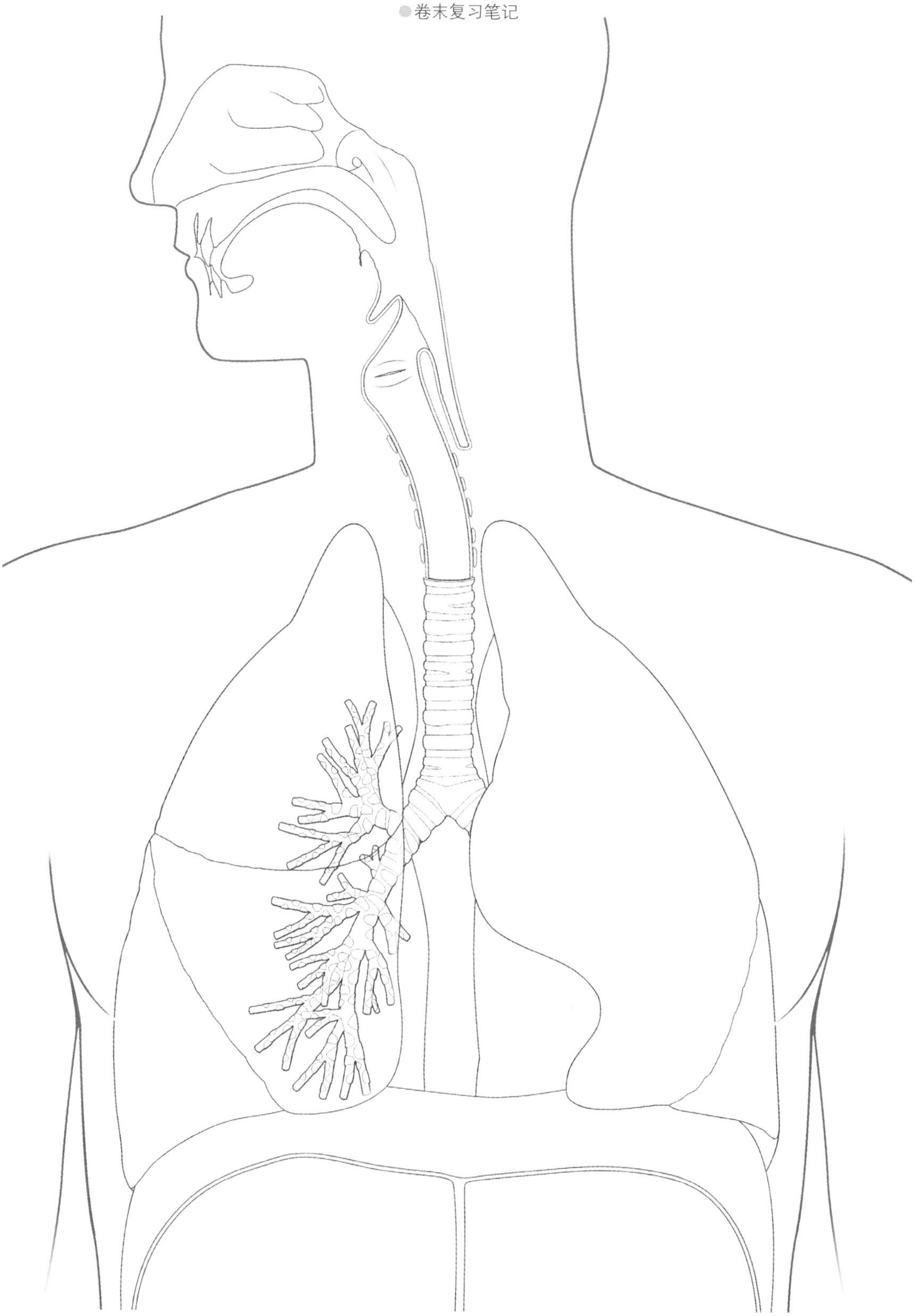

■消化系统

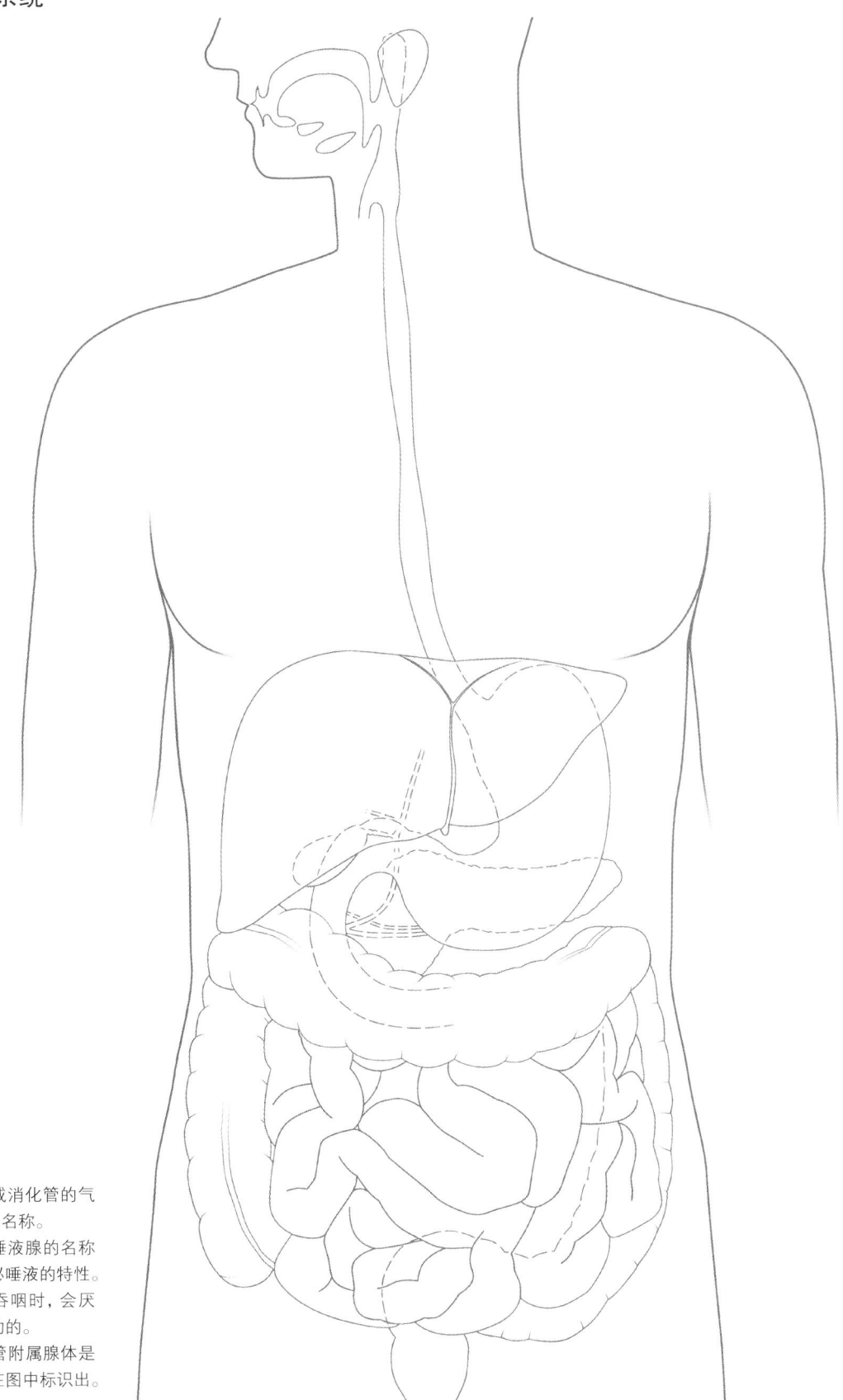

设问示例
● 涂出构成消化管的气管,并写出名称。
● 试总结唾液腺的名称以及所分泌唾液的特性。
● 试总结吞咽时,会厌是如何运动的。
● 各消化管附属腺体是哪些?请在图中标识出。

■泌尿生殖系统

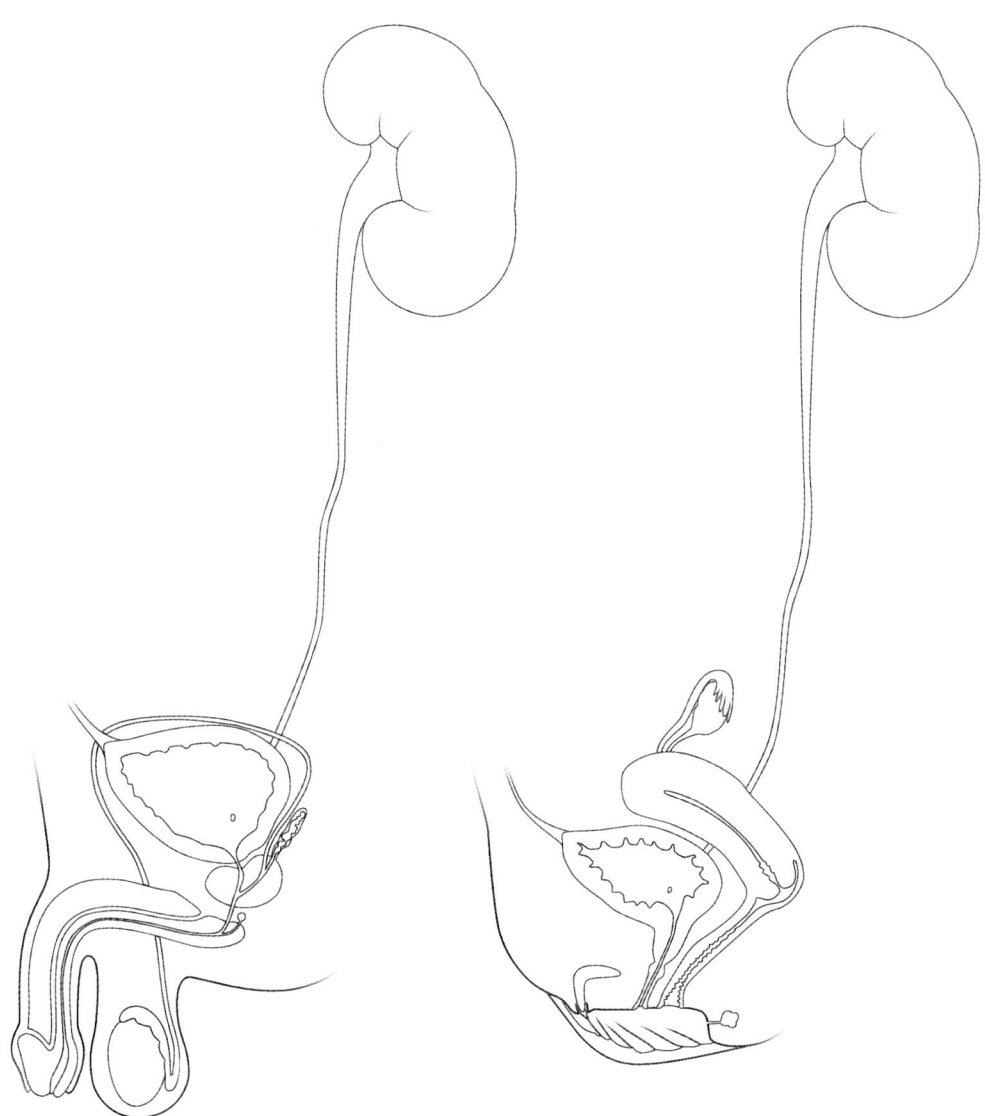

设问示例　●分别涂出属于泌尿系统的器官、生殖系统的器官，以及同属于两者的器官。
　　　　　●分别涂出男性外生殖器和内生殖器，并分别写出各部位名称。
　　　　　●分别涂出女性外生殖器和内生殖器，并分布写出各部位名称。
　　　　　●试总结分泌精液的3种外分泌腺以及分泌腺的性质。

TITLE：［ぜんぶわかる人体解剖図］
BY：［坂井　建雄・橋本　尚詞］
Copyright © Sakai Tatsuo & Hashimoto Hisashi, 2010
Original Japanese language edition published by SEIBIDO SHUPPAN Co., Ltd.
All rights reserved. No part of this book may be reproduced in any form without the written permission of the publisher.
Chinese translation rights arranged with SEIBIDO SHUPPAN Co., Ltd., Tokyo through Nippon Shuppan Hanbai Inc.

©2013，简体中文版权归辽宁科学技术出版社所有。
本书由日本成美堂出版株式会社授权辽宁科学技术出版社在中国范围内独家出版简体字中文版本。
著作权合同登记号：06-2011第44号

版权所有·翻印必究

### 图书在版编目（CIP）数据

3D人体解剖图/（日）坂井建雄，桥本尚词 著；唐晓艳译．—沈阳：辽宁科学技术出版社，2013.9
ISBN 978-7-5381-8032-9（2014.12重印）

Ⅰ.①3… Ⅱ.①坂… ②桥… ③唐… Ⅲ.①人体解剖学—图解 Ⅳ.①R322-64

中国版本图书馆CIP数据核字（2013）第086890号

策划制作：北京书锦缘咨询有限公司(www.booklink.com.cn)
总 策 划：陈　庆
策　　划：陈　辉
装帧设计：季传亮

出版发行：辽宁科学技术出版社
　　　　　（地址：沈阳市和平区十一纬路29号　邮编：110003）
印 刷 者：北京佳明伟业印务有限公司
经 销 者：各地新华书店
幅面尺寸：185mm×260mm
印　　张：16
字　　数：430千字
出版时间：2013年9月第1版
印刷时间：2014年12月第6次印刷
责任编辑：郭　莹　邓文军　谨　严
责任校对：合　力

书　　号：ISBN 978-7-5381-8032-9
定　　价：69.80元

联系电话：024-23284376
邮购热线：024-23284502

# 新书推荐

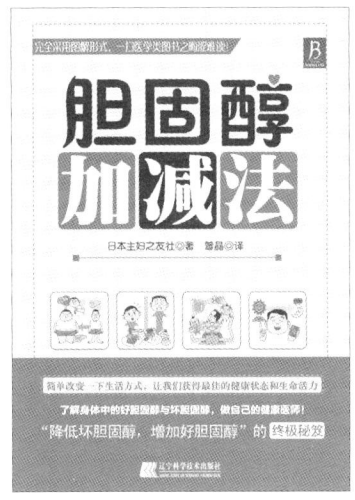

《胆固醇加减法》
定价：26.00元

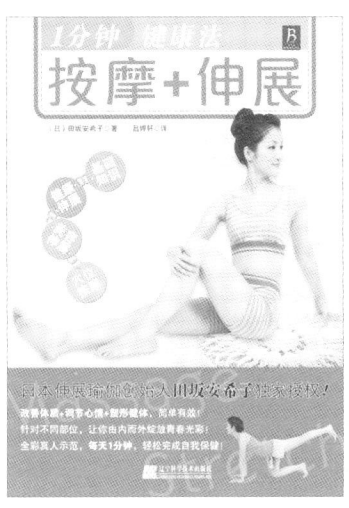

《1分钟健康法：按摩+伸展》
定价：29.00元

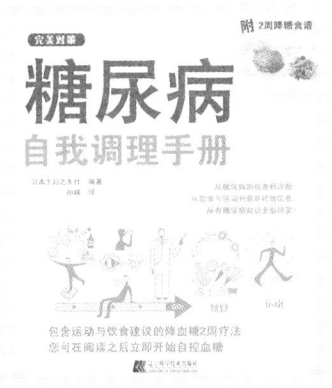

《糖尿病自我调理手册》
定价：36.00元

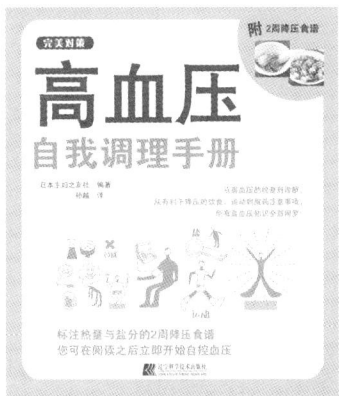

《高血压自我调理手册》
定价：36.00元

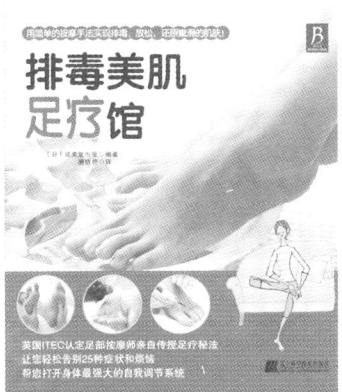

《排毒美肌足疗馆》
定价：32.00元

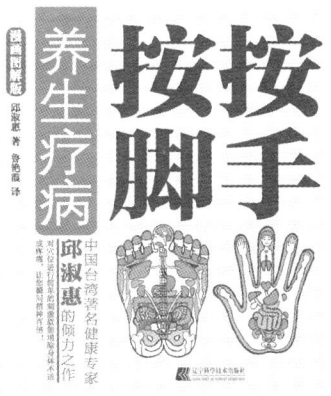

《按手按脚养生疗病》
定价：25.00元